全国名老中医韦绪性

医论医案精要

主　　编　韦绪性

执行主编　康进忠　王国辉　韦红霞

副 主 编　刘　辉　张先茂　孙治安　韦中阳

编　　委　（按姓氏笔画排序）

　　　　　王　琳　王占方　韦宇霞　孙雨锋

　　　　　李冀南　杨　洁　张国妮　赵学军

　　　　　秦蔚然

国家中医药管理局韦绪性全国名老中医传承工作室　**组织编写**

中国中医药出版社

·北　京·

图书在版编目（CIP）数据

全国名老中医韦绪性医论医案精要 / 韦绪性主编 . —北京：中国中医药出版社，2020.6

ISBN 978-7-5132-6182-1

Ⅰ . ①全… Ⅱ . ①韦… Ⅲ . ①医论—汇编—中国—现代 ②医案—汇编—中国—现代 Ⅳ . ① R249.7

中国版本图书馆 CIP 数据核字（2020）第 057211 号

中国中医药出版社出版

北京经济技术开发区科创十三街 31 号院二区 8 号楼

邮政编码 100176

传真 010-64405750

三河市同力彩印有限公司印刷

各地新华书店经销

开本 710×1000 1/16 印张 26.75 彩插 0.75 字数 378 千字

2020 年 6 月第 1 版 2020 年 6 月第 1 次印刷

书号 ISBN 978 – 7 – 5132 –6182–1

定价 98.00 元

网址 www.cptcm.com

社 长 热 线 010-64405720

购 书 热 线 010-89535836

维 权 打 假 010-64405753

微信服务号 zgzyycbs

微商城网址 https://kdt.im/LIdUGr

官 方 微 博 http://e.weibo.com/cptcm

天猫旗舰店网址 https://zgzyycbs.tmall.com

如有印装质量问题请与本社出版部联系（010-64405510）

内 容 提 要

　　韦绪性教授是我国著名中医内科、中医疼痛科专家，中医疼痛学奠基人，国家中医药管理局韦绪性全国名老中医传承工作室指导老师。其从事中医内科临床、科研、教学50余年来，心系岐黄大业，默默耕耘，理论积淀深厚，临床经验丰富。

　　《全国名老中医韦绪性医论医案精要》共分为两篇，其中医论篇共遴选论文与读书笔记40余篇，内容广博，涉及中医学多个领域，包括铭记恩师、医理求真、学科新探、教学经验、临床研究、临证传薪、思路方法、方药撷粹、传略与专访等。书中不但有临床方面的宝贵经验，还有医理与哲理层次上的深刻思考，从中可以略窥其治学门径。医案篇精选了韦绪性教授具有较高学术价值的典型医案118则，涉及内、外、妇、儿、五官、皮肤、肿瘤、杂病、疼痛等科，每案包括主诉、病史、中医诊断、西医诊断、辨证、治法、方药、按语等部分，尤其是疼痛医案为最精华处，见解深邃，取精用宏，颇具特色。这些医案是作者学有所悟、证有所验的真知与体会，对于提高中医理论水平和临床疗效，具有足资借鉴的参考价值。

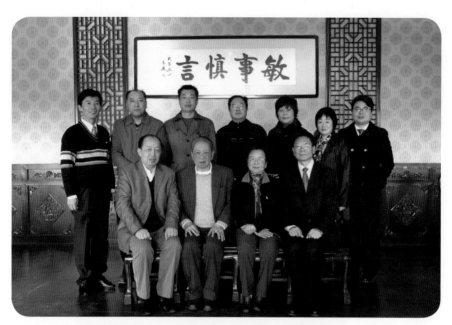

中国科学院资深院士、国医大师陈可冀教授（前排左二）与韦绪性教授（前排左一）等合影

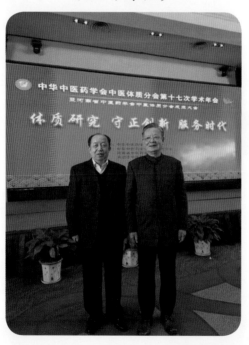

中国工程院院士、国医大师王琦教授（右）在中华中医药学会中医体质分会第十七次学术年会上与韦绪性教授（左）合影

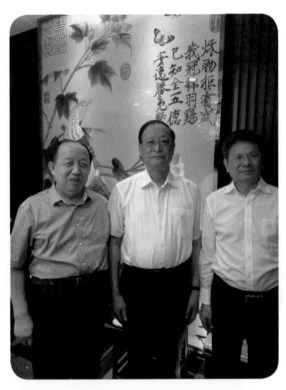

国家中医药管理局原局长王国强（中）在黄河论坛会议上与韦绪性（左）、庞国明教授（右）合影

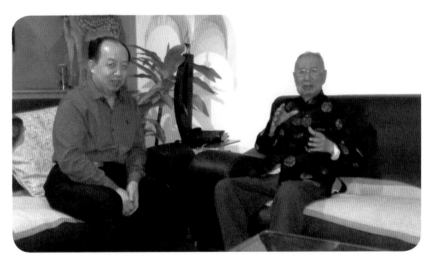

国医大师、河南中医药大学原校长李振华教授（右）与韦绪性教授（左）合影

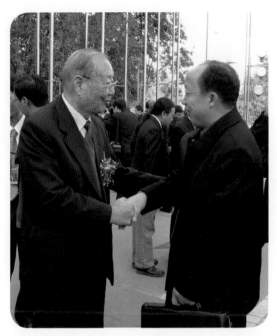

国医大师朱良春教授（左）与韦绪性教授（右）在第二届中国中医药发展大会上合影

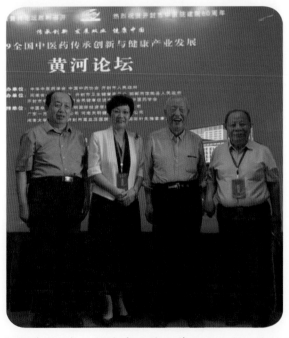

国医大师张磊教授（右二）、河南中医药大学原校长郑玉玲教授（左二）、全国名老中医林天冬教授（右一）在黄河论坛会议上与韦绪性教授（左一）合影

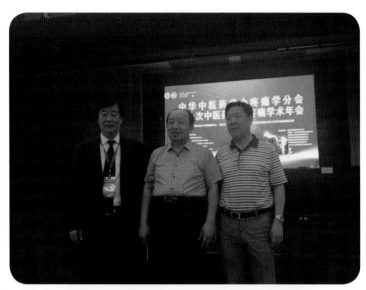

在中华中医药学会疼痛分会第十次中医药防治疼痛学术年会上，韦绪性教授被聘为中华中医药学会疼痛分会学术顾问，图为中华中医药学会疼痛分会主任委员唐学章教授（左）、名誉主任委员刘长信教授（右）与韦绪性教授（中）合影

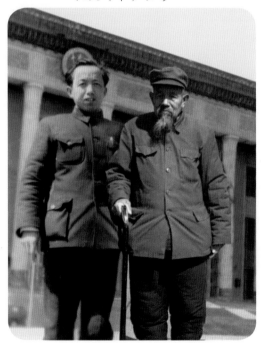

韦绪性（左）1984年初春与父亲韦献贵（右）在北京合影（韦绪性自幼随父亲学习中医，这是他同父亲唯一的合影）

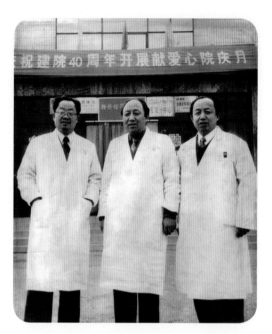

1997年韦绪性教授（右）与长兄韦绪怀主任医师（中）、二兄韦绪悟主任医师（左）参加医疗、学术活动合影

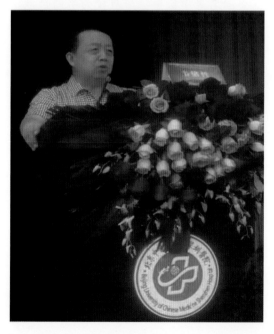

韦绪性教授在中华中医药学会疼痛分会第十次中医药防治疼痛学术年会上做学术报告

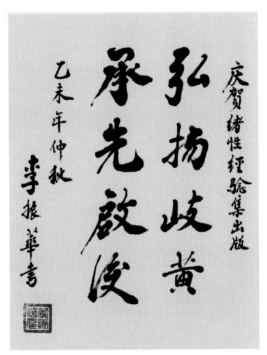

庆贺绪性经验集出版

弘扬岐黄
承先启后

乙未年仲秋

李振华 书

国医大师、全国名老中医李振华教授为韦绪性教授经验集题词

韦绪性教授简介

韦绪性：二级教授，主任医师，博士研究生导师（师承），第五批全国老中医药专家学术经验继承工作指导老师，国家中医药管理局韦绪性全国名老中医传承工作室指导老师，河南省优秀专家，首批河南省名中医。现任中华中医药学会民间特色诊疗技术研究分会副主任委员、

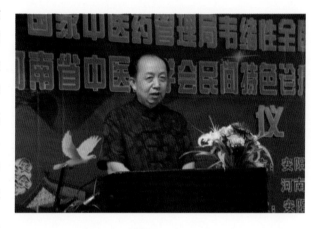

中华中医药学会疼痛分会学术顾问、河南省中医药学会民间特色诊疗技术研究分会主任委员、《世界中西医结合杂志》编委、河南省中医药学会疼痛分会名誉主任委员、河南中医药大学第一附属医院特聘专家、安阳笑痛中医医院院长、安阳市笑痛中医研究所所长等。

韦绪性教授50余年如一日，倾心学术与临床研究，集医疗、教学、科研、医院管理成就于一身，尤长于疼痛病、疑难病诊疗，年均诊治疑难疼痛病、内科疑难病患者逾万人，每获良效，享有盛誉。主编我国首部《中医痛证诊疗大全》《中西医临床疼痛学》，为我国中医疼痛学创始人，著名中医疼痛学家。主编、副主编中医学术专著80余部，主编全国中医药行业高等职业教育"十二五"规划教材《中医内科学》等4部，发表论文50余篇。

序

　　名老中医代表着中医学术和临床发展的较高水平，其学术思想和临床经验是中医药学术特点、理论特质的集中体现。故研究名老中医学术思想、临床经验对中医药学的发展和创新具有重要的学术价值和现实意义。总结名老中医学术思想和经验，也是弘扬中医特色，提高临床疗效，促进中医学发展的主要工作和必由之路。

　　《全国名老中医韦绪性医论医案精要》的编写出版，对于中医学传承与发展的重要性不言而喻。该书所总结整理的第五批全国老中医药专家学术经验继承工作指导老师韦绪性教授临床经验及学术思想，既是国家中医药管理局韦绪性全国名老中医工作室师承团队取得的一项成果，也是其工作室团队圆满完成了国家中医药管理局关于《全国名老中医药专家传承工作室建设项目实施方案》所提出的主要科研任务。全书较好地体现了导师的学术思想和临床经验。我虽然未能通览全书，但认真拜读了主要篇章，认为此书反映出如下特色。

　　一是内容丰富。全书数十万言，其中医论篇主要涵盖了韦绪性教授50余年的临床经验，既有中医理论之阐述，亦有诊治思路等的探索，理论联系实际，凸显临证经验。既博采众长，又深思善辨、师古而不泥，理论介绍注重创新性，经验整理注重实用性，对中医临床工作者有较大的参考价值。医案篇以医案为主体，精选了疼痛科、内科、外科、妇科、儿科、五官科、皮肤科、肿瘤科等临床疗效显著的118则医案，后附以按语，真实体现了独到的思辨特点、诊疗路径、用药特色等。

　　二是特色鲜明。如韦绪性教授创建的中医疼痛学填补了这一重大学科空白，提出弘扬中医特色的"继承和借鉴""创新和争鸣""标准和规范"三大关键、弘扬中医药学优势的若干思考、中医师承教育模式探索、中医临床科研的思路及程序识要等，既有哲学层面的深入思考又有理论上的创新，对中医学的传承创新具有重要的指导意义。

三是实用性强。书中所列 118 则医案，不仅集中体现出韦绪性教授的临床经验和辨证思路、用药特点等，而且在医论篇所介绍的 40 余篇论文，理论联系实际，不尚空谈。如瘀证辨治撷拾、卒痛证治条辨、运用小柴胡汤治疗痛证的经验、壮骨通络宝治疗原发性骨质疏松、肾功能衰竭证治撷要、泄泻证治释难等独具特色，弥足珍贵。

我与韦绪性教授 40 余年前曾同窗进修学习，对他的人品与学识、孜孜以求的治学精神、学术特长等方面深有了解，我们也时常在一起交谈中医学术方面的问题。今乐见其医论医案结集成书，很是可贵，是为序。

郑玉玲

2019 年 12 月于郑州

（郑玉玲，河南中医药大学原校长、教授、主任医师、博士研究生导师，第六批全国老中医药专家学术经验继承工作指导老师）

前　言

韦绪性教授为第五批全国名老中医，中医疼痛学奠基人，学术积淀深厚，临床经验丰富，享有盛誉。国家中医药管理局韦绪性全国名老中医传承工作室于 2017 年成立后，安阳市卫生健康委中医管理办公室组成评委会，评选出 11 名学术继承人，师从韦绪性教授临床学习和学术研究。3 年来，在韦老师的精心指导下，我们紧紧围绕疼痛病、疑难病进行了系统的临床观察及深入的研讨辨析，循着韦老师学术思想的脉络，不断获得教益。在此基础上，经过精心的学术提炼和深刻的理论思考，逐步形成了《全国名老中医韦绪性医论医案精要》编写思路，并得到了中国中医药出版社的大力支持，从而进一步激发了全体学术继承人探讨韦老师学术思想的积极性。本书系统地总结和整理了韦老师的临床经验和学术思想，既是韦老师中医传承工作室团队取得的一项阶段性成果，更是名老中医药专家传承工作队伍建设的一次有益尝试，对于更好地弘扬名老中医药专家的学术思想、总结名老中医的临床经验具有重要的示范和引领作用。

《全国名老中医韦绪性医论医案精要》内容丰富，观点新颖，语言流畅，涵盖了韦老师 50 余年临床经验和学术思想的精华，凝聚了他长期学术研究的心血。全书分为医论篇、医案篇。医论篇遴选了韦老师 40 余篇学术论文，既有中医理论之阐述，亦有诊治思路之探索等，理论联系实际，凸显临证经验。医案篇精选了疼痛科、内科、外科、妇科、儿科、五官科、皮肤科、肿瘤科等临床疗效可靠的医案，并且医案与医论相融合，既在诊治思路上师古而不泥古，大胆探索，又博采众长，形成了具有自身特色的中医思维模式和诊治风格，对于继承和发扬中医药理论具有重要的借鉴价值。尤其是韦老师把自己多年从事师承教育的经验，总结升华为"佛心仙技笃于行，契理契机契基因"师承教育模式，对提高我们的综合素质和诊治水平、科研能力发挥了重要作用。

本书在编写过程中，尽管传承工作室各位学术继承人付出了辛勤劳动，但由于能力和悟性所限，加之各位同仁在各自医疗、教学岗位上承担着繁重的工作任务，资料的搜集和编写均在工作余暇中完成，因此难免存在不足，恳请广大读者提出宝贵意见，以便再版时修订提高。初稿完成后，韦绪性老师及时予以精心修改，且亲自撰写部分内容。本书承蒙河南中医药大学原校长、全国名老中医郑玉玲教授赐序，谨此一并表示由衷的感谢。

全国名老中医韦绪性传承工作室

2019 年 12 月于殷都

目 录
C O N T E N T S

医论篇

医案篇

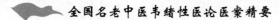

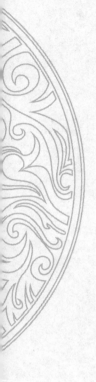

医论篇

铭记师恩

深切缅怀恩师李振华教授

我从 1972 年入河南中医学院（今河南中医药大学）中医系学习，至 1974 年李振华老师给我们讲《中医内科学》，已四十五度春秋。45 年来不断承蒙恩师教诲，其间有课堂理论讲授，有言简意赅的指点迷津、有为人为医的潜移默化、有对临床侍诊的指导等等。总之，我从恩师处收益良多。他历任全国首批老中医药专家学术经验继承工作指导老师、第七届全国人民代表大会代表、河南中医学院（现河南中医药大学）院长、终身教授、主任中医师、首届国医大师，被誉为著名中医学家、中医教育家，享受国务院特殊津贴，诚属实至名归，当之无愧。恩师医德医风之高尚，理论积淀之深厚，临床经验之丰富，深深令我敬仰。2017 年 5 月 23 日恩师虽然离我们而去，但他立德树人、奖掖后学的师者风范，大医精诚的高贵品质，皆为后辈学人树立了光辉典范。老师的那份恩情、那份呵护、那份叮嘱、那份期盼，永远铭记在我们心中。纵然天地有情雨作泪，也难表人间师生情！

一、倾囊相授，诲人不倦

李振华老师生动有趣地讲授中医内科学，给我们留下了深刻的印象。如他讲授四大顽症之一的"鼓胀"时，精辟简练地高度概括了该病的病机。他用两个三角形简图，分别讲授肝郁与脾虚、肾损的关系，气滞与血瘀、水裹的关系，把精深的理论执简驭繁地予以阐述。他强调脾虚是鼓胀的病理基础，在论治上不论分多少证型，方方不能离健脾，同时要注重权衡本虚标实的孰轻孰重，补虚而不壅滞，祛邪而不伤正。李振华老师不仅理论造诣颇深，且非常注重临床实践，尝谓："熟读王叔和，亦要临证多。"强调实践出真知，实践是理论的源泉，必须把实践上升为理论，以理论指导实践。他在繁重的教学、管理工作的同时，除了按时出门诊外，还经常在办公室为患者诊疗。由于李振华老师了解我这个中医的后代有一定的中医功底，于是厚爱有加，答应了我临床侍诊的要求。对此，我极为重视。只要李振华老师坐诊，我就利用自习时间随师学习，从不缺课。恩师从教我切脉的指法开始，通过举、按、寻、循、推、总按、单诊七步，认真体会脉象，务求操作规范。他强调理论联系实践的重要性，就是在中医理论的指导下，通过临床实践解决问题，并在实践中检验理论，充实理论。每当所学理论在临床得到印证，我就感到十分高兴，从而激发了学习的积极性。恩师还结合患者实例，讲授如何辨证、立法、遣药，直至理、法、方、药环环相扣，每每使我茅塞顿开。恩师善于启发式教学，诲人不倦，如他曾诊治一位胁痛患者，其临床特征为两胁胀痛，遇劳尤甚，伴脘闷纳差，嗳气，大便溏薄，脉沉缓，舌质淡，苔薄白。恩师问我，此为何证？我说：肝脾失调证。恩师问：当用何方？我答曰：柴胡疏肝散。老师笑着耐心解释说：肝脾失调证有木郁乘土与土壅木郁之别，该患者无情志刺激病史，且脾虚之象显著，显然土壅木郁系原发，治当以健脾益气为主，即所谓"助土德以升木"，应慎用大剂辛燥理气之品，以免疏利过度则脾气更虚，反致疼痛难愈。恩师循循善诱，诲人不倦，由此可见一斑。

二、提携后学，甘为人梯

1981年春，河南中医学院举办了为期半年的主治医师进修班，学习内容为"四大经典"。当时我还未晋升主治医师，显然不够条件。我闻讯后，即刻与时任学院医教部主任的李振华老师联系求学，尽管名额有限，恩师还是破格把我录取了。我报到后，第一个困难是没有住宿的地方，于是恩师就把我安排到他研究生的宿舍，且无须缴住宿费。这样我不但成了一位名副其实的特殊进修生，还成为研究生教育的旁听生，这着实令我喜出望外。如此的破例，为我的学习带来了巨大动力，我决心不辜负恩师的厚爱，如饥似渴地学习。讲授《黄帝内经》的石冠卿老师善于结合临床实际，使枯燥无味的内容化难为易，生动有趣，对我们求教的问题有问必答。尤其注重学习方法的传授，要求我们重要的段落必须背诵牢记。他认为，背诵不但有助于记忆，而且还有加深理解的作用，即所谓"读书百遍，其义自见"。医古文胥挺老师强调医古文是先贤留给我们的宝贵遗产，是一笔巨大的财富，但由于卷帙浩繁，内容丰富，必须从目录学入手，这样才能掌握学习的门径，快速查到中医药学的专业知识和线索，从而深入学习和研究。他还向我们推荐《聊斋志异》这部文学名著。认为该书文笔流畅，文字精练，文体接近白话而古朴，值得一读。这些治学经验，对于我学好中医大有裨益。此次进修学习虽然只有半年，但收获颇丰，而且还获得了一次意想不到的学习机会。即 1982 年春，中国中医研究院（今中国中医科学院）举办的全国中医研究班招生，学制两年，每省限一人。由于河南中医学院主治医师进修班的学习，为我奠定了较坚实的理论基础，故经专业考核，我以优异成绩被顺利录取，从而有机会到全国最高中医学府深造。所有这些，我从内心深处对恩师李振华教授充满感激之情，充分体现了恩师提携后学、甘为人梯的情怀。

三、立德树人，精医济世

1984 年冬，我在中国中医研究院全国中医研究班学习期间惊悉李振华老师突患重病，住在河南省人民医院老干部病房抢救，便立即请假，从北京赶往郑州看望老师。到了老干部病房，师母张竹琴老师接待了我。她说目前老师已经脱离危险，但病情不稳定，仍谢绝探视，经师母向管床大夫说明情况后，我才进入病房。当看到形体消瘦、面色憔悴、吸着氧气的恩师时，我不免心中顿生酸楚。寒暄之后，恩师拉着我的手动情地说："绪性啊，我搞了大半辈子脾胃病研究，平时忙昏了头，眼看到现在还未将其整理成专著，这次险些把这点儿东西全都带走，真不甘心哪！"

"我理解您的心情，李老师！可眼下您的身体……还是先养病吧！"

"不！不行！"老师稍加停顿说道："要有紧迫感。我想立即着手编一部脾胃病方面的书，请你参加，当副主编，怎么样？"

太突然了，我一时不知该说什么才好，心里亦喜亦疑。喜的是，与恩师合作乃求之不得的学习良机；疑的是，恩师的同事、学生有那么多，其中不乏经纶高手，为何偏偏选中自己呢？面对恩师憔悴的面容和殷切的目光，我来不及多想，便遵从了。

回到北京，我按照恩师吩咐的编写思路，白天随方药中老师临床，晚上通宵达旦地设计全书，用了一周时间草拟出编写大纲、目录、编写体例和样稿，经老师修改后，他便组织了编委会，在全体同仁的共同努力下，历时一载，使80余万字的《中国传统脾胃病学》顺利成书出版。

最使我终身难忘的是，2013年李振华老师90大寿，河南中医学院拟为其举办庆祝会。我于前一天傍晚赶到郑州。为了不影响恩师休息，我在他居住的小区附近餐馆就餐后，便登门看望。师母热情相待，她说："今天客人较多，你老师有点儿累，已经躺下了。"恩师在卧室听到是我的声音，忙说："是绪性吧，让他进来吧。"我见到老师后，搬了个小凳子坐在他床边，这时他握住我的手，动情地说："你不必跑这一趟了，既然来了，咱就聊一会儿吧。"老师接着问："绪性你今年多大了？"我说："已年过六十"老师嘱咐我："你这个年龄有两个重点，一是修德，作为一代名医，要做仁心仁术的示范者，大医精诚的实践者，否则就难以精医济世。不论患者有多少，都要认真诊察，尽心尽力，不能有半点疏忽，更不能只管开方，要将心比心，多替患者着想；二是出精品，你现在已是全国名老中医，不论写文章还是讲课都要慎重，且不说你代表国家级水平，起码要代表河南的水平。"此时，我站起来，用双手握着恩师的手，深深地表示由衷感谢。恩师这番语重心长的教诲，不仅对我个人的关心，也是对中医事业发展的期望。这就是中医大家！一位慈祥的老前辈！我将铭记恩师的教诲，他精湛的医术、高尚的医德和奉献精神，永远激励着中医后辈砥砺前行。

王琦教授身教胜言教，"三知"传"真知"

20 世纪 80 年代初，我在中国中医研究院中医研究班学习期间，有幸随恩师王琦教授课堂、临床学习。承蒙恩师的厚爱，加之言传身教，耳提面命，我不仅在学术思想、临床经验等"有字处"受益匪浅，尤其在恩师厚德修身、严谨治学、拼搏不止等"无字处"收获了不尽的精神财富。惜笔者学疏才浅，难以准确悟透老师在修身、治学、临床诸多方面的博大精深。兹不揣愚钝，谨将肤浅感悟，归为知己、知止、知善"三知"之道，聊窥涯略。

一、知己

所谓"知己"，是指只有充分了解、正视自己，才能修身。显然这里的"知己"强调的是"修身"。修身就是加强自身修养，提高自身素质。我对王老师修身之道的感悟既漫长又深刻。自 1974 年起我即是王琦老师的崇拜者。那时我从《新医药学杂志》（今《中医杂志》）上拜读了老师所著《略论秦始皇对祖国医学的贡献》一文，深深被文章深厚的文字功底、理论功底和渊博的史学知识所震撼。自此，经常可以在权威杂志上学习到王老师的文章，逐渐使自己的"盲目崇拜"变成了真正的敬仰和崇敬。自跟师学习至今已走过 30 个春秋，我向王老师的请教学习从未间断，对其医德医术、学术思想及其人生经历尤为钦佩。为他在浩如瀚海的中医学领域尽情遨游，如痴如醉，达到了忘我的境界而深深感动。

我被全国中医研究班录取报到后，以急切的心情登门拜访了王琦老师，说明对其长期的崇拜之情和虚心求教之决心。不料，受到了他的盛情相待，自己长期崇敬的师长竟然如此和蔼可亲，平易近人，使我的拘谨之感顿然消失。恩师经常强调和告诫我，做一名好医生的同时，也要学会做人，做一个心胸开阔、坦坦荡荡的人。我们之所以尊重他，不仅仅是因他厚重的文化底蕴、造诣深邃的学术水平和精湛的临床技能，更是由于他特有的人格魅力、宽宏仁厚、平易近人和大家儒雅的气质、幽默风趣的谈吐以及他那完美和谐的工作方法。千军万马易得，一将难求，一名大家学者更难求，王琦老师既有超人的远见卓识，又有痛苦的顽强磨炼，从而成为一位国内外受人景仰的中医大家。

感人至深的是，王老师集医疗、教学、科研、管理诸多重任于一身，加之学术及社会活动较多，在工作任务如此繁重的情况下，他常常于周末之夜邀我到其狭小的书斋，面对汗牛充栋的书刊促膝畅谈，谆谆教诲。所谈内容多为修身、治学之道，乃至世俗烦恼的排解等，每每令我茅塞顿开，激情满怀，亦自然受益终生。每忆及此，感恩之情油然而生。对于修身之道，王老师强调当以《大学》为宗，认为《大学》提出的明德、亲民、止于至善三条纲领，和格物、致知、诚意、正心、修身、齐家、治国、平天下八个条目为"初学入德之门"。八个条目是实现三条纲领的途径，在八个条目中，修身是根本的一条，"自天子以至于庶人，一是皆以修身为本"。并强调以"明德"指导治学，关键在于求真、求实，不能计较个人的宠辱得失，而是将安身立命的根基系于苍生。老师是这样讲的，更是这样做的。如20世纪80年代初，中医急症学研究兴起，王老师应某出版社之约，着手编写中医急症类著作，蒙老师厚爱，由我编写急性疼痛相关章节，历时两载，稿凡三易，完成是书。此时同类著作已相继问世，但出版社仍然坚持按计划出书，而吾师果断决定，既然撞车了，宁可做无用功，也不出版了。我和几位同仁为失去此次良机甚感痛惜，并婉转向王老师表达了尽量出版的意愿，而王老师不假思索地说："失去科研道德比失去机遇损失更大，同时，中医学术贵在创新，永远不要做别人做过的事。"此事对我们触动很大，进一步感悟了一位大家的道德风范和器识。完成学业，告别恩师时，正值我刚过而立之年，离别前王老师再次语重心长地勉励、教诲，令我终生难忘。"你这些年来的奋斗拼搏，艰难困苦，其实都是在追求一个'立'字。三十而立，'立'的是人、是心、是修为，是品格，是一个用理想人格的光辉照耀生成的人生坐标，是一个用万卷书、万里路累积而成的雄关漫道，是一个用'不抛弃，不放弃'镌刻而成的钢铁意志。在中医界，一个年轻人要达到成熟，就必须经受学术、临床的长期狱炼，学会心灵上的成长。在一个人的成长过程中，向外的征服与拓展固然是必要的，但是，所有的外界征服都不能代替内心的真正强大。一个人只有使自己的内心臻至完美的和谐，才能使自己成为真正的强者。完成了这次学业，这仅仅是一个新的开始，你刚过而立之年，回去后中医学术、临床这把椅子至少要再坐10年，勿被浮华所扰。"恩师30年前的肺腑之训，我至今仍铭记在心。如果说我为中医事业做了点事儿的话，是与恩师的谆谆教诲、厚爱密不可分的。

二、知止

王琦老师常说："一个人应树立生命的价值观，要求自己有生活的目标。"此即《大学》所谓的"知止而后有定"，此"止"即目标。如何实现人生目标？王琦老师对国学大师王国维《人间词话》的"三种境界"至为推崇，常常脱口而出，慎思笃行。即"古今之成大事业、大学问者，必经过三种境界：'昨夜西风凋碧树，独上高楼，望尽天涯路。'此第一境也。'衣带渐宽终不悔，为伊消得人憔悴。'此第二境也。'众里寻他千百度，蓦然回首，那人却在灯火阑珊处。'此第三境也。"王老师说，中医治学也是如此。他给自己制订了长短两种计划：3~5年的长计划，用于构思重要的学术课题和著书立说；本年之内的短计划，用于读书学习、资料收集和有关文章的撰写。长计划好比种树，使之成材、结果；短计划好比种菜，可以短期收获。这种目标给人压力，也给人动力。当你为完成某一计划而付出艰辛努力的时候，常常"三更灯火五更鸡""为伊消得人憔悴"；而一旦看见了耕耘的收获，也就"衣带渐宽终不悔"，得到一种极大的满足和补偿，这就是事业惠予的幸福。他为之付出的很多，估计难以为常人所想象理解。一篇论文，一部著作，一项课题，一则医案，其背后的甘苦、付出，也许只有他自己知道，好在这些珍贵成果以各种形式保留了下来。于无声处听惊雷，于旁白处看境界，读王老师的书，可随时感受中医学术的真谛。其仿佛一幅山水国画，蕴含高深，其中的意境足以令人品味。王老师的著作，蕴含的不仅仅是知识、智慧和才华，更是一种眼光敏锐的判断力，一种洞见深刻的谋断力，一种胸襟练达的包容力和一种知行合一的行动力。

王老师经常强调，中医治学要有一种登高望远的精神。没有执着的追求和明确的目标与方向，必然难于有所建树。应勤求古训与融汇新知相结合，在传承的基础上勇于创新，才能推动中医学术发展。中医治学更要有脚踏实地、孜孜以求的韧劲，要有"衣带渐宽终不悔"的志向。中医学博大精深，只有"千百度"地下足功夫，才能学有所悟，学以致用。同时，还应处理好博与约的关系。所谓博，是指知识结构宜广博，即博览群书，厚积薄发；所谓约，就是精，是指读书宜专精知守，力戒无的放矢。博览通常需要有一定基础，尤其是经典的基础，然后再博览群书，这样才能有博采众长之效。所谓由博返约，就是从全面资料之中，归纳出几个重点，从不同的现象之中，找出其共同规律，达到炉火纯青。"由博返约"的治学观，在王老师的论著中得以充分体现，其广猎经史子集，旁征博引，以如歌如诉之笔，在学术阐释中尽显大家文采，在潜移默化中宣扬医道哲理。王老师这些论著的可贵之处在于，不仅取精求新，阐发奥蕴，而且对中医药界存在的时弊痛斥直击，提出了自己的见解和建议，揭示了发展中医、振兴中医的清晰思路，表达了一位中医大家对中医药事业的一腔赤诚。

"有真性情，须有真涵养；有大识见，乃有大文章"（明·陈眉公《围炉夜话》）。数十年来，我深切地感悟到王琦老师的真性情、真涵养、大识见、大文章。他作为我国中医界的领军人物，心系中医事业、关注中医命运，且耕耘不辍，著作等身，桃李满天下。在修身、教学、临床、科研诸多方面，硕果压枝，圆满实现了自己的人生目标。

三、知善

王琦老师虽然寿届七旬，行医半世纪，蜚声海内外，但仍奋进在教学、临床、科研第一线，且行且思，尽善尽美，用坚实步履诠释着《大学》的"止于至善"。"知善"是前提，"至善"是目的。恩师在治学、科研上的"知善""至善"前已述及，其临床诊疗尤其精细入微，尽善尽美。兹仅就课堂、侍诊所记，略举数端，以窥一斑。

王老师作为中医体质学的创始人，非常推崇徐灵胎《病同人异论》中的论述。书中云："天下有同此一病，而治此则效，治彼则不效，且不惟无效而反有大害者，何也？则以病同而人异也。夫七情六淫之感不殊，而受感之人各殊。或气体有强弱，质性有阴阳，生长有南北，性情有刚柔，筋骨有坚脆，肢体有劳逸，年力有老少，奉养有膏粱藜藿之殊，心境有忧劳和乐之别。更加天时有寒暖之不同，受病有深浅之各异，一概施治，则病情虽中，而于人之气体迥乎相反，则利害亦相反矣。故医者必细审其人之种种不同，而后轻重缓急、大小先后之法因之而定……故凡治病者，皆当如是审察也。"王老师深谙是论，在临床上恪守"病同人异"之说而立法遣药。病有体质之别、久暂之分、缓急之异，则祛邪与扶正，孰先孰后，妙在随机应变，庶不致贻误病机。一般而言，病之初起，正气尚强，无论病情轻重，用药宜猛不宜缓，以速祛其邪；病之中期，正气渐衰，当施以猛缓相济之药，方能中的；病程久延，正气渐亏，唯宜扶正为主。俟正气充足，邪气自除，此时用药万勿猛烈，须缓图而不可急功。我于临证之时，常以此为据，察体质，辨阴阳，别气血，因人制宜，每获良效。以下所记的几则随师侍诊案例，虽系随手所录，仍可窥及王老师立法谨严，机圆法活，用药丝丝入扣的"至善"功底。

桂枝加附子汤治疗顽固头痛案：尚某，女，28岁，1982年初冬来诊。自述头痛经年，时发时止，遇寒则痛作，久治未愈。诊见头痛以枕部为主，下连及项，遇寒则痛不可忍，入冬旬日疼痛未止，形体瘦弱，微恶风，无汗，二便调，舌质淡略黯，舌苔薄白，脉沉弦。予桂枝加附子汤更加川芎18g，服药1剂疼痛大减，服至3剂疼痛未作。继以桂枝汤合玉屏风散善后而瘥。王老师谈及本案立法之旨曰：桂枝汤证本应脉浮缓，而患者反脉沉弦，体弱，入冬、遇寒则痛增，显系少阴阳虚，卫阳不固，寒凝太阳经脉而痛作，故用桂枝加附子汤，温阳散寒；患者头痛经年不愈，舌黯，脉弦，为脉络瘀滞之征，故加大剂川芎，上达高巅，通行气血，以增强止痛之效；继以桂枝汤合玉屏风散，益气固表，调和营卫，以善其后。清代医家徐彬曾谓桂枝汤"外证得之，解肌和营卫；内证得之，化气调阴阳"（《金匮要略论注》），本案也说明，临证时只要抓住桂枝汤证的病机特点，便可灵活化裁，以广其用。

补中益气汤合逍遥散治疗老年癃闭案：黄某，男，67岁，1983年4月初诊。自述患"前列腺肥大增生"3年余，3年来，尿频，尿流细而短少，时轻时重，尿色清白。自觉近一个月来症状有所加重，伴小腹坠胀，胃脘及两胁胀满，纳差，嗳气，便溏，每日一行，情志抑郁，形体消瘦，面色萎黄，口干不多饮，口气觉热，舌质淡，舌苔薄白而干，脉沉弦。诊为癃闭，证属中气下陷，肝郁水阻。治宜补中益气，升阳举陷，疏肝解郁，予补中益气汤合逍遥散原方治之。服药5剂，诸症大减，尿频、尿流细明显好转。继服至30剂，诸恙悉除。后嘱其改服丸剂，以巩固疗效。王老师强调本方配伍突出"补气升阳"与"甘温除热"，故运用本方须注意两点：一为补气与升提并举，应重用黄芪，轻用当归，且柴胡、升麻用量不超过6g，方能补中寓升，以发挥较好的升阳举陷之功；二为补中益气药与疏肝解郁药配伍，既可调节气机之升降，又不耗损正气，使其补而不滞，疏而不耗。诸药合用，使中气得复，清阳上达，津气得行，而获佳效。

达原饮合升降散治疗慢性荨麻疹案：刘某，女，51岁，1983年8月初诊。自述全身反复出"风疙瘩"两年余，此次发病1月余，屡用中、西药治疗乏效。诊见全身皮肤泛发大片红斑，剧痒，搔后更多，红斑之间布满抓痕及血痂，形体肥胖，颜面红赤，脘闷纳差，口苦泛恶，便溏不爽，舌苔白如积粉，脉弦滑。诊为慢性荨麻疹，证属湿热壅遏少阳，气血郁滞。治当辟秽化浊，和解少阳，调和气血。方用达原饮合升降散化裁。药用槟榔12g，黄芩9g，知母6g，草果仁6g，厚朴9g，白芍6g，僵蚕9g，蝉蜕6g，大黄6g，姜黄9g，徐长卿20g，甘草3g。服药3剂，全身"风疙瘩"大部分消退，再进3剂，皮疹尽消，继以防风通圣散疏表清里，以善其后。达原饮为疏利透达之剂，其配伍之要，一为辛香燥烈，气味雄厚，辟秽化浊；一为刚柔相济，燥润兼施，在和解少阳、燥湿化浊中注意护阴，力避温燥伤津。升降散取僵蚕、蝉蜕，升阳中之清阳；姜黄、大黄，降阴中之浊阴。一升一降，内外通和，而杂气之流毒顿消矣。

在我国医改日趋深入之际，颂扬王琦教授为中医事业做出的杰出贡献是非常必要的，王琦教授 50 余年艰苦奋斗与铸造辉煌的历程，堪称中医界的楷模，我不仅要以他为榜样鞭策自己，同时我也希望今天的医生能够从王琦教授的成长历程和成为人杰中领悟到应该如何做人，如何行医，如何成为一个人民爱戴的好医生，如何成为一个国内外景仰的医学大家，是每一个人应该认真思索的问题。在他的身上，集中体现了一个学者浓厚的人生历程和丰富的阅历，体现着"文理通、哲理通、医理通"的道理，而这也对中医事业的发展具有很好的启示。今年正值恩师七十华诞，谨将上述感悟浓缩为数语，并请书法家书之，以由衷地表达敬仰与祝贺之忱！文曰："理论巨擘，临床大师，国琦人杰，德行天下。"

老骥伏枥，壮心不已。我们相信，王琦老师为之奋斗不已的中医药事业的前景，一定会更加绚丽多彩！（本文原载《王琦医书十八种·王琦学术传承及谱系》一书中）

岐黄传承忆父亲

先父韦献贵（1910—1986）离开我们 33 年了，每忆起他老人家的音容笑貌和谆谆教诲，都会给我以信心和力量。40 多年前，我跟随父亲抄方，侍诊其左右，得以初入中医门径，渐窥中医堂奥。他那厚重的修养、严谨的学风与诊疗特点一直渗透在我的生活和工作中。

父亲生在旧社会，亲历了新中国成立的坎坷，也感受了新中国逐渐走向成熟的艰辛。人生的跌宕起伏，塑造了父亲勤俭坚韧，刚正不阿的道德风范。其身居农村，久经艰难困苦时期及战乱的煎熬，耐得住清贫、忍得住寂寞，既侧身杏林，为了生计，又不辞耕作。父亲毕生躬身岐黄，精于医道，尤重医德，青年时代，悬壶豫北，享誉一方。他对《论医》"夫医者，非仁爱之士，不可托也；非聪明理达，不可任也；非廉洁纯良，不可信也"之训推崇备至，并视之为从医规范。他对自己严格苛刻，严于律己，宽厚待人，身体力行；对患者富有同情心，尤其乐善好施，常备药济世，不计报酬，为世人称道。父亲一生尘视名利，"认认真真看病，老老实实做人"。也正是如此道德修养，使他对毕生所钟爱的中医事业，有着超乎常人的热情与执着。他在晚年曾多次提及："我对中医事业，愧无建树，惟在学以致用，勤劳不怠上，可聊以自慰。"其谦虚、笃学、求实、勤劳的美德，由此可见一斑。

先父治学，甚为严谨。他认为，中医学是传统文化的一部分，其理论源于实践。故古代医家为学，提倡"大医必大儒""读万卷书，行万里路"。俗话说"秀才行医，罩里拿鸡"，就是说没有文化，此业难立，没有实践，学术无源。父亲学习路子是迂回曲折的，他出生于农村，仅读了数年乡塾，基本靠自学由儒而医。他行医60余载如一日，孜孜以求，善书法，广涉方书，旁通经、史、释之学，穷其精奥，学验俱丰。父亲治学有两大特点：一为"见缝插针"，充分利用时间，广阅博览，即使是点滴空闲也从不轻易放过，真可谓嗜书如命，直至年逾七旬，虽视力极差，犹手不释卷；二为熟读精研，内容以《黄帝内经》《伤寒杂病论》《金匮要略》《神农本草经》诸经典为主，在时间的安排上要长一些，多在夜晚和清晨进行，此时多不受诊务及其他因素的干扰，可以专心致志地解决一些实际问题。尤其是在青少年时代，读书注重博览强记，从少年始即背诵《医学三字经》《汤头歌》《药性赋》《濒湖脉诀》《针灸大成》等书籍。他把经常背诵作为一种乐趣，直到晚年，仍能朗朗背诵。其间精读之苦功，可以想见。父亲尝谓："必须厚积才能薄发，书读百遍其义自现，积厚了、读熟了方有根底，经过临床后再回头看，每看一遍都会有新的提高。"由于他扎实的国学功底，每逢学有所获，或重大事项，习惯赋诗一首。如其谈修身云："来往守道德，实交重忠信，心中念慈悲，胸怀贤良恩。"这也是父亲道德修养的真实写照。

父亲既是慈父，又是严师，对我们兄弟姐妹要求十分严格。他教我诵读中医典籍，要求先低吟，即自念自听，反复吟读，必至朗朗上口，若行云流水，出口成诵，形成自然记忆。每遇病家，先由我初诊后，说出是何病、何证、何脉，当用何法，选用何方。然后由父亲复诊，诊后再提问讲解。当我所谈被基本认可，他尚能循循善诱，指出失误所在，若所谈不着边际，则难免被当面训斥。我虽随诊多年，父亲从不轻易放手让我独诊。正是父亲如此严格的言传身教，使我练就了一定的"童子功"，时至今日，受益无穷。所憾者，他晚年依然操劳，加之信奉佛学虔诚过人，执拗素食，以致身染沉疴，但为了不拖累儿女，却长期默病，贻误了最佳治疗时机，虽在北京多方医治，也未能尽享天年，使儿女们至为愧疚与痛心。

父亲临证，范围较广。他认为，中医学在古代是不分科的，"内伤杂病"统称为"大方脉"，强调必须有"大方脉"的功底，方能业医。故其通内、外、妇、儿及针灸等科，尤以内科、针灸擅长，屡获良效，声誉颇盛。其诊疗一丝不苟，应针则针，宜药则药，或针药并施。其用药宗仲景，善用经方，制方严谨，用药精当，简练轻灵，师古而有创新，常以平淡之药起沉疴，愈顽疾。对许多常见病、疑难病，形成了用之有效的基础方，随症加减，以常达变。对疮疡、顽癣及刀伤等外科病的治疗亦多有良效。及至晚年，德高望重，求诊者众多，依然审慎为之。凡遇疑难重症，诊疗之余，必查阅文献，释疑解惑，足见其审慎求实的医疗态度。父亲在药物炮制、炼丹、制水丸及膏药等方面，亦颇为娴熟独到，这些对提高疗效不无裨益。其用针师法杨继洲，注重辨证选穴，主张选穴要少而精，对针刺手法的运用十分讲究，强调进针后运用适当手法，使之得气才能获得疗效。常根据病证的寒热虚实不同，选择呼吸补泻、捻转补泻、开阖补泻、提插补泻等不同手法。如补泻手法，大都由提插捻旋组成，再加上快慢疾徐等，运用非常娴熟。认为补法的先浅后深，紧按慢提，可将体表的阳气"从外推内而入之"；泻法的先深后浅，紧提慢按，则是为了把体内的阴气"从内引外而出之"。父亲之用针多有立竿见影之效，往往令患者惊叹不已，被誉之为"神针"。

父亲既重视学习经典著作和先贤的经验，也注重自己实践经验的总结，其中不乏新见。如其从实证论治久泻独具匠心，认为"久泻亦肠间病，肠为腑属阳，腑病多滞多实，故久泻多有滞，滞不除则泻不止。论治当立足于一个'通'字，祛邪务尽，以防宿积未净，新邪又生。俟便次大减，粘冻、脓血俱除，始佐入补气益胃之品，俾祛邪而不伤正，扶正而不恋邪"。常以"识病机者，则硝黄可以活人；昧证候者，则参芪可以殒命"之语，示人因病治宜，随机应变（《古今名医临证金鉴》）。他晚年所著经验集手稿，形成了实用性很强的独特诊疗心得，保留沿用至今。其医疗经验被载入中国中医药出版社出版的《古今名医临证金鉴》《中医内科学》教材、人民卫生出版社出版的研究生规划教材《中医内伤杂病临床研究》、国医大师李振华主编的《中医脾胃病学》（科学出版社）和《北京中医学院学报》（1990 年第期 325 页）等书刊。可以告慰父亲的是，他致力于创建的"医道世家"，在胞兄们的共同努力下已经成为现实。全家四代人中，目前从医者22 人，涉及内、外、妇、儿、骨、眼科、中医、病理、影像、护理、药学等多个学科，其中高级职称者 11 人，博士研究生导师 3 人，获博士研究生学位者 3 人，获硕士研究生学位者 6 人，已被组织命名为"医道世家"。这正是父亲"屡经冰霜苦，自得透骨香"的集中体现。

　　回忆敬爱的父亲的一生，其为人、为医、为师，永远是我们学习的楷模，让我们受益终身。缅怀父亲的高尚品质，总结他为中医事业所做的贡献，重温他的学术思想，并从中汲取营养，为中医药事业的发展多做贡献，就是对他老人家最好的纪念。（本文原载《全国名老中医韦绪性辨治疼痛病精要》一书中）

医理求真

《黄帝内经》中风病名考

对中风病名的认识，自《黄帝内经》以降，各家论说纷呈，指不胜屈，颇不统一。约言之，《黄帝内经》所述病名有"厥""巅疾""击仆""偏枯""风痱""瘖痱""偏风"等。汉唐以后，始称为"中风""卒中""类中"等。

《黄帝内经》虽有"中风"之说，但是多指外感风邪引起的各种病证。如《素问·风论》所谓"新沐中风，则为首风""入房汗出中风，则为内风""饮酒中风，则为漏风"等，多属头痛、汗证范畴的伤风证，与后世"中风"的概念迥然有别。《黄帝内经》中论"厥"虽有多种，但究其要义有二：一是言其病机为气血逆乱；二是喻其发病之疾速，颇与西医学之脑血管意外相类似。兹将其有关病名考证如下：

一、大厥

《素问·调经论》云："血之与气并走于上，则为大厥，厥则暴死，气复反则生，不反则死。"文中虽无一"风"字，然其所揭示的病机特点和证候转归，显然属于中风病的一个类型。这里用一个"大"字，匠心独运地描述了中风病急、重、危的特征。

二、薄厥

《素问·生气通天论》云："阳气者，大怒则形气绝，而血菀于上，使人薄厥。有伤于筋，纵，其若不容。"《医学衷中参西录》释曰："观此节经文，不待诠解，即知其为肝风内动，以致脑充血也。其曰薄厥者，言其脑中所菀之血，激薄其脑部，以至于昏厥也。"至于"有伤于筋，纵，其若不容"，则是指发病后的半身不遂等症状。

三、煎厥

《素问·生气通天论》云："阳气者，烦劳则张，精绝，辟积于夏，使人煎厥。目盲不可以视，耳闭不可以听，愦愦乎若坏都，汩汩乎不可止。"《素问·脉解》又云："所谓少气善怒者，阳气不治，阳气不治则阳气不得出，肝气当治而未得，故善怒，善怒者名曰煎厥。"显然，煎厥的病机特点为阴虚于下，阳亢于上，虚风内动，即所谓的"精绝""阳气不治"。张山雷《中风斠诠》阐发其症状、病机云："目冥耳聋已是天旋地转，日月无光之候，更申之以愦愦乎、汩汩乎二句，无非形容其昏然无识，莫名所苦之状，谓非肝阳暴动，眩晕昏瞀，卒厥卒仆之病而何？独惜古今医家未悟此意，说得迷离恍惚，反以疑误后人，而素问之正义遂不可晓。脉解篇又有善怒者名曰煎厥一条，盖怒则气火俱升，因而暴厥，其病状亦犹是也。"

《素问》所述之大厥，薄厥，由于仅有"暴死"或神志昏糊类症状，而无口角喝斜和半身不遂之候，故后世学者有谓难以据此而认定为中风病者。《中风斠诠》则明确指出："素问有薄厥、大厥两条，固已明言其血菀于上，气血并走于上，盖亦与新医学家之所谓血冲脑经同一明白，而读者皆不觉悟，而为注家说得模糊，引入魔道，遂令古人精义几乎泯没不传……更可见上古医理，至精至确，非汉唐以降，所能望其项背者也。"

四、巅疾

《素问》以"巅疾"论中风见诸多篇，涉及证候、脉诊、病机等方面，其中的《五常政大论》曰："其动掉眩巅疾。"《著至教论》曰："三阳并至，并至如风雨，上为巅疾。"皆扼要指出了中风的临床特点。形成巅疾的主要病机在于"阳气在上，而阴气从下，下虚上实，故狂巅疾也"（《素问·脉解》）；"搏阳则为巅疾"（《素问·宣明五气》）。

五、其他

《素问·脉解》云："内夺而厥，则为瘖俳。"这里的"瘖"即失音，俳为体废，即肢体瘫痪。《素问·通评虚实论》云："仆击、偏枯、痿、厥、气满发逆，肥贵人则膏粱之疾也。"由此观之，《黄帝内经》所述中风病名虽繁，但可归为两类，即有神志障碍的称为诸"厥""仆击"；把中风后遗症，据其不同特征，分别称为"偏枯""瘖俳"等。

张仲景《金匮要略》设立中风专论，并明确指出："夫风之为病，当半身不遂；或但臂不遂者，此为痹……中风使然。"说明仲景不仅承袭了"中风"这一病名，而且还把肢体运动障碍的"中风"与"痹证"也作了辨证分析，提出了划分"风"与"痹"的依据。

唐代《备急千金要方》宗《黄帝内经》之说，并加以发挥，把中风分为风痱、偏枯、风懿、风痹等类型。如谓："偏枯者，身半不遂，肌肉偏而不用而痛，言不变，志不乱，病在分腠之间。风痱者，身无痛，四肢不收，志乱不甚，其言微知则可治，甚则不言，不可治。风懿者，奄忽不识人，咽中塞，窒窒然，舌强不能言，其身转软者生，汗不出身直者死。风痹者，风寒湿诸痹类风状。"可见，偏枯与风痱为中风轻症（仅半身不遂或失语），风懿为中风重症（神志昏迷），风痹谓诸痹类风状。

宋代《圣济总录》载有"卒中风""风癔"之名。卒中风的症候为"仆倒闷乱，语言謇涩，痰涎壅塞，肢体瘖痹，不识人"等。所述的风癔，与《千金要方》的风懿相同。

元代以降，对中风病的认识日趋深入。元《医经溯洄集·中风辨》首次从病因学角度，将中风分为"真中""类中"两类，明确地将外风所致的中风与内伤所致的中风区别开来。明《医学纲目》释中风颇为精细，同时载有"卒中""腲腿风"等名。他说："中风，世俗之称也。其病猝然仆倒，口眼㖞斜，半身不遂，或舌强不言，唇吻不收是也……其猝然仆倒者，统称为击仆，世又称为卒中，乃初中风时如此也。其口眼㖞斜、半身不遂者，经称为偏枯，世又称为左瘫右痪及腲腿风，乃中倒后之证，邪之浅者如此也。其舌强不言，唇吻不收，经称为痱病，世又称为风懿、风气，亦中倒后之病，邪之深者如此也。"

清代姜礼《风劳臌膈四大证治》一书释中风之名，颇具卓见。他说："历观古今名家所论不一，遂令中风一证茫无着落，以至后代诸君分为真伪两途，其意中风必因外中于风，方名真中；其卒仆偏枯，非因外风，虽至种种诸证，皆为类中。及予考之《内经》《金匮》诸篇，其论偏枯、卒仆诸证，未尝专主于风立说，及予每验中风之人，于未中之先，必有先证，或十指麻痹，或肌肉蠕动，或语言謇涩，或肢体不遂，或平时脉滑大不和、弦紧无根，诸多隐微见于一二年前，人多不觉，直至一时触发，忽焉倒仆。其若果为外中风邪，何以预为若是也？且每见中风之人，必中年以后，或肥盛之躯，岂外风之来，必中年肥盛者方感之邪？若此，则中风之证非特外风所中也，明矣。"据此，进一步指出"风"字的含义为"虚风内发之证，一如天地间之疾风暴雨，迅不及掩。故风之一字命名，意可见也"。任应秋教授盛赞姜氏此论，曾不无感叹地说："多少年来对中风病名的争论，确如姜礼所说，往往是在'风之一字'上面纠缠不清，认为顾名思义，既名中风，必须是风自外来，故以有外风症的为真中风。无外风症的，名类中风。更至直谓之非风，姜礼却主张应从中风症的内在病变来考虑这一问题，不能胶固在风之一字的命名上，如果一定要讨论以风命名之义，只是有如疾风迅发之义而已。"（《中医各家学说》）

《金匮要略》运用半夏规律探要

《金匮要略》运用半夏的条文40余处，方剂32首，其中以半夏命名者

16首。仲景用之不唯范围甚广，且配伍严谨，圆通活变，别具匠心。研究其运用半夏的规律，对于学习《金匮要略》，以及指导临床遣药组方大有裨益。爰择其要，试探如下。

一、化饮

"痰饮由水停也"。《金匮要略》用半夏治之者，其病变多在肺或脾胃。

（一）半夏配细辛温肺化饮

《金匮要略》半夏、细辛同用的方剂凡9首，主要用于"咳而脉浮""支饮""溢饮""妇人吐涎沫"等证而属于饮邪停肺，风寒束表，病势有向上、向外倾向者。寒饮射肺，肺失宣降则"咳而脉浮"，甚者"咳而倚息"；肺合皮毛，气逆水亦逆，兼见"其形如肿"的则为支饮；饮溢肌表，身体痛重则为溢饮；饮邪不化，溢而上犯，故吐涎沫。仲景用半夏辛燥化饮兼降逆气，合细辛温肺化饮兼解表邪，二者合用，化饮降逆之功大，温肺散寒之力强。体现这一配伍形式的小青龙汤，是一首温肺化饮、解表散寒的常用方，故上述诸证仲景皆用半夏、细辛主之。他如治"咳而上气，喉中水鸡声"的射干麻黄汤，治疗支饮的茯桂五味甘草去桂加干姜细辛半夏汤、苓甘五味加姜辛半夏杏仁汤等，均寓有半夏合细辛温肺化饮之意。

（二）半夏伍生（干）姜温脾化饮

《金匮要略》夏、姜合用的24首方剂中，有10首集中在《痰饮咳嗽病》《呕吐哕下利病》篇中，主要用于脾失健运，痰饮中阻，而以呕吐为特征的病症。如"卒呕吐，心下痞，膈间有水，眩悸者，小半夏加茯苓汤主之"，"诸呕吐，谷不得下者，小半夏汤主之"。寒饮中阻，阻遏气机，故心下痞，谷不得下；胃失和降则呕；饮邪阻遏，清阳不升则眩；水气凌心则悸。故两方内皆以半夏辛燥化饮，和胃降逆，伍生姜温脾化饮，通阳散寒。俾脾阳得运，饮化寒散而呕止。方如生姜半夏汤，生姜、干姜皆能温脾，然生姜走而不守，偏于散寒，干姜守而不走，偏于扶阳。故凡因脾阳虚弱引起的痰饮呕吐，仲景多伍用干姜。如治"妊娠呕吐不止"的干姜人参半夏丸，治"干呕吐逆，吐涎沫"之半夏干姜散等。夏、姜同用的配伍形式，也是"病痰饮者，当以温药和之"这一原则的具体体现。足见仲景配伍精当，运用娴熟灵变，值得玩味。

（三）半夏合石膏清胃化饮

《金匮要略·肺痿肺痈咳嗽上气病》篇云："肺胀，其人喘，目如脱状，脉浮大者，越婢加半夏汤主之。"脉浮不独主表，亦主在上，大主胃热。胃热与水饮互结，上逆犯肺，肺气胀满则咳喘，故用越婢加半夏汤清胃化饮，宣肺平喘。其中石膏清泄胃热，半夏化饮降逆，二者合用，则清胃化饮功专力宏。该篇小青龙加石膏汤与本方组方意义类同。《经方例释》中越婢加半夏汤条云："此方加半夏者，与小青龙加石膏同法。彼方治咳上气喘，烦躁，脉浮，与此主治相似，俱为胃热犯肺之疾。小青龙汤中有半夏而无石膏，越婢汤方中有石膏而无半夏，观二方加法，则胃热犯肺者之治，当半夏、石膏并用也。"堪称卓识。

（四）半夏助茯苓渗湿化饮

痰饮中阻，缠绵不去，兼脾气不足者，多伍用茯苓。在《金匮要略·痰饮咳嗽病》篇运用半夏的7方中，有4方伍以茯苓，其证候表现虽不尽相同，但皆属病程较长的"饮家"。此时单用半夏化饮降逆则力不能任，故伍用甘淡之茯苓，取其淡能渗湿，甘能健脾，共奏渗湿化饮之功。如"先渴后呕"之"饮家"，用小半夏加茯苓汤治疗，即是一个典型例证。余如《腹满寒疝宿食病》篇水饮内盛、"寒气厥逆"的赤丸证，亦寓有半夏助茯苓渗湿化饮之意。

二、降气

《金匮要略》用半夏降气并不囿于痰气交阻，对中焦湿热互结，气机壅塞，或阴虚气逆等证亦用之。

（一）半夏配黄芩辛开苦降

《金匮要略》半夏、黄芩合用的方剂共8首，主要用于中焦寒热错杂或湿热互结诸证。属中焦寒热错杂者，如半夏泻心汤证之"呕而肠鸣，心下痞"；黄芩加半夏汤证之"干呕而利"，两者悉以误下伤中，邪热乘虚内陷，寒热互结于中焦为主要病机，气机壅塞则痞，胃气上逆则呕，热迫于肠则利，故两方皆重用半夏，取其味辛能通能开，辅以黄芩，取其味苦能泄能降。如此苦辛兼施，则泄中有开，通而能降，共收通阳散结，宣畅气机，恢复中焦气机斡旋之功。属中焦湿热互结者，如甘草泻心汤证之"默默欲眠，目不得闭，卧起不安""不欲饮食，恶闻食臭"等症。湿热互结于中焦，脾失健运，胃失和降，故不欲饮食，恶闻食臭；湿热蕴蒸，上扰心神，则默默欲眠，目不得闭，卧起不安。治疗上若徒苦寒清热则更伤脾阳，致邪恋不解，徒温燥除湿则反易助热，且湿热黏腻滞中，不易速解。故以半夏、黄芩辛开苦泄，升降气机，两解湿热。他如小柴胡汤证之"腹满而呕"，大柴胡汤证之"气上冲胸，腹痛"等，均含有半夏合黄芩辛开苦降之意。温病学派"湿热之邪，非辛不通，非苦不降"之说，殆即源于此。

（二）半夏伍麦冬"止逆下气"

《金匮要略·肺痿肺痈咳嗽上气》篇云："火逆上气，咽喉不利，止逆下气，麦门冬汤主之。"肺胃阴虚，虚火上炎，气失宣降，故"上气"，方内重用麦冬滋养肺胃，佐半夏以降逆，二者合用则潜虚火、降逆气，以止"上气"。由于小青龙汤、小柴胡汤皆有渴者去半夏之诫，故后世对仲景麦门冬汤中用半夏反生疑虑，或有畏其性燥而弃之不用者，殊不知"半夏之性，用入温燥药中则燥，用入清润药中则下气而化痰，胃气开通，逆火自降，与徒用清寒者真有霄壤之别"（费晋卿语，转引自《金匮要略译释》）。足见仲景用心之良苦。此外，温经汤证之"暮即发热，小腹里急腹满"等证，与阴虚内热，冲任气逆相关联，故仍以夏、冬同用，以养阴降逆。《金匮要略》以夏、冬同用虽仅此二方，此乃辨证论治的示范性举例，旨在示人以规矩，足资后世效法。

（三）半夏合厚朴降气化痰

痰气交阻，结于咽喉而"咽中如有炙脔"者，仲景用半夏厚朴汤主之。方内以半夏为主药，化痰开结，下气降逆，伍用厚朴则降气化痰之力尤强，俾气行痰化，则诸恙可瘳；痰饮上迫于肺，肺气闭塞"咳而脉浮"的肺胀病，以厚朴麻黄汤主之，方中厚朴、半夏用量最重，旨在化痰饮、降肺气以止咳平喘；痰气互结，"结为癥瘕"的疟母证，主以鳖甲煎丸，方内用半夏、厚朴行气化痰开结，使气行痰易化，痰化气易行而消痞胀。后世"善治痰者，不治痰而治气"之说，即是对仲景这一用药法则的继承和发展。

三、开胃

"胃气宜降则和"。若胃虚失和，则浊气壅塞，变通为滞，由降反逆。故仲景对胃虚气逆诸证常重用半夏开胃，伍用人参健脾，共同组成"通补"，与人参汤之"守补"迥然有别。如大半夏汤证之"胃反呕吐"，其虽属脾胃虚寒所致，但尚兼食停气滞，胃气上逆，若主以补虚止呕，则胃不受纳而呕反剧，故半夏、人参同用而重用半夏，使补中有开而不壅滞，开中寓补而不伤正。诚如叶天士所说："胃腑以通为补，故主之以大半夏汤。"治"妊娠呕吐不止"的干姜人参半夏丸，亦寓有"通补"止呕之意。值得注意的是，黄芪建中汤方后注明确提出疗"肺虚损不足，补气加半夏三两"，此"肺虚损不足"显然属土不生金，当兼肺胃气逆之候，故加半夏开胃降肺组成"通补"，降逆即所谓"补气"。《药性论》载，半夏"开胃健脾"，《医学启源》亦谓半夏"益脾胃气"，这对正确理解仲景半夏开胃之用不无启发。

纵观上述，《金匮要略》运用半夏的主要规律以化饮、降气、开胃。以化饮而言，半夏合石膏化热饮，治在胃；半夏合细辛、生（干）姜、茯苓化寒饮，合细辛以治肺、合生（干）姜以治脾、合茯苓以治脾气之偏虚者；以降气而言，阴虚者，伍麦冬以润降；湿热者，伍黄芩以苦降；痰结者，伍厚朴以燥降。如此配伍，则通治肺胃气逆诸证。半夏开胃，合人参组成"通补"，用于脾胃虚弱兼食停气逆者，此乃仲景用药之一大特色，尤应珍视。

略论《阴证略例》辨治阴证的特色

王好古，字进之，号海藏，元，赵州（今河北省赵县）人。其少时与李杲同学医于张元素，后复从学于李杲。其学术思想受到"张元素脏腑虚实的影响，独重视脏腑虚损的一面；受到李杲脾胃气虚的影响，独重视三阴阳虚的一面"[1]。同时他还认为"伤寒，人之大疾也，其候最急，而阴证毒为尤惨。阳则易辨而易治，阴者难辨而难治"。因而著成《阴证略例》一书，以专论阴证于医林别树一帜。本文仅就王氏辨治阴证的几个主要特色，略陈管见。

一、究病因重视"气弱"与"浊邪"

王氏认为阴证的形成，无论缘于外感，抑或起于内伤，关键在于人体"气弱"，故曰："膏粱少有，贫素气弱之人多有之。""气弱"主要责诸脾胃。如麻信之序《阴证略例》在追述王氏著书本旨时曾云："阴候寒盛，外热反多，非若四逆脉沉细欲绝易辨也。至于脉鼓击有力，加阳脉数倍，内伏太阴，发烦躁欲坐井中，此世之所未喻也。"不难看出，王氏所要晓之于世而着重加以论述的是太阴（脾）虚寒证。为突出说明脾胃阳虚是形成阴证的主要病机，《阴证略例》引《活人书》云："大抵阴证者，由冷物伤脾胃，阴经受之也。"王氏把"单衣而感于外""空腹而感于内""单衣空腹内外俱感""内寒饮冷，误服凉药""语言太过，口鼻气消"等因素，只是作为发病的诱因。认为"所禀轻重不一，在人体气虚实之所得耳"。说明本气实者受邪轻，而不易发病；本气虚者，阴寒内盛，复感阴邪，内外相加而易发病。《海藏治验录》载阴证病例凡7则，均具备素食生冷（包括过服凉药）

损伤中阳，内已伏阴的病史，由再感阴邪，内外皆阴而成是证。可见王好古既能在理论上探微索隐，又能验证于临床，实属难能可贵。就少阴、厥阴阴证的形成而言，王氏亦认为无不与脾胃有关。如其在《海藏老人内伤三阴例》中就开宗明义地指出"饮冷内伤，先损胃而及三阴各经，应凭色脉辨析伤在何经"。

关于外因在发病中的意义，好古对感受雾露雨湿的认识颇有新见。他从分析外感雾露雨湿与内伤饮冷皆可致寸口脉小入手。认为"雾露饮冷同为浊邪"，并提出了"雾露入腹"的见解，以说明"雾露"与"饮冷"虽有入腹、入口的不同途径，但皆是直接损伤脾胃而致阴证。如谓："雾露入腹，虽不饮冷，与阴冷同；内伤饮冷，虽非雾露，与雾露同，何哉？脉皆阴而寸口小耳。"对"雾露入腹"这一感邪途径的创见，不仅与《金匮要略·脏腑经络先后病脉证并治》"雾伤皮腠，湿流关节"之说显然有别，亦与《伤寒论》寒邪由表入里的发病过程迥异。这对正确辨别阴证，进而指导治疗不无启发。

二、详辨证，尤擅脉诊与触诊

阴证诸候，不仅有"阴气内充"身凉，四肢厥逆之寒象，且有"阳气外游"而见面赤、烦躁之热象，甚者阳气暴脱而人卒夭，至其兼变之证则不可胜数。难怪好古有阴证"难辨""害人为尤速"之感叹。鉴于此，其广搜博采前贤有关"阴证"的诊疗经验，参以心得，而能精于辨证，尤其在病情重笃或疑以难辨之时，则每每借助于脉诊、触诊鉴别之。如真寒假热之辨，《论谵言妄语有阴阳》云："谵妄悲笑，《内经》谓其皆属于热，面赤喜笑烦心，《难经》亦谓其属于热。此等证候之属热者为世人所共晓，第其属阴者则难辨识，当取诸脉辨析之。"阳证"脉皆洪实，按之有力"；阴证"脉按之无力，即阴气内足。阳气外游皮肤之间，是无根之火也。阳气及心火入于皮肤之间，肺主皮毛，故有谵妄悲笑及面赤喜笑烦心之证"。若此等脉证兼胸背、两手斑出，或唾血丝，或鼻中微血衄，是无根之火外游之象。王氏称独取脉象的诊法"最为验也"。其配合皮肤触诊协助辨证的经验尤为特色。如《海藏治验录》载案，其一：牌印将军完颜公之子小将军，病伤寒六七日，寒热间作，腕后有斑三五点，鼻中微出血。好古诊之，两手脉沉涩，胸膈间及四肢按执之。殊无大热，按"外阳内阴"论治，服调中汤数剂而愈。其二：宝丰阿磨侯君辅之县丞，病语言狂乱，肩背、胸肋斑出十数点，脉极沉细，肌表虽热，以手按之，须臾冷透如冰，与姜附等药治之而瘥。再如阳厥阴厥之辨，王氏辨析脉证后，又进一步运用触诊辨别之，认为"阳厥爪指有时而温，若阴厥爪指时时常冷也"。他如霍乱吐泻之分六经，自汗之分阴阳，元阳中脱之分内外等，皆是潜心于辨证中，突出运用脉诊与触诊的具体表现。这就为临床辨证候、别疑难，提供了值得借鉴的经验。

三、主温补侧重温中，以"先缓而后急"为要

内伤饮冷，雾露入腹等因素，致脾胃损伤，阳气衰惫，阴寒弥漫是形成阴证的主要病机。故王氏以侧重温补脾胃为治疗阴证之大法，温补法则的具体运用，当视阳气衰惫的程度，而有缓治急治之殊。病缓者药亦缓，病急者药亦急，一般以"先缓而后急"为要务。

好古论阴证的病机，虽认为始自脾胃，但究其临床表现形式，则有"阳从内消"和"阳从外走"之别。阳从内消则见但欲眠睡，渴欲饮汤，不欲饮水，或少欲饮水，呕吐间作，心下痞满，腹中痛，脉沉细等；阳从外走则见手足自温，面红目赤，两胁热甚，脉浮弦，按之全无力。无论阳从内消抑或阳从外走，其治疗应首用缓剂温中。王氏创制的黄芪汤（四君子汤加黄芪，白术，生姜），为温中缓剂之主方，方中黄芪（取"味甘者"）、白芍之用，正是为健脾缓中而设。王氏在《阴证易为明辨》篇进一步强调，太阴阴证"药当从温，不可遽热，黄芪汤之类是也"。他如理中丸（汤）、调中丸（白术、白茯苓、干生姜、人参、甘草）等，皆为温中之缓剂。若病情进一步发展，其治疗则非缓药所及，当从急治，即好古所谓"缓后失治，急也"。如阴盛发躁证，好古认为病重，当急治，用黄芪汤加干姜主之。尤急者，则宜在温中药内加附子。如无汗者，用附子干姜甘草汤；自

汗者，用附子白术甘草汤，或量脉证选用仲景之四逆、真武、通脉四逆等汤。此即王氏所谓"急则失治，尤急也"。王氏对病人服温热药后的机体变化亦有详细记述，如谓"服调中、理中及诸附子等药后，时有下气者，阴化而出即为解"。还曰："服调中药阳自内之外，身体温和而愈；脉浮弦细者，服调中药，阳从内生，唤人外热，复得脉平温和而愈。"服理中辈可以使"阴化而出"即解。"身体温和而愈"这就进一步佐证了首用缓剂温中的重要性。

王氏虽善用温补，但对当温当热的界限是非常严格的，曾明言："用附子，不得已也。"何以如此谨慎？他认为"附子辛热，能行诸经而不止"，宜在内外皆寒，身凉脉沉细的情况下而用之。若在"里寒身表大热"之时便用附子，"切恐转生他证，昏冒不止"。故王氏谆谆告诫："可慎！可慎！"若病人"身尚热，但用干姜之类，以其味苦能止而不行，只是温中一法；若身热而变凉，内外俱寒，姜附合而并进；温中行经，阳气俱生，内外而得可保康宁"。这正是王氏运用温法的特色所在，对临床颇有指导意义。

纵观上述，好古对阴证病因病机的阐发，以及辨证、立法遣药等皆有创见，并对后世产生了深远的影响。中医研究院已故名老中医赵锡武于临床中，多宗王氏阴证论治之旨而愈顽疾、起沉疴，故赵老恳切地向后学推荐了《阴证略例》，以期引起重视，广为今用[2]。

参考文献

[1] 任应秋.中医各家学说[M].上海：上海科学技术出版社，1980：76.
[2] 于天星，赵荃.赵锡武谈扶阳抑阴[J].中医杂志，1980（8）：15.

浅谈中医学之"气"

"气"是中医学中的一个独特的理论体系，"气"作为藏象学说的重要内容，含义多，运用广，贯穿于生理、病理、诊断、预防、治疗各个方面，极其广泛地用来描述人体的物质代谢、功能活动和指导辨证施治，它一直有效地指导着中医的临床实践，而且在今天的医学科学研究中仍具有十分重要的价值，大有深入探讨和研究之必要。故笔者根据学习体会，结合有关文献的复习，对气的生理、病理、疾病防治等作一些粗浅论述，以资探讨。

一、气的生理

何为气？其含义是非常广泛的，有的指物质，有的指功能，有的认为"气"既是物质，又是功能，有的则指人体正常功能活动与四时气候变化，或疾病过程演变的密切联系等，莫衷一是。笔者认为，这些论点似欠精确，也非完全必要。为了便于认识"气"的实质，似应将其含义归纳为广义和狭义为妥。广义的"气"是指人体流动着微小难见的精微物质，是构成人体、维持生命活动物质基础的重要组成部分。如《灵枢·脉度》云："气之不得无行也，如水之流，如日月之行不休……其流溢之气，内溉脏腑，外濡腠理。"又如《灵枢·决气》云："上焦开发，宣五谷味，熏肤，充身泽毛，若雾露之溉，是谓气。"所谓"流溢之气""雾露之溉"均是指物质之气而言。从生物化学的角度而言，构成人体的基本物质有蛋白质、脂类、糖类等，但如果只有这些物质，并不能维持人体正常的生命活动，还必须包括维生素和从空气中吸入氧，它们均是生命活动的物质基础。这些物质似应属于中医的"气"——微小难见物质范畴。它们的新陈代谢是生命活动最基本的特征，是维持生命根源的能源。狭义的气是指脏腑的功能活动，中医学把五脏六腑的功能活动都称之为"气"，如心气、肝气、脾气、肺气、肾气、胃气、膀胱之气、大小肠之气等。如"饮入于胃，游溢精气，上输于脾。脾气散精，上归于肺……"（《素问·经脉别论》），其中的"脾气"就是指脾的功能活动。而且物质之气与功能活动之气还可以相互资生，人体的功能活动是以物质为基础，而功能活动又能不断化生物质，如"环之无端""终而复始"。上述物质之气与功能之气，可称"正气"。

人体气的来源，不外乎肾中的精气、水谷之气和从自然界吸入的清气三个方面。最初禀赋于先天之精气，如《灵枢·经脉》曰："人始生，先成精。"《灵枢·本神》也曰："故生之来谓之精。"生后有赖于后天"宗气"的不断滋养和补充，"宗气"是由肺吸入自然界之清气与脾胃输送而来的水谷之精气结合而成，这一点可以看成人体能量的来源靠肺吸入之氧气，经过心脉（"肺朝百脉"）流遍全身，进入细胞内呼吸，即生物氧化。所以生理活动所需能量是借助食入的糖、蛋白质、脂肪，在有氧存在的情况下进行有氧氧化，也就是水谷精微之气与吸入的氧气结合，通过生物氧化过程把能量释放出来，贮存于三磷酸腺苷（ATP）的高能磷酸键内，作为生理活动能量的直接来源。先天之精气与后天之宗气相结合，藏于肾，借肾阳的蒸发作用，通过"三焦"敷布于全身，称为"真气"。"真气"是温养全身组织，推动脏腑功能活动和维持人体生命活动的原动力，一切生老病死均与此气息息相关。所谓"人之有生、全赖此气"即是指真气而言，《灵枢·刺节真邪》说："真气者，所受于天，与谷气并而充身者也。"就是对真气的来源和分布的高度概括和说明。真气分布于全身各处，与各个脏腑组织的特点相结合，就成为具有不同特点、不同功能的气，如心气、肾气、胃气、经气、营气、卫气等。真气和精还可以互相化生，真气充盛可以转化为精，精又可转化为气，即"气归精，精归化……精化为气"（《素问·阴阳应象大论》）。气与精互相化生，互相促进的辩证关系，是人体生命活动和气化不息的根源。

气是一种流动物质，它的运动形式，只有通过人体各个脏腑组织的生理功能才能体现出来，其生理功能大致可以概括为以下六个方面：

（一）动力作用

气是脏腑功能活动的动力，各脏腑组织器官的生理活动，均需要功能之气的动力作用才能完成。如血液在脉道中周流不息需要心气的推动；物质精微敷布于全身需要肺气的布散；水液代谢需要肺、脾、肾、三焦、膀胱之气的共同合作来完成。

（二）温煦作用

气布散于胸腹，流行于肌表，具有温养肌表内脏、润泽皮肤、管理汗孔开合的作用，从而抵抗外邪入侵，调节机体适应环境，维持正常的体温，这种作用谓之"气主煦之"。如《灵枢·本脏》说："卫气者，所以温分肉，充皮肤，肥腠理，司开合者也。"又说："卫气和则分肉解利，皮肤调柔，腠理致密矣。"若外邪入侵人体，而"真气从之，精神内守，病安从来"（《素问·上古天真论》）。

（三）气化作用

气化，即人体精微物质的化生及转化，为体内物质代谢的同义词，脏腑经络之气的协同作用，可统称"气化"作用。气化作用，可以把体内的一种物质，分解成多种物质，或把多种物质化合成一种物质，或把一种物质变成另一种物质，以供养机体生命活动的需要。如人食入之食物，其营养物质全赖气化作用化生为血和津液，输布全身，并将废物化为汗液和尿液，分别经皮肤和尿道排出体外。故《素问·经脉别论》云："食气入胃，散精于肝，淫气于筋。食气入胃，浊气归心，淫精于脉。脉气流经，经气归于肺，肺朝百脉输精于皮毛。毛脉合精，行气于腑。腑精神明，留于四脏……"气化贯穿生命的始终，其活动以五脏为中心，以六腑为辅助，靠真气以激发，赖元阴作基础。人体的新陈代谢和功能活动，内而循环、消化、吸收、分泌；外而视、听、言、行等，都是"气化"作用的表现。

（四）固摄作用

气可以固摄血液，使之正常运行于经脉之中，而不致溢于脉外，并借气的固摄、升发作用，维持内脏位置的恒定。此外，肌表固密开合正常，尿液的正常排泄等，均与气的固摄作用有关。

（五）生殖、发育作用

人体的生长发育衰老及生殖能力，主要为肾脏所主。肾气乃肾精所化，又称为"肾阳""元阳"或"真阳"，为人体物质基础和功能活动的发源地，只有肾气旺盛，人体的生机才能蓬勃发展，才能具有生殖繁衍后代的能力。如《素问·上古天真论》曰："女子七岁，肾气盛，齿更发长，二七而天癸至，任脉通，太冲脉盛，月事以时下，故有子……七七，任脉虚，太冲脉衰少，天癸竭，地道不通，故形坏而无子也。"这便清楚地说明了肾气在主持人体生长、发育和生殖功能方面的重要作用。

（六）平衡作用

所谓"平衡"，是指"气"能主持人体动态平衡，构成统一整体。人体由复杂的组织器官所组成，各个内脏器官均有其不同的生理功能，但气在全身流通，无处不到，上下升降，维持着人体的动态平衡，从而保持各脏腑组织间的相互协调、互相制约，完成了人体一整套生理功能。故喻嘉言指出"其所以统摄营卫脏腑经络，而令充固无间，环流不息，通体节节皆灵者，全赖胸中大气，为之主持""其大气一衰"，便"出入废，升降息，神机化灭，气立孤危"。此说明人体的存在，各脏腑组织经络的功能，全靠"气"的统摄、主持和升降有序的运行，才能实现协调统一的平衡活动。

综上所述，不难看出"气"不仅是构成人体的原始物质，又是促进人体生长变化的内部动力。气既有本身运动变化的规律，又可通过人体结构而表现出脏腑组织的功能活动。由此可见，气在人体生理上占有极为重要的地位。

二、气的病理

既然五脏六腑皆赖气以为之用，故常则安，变则病，凡表里虚实，顺逆缓急，无不因气而致，所以《素问·举痛论》云："百病生于气也。"说明一切疾病的发生发展都与气的生成不足和运行失常有关，本文试从内伤、外感、药物影响三个方面论述于下。

（一）内伤方面

根据《素问·举痛论》怒、喜、悲、恐、寒、炅、惊、劳、思九气为病的记载，可将气之内伤分为情志致病与劳倦致病（其中寒、炅致病属外感范畴）。

1. 情志致病　主要是指长期的精神刺激和剧烈突然的精神创伤，超越了人体生理活动所能调节的范围，伤及内脏之气，使其功能紊乱而致病。如《素问·举痛论》曰："怒则气上，喜则气缓，悲则气消，恐则气下……惊则气乱……思则气结。"这里虽仅举出情志致病的六个不同方面，实则概括了多种原因引起人体气机失常的病理改变。六气为病，这里不一一论述，仅以"怒则气上"为例，说明气机紊乱致病的广泛性。

"肝在志为怒""怒伤肝"，可见"怒则气上"，实为因怒引起肝气上逆的病变，大怒之下，轻则怒发冲冠，面红目赤，眩晕头胀；甚者呕血，食则上逆呕吐，胸肋胀痛；极甚则大厥，昏不知人，以致暴死，怒则肝气盛，横逆犯脾，脾失健运，水谷不化而"飧泄"。由于"气为血之帅"，肝气上逆，血行不畅，还可导致血瘀之证。此外，由于肝属风木之脏，"体阴而用阳"，具有喜条达恶抑郁等生理特性，加之患者体质及病程长短等不同，故怒伤肝气之后，肝气易于郁结，阳亢、化火、生风、生痰，或刑金、冲心、汲肾，或六腑传化失常，于是变症丛生。尤应引起重视者，最近有人指出激素之分泌调节似与肝气之疏泄功能有关。认为"肝气疏泄太过，影响内分泌机能亢进，临床表现有肝阳、肝火，如甲状腺功能亢进；肝气疏泄不及，内分泌机能减退，则为肝气肝阳不足之候，如黏液性水肿；肝气疏泄失度，影响内分泌机能紊乱，而见肝郁、阴虚阳亢，导致阴阳平衡失调，如更年期综合征。此外，临床长期使用激素而出现之满月脸等类库欣综合征，其病机往往与肝之疏泄太过，郁而化火，阳亢阴虚病机仿佛"，这就扩大了人们对气机紊乱致病范畴的认识。

2. 劳倦致病　主要指劳力、劳心、房事过度而耗气为病。三者何以耗气？劳力过度则喘息汗出，外内皆越，故气耗矣，症如精神疲倦、少气赖言、乏力、动则气喘等；劳心过度则血损于前，气耗于后，心神失养，症见心悸健忘，或脉象结代等；房事过度，耗伤精气，而致腰酸耳鸣、精神萎靡，或阳痿、滑精等。若安逸恶劳，使机体气血蓄滞不行，脾胃消化功能障碍，也可导致气虚而致病，故《素问·举痛论》云："劳则气耗。"《素问·宣明五气》云："久卧伤气。"

此外，各脏腑之气均有一定的运行方向和规律，若其运行方向和规律失常也可导致气的病变。例如肺气、胃气以下行为顺，以上行为逆；脾气以升发为顺，以下行为逆，肝气以疏泄条达为顺，以郁而不达为逆。所谓"顺"，就是气的运行方向和规律正常，人体的生理活动也正常；所谓"逆"就是气的运行方向和规律失常，则会发生病理现象。

（二）外感方面

中医学重视人与自然环境的关系，对于"六淫"为病的病理变化尤为重视，诚如《素问·至真要大论》所说："夫百病之生也，皆生于风、寒、暑、湿、燥、火，以之化之变也。"由于"六淫"致病的广泛性，也就决定其对气影响的广泛性。如伤于寒者，因寒为阴邪，具有凝滞、收引之性，故易伤阳气，凝闭阻滞收敛气机，使"阴盛则阳病"，或气血运行受阻而致病；伤于湿者，由于湿性阴寒黏滞，易于遏伤阳气，阻滞气机，故湿伤脾阳，健运失司，水湿停聚则"濡泄""水闭腑肿"；湿客肌表，则清阳不升，阳气不布，营卫不和，以致肢体困重，首重如裹，四肢酸楚；湿滞经络关节，则阻遏气机，经气不畅，以致关节重痛，肌肤麻木不仁；湿困中焦，则气机升降失常，以致胸闷脘痛、呕吐、大便不爽等。"炅则气泄"（炅指热邪，与暑并称），使"腠理开，营卫通，汗大泄，故气泄矣"（《素问·举痛论》）。临床上热盛过汗伤津，乃至亡阳，气虚欲脱，皆气随汗泄之故，亦即暑热邪气耗气伤津的病理机制。伤于风者，腠理开泄，营卫之气失调，肌表不固，易导致汗出恶风证，故《素问·风论》说："风气藏于皮肤之间……腠理开则洒然寒。"火邪伤人，因其性急迫，易于动血，火入血之后，首动其气，气动则血亦动，故《血证论》说"气迫则血走""火升则血升"。伤于燥者，燥与肺相应，故可耗伤肺津，肺失津润，使肺气宣发与肃降失常，导致干咳少痰，胸痛喘息，或因肺气不能清肃下降，大肠传导失司出现便秘等。故古人总结云："风伤气者为疼痛，寒伤气者为战栗，暑伤气者为闷热，湿伤气者为肿满，燥伤气者为闭结……"由此足以说明"六淫"致病的广泛性。

（三）药物影响

药物治病，其效在药亦在医，用之当则疗疾，不当则伤气。举例言之，本虚标实，攻不可过，实邪之伤，攻不可缓，否则皆可伤气。又如，阴虚之疗，宜滋而不腻，过于滋腻，则易腻滞脾胃之气；治疗气郁之证，行窜不宜太过，过则易于耗气。故《医学源流论》强调，临床用药"选材必当，器械必良，克期不愆，布阵有方……"。临证用药，不但应当注意药物之配伍，剂量之大小，而服药方法也甚为重要，故《医学源流论》又云："病之愈不愈，不但方必中病，方虽中病，而服之不得其法，则非特无功，而反有害……"此即说明了用药正确与否，对正气均有重要影响。

上述病理，由于病因和患者体质之不同，所以临床类型又有气虚、气陷、气脱、气郁、气滞、气逆、气结之异，其辨证要点及临床症候为临床医者所熟知，故不赘述。结合西医学，气的病变几乎包括各种原因所致的机体衰弱，和各个系统各种性质疾病的衰弱表现，以及神经系统和脏器功能失调，内分泌、代谢系统的功能障碍等。如气虚所致的食欲不振、全身乏力、面色㿠白等，这说明气虚时，红细胞及血红蛋白均有不同程度的下降，影响了氧气的运输，从而引起组织缺氧、代谢障碍、各系统功能低下，其中以消化功能衰退为显著，或原有消化道症状加重。又如气脱时，因阳气也暴脱，阴寒独盛所致的面色苍白或青灰、大汗淋漓、四肢厥冷等，与休克的临床表现是一致的，这说明气脱时，机体微循环障碍，使有效循环血量减少，各组织器官的血量灌注不足，产生缺氧和代谢紊乱，从而显现出机体各系统器官功能的高度抑制状态。

三、气学理论在疾病防治诊断中的重要性

据上所述,气学理论在生理病理上既然如此重要,在疾病的预防、诊断、治疗方面无疑也起着重要指导作用。

(一)预防方面

从发病学角度而言,中医学十分强调正气(内因)在发病上的主导地位,如《素问·上古天真论》指出:"真气从之,精神内守,病安从来。"这里所说的"真气"就是机体抵抗病邪的"正气",如果人体的正气旺盛,邪气就不易侵入,或虽侵入,也能驱邪于外,免于生病。即所谓"正气存内,邪不可干";如果正气虚弱,不足以抵抗外邪,则邪气易侵入机体而引起疾病,即所谓"邪之所凑,其气必虚"。故可以认为,机体的抗病能力(正气)在某种意义上具有"免疫力"的含义,包含着人体免疫系统的正常功能。

《素问·生气通天论》说:"风者,百病之始也,清静则肉腠闭拒,虽有大风苛毒,弗之能害。""风"是一种外邪,"大风苛毒"是指致病强烈的外邪,如果平时能做到"法于阴阳,和于术数,饮食有节,起居有常,不妄作劳"(《素问·上古天真论》),则正气旺盛,肌肉丰满,腠理固密,能适应自然环境,虽然外界有强烈的致病因素,也不会引起疾病。综观上述,正气具有抗御外邪、保卫肌表等作用,其中似乎包括了西医学的特异性和非特异性免疫在内,其作用主要靠正气中的"元气"来完成,元气(包括元阴元阳)对调整体内阴阳平衡,保持机体免疫功能稳定方面,起着重要作用。近年来,有人观察到益气药有使免疫球蛋白A和免疫球蛋白G含量增加的作用,助阳(气)药有加速免疫力形成的作用,这些结果表明,"气"可能是免疫力形成的物质基础。

(二)诊断方面

《灵枢·本神》曰:"肝藏血,血舍魂,肝气虚则恐,实则怒。脾藏营,

营舍意，脾气虚则四肢不用，五脏不安，实则腹胀经溲不利。心藏脉，脉舍神，心气虚则悲，实则笑不休。肺藏气，气舍魄，肺气虚，则鼻塞不利少气，实则喘喝胸盈仰息。肾藏精，精舍志，肾气虚则厥，实则胀，五脏不安。必审五脏之病形，以知其气之虚实。"说明气之虚实皆可以从五脏的病变表现出来，故强调"必审五脏之病形，以知其气之虚实"。这里仅以"气"学理论与神志、脉象的关系来说明对疾病诊断的指导作用。"神者，水谷之精气也"，可见神是以精气为物质基础的，是脏腑气血盛衰的外露征象。在疾病过程中，若患者语言清晰，反应灵敏，两眼灵活，则说明正气未伤，病情较轻，预后良好；若少气无力，精神萎靡，反应迟钝，甚至昏迷，口开手撒，则表示正气已伤，病情严重，预后不良。"气"对脉搏的影响甚大，这是因为"胃者，水谷之海，六腑之大源也……是以五脏六腑之气味，皆出于胃，变见于气口"（《素问·五脏别论》），"寸口者，脉之大会"（《难经·一难》）。所以，脏腑经脉气血的盛衰，都可以从寸口脉上反映出来。在病变中，脉长而实、洪、大，则表示邪气亢盛而正气亦盛，此为实证，预后良好，故为"长则气治"。短脉，是气血不足的虚证，故为"短则气病"。代脉，是脏气衰微，气血亏损，元阳不足，以致脉气不相续接，故为"代则气衰"。细脉，多见于久病体弱及忧虑过度正气不足的患者，故为"细则气少"。在病情危重，胃气衰败之时，而真脏脉必露，真脏脉即脉无"胃气"，是人体生机断绝的表现，故谓之死脉。如《素问·平人气象论》曰"但弦无胃曰死""但钩无胃曰死""但代无胃曰死""但毛无胃曰死""但石无胃曰死"。故诊察脉象之有无"胃气"，是判断疾病善恶的重要标志之一。

（三）治疗方面

"气"学理论在治疗学上的意义，主要体现在"治病求本"的治疗原则上。"治病求本"的方法虽多，"补气"乃为其中之重要法则之一。脾为"后天之本""气血生化之源""脾旺不受邪"。有关研究证明，一些健脾补气药能增加网状内皮系统的功能，提高机体的免疫力，维持体内免疫功能的相对稳定，如增加白细胞的吞噬能力，提高 T 细胞比值及淋巴细胞转化率，促进骨髓造血细胞 DNA 合成等。如脾虚型慢性支气管炎、慢性肾炎、慢性肝炎、低热、重症肌无力等，通过健脾补气方药治疗，病情随之好转，细胞免疫功能也有恢复趋势。临床也曾见到，有些医者对气虚夹痰、夹瘀病人，若症见高血压、高血脂，却不敢用补气之品，畏人参、黄芪之类补而壅滞，恐补气后致使血脂增高，血压上升，其实不然，若在运用大量补气药物的基础上，辅以化痰、化瘀，则阳气得以渐复，痰浊、瘀血方可消除，而诸症亦随之好转，从而加速患者的康复。目前，在肿瘤的化疗、放疗中，在杀灭肿瘤细胞的同时，正气大为损伤，如抑制骨髓造血功能，引起消化道及全身反应等，若一味攻邪（杀灭肿瘤细胞），忽视体弱之躯，就有促使肿瘤恶化的可能。若在放疗、化疗的同时，辅以补气等"扶正培本"中药，则既能大量地消灭"敌人"（放、化疗杀灭肿瘤细胞），又能有效地保护自己（扶助正气保护和提高机体的免疫功能），起到相辅相成的作用，从而提高疗效。故中医学强调"善为医者，必责根本""胃气一败，百药难施"。以上所述，足以说明"气"学理论对治疗学的重要指导作用。这些独特之处，是西医学所不及。

四、结语

"气"学理论是中医学宝库中的重要组成部分，具有高度的科学性和实践性。从生理学角度而言，重点讨论了气在物质代谢和功能活动方面的重要作用，将其复杂的生理作用概括为六个方面，认为人体能量的来源与生物氧化密切相关；对气的病理，从外感、内伤、药物影响等方面探讨了"百病皆生于气"，强调气的病变致病的广泛性、重要性。并以"气虚""气脱"为例讨论了气的病变与西医学的联系。就临床医学来说，它对疾病的诊断和防治都有重要指导意义，从而反映出中医学整体观念强，能够全面地、辩证地认识人体的生理病理，并能妥善处理局部与整体的关系，并不是只看局部不顾整体的来诊治疾病。这从本质上区别于西医学的局部观点和细胞病理学，以及把一切病因都归之于大脑皮层的唯心主义先验论，从此可以看出中医学确实是一个伟大的宝库，蕴藏着无数的精华。但我国古代的"气"学理论，由于历史条件的限制，还带有朴素的辩证法性质，许多内容还未能加以科学的阐明。因此，今天我们一定要坚持中医思维，结合现代科学的知识和方法，认真探讨，对"气"的实质等方面予以阐明，以更好地为临床服务。

抢救传承民间中医药迫在眉睫

中国民间中医药是中华民族的智慧结晶，在长期传承发展过程中积累了丰富的实践经验，是中医学继承发展的重要内容，具有深远的历史影响和丰富的精神内涵。近现代以来，由于人文环境和意识形态的变革，民间中医药的生存受到了影响，其存在的价值受到质疑，许多宝贵的中医药特色诊疗技术和秘方散落在民间，或因后继乏人而失传，面临消亡的危险。为此，本文通过对民间中医药发展的回顾及展望，就必须采取有效措施、切实加强民间中医药工作、大力促进民间中医药事业的发展问题，略陈管见。

一、民间中医的比较优势

目前，对民间中医药概念的认识尚不尽一致，但从文献和历史来看，狭义的民间中医药是指教科书中未曾记载，主要通过家传和师徒相传的传统方式，在某一地区应用，无中医经典理论指导，但明显具有中医特色的诊疗技术和方药；广义的民间中医药包括民间中医药技术、人员、机构三个方面，它与现代中医药、民族医药一起，是中医药学的重要组成部分。中医药发端于民间，根植于民间。自从神农尝百草，民间中医药便在华夏大地生根发芽。民间中医在各个历史时期，对中华民族的繁衍昌盛皆做出了突出贡献。在中医药事业的发展中，传承是基础，创新是关键，离开传承的创新将是无本之木、无源之水，而在传承和创新两个方面，民间中医皆有明显的比较优势。

1. 自古民间出名医　纵观中医药学历史，历代名医基本上都出自民间，如扁鹊、华佗、孙思邈、李时珍、万密斋、王清任等，即使有些名医当了御医，也是从民间名医中选拔出来的。新中国成立后的名医如董建华、吕炳奎、沈仲圭、耿鉴庭、方药中等，也都是民间基层选调出来的。2009年，国家两部一局联合表彰的30名国医大师，大多具有民间行医的经历。

2. 民间中医传统特色显著　特色是传统的最好体现，没有特色就意味着没有传统，没有传统就意味着没有历史积淀和文化底蕴。中国民间中医药之所以几千年来长盛不衰，就在于其厚重的历史积淀和文化底蕴。由于民间中医药所涉及的学科众多、范围广大，流派纷呈，而衍生出丰富的文化内涵。从药铺的药柜到郎中的肩挑，从刺穴的银针到把脉的脉枕，包括医生的诊治手法和药物的制作流程，处处都显现着厚重和典雅。几千年来，中国民间中医药不仅很好地留存了传统文化，而且不断地创造着传统文化，对中国传统文化贡献巨大。国家相关部门调查表明，规模越大，越正规的中医院，使用西药、做手术的比例越大，而民间中医药提供的中医药服务的比例在95%以上，民营中医医院提供中医药服务的比例也在90%以上。中医院校培养出来的学生很多都没有真正学懂中医，一些在各级公立医疗机构中工作的中医人员也迫于生存压力，变得不中不西了。真正具有传统中医特色的中医越来越少，以致邓铁涛教授呼吁要培养"铁杆中医"。而民间中医大多是师承出身或自学成才，多具有一技之长，他们没有完备的西医知识，也没有西医的检查设备和手段，相对较少受到"唯科学主义"思想的影响，也不受西化的影响，靠的是传统中医药理论诊病用药，具有显著的中医特色。

3. 简便验廉，疗效独特　民间中医在服务普通百姓的历史中，不仅积累了治疗许多疑难杂症的丰富经验，也形成了简、便、验、廉的优势。其中，诸多民间中医拥有的"一招鲜"或曰"偏方""秘方"，对一些急、重病有"如汤沃雪"之效，彰显了中医药特色优势，很受老百姓的欢迎，他们也是真正能为广大人民群众提供中医药服务的有生力量。但需要说明的是，一些假冒游医、药贩并不是真正的民间中医，二者不能混为一谈。

4. **技术过硬，百姓认可**　很多民间中医靠中医技术防病治病、养家糊口，如果技术不过硬，百姓不认可，就生存不下去。山西省运城市卫生局2013年搞了一个调研，发了500多份调查问卷，返回320份，其中年龄最大的民间医生90岁，最小的49岁。调研结果得出两个结论，一是民间中医的地位和作用不可替代；二是民间中医长期生活在民间，病人不需要长途跋涉到县里、北京，而且治疗费用非常低，不收诊断费、治疗费，只收药费，人均药费在15元到20元。同时在民间中医技术中，有很多值得开发研究提高的项目，只要相关部门予以重视和扶持，就可以促使民间中医出成果。如小针刀的发明人朱汉章、治肿瘤"天仙丸"的发明人王振国等都是民间中医。现在国家中医药管理局的重点建设专科项目中就纳入了一些民间中医的项目，如上海民间中医邓筱琴的祖传烫伤膏治疗烧烫伤；北京民间中医任晓艳的"穴位埋线新疗法"，已被国家卫生部（现国家卫生健康委员会）列入十年百项基层实用技术推广项目。

二、民间中医面临困境

1. **民间中医处于"非法行医"状态**　中国社会科学院副院长李慎明曾经在调研后指出，在农村、边远、贫困地区，依然生存、活跃着一批民间中医，"估计全国至少有15万名民间中医，这么庞大的队伍长期处在有用、有益，却'非法'的状态"。中国科技信息研究所的一份报告指出，目前我国尚有15万没有行医执照的中医，尽管他们在传承中医精髓、保存中医特色、保障农村基层人民健康方面发挥了重要作用，但由于没有文凭，不懂西医，不会外语，拿不到行医执照。这15万人的数字不一定准确，但从侧面反映出民间中医队伍的庞大。

2. **一些特色诊疗技术、方药濒临失传**　民间中医药受客观环境和条件所限，能较好地坚持用传统中医药的基本原理和方法诊病用药，体现中医药的特色和优势，但一些特色诊疗技术和方药面临失传的危险。

据山东省一项调查，农村中小医院及卫生室，自采自种自制的中药剂型很多，62.3%的人员拥有验方、秘方。但由于无法取得制剂批号而被视为假药，无法在临床试用，亦难以授受传承，只能眼睁睁地等待着消亡。

3. 市场竞争激烈，效益压倒特色　在目前的医疗收费体制下，中医药"简、便、验、廉"的优点，反而变成了影响中医药从业人员增加收入、改善生活的不利因素。一些中医药人员不愿意"捧着金饭碗讨饭吃"，就大量使用现代技术手段和西药，望、闻、问、切束之高阁，即所谓的"普检查、滥用药"，中医药的特色和优势因此而得不到继承和发扬。

4. "四化"倾向堪忧，临床重西轻中　当前，由于传统道德和传统文化教育没有得到足够重视，并受"唯科学主义"思维方式的影响，年轻一代理解和接受中医药的意愿和能力大多衰减了，甚至价值观、人生观出现了向西方靠拢的倾向，其中高等中医教育应该是重灾区，以致形成了临床重西轻中和中医思维弱化、中医学术异化、中医技术退化、中医评价西化的"四化"倾向。这是中医药被侵蚀的直观表现，其不仅大大降低了临床疗效，严重影响中医学的发展，而且对年轻一代民间中医培养的负面影响很大。

5. 现状混乱，规范管理不易　不可否认，民间中医队伍比较混乱。由于老百姓对民间医药的需求市场巨大，致使江湖郎中混迹其中，良莠不齐、非法牟利、草菅人命，给民间医药的健康发展蒙上了浓重的阴影。而一些民间中医药人员，由于未受过规范的中医教育和科研方法的培训，经常讲过头话，给支持民间中医药的人士带来顾虑和尴尬。

总之，民间中医药的基本现状是数量多（约15万人以上），规模小（95%是中医门诊、诊所），但是中医药特色突出。存在的主要问题是政策落实不到位，内涵建设不足，管理经验欠缺，普遍存在家族式管理模式，缺乏现代管理理念、机制的长远规划与目标，依法行医意识淡薄，行业规律性差。而最大的问题是广大基层中医药人才越来越少，真正以中医思维从事临床的更少，基层难以留住真正的中医人才。中医学术发展缓慢，临床阵地日渐缩小，中药质量难以保证，影响制约临床疗效等问题，也是影响民间中医药发展的重要因素。

2003年2月，国家中医药管理局第一任局长，中医泰斗吕炳奎鉴于中医的现状，亲笔写了《我对现今中医药学遭灭顶之灾的呼吁与建议》，他说："我已九十岁，本应颐养天年，但现今中医药学这种状态令我无法安静……为挽救中医药学再次出山。""今天中医药学在西医的统治下，已到了灭顶之灾的地步……现在中医药学面临的状态是：真正纯中医药师已被基本消灭，而有学历、有文凭的大多中青年医师，却已被教育成西医化的中医药师，实际上已不是真正意义上的中医药师了。""中医药学将在我们的眼皮底下，或在我们百年之后被彻底消灭，我们将对不起中华民族和中国文化……"吕老以忧国、忧民的情怀忧虑和挽救中医，感人至深。

三、抢救传承，迫在眉睫

国家中医药管理局2010年11月首次召开全国民间医药暨民营中医医疗工作座谈会，决定对民间中医药坚持"挖掘、整理、总结、利用"的工作方针，传承保护与开发利用相结合，加强对民间中医药的收集整理。时任卫生部副部长王国强在国家中医药管理局2011年工作报告中把"重视民间医药的挖掘整理、总结提高、推广利用，制定完善掌握民间医药技能人员发挥作用的相关政策措施"作为国家中医药工作的重要任务之一。时至今日，我们当务之急的就是要认真抓好落实。

（一）厘清思路，提高认识

1. 用足政策 所谓用足政策，就是认真抓好有关政策的落实，不跑偏，不走样。当前，在党中央、国务院的正确方针指引下，我国中医药事业已经出现了重大转机，并且显露出更加光明的前景。为保护、传承和发展民间中医药，国家《中医药创新发展规划纲要（2006—2020年）》在基本任务中明确指出："对民族、民间医药传统知识和技术逐步开展系统的继承、整理和挖掘研究。"《国务院关于扶持和促进中医药事业发展的若干意见》指出"一些特色诊疗技术、方法濒临失传"，并要求"挖掘整理民间医药知识和技术，加以总结和利用"。《国家中医药管理局关于加强民间医药工作的意见》中提出，要加强对民间医药工作重要性和紧迫性的认识，加强民间医药挖掘整理，多方力量参与筛选评价和开发利用，充分发挥民间医药学术团体在引导学术发展、促进学术交流、加强行业自律等方面的积极作用等要求。河南省中医管理局于2009年印发了《河南省民间特色疗法收集与整理工作方案》。这些均让痛心于民间医药现状的广大中医药工作者看到了希望。在一些调研中，集中反映出"民间中医药是中医药事业复兴的希望所在，民间中医是复兴中医药事业的主力军"之说，我们真切的希望民间中医药人才中不断涌现出更多的苍生大医、精诚大医，承担起复兴中医药事业的生力军作用，甚至主力军作用。但是，从根本上讲，复兴中医药，复兴中华文化与文明，是中华民族、炎黄子孙的共同目标和神圣职责。只要我们认真抓好有关政策的落实，民间中医药界能够在自尊自爱、自立自强的基础上广泛团结社会各界有识之士，同心同德、持之以恒地努力，我们就一定能实现复兴中医药的伟大目标，就一定能为世界人民的健康事业做出创造性的贡献。

2. **明确目标**　当前我国卫生和中医药工作的重要目标之一，就是发展农村和城市社区的卫生事业，更好地为基层群众的健康服务。而中医药在基层群众中有着深厚的基础，又具有简便验廉的优势，所以大力发展民间中医药事业是实现保障广大群众基本医疗需求的重要途径，有利于解决基层群众的看病难看病贵问题，有利于构建和谐社会和建设社会主义新农村。同时，也拓展了民间中医药生存和发展的空间。显然，卫生和中医药行政管理部门抓好民间中医药工作是义不容辞的责任，迫切需要有计划、有措施地解决实际问题，促进此项工作扎实开展。把发展民间中医药事业与建立新型农村合作医疗制度、加强城市社区卫生服务工作结合起来，是实现共同发展的切实可行目标。

3. **强抓机遇**　既要抓好当前党和国家史无前例的高度重视民间中医药事业的政策机遇，同时，也要抓好社会经济的发展和人民群众生活水平的提高、卫生健康服务的需求越来越理性和多样化、中国民间中医药的市场将更加广阔的时代机遇。在这样宽松的政策环境和良好的市场形势之下，只要我们顺应潮流，遵循规律，继承传统，保持特色，就一定能够把中国民间中医药事业发展到一个全新的高度！

（二）措施得力，务求实效

1. 以人才培养为重点 要加强民间中医药队伍建设，采取切实可行措施强化对民间中医药人员的教育和培训，提高他们的医术和医德水平。要加大师承教育力度，鼓励民间中医药人员参加学历教育，强化临床实践，改变片面强调学历不重实际能力的人才选用办法，为民间中医药人员创造平等竞争机会。建议对民间中医药人员的执业资格考核认定、专业技术职务评审、科研成果评定等问题，要从实际出发，制订可行的办法加以解决。既要支持他们的行医活动，保障他们的合法权益，大力表彰成绩突出的优秀民间中医药人员；又要加强管理，引导他们全心全意地为基层群众的防病治病服务，并对违规违法者进行整改甚至依法惩处。

在落实以人为本、重视人才、鼓励创新和兴办私企等的相关政策中，如果仅仅对民间中医人才及其独特医术实行限制甚至打击，那么广大的民间中医药人员将流离失所，不仅会严重影响中医药事业的发展和基层群众的防病治病，而且会给社会的和谐稳定带来一定负面影响。有关专家认为，保护和改善民间中医的生存环境，比挖掘、整理民间医药资源更加重要和紧迫。倘若不能从源头上解决民间中医的合法从业、生存和传承问题，民间中医就失去了生存空间和发展活力。随着时间的推移，中医绝技正在慢慢流失。再不抢救，再不重视，可能就无法挽回了。因此，必须尊重并爱护民间中医药人才，重新审视现行中医药方针导向及管理政策，制定支持、保护身怀绝技和有一技之长的民间中医的宽松政策，使我国"宪法"中关于"发展我国传统医药"和"中医药条例"的根本精神不折不扣地得以贯彻落实。

民间中医药人员面临光荣而艰巨的历史使命，要严格自律，增强科学态度和学习进取精神。在坚持以传承为基础的前提下，遵循中医学的基本原理和自身发展规律，不断学习进取，勇于和善于结合临床实践取精求新。

重视学习经典著作，不断提高自身理论素养，培养和发掘民间中医药的发展潜力。

2. 以机构建设为基础 积极促进民间中医医疗机构发展，形成投资主体多元化，投资方式多样化的办医格局。据了解，目前有不少民间中医诊所想扩大业务，创办中医特色医院。若能在重诚信、内涵建设好、有一定规模，并积极要求创办中医特色医院的中医诊所进行试点，在用地、经费上给予扶持，不失为加快民间中医发展的有益举措。积极鼓励有资质的中医专业技术人员，特别是名中医开办中医诊所或医院。在首次全国民间医药暨民营中医医疗工作座谈会上，原卫生部副部长王国强强调了"三个坚持"，一要坚持一视同仁，同等对待，把民营中医医疗机构与公立中医医疗机构摆在同等重要位置；二要坚持依法监管和服务并重，对民营中医医疗机构从过去的单纯管理向管理、帮助、促进相结合的方式转变；三要坚持中医药特色，发挥中医药优势。"三个坚持"既为民营中医医疗机构的建设和发展指明了方向，也注入了强大的发展动力。

3. 以项目研发为动力 积极挖掘、整理、总结民间中医药诊疗技术与验方，通过筛选论证，让一些确有疗效的民间疗法、验方不至于埋没，能够加以推广运用，更好地服务于患者。在筛选论证的基础上，可以有针对性地立项研究，要处理好课题"界定、底数、路径"的3个重点。界定就是对民间使用的一些方药到底是不是"民间"的予以澄清；底数是了解、掌握民间医药有什么问题；路径则是开展调研的方法。中国中医科学院立项课题——民间医药现状调研与整理利用研究，采取以县为样本，通过田野调查和问卷调查等方法，以民间中医药技术调研为主，收集民间中医药技术的相关信息，为进一步挖掘、整理民间中医药技术奠定基础，培养一支民间中医药科研团队，团结更多的学院派中医学家与民间中医相结合，取长补短，用学院派掌握的现代科研理论和方法去研究民间中医药，开展文献、临床、实验及标准化等研究。同时对民间中医药人员和机构现状开展调研，将相关调研结果供政府有关部门决策参考，开展用科研方法解决政策问题的探索。这一科研方法为我们提供了值得借鉴的经验。

4. 以强化管理为保障 成立民间中医药学术团体，发挥其作为政府的参谋、助手作用，协助政府和卫生、中医药管理部门加强对民间中医药人员的管理，开展学术交流，引导学术发展、加强行业自律，树立优良医德医风。大力提倡、鼓励和组织行业内部自律工作，表彰先进、带动后进，弘扬行业正气；对外则更好地承担起和社会各界交流沟通中的桥梁作用、窗口作用。从行业整体和长远利益出发，实事求是地介绍和宣传民间中医药，增强民间中医药行业的健康程度和透明程度，提高社会各界对民间中医药队伍的信任度。使民间中医药管理工作走向规范化、制度化、法制化。同时，建议把政府监管中制约发展的突出矛盾和问题切实加以解决。如院内中药传统制剂的使用，从汤剂到丸、散、膏、丹等多种制剂是传统中药的创新之路（或"秘而不宣"之需），疗效独特，中医药世家往往为了一个家传秘方的研发，一代代人倾尽心力。但《中医药条例》规定，中药的生产出售要按照我国药品法规进行。我国药品法规是模仿西方药品法设立的法律，适合于对西药的规范管理，而忽视了中医药的特色。自古以来，中医的基本技能就是会认药、会炮制、会制丸散膏丹。且药有特性，各有所长，有的适合做丸，有的适合做膏等，这样既方便病人又节省药源。但《药品法》规定中医不能使用自制丸散膏丹、不能自行炮制饮片，违者则按假药查处。这将使中医的许多偏方、验方、单方以及宝贵经验失传。对此，应当用备案制取代注册制，允许中医自制安全有效的丸散膏丹和自行炮制饮片。

综上所述，中国民间中医药是值得我们骄傲和自豪的文明成果，更是需要我们继承和发扬的宝贵遗产。在社会、政治、经济高度发达的今天，其必须通过创新发展，才能适应新形势和新需求。只要我们通过一系列措施的积极推行，就一定能够促进我国的民间中医药事业与时俱进，健康发展。

近代中医学历险史略

在近代中医学的发展过程中，其屡遭摧残，历尽艰险，有关文献对此的记载，主要以1929年南京政府"废止旧医案"为据，但笔者近查多种年鉴及有关史料，发现自辛亥革命初至新中国成立前期的数十年中，北洋军阀和国民党政府始终未停止对中医学的摧残、扼杀。兹仅就管窥所及，略予整理，以供开展医史研究工作的参考。

一、辛亥革命爆发的影响

辛亥革命的爆发，虽然推翻了清王朝，但革命成果很快被军阀篡夺。北洋政府又实行排斥、摧残和消灭中医的政策，此期卫生状况恶劣，缺医少药的现象更为严重，一些学过西洋医学或接受了近代科学教育的人，也对中医采取了反对、轻视和怀疑的态度，这种局面对中医学的发展起了极大的阻碍作用。

1914年，北洋政府的教育总长汪大燮就竭力主张消灭中医，他竟明目张胆提出："我决意今后废异中医，不用中药……"于是，以上海神州医药总会为首向北洋政府递交请愿书，要求教育部取消废除中医的措施，并提出设立中医院校，将中医列入教育系统，但北洋教育部根本不予理睬。北洋教育院则以"前次部定医学课程，专取西法，良以歧行不至疑事无功，致难兼采，除非有废除中医之意见也"，以此予以搪塞，坚持不承认中医教育的合法权。结果，北洋时代民间办的中医学校只有少数能在内务部备案，而且其课程设置必须接近当时的西医专科学校。

1917年废止中医派的代表人物余云岫撰写《灵素商兑》一书，对中医的经典著作《黄帝内经》极尽滥肆攻击之能事，并把中医界的正义主张说成是"本井蛙之见，挟门户之私"与西医抗衡。1925年中医界提案，请求教育部将"中医课程并列入医学规程"，然而由章士钊主持的教育部部务会议，仅以"不合教育原则，未便照办"数字，将此案否定。北洋军阀歧视中医药的政策和措施，严重阻碍了中医药的发展，但仍有不少医家为保存和发展中医学而辛勤努力，做出了积极的贡献，如 1915 年丁甘仁立志振兴中医，积极筹集资金创办"上海中医专门学校""女子中医学校""广益中医院"等医学院校，并聘请名中医担任重要教职，为挽救中医学做出了较大贡献。1918 年包识生等创立神州医学专校，张山雷在浙江兰溪创办中医学校，恽铁樵积极主张改革中医，于 1925 年在上海创办铁樵中医函授学校，培养各地中医人才 600 人，共著有中医著作 25 种，其中《群经见智录》批驳了余云岫《灵素商兑》的谬误论点。

二、南京政府提出废止中医案

1928 年 5 月，南京政府召开第一次全国教育会议，支持中医教育的提案不能提交大会讨论，同时，主张废止中医的人物汪企张却在会上提出废止中医案。此案成为余云岫等人废止中医案的先声。1929 年 2 月余云岫竟公开在中央卫生委员会议上提出"废止旧医以扫除医事卫生之障碍案"，除了对中医学横加污蔑外，更拟定六条消灭中医的具体措施。不幸的是，这一荒谬绝伦的提案竟于第二天就被通过。消息传出，立即引起全国中医界的愤慨，上海中医协会立即发表《否认中央卫生委员会摧残国医各决议案告全国中医同志书》，并于 3 月 17 日在上海召开全国医药界代表大会。大会发表宣言，组织请愿团，推举谢利恒等为代表去南京政府请愿，致使南京政府被迫取消废止中医案，不得不于 1930 年公布《中央国医馆组织条例》，称中医为国医，设中央国医馆于南京，并在各省及海外设立分馆，许多县里也设立支馆。好像是又热心提起中医来了，原来国民党的反动统治集团，其本质就是具有买办性和封建性的双重性。他们提倡中医，和提倡国术，保存国粹，提倡学生"读经"等措施，都是"挂羊头，卖狗肉"，其目的不过是以此来麻痹人民大众的反抗，以维护他们的封建统治罢了。

1938 年，由于中医界的不懈斗争，逃亡于重庆的国民党政府才承认了一个《中医专科学校暂行通则》。这个通则实际上是使中医教育西医化的通则，而且没有法律效力。抗战胜利后，国民党政府的反中医政策更超过战前，在中医教育方面尤其反动。他们首先从上海开刀，坚决消灭中医学校。当时上海三个中医学校（上海中医学校、中医医学院和新中国医学院）均处于战后恢复状态，南京教育部于1946年底即命令上海中医学校和新中国医学院关闭。同时又在三校制造矛盾。最后，三校均于1948年被迫解散，直到中华人民共和国成立后中医才摆脱了束缚，获得了新生。

纵观上述，近代中医事业遭受了历届反动政府的恣意摧残，历尽了艰险，几使中医药濒于灭绝！令人掩卷深思，愤憾系之。中华人民共和国成立后，党和政府确立了符合人民利益的中医政策，及时挽救了中医的命运，促进了中医事业的发展。时至今日，虽无人敢于明言"废止中医"之类，但"不科学"诸论仍是少数人在某种场合的潜台词。痛定思痛，中医界仍需团结自强，珍惜来之不易之"果实"，扶正以祛邪，为中医学的传承创新与发展做出积极贡献。

学科新探

中医疼痛学创建回顾及展望

　　"疼痛是当前医学和生物学研究的重要课题之一，亦是国际范围的重大难题。[1]"原卫生部陈敏章部长这一科学论断，不仅深刻阐明了疼痛对人类健康的严重危害性，也揭示了加强疼痛学研究的紧迫性。自1992年以来，由笔者主编、中国中医药出版社相继出版的《中医痛证诊疗大全》和《中西医临床疼痛学》两部大型疼痛学专著，顺应了时代之急需，填补了我国中医学无疼痛学专著的空白，在医学界引起较大反响，被誉为中医疼痛学的奠基之作。随着时代的发展，该学科获长足发展，取得了令人瞩目的成就，进入了一个崭新的时代。本文仅就中医疼痛学的创建作一简要回顾，并探析其发展及展望。

一、时代呼唤中医疼痛学

　　疼痛既是一个古老的机制，也是当前医学界极其活跃和扣人心弦的研究领域。古代东西方学者对疼痛都做了大量研究，并取得了一定的成就。但由于受到历史、文化和科学试验条件等的限制，疼痛学的研究进展一直十分缓慢，长期处于徘徊状态，直到近40年疼痛的西医学研究才取得了长足发展，而中医疼痛学的快速发展，仅仅20余年。

　　自古以来，疼痛即为一种严重危害人民大众身体健康的疾病。人类在生活、劳动、战争中，由于自然灾害、禽兽伤害、创伤或疾病而感到疼痛，并予以防治。随着现代生活节奏的加快，疼痛的发病率持续上升，如腰背痛，据统计其发病率占成年人的 50%~80%，而恶性肿瘤约 70% 以上的晚期病人以疼痛为主要症状。中医学对疼痛的认识和诊疗源远流长，经验丰富，其独特的理论体系，丰富的调治方法，是数千年来不断实践的经验结晶。各种药物和针灸、气功、推拿、按摩、捏脊、刮痧、火罐等非药物疗法，不仅治痛疗效卓著，而且安全简便，每获药（针）到病除之效，很少有毒副作用，尤其是针刺麻醉的成功，进一步促进了痛证的理论和临床研究，并引起世界医学界的广泛重视。但由于历史的原因，相关独特理论和丰富诊疗经验，皆散在于历代医籍和诸多文献之中，中医学对此类疾病尚无明确的学科划分，未能形成一门独立的学科。因此，开展疼痛学专题研究，进而创建我国的中医疼痛学新学科，实为现代医疗保健之急需。因此，笔者在 30 余年潜心学术、临床研究中，不懈探索，始终把目光瞄准当今中医学发展的前沿，尤其以临床实践为基础，致力于疼痛学研究，自 20 世纪 80 年代初着手编著《中医痛证诊疗大全》和《中西医临床疼痛学》，于 1992 年由中国中医药出版社相继出版发行。

二、中医疼痛学的科学内涵

"科学是关于自然界、社会和思维的知识体系，是实践经验的总结。"这里提出了科学系统化的本质特征，一门临床学科的建立，必须有其理论体系构建，并明确其研究对象和范畴。不具备理论谈不上科学，不具备系统性的理论更谈不上科学。《中医痛证诊疗大全》作为中医疼痛学的奠基之作，其理论上的系统性和临床上的实用性、创造性主要体现在以下几点：一是以中医学术为主体，全面、系统构建了疼痛学的理论框架。该书在详述自秦汉至现代痛证学术源流、诊疗精华的基础上，深入阐述了痛证的病机特点，首次对痛证从病因、病位、病性等方面进行分类，较完善地提出了痛证诊断中的望、闻、问、切运用规律，尤其是从抓主症、辨缓急、识病性、察病位、审病程等角度首创建了痛证辨证论治的思路及要点，对痛证的预防、护理、治疗方法、常用药物等皆一一详述。二是揭示、探究了临床诊疗疼痛的规律，书中以疼痛部位分章，以中医病（证）名为纲，以西医病名为目，系统论述了 128 种疼痛疾患的辨证论治，内容广涉临床各科、人体各部。其理、法、方、药兼备，用药的规律性与灵活性俱详，具有较强的实用性、指导性。三是揭示中医诊疗疼痛的思路、规律和学术精髓，如"针对痛证多急，剧痛易于生变致危的特点"，突破"见痛休止痛"等传统观点，提出"抓主症，务在止痛"的新观点，创"论治步骤"新格局，即精选速效、高效、简便易用的有关疗法或方药，首予"应急治疗"，俟疼痛缓解，继予"审因治疗"，以巩固疗效，防止复发。并明确指出，"应急治疗"多系急则治标的权宜之计，对不宜应急治痛的疾病，则径予"审因治疗"，以免掩盖真相，贻误病机。这些诊疗观和诊疗格局的确立，对指导临床诊疗和科研不无裨益。

在此后的短短几年内，我国疼痛专业喜获迅猛发展，形成"方兴未艾"之势，出现了中医、西医、中西医结合共同攻关的可喜局面。为了适应时代的召唤，笔者又以高度的历史使命感和责任感，于 1996 年从中西医结合角度主编了《中西医临床疼痛学）》，该书进一步丰富和完善了《中医痛证诊疗大全》所构建的中医疼痛学理论框架和诊治规律，从总体上提高疼痛学科的临床和学术水平。如其所述的"不通则痛论""不荣则痛论""诸痛属心论"颇多新意，有效地指导着临床诊疗。该书不仅将所述疾病扩展至 150 余种之多，而且不少病证系首次从中医或中西医结合角度系统整理，对中医疼痛学的学术思想及若干辨证分型、治疗方法等亦进行了积极探索。尤其是该书积极融汇了西医、中西医结合疼痛临床和科研成就，较好地体现与揭示了其诊治疼痛的思路、规律和学术精髓。同时该书注重介绍最新成果和临床研究动态，展示了时代学术特征，反映出临床诊疗水平。如上所述，该两部专著，对疼痛学从理论体系到临床诊疗规律均有较完整的阐述，显示了自身的特色和优势，从而标志着中医疼痛学已初步形成一个独立的学科。同时，也为长期以来有关疼痛"疾病论""症状论""并发症论"之争，画上了句号。令人欣慰的是，2000 年 6 月在维也纳国际会议中心召开的第九届世界疼痛大会上，美国加利福尼亚大学解剖和生理学教授巴斯鲍姆宣布:"疼痛是一种疾病,而不仅仅是一种症状。[2]"

中医疼痛学这门姗姗来迟的新兴学科的创建,在国内引起较大反响,经历了实践的广泛验证,并促进了该学科的发展。《中国中医药报》的"学人访谈"专栏,2000 年 9 月 27 日载记者专访,在评价笔者创建中医疼痛新学科时说:"中医学对此(疼痛)尚无明确的学科划分,为弥补这一空白,韦绪性自 90 年代以来,相继主编出版了《中医痛证诊疗大全》《中西医临床疼痛学》,构建了中医疼痛学的理论框架和诊疗规律,充分代表了当今中医痛证研究的较高水平。"1995 年 9 月 20 日《安阳日报》一版"迎接市科技大会召开"专栏,配发作者照片以《中医疼痛学的开创者韦绪性》为题报道,称"以一种病证为纲去穿凿学术研究的坚壁,进而构建出一门崭新的中医疼痛学科,韦绪性可谓是国内第一人"。1995 年 7 月 4 日河南电视台新闻节目以《韦绪性疼痛学研究取得成就》为题报道。国内著名专家、学者赞誉尤多,如中国工程院院士、全国人民代表大会常务委员会委员、当代"杏林泰斗"董建华教授盛赞此书"实从古未有之奇编";中国科学院院士、中国中西医结合学会会长陈可冀教授高度评价"该书对疼痛临床的 150 余种疾病,从基础理论到临床诊疗,作了很系统的阐述,融汇了中医、西医及中西医结合对疼痛的诊疗经验,不仅实用性强,且颇多创建,弥足珍贵……";河南中医学院原院长、今之国医大师李振华教授称该书"顺应了临床之急需,填补了国内空白……其从整体上构建了疼痛学理论框架和诊疗规律,见解独到,观点新颖,颇多新见";由中国工程院院士王永炎教授主审的《疼痛性疾病中医现代治疗学》,不仅以较大篇幅融汇了笔者两部疼痛学著作的学术理论和诊疗经验,而且高度评价该两部专著"展示出中医疼痛学科独立发展的广阔前景[3]"。

随着对疼痛临床研究的日益深入,以笔者学术继承人为主,将有关学术见解和临床经验整理编写成《全国名老中医韦绪性辨治疼痛病精要》一书出版发行,并确立为"韦氏中医疼痛学",书中完善了中医疼痛学的理论框架,其中以历代中医文献为据,结合临床实际,将痛证的病机系统总结为"痛证病机五论",即"不通则痛论""不荣则痛论""不通不荣相关论""诸痛属心论""久痛入络论"，分别予以深入阐发，从而为疼痛的辨证论治奠定了坚实的理论基础；首创的"中医疼痛靶向疗法"，包括非药物靶向治疗、药物靶向治疗、针灸靶向治疗，被广泛运用，具有定向精确、治疗针对性强等特点，可以多环节、多靶点治疗各种疼痛；疼痛类病—主症—主方诊疗模式系临床经验的总结，具有类病同证同治、辨病辨证结合、诊断准确、有利于提高疗效等特点；所创制的笑痛系列方剂，系治疗疼痛的专方，由笑痛主方和笑痛类方组成，包括通天笑痛方、通脉笑痛方、蠲痹笑痛方、强督笑痛方、月舒笑痛方五大系列，共30余首，广泛治疗诸多痛证，且病证结合，具有类病同治、异病同治等优势，如针对关节顽固疼痛"正虚邪伏"的病机特点，率先提出"伏邪痹病"学术主张，总结出"蠲痹笑痛"系列方，屡用屡验；开展原发性骨质疏松症临床研究，提出肾精亏虚、络脉瘀阻为其病机特点，据此确立了骨质疏松症的中医防治原则，总结出疗效高、副作用小、作用广泛的"壮骨通络宝"经验方，为骨质疏松症的早期防治初步探索了一条有效、安全、经济的新途径；对腰椎间盘突出症的辨证论治，根据肾气不足、督脉失和、瘀血阻络的病机特点，总结出"补肾为先，兼调肝脾；活血化瘀，贵在权变；调理经络，贯穿始终"的论治规律，并据此研制出"强督笑痛方"，疗效可靠。所研制的通天笑痛方，是防治顽固难愈偏头痛的安全、可靠、有效经验方，对解除偏头痛患者的痛苦，提高其生活质量，意义重大。

三、中医疼痛学的发展与展望

随着对疼痛的理论、临床研究日趋深入，研究的思路和方法亦不断完善，从辨证论治到疗效评定等方面逐渐重视规范化，尤其是有关痛证的诊断标准相继制定，筛选有效系列方药，从而使研究水平得以提高。在制剂方面，运用现代制剂新成果加以改进，创制了许多新剂型，如气雾剂、滴丸、外用膜剂、栓剂、含化片、胶囊、口服液等，显示了中药治疗疼痛的特色和优势。近年来，有关疼痛研究的文献也日趋增多，研究范围不断扩展，充分展示了疼痛研究的广阔前景。笔者作为中医疼痛学的拓荒者，为了中医疼痛学的发展，不遗余力，辛勤耕耘，不断取得新成绩：①致力于疗效的提高，研制高效疼痛系列方剂，如"笑痛胶囊"、"笑痛散"、"笑痛液"（外用）、"笑痛膏"等纯中药系列制剂，分别用治神经痛、椎体痛、风湿痛、癌痛等，疗效可靠；②创办疼痛医疗机构：自1994年以来，相继创办了疼痛分院、疼痛诊疗中心，以进一步开展疼痛临床研究；③创立疼痛学术组织：于2000年元月成立了省内首家疼痛学会——安阳市疼痛专业学会，笔者当选为主任委员，并召开了安阳市首届疼痛学术会议，探讨了疼痛学基础理论、诊疗经验和学科发展方向等，此后又被聘请为国家级、省级中医疼痛学会的名誉主任委员、副名誉主任委员。

对于疼痛研究领域存在的问题，及今后研究的思路、方向，应当看到当前的疼痛研究存在三个突出问题，一是基础理论研究滞后于临床实践，使临床研究缺乏基础理论的有力支撑，影响了临床研究的深入开展；二是近年来国内相继建立了不少"疼痛门诊"或"疼痛治疗中心"，但大多以"镇痛"为主，而忽视了"治痛"的研究，镇痛只是对症的、暂时的、治标的、带有姑息性的治疗方法，而治病则是针对导致引起疼痛的病因、病理及其内在规律，而采取"治本"的方法；三是在治痛研究中，方法虽很多，但大多只满足于"有效"，而没有把"治愈""显效"和"远期疗效"作为研究重点，究其原因，有关"镇痛"研究主要是建立在生理学基础上，而不是建立在病理学基础上，但病人的临床表现与正常人的试验痛毕竟有别，许多严重的临床病理痛在试验痛中是复制不出来的。在研究方法上，用试验痛代替真实的病理痛，把研究疼痛的对象放在正常人或动物身上，而不是放在正在遭受疼痛病理损害的病人身上，这种研究对象和方法，必然导致其研究结果与临床实际脱节，无助于解决临床治疗问题。而中医药治痛显现出"五大优势"，较好地弥补了"镇痛"诸疗法之不足。其寻求卓越的治疗手段，"务在治痛"——治愈引起疼痛的原发疾病，这应该是疼痛研究的方向。此"五大优势"具有很强的导向性、实用性，其内容包括：①高效性：中药治痛随证而施，针对性强，疗效显著，况且不少中药生药材都有止痛作用，许多镇痛药提取于天然植物，不少具有止痛作用的中草药，同时具有良好的抗炎、消肿、溶栓、抗过敏、扩张血管等作用，其不仅可治疗疼痛，还有利于治疗原发病，据文献报道，中药治痛总有效率约在90%；②多样性：中医药治疗疼痛的疗法十分丰富，诸如内服药物疗法、针灸、推拿、捏脊、按摩、气功、牵引、敷法、熨法、脐疗、刮痧、敷贴、耳压、熏洗、含漱、噙化、热烘、垫药、火罐、埋线等疗法各具疗效和特点，尤其是小针刀疗法、硬膜外中药疗法、中药离子导入疗法，以及各种治疗仪的研制及推广应用，大大丰富了中医疼痛治疗学的内容，促进了临床疗效的提高；③可补性：对于选用西药或手术治疗失败或疗效不佳的病例，中医药往往可补救，部分病例可有显著效果；④安全性：中药治痛很少毒副作用，非药物疗法中除推拿时需严格掌握手法指征、小针刀疗法需严格规范操作外，其他疗法均无损伤性；⑤持续性：根据顽固性疼痛易反复发作的特点，运用中药长期治疗，以巩固疗效，并可寓防于治，使预防、治疗和康复统一于一体。

要厘清中医疼痛学的发展思路，随着疾病谱的变化，和自然学科间的大融汇、大渗透，中医疼痛学的发展面临着新的机遇和挑战，我们要站在时代的制高点上，大胆探索，寻求新突破。中医疼痛学作为一门基础与临床结合、多学科相互渗透的新兴学科，其研究对象和范畴十分广泛。在未来的基础理论研究中，要破除旧观念的束缚，密切结合临床实际，沿着新方向，应用新技术、新方式研究疼痛的基础理论。而临床研究要尊重客观实际，探索新思路、新技术、新疗法，而不是盲目地验证某一新学说。国际疼痛研究会和中国软组织疼痛研究会虽都是研究疼痛的学术组织，但研究的内容和方法却不同，前者主要建立在生理学基础上，侧重于镇痛的研究，特别是癌痛的研究。而后者完全建立在病理学基础上，致力于椎管内、外软组织损害引起的慢性痛的研究。对其研究思路和方法应注意借鉴，为我所用。中医疼痛学的研究，仍应遵循中医理论体系，在以下几个方面着力：充分利用现代科学技术，进行大量的基础研究和临床研究，以提高临床诊疗水平；进一步探索痛证辨证论治规律，制订统一的诊断和疗效判断标准，促使疼痛临床向客观化、规范化方向发展；在整体研究方面，关注气象、环境、地理、社会、职业、心理等因素对疼痛发生、发展的影响，对疼痛患者的生活质量、抑郁、焦虑等方面进行综合研究，探索治未病、杂合以治等疗法对其的干预作用，体现中医认识疾病的整体观；注重专方专药系列化、高效化研究，以提高中医诊治疼痛的疗效和知名度；争取在疼痛的机理研究，和在细胞、分子生物水平探讨有效方药的药效机理以及在临床应用方面，有更多的发展和突破，以期为创造一个"无痛世界"作出新的贡献。

参考文献

［1］李仲廉.临床疼痛治疗学（陈序）［M］.天津：天津科学技术出版社，1994：2.

［2］曲笑.疼痛是一种疾病［J］.健康报，2000（7）：27

［3］杨晋翔，赵进喜.疼痛性疾病中医现代治疗学［M］.北京：学苑出版社，2001：4-5.

韦编三绝追圣贤，著书立说开新篇
——记我国中医疼痛学奠基人、著名中医疼痛学家韦绪性

出生于中医世家的韦绪性，自幼随其父韦献贵学习中医，并立志成为一名造福一方的名医。在父亲的指导下，他背诵药性赋、汤头歌、脉诀等必备中医药知识，并逐渐接受临床实践的锻炼。读初中时，他就利用寒暑假参加县里的专业培训班，并能独立诊治常见病、多发病。尤其令他终生难忘的是，1969年秋乙脑疫疾大流行，16岁的他被抽调到乡卫生院帮助工作，通宵达旦地救治患儿，练就了抢救危重病人及"腰椎穿刺"等基本功。这一年，16岁的他正式步入了中医临床殿堂，开始了他对中医学长达40年的执着追求。

1972年，韦绪性进入河南中医学院学习。带着从事中医临床多年所遇到的难题和对未来远大目标的追求，他发奋学习，刻苦钻研，拼命地从中医学宝库中汲取营养。上学三年半，他读书笔记记了20余本，并以优

异的成绩毕业。大学毕业后，韦绪性被分配到安阳地区卫校（今河南省卫校）从事中医临床及高等中医教育工作。在教学工作中，他非常重视身教重于言教，严格遵循中医教育规律，理论教学与临床实践紧密结合。他常说"要给学生一杯水，自己要有一桶水"。他深知要谋求更大的发展，就要十分重视持续给自己加"水"，并要有密集型的知识结构与良好的技能，力求"上知天文，下知地理，中知人事"。

古有孔子读《易》，韦编三绝，今有韦绪性读书到五更。他抱着书本入睡是常事，他很多时候是彻夜看书、笔耕，清晨洗一把脸就去教书，勤奋好学的他成为师生学习的榜样。《安阳日报》记者把他勤奋好学的事迹写成长篇人物通讯《今日"韦编三绝"》在该报头版发表，并配发编者按报道他孜孜以求的治学精神和丰硕的学术创获。1982~1984年韦绪性在中国中医研究院全国中医研究班学习期间，长期随全国著名中医学家方药中、时振声、王琦等教授课堂、临床学习，尽得其传。期间，任应秋、董建华、陈可冀、姜春华、李振华、何任、潘澄濂、万友生、李今庸、钱超尘、黄星垣等中医大家都曾亲自授课，使他不仅系统研读了中医四大经典原著等课程，同时也学习了科研方法和诸多名师珍贵的治学方法，使其眼界大开，理论素养和诊疗水平有了突飞猛进的提高。

韦绪性在长期的医疗、教学"实践"中，深感"疼痛"是一个广涉临床各科、人体各部、危害严重的病证，对其理论研究尚未形成学术体系，临床诊疗亦未形成独立学科。为填补这一重大学科空白，他从20世纪70年代末就踏上了"中医疼痛学"的研究之路。为此他十余年如一日，寒暑不辍，笔耕不止，深入临床观察，在系统总结大量临床经验和学术理论的基础上，于20世纪90年代初相继主编出版了我国首部大型疼痛学专著《中医痛证诊疗大全》和《中西医临床疼痛学》，填补了国内空白，成为中医疼痛学的奠基之作，在医学界引起巨大反响。全国著名中医学家董建华教授、中国科学院院士陈可冀教授分别在序文中，盛赞这两部著作"实从古未有之奇编"；"不仅实用性强，且颇多创建，弥足珍贵"。2000年9月27日《中国中医药报·学人访谈》专栏发表了对其专访，对他创建中医疼痛学新学科予以高度评价："中医学对此（疼痛）尚无明确的学科划分。为弥补这一空白，韦绪性相继主编出版了《中医痛证诊疗大全》《中西医临床疼痛学》，构建了中医疼痛学的理论框架和诊疗规律，突破中医'见痛休止痛'等传统观点，率先提出'辨主症，务在止痛'的诊疗观，创'论治步骤'新格局，充分代表了当今中医痛证研究的较高水平。"韦绪性教授也理所当然地成为国内公认的"中医疼痛学创始人"，中医疼痛学由此兴起。在电脑尚不普及的年代，他每写一本书，光是草稿纸就足有一麻袋。从医40余年来，他先后出版学术著作44部，其中主编的15部著作多为国家级出版社重点图书，有的已翻译成多种文字在国内外发行，同时还发表了具有较高学术价值的论文40余篇。

为推动疼痛医疗、科研工作的开展，提高临床诊疗水平，韦绪性教授又积极努力，多方奔走，相继创办了当地疼痛诊疗中心和疼痛分院；2000年1月又推动成立了全省首家地厅级疼痛专业学会，并被大会推选为主任委员。韦绪性教授取得了多项骄人成绩，党和人民给予了他多项荣誉。青年时期，他就被安阳市政府和团市委分别命名表彰为"有突出贡献的青年科技新星""新长征突击手标兵"。步入中年后，他相继荣获"市管优秀专家""省管优秀专家""学术技术带头人""河南省知识型职工先进个人""全国知识型职工先进个人"等称号。

几十年来，韦绪性教授躬身临床实践，急病人之所急，痛病人之所痛，诊查疾病认真细致，解释病情耐心热忱，始终注重以他人品的吸引力、行为的亲和力及语言的感召力真诚对待患者，赢得了患者的信赖与尊敬。韦绪性教授还将自己的经验方研制成"笑痛胶囊""笑痛散""笑痛液""笑痛膏"等系列纯中药高效制剂，分别用治神经痛、椎体痛、风湿痛、癌痛等疼痛，价格低廉，疗效可靠，经推广应用，获得了显著的社会效益和经济效益。

（本文原载《中国医院报道·共和国辉煌60年专题》2009年第3期，有删节）

（作者宋汉晓时任《中国医院报道》杂志执行主编）

教学经验

提高中医教学质量之刍议

近年来，中医教育在不断改革中前进，在适应社会需求中增强了活力，为中医事业的发展做出了积极的贡献。但有些问题，诚需进一步解决，本文仅从提高教学质量角度，略陈管见。

一、教师要重视自身素养的不断提高

所谓素养，就是在素质的基础上再加修养、教养之意，这需要有主观的努力和客观的培养。素养的内涵很广，对中医教师来说，最重要的是加强哲学素养、技术素养和道德素养。哲学素养主要表现在世界观与方法论上，在世界观和方法论上，谁都摆脱不了历史唯物主义和辩证唯物主义的指导。唯物论、辩证法掌握得好，就有成绩，有贡献，有建树，背离了它就要犯错误，当然也就谈不到有什么教育成就。

勤奋学习，精读博览，是提高技术素养的重要措施之一。韩愈说："业精于勤而荒于嬉，行成于思而毁于随。"茅以升说："对科学的人来说，勤奋就是成功之母。"历代中医教育学家，无一不是以他们的勤奋努力而取得成就的，勤奋则是精读与博览的重要前提。所谓精读，就是对所授课程及经典著作进行深入细致的阅读、理解、研究，以深得其要旨，掌握其实质；所谓博览，就是不但对与本学科有关的书籍广泛阅读，对古汉语、现代汉语、文献学、医学心理学、医学伦理学、医学社会学、医学史、行为科学、

医学气象、医学法律、医学天文、未来学、养生学等都要涉及，借以拓宽视野，启迪思维，如是则授课内容自能左右逢源，深入浅出，生动有趣。著名中医教育学家程门雪、秦伯未、任应秋、方药中等，无一不是深谙医理，并精通诸子百家的典范。上述哲学、技术素养，是终身不断学习、不断锻炼才能达到的，是终身为之努力的方向。只要勤勤恳恳、孜孜不倦的学习，就有可能成为一名高水平的中医教育工作者。正如著名中医专家李维贤教授所说："一名中医科研人员的水平高低不能以他的职称高低来衡量，而只能通过他的智能结构及其合理性的体现来考察。"此实际上是强调了哲学素养和技术素养的重要性。

教育道德就是在教学活动中处理人与人、人与事之间关系的行为规范。离开了道德规范，其行为就是不道德。李维贤强调："我们提倡互助互爱，反对偷摸行为；提倡诚实直朴，反对虚伪浮夸；提倡互相尊重，反对互相拆台；提倡百家争鸣，反对恭维垄断……总之，不能缺德，不能害人，不能害国，应该杜绝内耗。"我们要认真效法，同时要学会控制自己的情绪活动，力求达到"卒然临之而不惊，无故加之而不怒"的清虚超脱的精神境界。事实上，世俗的烦恼难免不时袭来，有时自身无法排解，无法做事，要达到"淡泊以明志，宁静以致远"的思想境地，实非易事，只有在长期的精神磨炼中，提高心理承受能力。但重要的一点是，执着地追求无止境，不能看别人的脸色行事，我行我素，坚韧不拔，这是事业赋予我们的道德素养，也是保持心理健康不可忽视的环节。

二、要不断更新优化知识结构

教师是"传道，授业，解惑"之人，自己有一桶水才能给学生一杯水。作为一名教师，就应该给自己不断加"水"。所谓加"水"，实际上就是不断地更新和优化自己的知识结构。在科学技术迅速发展的今天，知识更新的周期日趋缩短，为保持教师较高的素质状态，就必须重视知识更新的速度和途径，要坚持在职学习（如参加教学、科研、临床工作实践，查阅图书资料，采访外来学者，听专题讲座，举办校内讲习班等）与脱产进修相结合，尤其要重视参加学术会议。这类会议比较能反映国内外新进展，且时间短、信息快、容量大，是更新知识、触发灵感的重要途径。

历史发展到今天，各学科之间相互渗透，边缘科学、横向科学不断涌现，中医学面临着新的挑战。随着医学模式的演变，以及人类疾病谱和研究重点的转移，这就需要中医教师具备知识密集型的头脑与横向通才——既具有坚实而广博的中医基础，又兼通多科知识，形成合理的、多样化的知识结构，还要有较好的智能和良好的教学方法，才能使自己的教学水平与时代同步，才有助于培养社会所需要的高级人才。

三、要加强临床实践

中医学的生命力在于临床，中医学的发展也在于临床。培养中医人才，不但要使他们具有扎实的理论，而且还要有坚实的临床基本功。但是，当前不少中医院校临床教学存在着较多的薄弱环节，如理论与实践衔接不够强等，其在一定程度上影响了教学质量。欲改变这种状况，首先要从提高教师的临床水平入手，把本该属于临床的教研室放到临床上去，基础课教师可根据课时的多少，安排适量的时间上临床，同时多做临床调查，对常见病证逐一进行临床疗效观察，用具体生动的临床资料来充实教材，丰富教学内容，在讲清教材内容的前提下，要让学生了解临床对哪些问题解决得比较好？哪些问题尚待今后努力？本人有什么心得体会和经验教训？有了这些内容，课堂教学就不致空洞了。其次是加强附属医院和实习基地的建设，为临床见习和实习提供足够的条件。最后是增加对学生见习与实习的考核，成绩按一定百分比计入总成绩，作为奖学金、"三好学生"评定的依据之一。改变学生重理论、轻实践的观念，促使他们在临床实践方面下功夫。在学生毕业实习前，可开展实际技能达标的训练，如中医的四诊、针刺手法，西医的体格检查，中医病历书写等，应要求达到良好以上成绩方可下医院实习。

四、要具有教师的风度和语言的艺术性

教师讲课时应具有一定的风度,一种溢于言表的自信。教师可以借助姿态、表情、手势等来帮助语言表达,同时,应掌握学生的心理状况,不应我行我素、高高在上,应让学生觉得老师平易近人,以增强授课的吸引力,使其上课时注意听讲,下课时则有兴趣向老师请教发问。教师授课语言具有艺术性,对提高教学效果十分重要,艺术性语言和概念性语言相比,前者可使听者印象深、有新鲜感,可以深化教学内容,增强学生的想象能力;后者则易使学生觉得枯燥无味,情感受到抑制。因此,坚持语言大众化,以生动形象的比喻,讲授中医课中"晦涩难懂"的理论是至关重要的。

五、要广开才路

广开才路,就是要善于发现和扶植人才。要使中医教育水平不断提高,必须有一支朝气蓬勃的中医教学队伍。鉴于中医界目前后继乏人,加之本来为数不多的老专家、老教师年事已高,故从中青年教师中培养造就一大批骨干力量,就显得尤为紧迫和重要,同时这也是一个不可抗拒的普遍规律。应该正视的是,目前中医界对中青年中医的积极引导、鼓励创新似属不够,难怪有人发出"中医不到60岁没经难""不到60岁不能成名医"的感叹。所喜的是,不少院校针对教师队伍老化,"人才断层"的严重问题采取相应了对策,如在各学科、各专业提前造就一批中青年带头人,打破"论资排辈"的格局,破格晋升或奖励那些业务拔尖、有贡献的中青年教师,为他们开展课题研究、学术技术交流提供机会和条件。唐朝诗人杨巨源有一首诗说:"诗家清景在新春,绿柳才黄半未匀,若待林上花似锦,出门俱是看花人。"诗人主张识才拔贤当于"绿柳才黄"之时,这样才能保持新春。我们有些老教师为了培养中青年教师,甘当人梯,赢得了人们的称赞。"青竹高于老竹枝,全靠老干来扶持,明年更有新发者,十里龙孙绕凤池。"我们热忱地希望中医教师队伍永远保持旺盛的生机,不断开创中医学术的新局面。

中医师承教育模式探索

随着"发展传统医学"写入宪法，和《中医药法》的颁布实施，中医药学面临着前所未有的大好发展时机，并取得了举世瞩目的成就。但长期以来存在的一些体制、机制、管理制度等方面的突出问题，仍在制约着中医学的传承和发展。而中医人自身也存在一些亟待解决的问题，如中医思维弱化、中医技术"西化"，甚至缺乏中医自信者，不乏其人。当前中医人应站在一个学科命运的高度来俯瞰自身，思索未来，未雨绸缪，防患于未然。笔者在多年从事中医师承教育实践中，以"佛心仙技笃于行，契理契机契基因"为教学模式，对传承创新和优秀中医人才培养，发挥了较好作用。爰择其要，略陈于下。

一、佛心仙技笃于行

明代医家裴一中在《言医·序》中说："学不贯今古，识不通天人，才不近仙，心不近佛者，宁耕田织布取衣食耳，断不可作医以误世！"这就启示我们，在医德医术的修炼上，应一以贯之地秉承古圣先贤佛心、仙技的珍贵传统。

1. 以佛心修身　佛者，慈爱为怀，普济众生；仙者，才智出众，技艺超群。因此，修炼医德的关键，就要把儒家仁学思想、大医精诚等中华优秀传统文化融入自己的行为准则之中，其系修炼高尚医德的基础。医学就是人学，为医要先学做好人。医者应秉承传道、修身、济世的精神，以仁爱为怀，要做诚实之人，要有平等之心，对病人一视同仁，真诚服务，淡泊名利，耐得住寂寞，如是才能达到或接近佛心仙技之意境，从而为中医学的传承创新贡献自己的才智。

2. 以仙技济世　专业技术欲达到"仙技"水准，必须以临床实践为中心，以提高临床疗效为根本出发点，让中医药优质的医疗服务济世惠民。要把科学研究的着力点放在临床研究上，把体现中医药特色的优势放在首位，以临床带动科研，以科研促进临床。中医药学是一门源于临床实践的科学，其理论和诊疗技术都是从临床实践中总结形成，临床实践既是创新发展的源泉，又是检验创新成果的试金石，对中医药的传承创新具有特别重要的意义。坚持师承学习是提高临床水平的捷径，要把学名师、先贤的经验与个人经验的积累结合起来，做到理论与实践相结合，并在反复临床中得到验证，最终形成自己的学术建树和临床能力，这是实现有效传承的标志。

3. **知行合一** 所谓"笃于行"，无非强调佛心仙技的修炼，必须持之以恒，扎实实践，不可浅尝辄止。宋代学者朱熹说过："为学之实，固在践履。苟徒知而不行，诚与不学无异。"明代思想家王阳明提出"知行合一"，认为"知是行之始，行是知之成"，皆强调了行的重要性。知行合一，贵在行动，每一项事业，不论大小，都是靠埋头苦干、真抓实干，一点一滴干出来的。"道虽迩，不行不至；事虽小，不为不成"，这是永恒的真理。所以要学以致用，学用相长，千万不能夸夸其谈。知识向能力的转化，媒介就是实践。要注重把学到的知识运用于临床实践，把知识转化为能力，提高临床解决实际问题的水平。南齐医家褚澄《褚氏遗书·辨书》提出："博涉知病，多诊识脉，屡用达药。"所谓博、多、屡，意在强调博览群书，广事临证，反复实践的重要性。

二、契理契机契基因

佛学中有一句经典话，叫作"契理契机"。所谓"契理"就是佛教弘扬的佛法，他是由众生自行觉悟实现的。对于中医学而言，"理"就是传统文化和经典著作的基本理论、原则，这就是我们要传承的核心内容。"契机"有两个含义，一个是根机，意即人与人之间存在资质的差别，人的根机不同，教育的方法就不尽一致；另一个是时机，就是弘法要随时代的改变，而符合社会、人心的需求。对中医学而言，时代变了，传承要与时俱进，不能因循守旧。中医人对经典著作的学习，如能像佛教众生对弘扬佛法那样虔诚，并在实践中发扬光大，无疑将为中医学的传承创新奠定坚实基础。

1. **中医学的"契理"** 首先要以传承中华优秀传统文化为基础。中医药根植于中华文化，而中医药文化是中华优秀传统文化不可分割的组成部分。中医的理论基础、思维方式、中医技术皆植根于中国传统文化，承载着中国传统文化，并因文化而传承。离开了医术，中医文化就没有内容；离开了文化，中医技术也无法承载。只有传承中国传统文化，才能更好地传承和发展中医学。

时下，读经典之热愈演愈烈，读经典固然不足以涵盖中医学之全，却得中医学之要。中医经典多为圣贤之作，是中医学医学理论体系的源头、理论框架、诊疗规范、诊疗精华的代表，只有坚持研读经典，才能把握中医药传承的基础，也是夯实中医基本功，系统掌握中医理论和诊疗体系行之有效的方法，更是加强中医药传承工作的基本内容和基本要求。如《黄帝内经素问·序》评价该书"其文简，其义博，其理奥，其趣深"。《素问·六微旨大论》指出"呜呼远哉，天之道也。如迎浮云，若视深渊。视深渊尚可测，迎浮云莫知其极"。此论既描述天地运行大道之幽微难测，更在描述医之大道博大精深。由此可见《黄帝内经》立意之深，境界之高。《伤寒杂病论》开创辨证论治之先河，其中《伤寒论》113 方，《金匮要略》详载之 260 多种方剂，都为中医临床提供了宝贵的诊疗技术和经验。所以不研读经典就无基本功可言，更不足以做岐黄传人。我们重视读经典绝非"唯经典是从，死于句下"，而在于通过对经典的回溯，提高思维能力，追寻智慧之源，进而激发传承创新活力，滋养我们的未来。经典的思维模式和智慧足以使其超越时空，读经典也意味着我们穿越时空去追寻我们的祖先曾经"居住"，而今我们仍需栖居的精神家园。

2. **中医学的"契机"** 要与时俱进，注重传承与创新结合，既要认真地传承中医药的特点和优势，又要积极引进和使用现代科学的理论、技术和方法。努力推动建立符合中医药实践特点的中医药科研方法学体系，丰富和发展生命科学的认识论和方法论，指导中医药各方面的实践，以符合新时代的新目标。更要重视中医药人才培养模式创新，在以院校教育为主的基础上，同时积极探索建立健全中医药师承教育制度，加强中医药传承创新人才的培养，积极搭建中医药传承创新的平台，推进中医药传承创新的研究，探索建立中医药传承创新的机制，构建中医药传承创新的体系，推动中医药传承工作更好更快的发展。

3. 中医学的"契基因" 中医学重视传承创新，但绝不能"转基因"，中医人必须姓"中"。当前中医思维的缺失，缺乏中医自信、自觉，临床能力不强，甚至"西化"、背叛中医者不乏其人，严重影响了中医学的传承和发展。中医学的理论研究和临床研究强调坚持系统、功能、直觉的思维方式，并不排除借鉴西医学的分析、结构、实证的思维方式，以实现优势互补。如利用现代医学知识和现代科学技术，明确疾病的诊断，对于判断、提高临床疗效，防止误诊漏诊，规避医疗风险是必要的，也是与时俱进的表现。更何况任何一门学科的发展，都是在吸收当代先进科技成果的基础上向前推进的，MRI、X 线、放射治疗等技术，并非西医学的专利，作为现代的"中医人"，完全可以将其为我所用。关键是借鉴而"不离宗"，不能用现代的"高科技诊"代替传统的"中医四诊"，更不能迷失自我，必须坚持"以我为主"，必须坚持"中医思维"。

临床研究

通法治疗久泻实证心悟

长期以来，受"久泻必虚"之说的影响，滥用补益固涩之弊日甚一日。诚如徐灵胎评《临证指南医案·泄泻门》所云："若滥加人参、五味，对正虽虚而尚有留邪者，则此证永无愈期。"先父韦献贵为豫北名老中医，学验俱丰，其运用通法治疗久泻实证，颇具心得。尝谓："久泻亦肠间病，肠为腑属阳，腑病多滞多实，故久泻多有滞，滞不除则泻不止。宜取《内经》治疗久病的'雪污''拔刺''决闭''解结'之义，首重通降，庶无留邪之弊。"兹仅就随父临证学习所及，结合个人的临证体验，择要总结于次。

一、邪实正虚的虚实兼证是久泻实证的证候特点

久泻实证的临床特点，为病势缠绵，证候虚实互见，寒热错杂。其见证虽多，然必以实证为主。临证当以虚实原发、继发之不同，整体、局部虚实之各异为据，究标本，分主次。一般而言，实证多属原发，重在大肠壅滞之局部，以腹痛，里急后重，泻下不畅，或时溏时秘，或间夹黏液、白冻、脓血，或肠鸣辘辘，泻下清稀等症为重要特征。虚证多属继发，重在整体正气不足之虚候。随着病程的延长，精微外流，气血生化乏源，则渐见面色萎黄、形体消瘦、肢体倦怠、神疲乏力、形寒肢冷等正气受损之兼证。因邪实致泻，因久泻致虚。此时若能当机立断，大胆施以通法，则邪劫泻自止，泻愈而体虚易复。若主次不分，源流莫辨，被虚象障目，众

多实候尽不见察，四君、四神类方信手拈来，则愈补愈滞，愈滞愈泻，终致微恙愆为沉疴。戴思恭所言"隔年及后期腹泻，有积故也"，堪称卓识。

二、腑气壅滞，清浊相混是久泻实证的病理基础

《景岳全书》曰："泄泻之本，无不由于脾胃。"现行《中医内科学》教材阐释其义则径言脾虚是泄泻的病理基础，此言泄泻病机之常。盖肠胃为市，无物不受，易被邪气侵犯盘踞。泄泻日久，患者常自以为体虚而强食滋补，糖、蛋、奶、肉无不倍尝，甜助湿，甘中满，油腻难化，积滞于中；或进补益收涩之剂太早，邪未尽去，留恋于肠胃之间；或起居不慎，外邪入中；或情志内伤，气机郁滞……致使脾胃受损，升降失司，水反为湿，谷反为滞，清浊相混，而致泄泻。积滞伤脾，脾伤则积滞反不易除，隐伏曲肠，壅滞气机，而致泄泻迁延难愈。不论病情偏寒或偏热，伤阴或伤阳，腑气壅滞是共同的，寒则凝，热则壅，伤阴则涩，伤阳则塞。浊气壅滞胃肠，易致血瘀、湿郁、食滞、痰结、火郁之变，且常相因为患。邪气久羁，泄泻不止，则正气益伤，脾虚肾损之变由生。此乃实中夹虚，非为病机之主流。

三、以通为主，兼养胃气是久泻实证的立法关键

前已述及，久泻实证常以气滞为先，并易与食滞、湿阻、火郁、血瘀、痰结相因为患，故其治疗当立足于一个"通"字。久泻病程较长，正气已伤，用药以轻疏灵动为贵，剂量不可过重，重则伤正，反为不利。俟便次大减，黏冻、脓血俱除，宜佐入补气益胃之品，俾祛邪而不伤正，扶正而不留邪，以收全功。祛邪务尽，以防宿积未净，新邪又生。即使兼明显虚象，只要正气未至衰竭之境，仍当以通为主。因邪气久恋终究应予驱除，若必待正复而后逐，则疗程延长，终属被动。兹列举证治。

1. 理气通降 泄泻每因抑郁恼怒，木郁乘土，脾失健运，聚湿生痰，痰湿流注肠间而发者，其证腹痛即泻，兼夹黏液较多，甚或纯为白冻，欲便不爽，泻后痛减，须臾复痛，伴脘胁胀满，嗳气不舒，食欲不振，苔薄

腻或厚腻，脉弦滑。治重理气通降，佐燥湿祛痰，宜四逆散合二陈汤加桔梗，桔梗与枳壳同用，一升一降，以协调脾胃之气的升降，兼取其排脓之功，以除黏冻。脾虚证象显著者，加白扁豆、苍术健脾祛湿；黏冻未除时，慎用人参、白术，恐其滞邪。更加防风升清，疏肝气胜脾湿。里急后重甚者，加薤白通阳行气。

2. 化瘀通络 湿、食、痰、寒、热诸邪蕴积日久，壅滞气机，血行不畅，皆可导致瘀阻肠络，清浊不分而作泄泻。症见泄泻缠绵不已，止发无常，泻下不畅，间夹黏冻或污血，泻后有不尽之感，腹痛有定处，泻后痛不减。不论有无舌黯脉涩可凭，皆属瘀血为患。治当化瘀通络，理气和中。宜予张锡纯活络效灵丹合化滞丸出入。乳香、没药用量宜重，不唯化瘀止痛，擅"止大肠泄澼"（《本草拾遗》），且能消肿敛疮，对久泻之属于溃疡性结肠炎者，确有良效。山楂炒炭用，则有导滞与化瘀止泻兼备之能，加田三七，以增强祛瘀生新、止痛敛溃之效。

3. 苦辛通降 《金匮要略·呕吐哕下利病脉证并治》曰："下利已瘥，至其年月日复发者，以病不尽故也，当下之。"验诸临床，"病不尽"以湿热为主。每因复感外邪或饮食不节，以致湿热夹滞蕴结肠道，阻碍气机，伤及血络，发为泄泻。症见肠鸣泄泻，大便黏腻，泻下不爽，或脓血杂下，里急后重，泻下始安，腹部胀痛，脘闷纳呆，体倦乏力，或兼身热溺黄，舌苔黄腻，脉濡数或滑数等。治当辛开苦降，两解湿热。宜半夏泻心汤增损。干姜、半夏味辛能通能开，黄芩、黄连味苦能泻能降。如此相合，辛开无助热之弊，苦降无损阳之害，共奏泄热除湿、宣畅气机之功。恐人参恋邪，宜弃之，加紫苏、藿香，以畅中化湿。若湿重于热，大便中杂黏液加秦皮，杂白冻加苍术；热重于湿、便脓血者加白头翁，兼瘀者加乳香、没药。

4. 攻逐水饮 饮邪为患，有新久深浅之别。若饮积于中，日久则脾阳益伤，运化愈加呆滞，致饮邪深伏，流注肠间，而泄泻难愈。泄泻缠绵不已，泻下清稀或泡沫状，肠鸣辘辘，舌苔滑腻垢浊，舌体胖大有齿痕，脉沉弦或沉滑者，皆水饮留肠之候也。其体或肥胖，或素盛今瘦，或兼畏寒乏力，面色晦滞，胸脘痞塞胀满等。治此不可概以"温药和之"，当以控涎丹逐饮为先，俟邪势已衰，再议培补。方中甘遂、大戟、荆芥三味等量研细，炼蜜为丸，如黄豆大。仅晨起空腹以温姜汤送服5g，可连用3~5天，体弱者用量酌减，得水泻后，进食热稀粥。三味合用，攻逐峻猛，直达水饮窠囊之处。较之攻补兼施，实无相互掣肘之弊，而收事半功倍之效。此方之妙，在于用蜜，以其甘缓能安中，又能缓和甘遂之毒性。

运用苦辛法治疗脾胃湿热证体悟

苦辛法大抵源于《伤寒论》泻心汤类方，仲景以其泛治心下痞、结胸、蛔厥、上热下寒、寒格吐利等证。但《伤寒论》详于寒而略于温，更略于湿、热相兼的辨治。吴鞠通《温病条辨》虽将其广泛地用于温热病，但独用其治疗脾胃湿热者，论述欠详。今之临床，对脾胃湿热证的治疗，亦多采用清热化湿法，或合用淡渗利湿、芳香化湿等法，其疗效往往欠佳。笔者受温病学派"湿热之邪，非辛不通，非苦不降"之论的启示，运用苦辛法治疗脾胃湿热诸证，屡获效验。兹结合临床治验，略述于此。

一、理法概要

脾主运化，以升发为顺，胃主受纳，以下降为和，脾胃合德，升降有度，枢机斡旋，生化无穷。而脾胃湿热为患，无论缘于外感时邪，抑或始于内伤饮食劳倦，均责在脾胃升降失司。如薛生白《湿热病篇》谓："太阴内伤，湿饮停聚，客邪再至，内外相引，故病湿热……劳倦伤脾为不足，湿饮停聚为有余。"治疗上若徒用苦寒清热则更伤脾阳，致邪恋不解，徒用温燥除湿则反易助热，且湿热黏腻滞中，氤氲熏蒸，不易速解。自当苦辛合用，取其味辛能通能开，味苦能泻能降，如此配伍，则泻中寓开，通而能降，且辛开无劫阴之弊，苦降无损阳之害，相得益彰，共奏泄热除湿、宣畅气机、恢复中焦气机斡旋之功。

二、证治规律

湿热盘踞中焦，氤氲浊腻，见证殊多。气机壅滞则痞则痛，胃气上逆则呕，脾气不升则泻，蒸腾于外则热。故临床辨证，当着眼于脘痞，胃痛，呕吐、泄泻，低热等证，或兼胸脘闷胀，纳呆恶心，口苦而黏，渴不多饮，或吐酸嘈杂，心烦，身热不扬，汗出不畅，大便或溏或秘，溺短色黄，脉濡数或滑数等。然必验之于舌，若舌苔白腻，虽见脘痞或痛，究属湿阻，只宜辛开，不宜苦泻。必须见到黄腻苔（至少要兼微黄），方为湿热互结之依据，而运用苦辛法治之。

辛开与苦降药物的配伍运用，临床常用者，如苦寒之黄连、黄芩、栀子等；辛温之干姜、半夏、吴茱萸、厚朴、紫苏等。其中黄连、厚朴同用，长于消痞；黄连、干姜相配，善于止泻定痛；黄连、吴茱萸相伍，偏于止酸；黄连、半夏相合，重在止呕；黄连、紫苏相配，长于开郁退烧。但尚需注意权衡湿热孰轻孰重，病位偏表偏里，以及兼上焦证还是兼下焦证，才能分清主次，掌握重点。热重于湿而见发热口渴，心烦懊憹，小便短黄，大便秘结，舌苔黄腻者，当以苦降泻胃为主，辛开升脾为辅；湿重于热而见胸脘痞满，纳呆便溏，恶心呕吐，头身困重，舌苔白厚腻微黄者，当以辛开悦脾为主，苦降泻胃为辅。临床常用方剂，如《伤寒论》的诸泻心汤（大黄黄连泻心汤除外）、小陷胸汤，以及王氏连朴饮、苏叶黄连汤、左金丸、连理汤等，其具体运用，当视不同证情有所侧重，或配伍化痰、导滞、理气、补虚等法。既要掌握其运用范围，又要随机应变，以广共用。

三、验案举隅

例一 泄泻案：杨某，女，38 岁。1980 年 5 月初诊。

患者泄泻伴脘闷纳呆、肠鸣 1 年余。自述大便溏薄，每日 2~3 次，间夹黏液。稍食寒凉荤腥则便次辄增，便后尤觉不爽，右下腹隐隐作痛，腹部胀满，肢体倦怠，肤无华色，口苦，小便短黄，舌质淡，苔白厚腻略黄，脉象缓而稍数。证属脾胃气虚，湿热内蕴。拟温运脾阳、燥湿清热法，虚实兼顾，用半夏泻心汤增损。处方：制半夏9g，黄连9g，黄芩6g，干姜6g，炙甘草6g，党参12g，广木香9g，枳壳9g，焦山楂15g。

二诊：服药5剂。脘闷肠鸣悉除，纳食略增。大便已无黏液。便溏腹痛仍无转机。上方减木香、枳壳，加苍术15g，炒白扁豆30g，再进5剂，继以连理汤善后调理而愈。

按：泄泻一证，病因多端，治法各异。本例乃脾虚湿阻，湿郁化热，肠失传化所致。清热则损脾阳，燥湿则热邪益炽。故以半夏泻心汤辛开苦泻，升降气机，两解湿热，复加木香、枳壳、山楂，以宽中理气、和胃消食。俾气行则湿行，继以连理汤善后，重在温运脾阳，兼清余邪。

例二　胃脘痛案：徐某，男，52岁。1984年8月就诊。

患者胃痛2年余，止发无常，近半个月来疼痛加重，自觉进食时咽喉如有物梗阻，吞咽不利，胸膈痞塞，嗳气频频，口苦口干，恶心欲吐，纳食减少，大便不畅，舌苔薄黄腻，脉象弦滑。曾服降气化痰以及疏肝和胃药多剂罔效，自疑为"食道癌"，经胃镜检查，食道鳞状上皮轻度炎症。此乃湿热中阻，气机痞滞。拟辛开苦降、畅中开痞止痛，以左金丸合四逆散加减。处方：吴茱萸12g，黄连6g，黄芩3g，柴胡9g，白芍12g，枳壳12g，郁金12g，紫苏梗9g，制半夏9g，干姜3g，炙甘草3g。

二诊：服药3剂，胃痛、胸膈痞塞及咽喉梗阻顿感减轻。原方迭进五剂，胃痛消失，进食如常，后以香砂六君子汤善后，共服月余，诸症悉除。

按：本例胃痛与胸膈痞塞，咽喉梗阻并见。当属湿热互滞心下。气失升降无疑，虽曾服化痰、疏肝药。但药不切病，唯苦辛配伍，流畅气机，两解湿热，方可除痛消痞。方中左金丸与枳壳、干姜相配则泄中寓开，开痞畅中，助阳化气；四逆散与郁金、紫苏梗、半夏相伍疏肝理气，降逆和胃。此正合"欲清其热，应化其湿，欲化其湿，应流畅气机"之旨。故获效亦速。

例三　呕吐案：张某，女，43岁。1978年8月就诊。

患者体质素弱，脘腹痞满，大便溏薄2个多月，病延及盛夏，卒发呕吐，低热无汗，痞满益甚，不欲饮食，曾服达原饮病不减，舌质淡，苔黄腻，脉弦细。证属胃热肠寒，暑湿中阻。治以辛开苦降，芳香化湿。宗半夏泻心汤化裁。处方：制半夏12g，黄连6g，黄芩6g，干姜6g，党参12g，炙甘草6g，藿香12g，鲜荷叶30g。

二诊：服药1剂呕减，2剂呕平，唯便溏纳呆如故，继用参苓白术散化裁，健脾化湿以善其后。

按：呕吐卒发，多实多热，治当祛邪和胃。然患者平素脾虚便溏，复因暑湿内犯，致寒热错杂，热蒸湿阻，故当以苦辛与芳化并投。方中黄芩、黄连苦降泄热以除胃热；干姜、半夏辛开通阳，以温燥脾湿，配党参、甘草以补脾胃之虚；复加藿香、荷叶芳香化湿，轻清达邪。全方虚实兼顾，脾胃同治，通阳行气，湿热两解，而无虚虚实实之弊。俾胃气安和，呕吐得止，则继用健脾扶正，以收全功。

瘀证辨治撷拾

在活血化瘀法运用范围日益扩大的今天，对瘀证的辨证论治有两种值得注意的倾向：一是临床但见舌黯、疼痛、肿块等证象就直断为瘀证。二是临床处方，不视病人的具体情况，便主攻其瘀，一方到底，从而影响了疗效，甚或弊端蜂起。现结合临床实际，对瘀证的有关辨治问题，略陈一隅之见，以供同道参考。

一、辨"证""象"主次，洞悉原委

（一）有瘀象未必皆是瘀证

"瘀象"与"瘀证"不尽相同。"瘀证"可总括"瘀象"，本属定理，无须非议，但从众多临床实例来看，确有可议之处。其主要表现之一，据西医学的诊断而用药，缺乏中医的辨证依据。如对冠心病、慢性肝炎、脑溢血后遗症等疾病的治疗，不论其瘀象的多寡、主次，便概用冠心Ⅱ号方、血府逐瘀汤、补阳还五汤等主攻其瘀；其二，辨证欠周密，捉襟见肘，如气滞、痰阻、湿郁、水聚、寒凝、热壅等所致的病证，只要兼有瘀象者，亦必以桃红之类攻逐之，似乎活血化瘀可通治百病。这些不同的病证，有时虽有瘀象，但未必皆以其为主症，亦未必以瘀血为主因，是故不能与瘀证等量齐观。所谓"瘀证"，当指血行不畅或阻滞、蓄积于脉道之内外所致的一系列综合征。临床辨证，只有权衡"瘀象"之主次，才能抉择化瘀之主从。如《伤寒论》对热入血室之辨治，实为识别瘀证真、假之范例。此证虽与瘀血阻滞有关，但主要系妇人经期感受外邪，邪热陷入血室而不得外泄所致。若症见胸胁下满，如结胸状、谵语者，用刺期门法，俾邪热随血外出而解；症见寒热如疟，发作有时者，用小柴胡汤和解枢机，俟枢机一转，则陷入之邪即可随之而出。可见仲景治疗此类"血结"证，有刺期门法，有和解法，就是不用活血化瘀法。嗣后之不少医家误解仲景用药心法，认为必须伍用凉血化瘀药，如叶天士主张加入生地黄、桃仁、山楂肉、牡丹皮或犀角，钱潢认为应加桃仁、牛膝、牡丹皮之类，实不足取法。尚需提及的是，李东垣《脾胃论》对脾胃病诸证兼瘀血者的治疗，独重视"补土以调和气血"，这反映在他的一系列升阳、益气、养血、除湿等方剂中，殊少径用活血化瘀法。他甚至谓其"胜湿""升阳"方药中用葛根、羌活、防风以及加用附子，皆有"通经脉""通行经血"之用。足见其治瘀不拘陈规，亦为有瘀象未必皆是瘀证的实例。

（二）"无"瘀象未必皆非瘀证

据瘀象而确定瘀证，是辨证之常。"无"瘀象（证候不显著）可凭，亦可诊断为瘀证，是辨证之变。故临证识瘀必知其常而达其变，方能了然于胸中，做出正确的诊断和治疗。识瘀之变，自《内经》以降多以病史推断之，如《素问·痹论》就指出久病可以致瘀。清·叶天士秉承经旨，以"久病入络"立论，意在说明"脉络自痹"，病程较长，病位较深，以痛为主，并创制"辛润通络"法起沉疴、愈顽疾。周学海认证则不局限于久痛，他认为"凡大寒大热病后，脉络之中必有推荡不尽之瘀血"。唐容川《血证论》从治疗学角度则径谓："一切不治之症，总由不善祛瘀之故。"足见唐氏识瘀之灵活。后世对无明显脉证可凭的瘀证，多以"怪病多瘀""奇病多瘀"立论，殆即源此。结合我们辨治瘀证的实践而言，如有些顽固性头痛，有时虽无明显的瘀象，但在以其他原因难以解释时，则宗前贤"久痛入络""不通则痛"之明训，立通窍活血化瘀法，主攻其瘀。并根据相关兼症，分别选用平肝潜阳、清泻肝胆、滋阴养血诸法，获效多佳。对久治未愈的末梢神经炎，凡症见手足麻木疼痛、入夜及感寒后疼痛尤甚者，则按寒凝血瘀论治，用活络效灵丹合阳和汤化裁，多可应手取效。值得深思的是，"怪病多瘀""奇病多瘀"之"怪""奇"，含义笼统，规律欠明，难以掌握，似属辨证无力之遁词。因此，识瘀证之变的着眼点，应以整体恒动观为指导，将局部病变与症状、体征、病史、治疗史等综合考虑，以探明其规律。否则，时至近代科学迅猛发展的今天，仍以"怪""奇"名之，岂不可笑！基于上述，并验诸临床，其辨证之要约有四端。

1. **局部与整体相结合** 即根据体表组织及脉络检查所见（如肌肤色黯、渗出、肿胀、脉络迂曲、充血、出血、栓塞等），结合全身的相应兼证来考虑。

2. **结合病史** 患者多有久痛、失血、外伤、手术、七情内伤、月经不调史等。

3. **结合治疗史** 对屡服他药、变更治法罔效的病例，而试用活血化瘀法取效者，多属瘀证。有些疾病虽无明显瘀象，而宜用血管扩张剂治疗，以改善循环促进恢复者（如眼肌麻痹、视神经萎缩、中心性视网膜病变等），亦可协助诊断。

4. **结合实验室检查** 近年来，结合实验室检查辅助诊断，显示了可喜的苗头。诸如用甲皱微循环观察微血管的形状、轮廓、排列，以及血色、血流等；用心电图检查心肌供血情况；用血液流变学研究血液的黏滞性、流动性和血细胞间聚集性；用血流图测定脑血流、肺血流、肝血流及肢体血流等。中国中医科学院西苑医院论治冠心病，在临床症状不多，而心电图有缺血改变，或血液高黏、高凝、高血脂的情况下，也认为是瘀血的一个侧面，经用活血化瘀法治疗，效果较为满意，从而丰富了固有的认识，扩大了临床适应证。若能推而广之，探索多种"因瘀致病"的实验室依据，不仅有利于诊断和鉴别诊断，对阐明瘀证本质、药理药化以及疗效的观察和评定，也将大有裨益。

二、详审病位病性，细察证候轻重缓急

有关瘀证的诊断标准，经国内学者近年来的广泛探索，已取得了较一致的意见。但对其病位、病性不一，证候较重、缓急各异的错综局面的综合识别，尚少文献依据。为此，当前似应重视下述四个基本环节。

（一）定病位

瘀血为患，多瘀结于某一局部，或某一脏器，而反映出不同的证候特点。据其病位之别，而立法遣药同中有异。故古代擅长治瘀而卓有成效的医家，莫不致力于此。如清·唐容川认为，据瘀"在脏腑之心肺""在经络之间""在上中下三焦""在表在里"之不同用药，则"治法百不失一"。王清任诸逐瘀汤的创立，亦多以瘀阻之部位为依据，如用通窍活血汤治头面五官瘀血；用血府逐瘀汤治胸胁部瘀血；用膈下逐瘀汤治腹内瘀血等。元·王好古论治损伤性瘀血，倡分上、中、下三部用药，瘀在上部以犀角地黄汤为首选；瘀在中部又当以桃核承气汤为主；瘀在下部以下瘀血汤为要。这些不同的定位方法，从脏腑、经络、三焦、表里、上中下分部等角度指导不同病位瘀血之论治，外感、内伤、损伤无所不括，可谓细腻灵活，足资临证效法。

（二）辨病性

瘀血虽属有形之实邪，但患者禀赋、体质有别，病程长短不一，故其证候每有寒热虚实之殊，临证必须辨析之，以加强论治的针对性。辨证之法虽有多端，但概要而言，不外以体质强弱辨寒热，以病程长短辨虚实。以寒热言，形体素盛者阳气旺，而易见热象；形体素弱者阳气不足，而易

见寒象。诚如日人丹波元坚所云："邪既乘入也，随其入阳气之盛衰化而为病，于是有寒热之分焉。"清楚地说明了寒热变化与体质阴阳属性的关系。举凡胸痹、胸痛、眩晕、头痛、顽痹等证之瘀热互患或寒凝血瘀，无一不关乎体质。以虚实言，大凡瘀血始成，正气未伤者，实证居多；病程久延，正气受损者，则多偏于虚证。临床所见，冠心病、肝硬化、脑血管意外后遗症、硬皮病、视网膜中央静脉栓塞等属"因瘀致病"者，其证之虚实常因病程之长短而异。仅以肝硬化为例，其发病之初，多以胁下积块胀痛有定处之气滞血瘀表现为显著，尚无整体之虚候，病至晚期，则形体消瘦，面色萎黄，饮食锐减等正气大伤之象显露。因此，在瘀证的病变过程中，必须注意虚中夹实，实中夹虚，补虚勿忘其实，治当顾其虚。正确处理"正"与"邪"、"补"与"攻"的辩证关系。即使正气未衰，而欲有效逐瘀时，亦当稍佐扶正，免伤正气。

（三）识轻重

前已述及，瘀证的病理改变有血行不畅，或血行阻滞、蓄积等不同程度，故其证候自有轻重之别。据此立法，则难以"活血化瘀"一法统括之，必分"活血""化瘀""逐瘀"三等，始能丝丝入扣。仅以其特征言，大凡痛势较剧，痛多于胀，舌质青紫，或妇女经行不畅，量少而并无紫黯血块者，多属血行不畅之轻证，当用四物汤活血养血；痛如针刺有定处，舌质紫黯，或妇女经行不畅，量少色黯成块者，则属血行阻滞而症情偏重，宜桃红四物汤化瘀、活血兼顾；凡血液蓄积不散，形成癥积、痞块者，则属重证无疑，治用大黄䗪虫丸破血逐瘀。不唯如此，用药剂量之轻重尤当权衡，同一味活血药，轻用则活血，重用则化瘀，故瘀重则用重，瘀轻则用轻。由此说明，组方峻缓之分寸，用药剂量之轻重，皆当据瘀证之轻重而定。否则，理法不明，用药漫天撒网，无从着手。

（四）察缓急

瘀证在发展过程中，证情较缓者为多，但常因受主、兼证之间的转化，及"表里夹杂""新旧夹杂"等矛盾的影响，而证情有缓有急，则活血化瘀法的运用需分先后、主次。首先，从主、兼证的转化来看，有些证候本非瘀血之主流，而因病机转化上升为主要矛盾时，则当急治。如瘀血崩漏，本当化瘀以止血，但在出血过多，气随血脱，肤色夭然不泽，大汗淋漓，脉微欲绝之时，则急当回阳救逆固脱，俟血止阳复，继予活血化瘀。再从"新旧夹杂"来看，瘀血旧病导致新的病理变化且证情较急时，亦当急治。如"因瘀致热"诸证，当高热心烦，甚至神昏谵语、齿鼻衄血等热象突出时，则又当急予清热解毒、凉血开窍，佐以化瘀，至热势已衰，方可主攻其瘀。至于"表里夹杂"，当先表后里，如仲景所论治太阳蓄血证，尽管"其人如狂"，但在表邪不解的情况下，则谆谆告诫"尚未可攻，当先解共外"，俾表邪解，"但少腹急结者"，乃用桃核承气汤攻逐其瘀。只有辨证主次分明，立法次第井然，才不致贻误病机。以上管窥蠡测，偏颇之处，冀馈教正。

脾胃病论治要略

脾胃病论治，临床多宗李东垣，但李东垣立法用药，偏于升阳治脾，而略于润降治胃。叶天士师法东垣而不囿故步，治分脾、胃、阴、阳，重视五脏相关，药有刚、柔、升、降。常法之外又有变法，颇多创见。其在《临证指南医案》中曾明言："太阴湿土得阳始运，阳明燥土得阴自安，故脾喜刚燥，胃喜柔润……认清门路，寒热温凉以治之，未可但言火能生土而用热药。"这些见解，对今之脾胃病临床仍具有重要指导意义。

一、治疗原则

依据脾胃的生理病理特点及整体恒动观，将其治疗原则归纳为升降、润燥、温清、消补和调治五脏数端，兹分述如下。

（一）升降结合，相辅相成

脾胃为人体气机升降出入运动之枢纽，诚如《医学求是》所云："中气旺，则脾升而胃降，四象得以轮旋；中气败，则脾郁而胃逆，四象失其运行矣。"《证治汇补》亦云："五脏之精华，悉运于脾，脾旺则心肾相交。"故脾胃升降失常之变，不独表现于中焦，且可波及他脏，变生多种病证。

《未刻本叶氏医案》云："脾阳不主默运，胃腑不能宣达，疏脾降胃，令其升降为要。"并认为，只要"升降之机得宜，湿滞自宣，中脘自爽"。调治脾胃升降失常诸证，当权衡两者孰重孰轻，而抉择"升""降"之主从。若脾虚气陷，致久泻、脱肛、便血、虚坐努责、尿浊、癃闭、崩漏、胃缓、阴挺等，治当补气升阳，俾清升浊自降；脾胃内伤，升降失司，清浊相干，浊阴不降而呕吐、嗳气、呃逆，或津液不布，大肠燥结而便秘，脘腹胀满，当以降浊为主，稍佐升阳，以升助其降；气滞中焦，清浊壅塞，不得上下而胃痛、脘痞、眩晕、失眠、呕吐、泄泻等，治当和胃通腑，降气泻浊，俾浊降清自升；脾胃气虚，升降失常而心肾不交，阴阳失济，致惊悸、不得卧、卧不得安、梦遗等症者，治当补以甘温，调以升降，升阳为主，降浊为辅，以复其心肾相交、阴阳相济之常。总之，治脾之法，以升为主；调胃之法，以降为要；清浊相干者，当升清降浊；阻碍心肾交通者，当调脾胃，以沟通上下。由于阳升阴降是对立的统一，清阳的升发，有助于浊阴的下降；浊阴的下降，亦有利于清阳的升发。而脾胃升降失常，通常以脾阳不升为矛盾的主要方面。故李东垣制方倡以升清阳为主，降浊阴为辅。

（二）润燥相合，各得其宜

《临证指南医案》云："太阴湿土得阳始运，阳明燥土得阴自安，故脾喜刚燥，胃喜柔润……"脾与胃，燥湿相济，阴阳相合，升降得宜，相辅相成。验诸临床，脾病多湿而治重温燥，胃病多燥而治重柔润。《医经余论》尤其重视脾胃阴阳、燥湿间的密切关系，如谓："脾之湿，每赖胃阳以运之；胃之燥，又借脾阴以和之，是二者有相需之用。"并进一步提出了"健脾宜升，通胃宜降。故治脾以燥药升之，所谓阳光照之也；治胃以润药降之，所谓雨露滋之也"的治疗法则。

《素问·脏气法时论》曰："脾苦湿，急食苦以燥之。"故治疗湿盛困脾，总宜燥湿健脾，并结合湿邪阻滞部位之不同，随证治之。如湿蒙于上而眩晕、头痛、首重如裹、胸闷者，宜合风药胜湿透窍；湿滞于中，而脘闷、纳呆、呕逆、涎涌者，宜伍芳香化湿，理气行湿；湿注于下，而溺短、带下、濡泻、鹜溏者，宜配淡渗之品以渗利；湿泛肌表，而身重肢肿者，宜佐解表之品以宣散。对寒湿客于筋骨之间者，《时病论》则倡直温其经。润养胃阴之法，叶天士论之最详，从《临证指南医案》用药来看，不论何脏何腑损及胃阴，还是情志、六淫之火耗伤胃阴，叶氏皆以甘味为主治之。甘有"甘寒""甘平"等区别，借以润养胃阴，而通降得和。如胃虚肝风振起，眩晕呕吐者，不用刚燥制肝降逆之药，而"议养胃汁以息风"，俾"胃壮则肝犯自少"。失血伤阴之证，用药并非滋腻补血养血，而以"胃药从中填补，使生气自充"。肝阴不足，肝用太过，胃阴因之受伤者，则治用酸甘，取酸能制肝敛津，甘能令津还，以济阴益胃。胃主纳食，胃虚则重味难支，故用药剂量宜轻。叶氏还倡用食物中药（粳米、山药、扁豆、南枣、湘莲子、大麦仁、梨、蔗、蜜等），借谷气甘平益阴，醒脾开胃。阳明胃腑，以通为用，得降则和，故选药要有走有守，有动有静，达到润不腻滞，通不伤正。

关于润胃燥和燥脾湿的关系，《医学问对》曾谆谆告诫："治湿常目在燥，治燥常目在湿。"意在示人润、燥既不可太过，亦不可拘泥于一端，应视具体证情，酌予兼顾。《医门法律》亦谓："脾胃者土也，土虽喜燥，然太燥则草木枯槁，水虽喜润，然太润则草木湿烂。是以补脾（胃）滋润之剂，务在燥湿相宜，随症加减焉耳。"

（三）温清并举，主次有别

脾胃脏腑相连，湿土同气。阳旺之躯，湿邪多从热化，归于阳明，阳明阳土，易伤阴津，往往积热、化火；阴盛之体，湿邪多从寒化，聚于太阴，太阴阴土，每见寒凝、浊滞。伤寒误下损伤脾胃，邪热乘虚内陷，水谷不化，气机升降失常，亦可致寒热互结于中，而见脘腹痞满、呕吐、心烦、肠鸣、下利等症。再者，由于脾胃为一身气机升降之枢纽，心火之下降，肾水之上升，皆赖脾胃从中斡旋。肝升胆降之理亦然。黄坤载说："肝气宜升，胆火宜降，然非脾气之上行则肝气不升，非胃气之下降则胆火不降。"因此，脾胃失和则既可见肝火上炎之心烦不寐、口苦咽干等热证，又可见下焦失于温煦之腹痛、泄泻等寒证。治疗脾胃寒热错杂证，不若单纯的寒证温之可除，单纯的热证清之可去，必温清兼用，寒温并调，方切病机。应针对病证寒、热之轻重，或寓清于温，或寓温于清，不可偏执一端。即使治疗单纯的热证或寒证，在清热或温阳方中，伍用少量性味相反的药物，可有反佐补偏，提高疗效之妙。仲景所创泻心汤类方，温清并用，甘苦兼施，是治疗脾胃寒热错杂的典型代表方，其组方法度，足资临床效仿。一是生姜、半夏辛开散痞，以温燥脾湿；一是黄芩、黄连苦降泄热，以清泻胃热；一是人参、甘草、大枣甘温益气，以补脾胃之虚。三者相合，使泻心汤类方具有寒热并调，虚实兼顾，脾胃同治之功。用治脾胃寒热互结诸证，功专力宏。

（四）消补兼顾，掌握分寸

脾胃虚弱，极易虚中夹滞，而成虚实错杂之证。因胃为传化之腑，以通为顺，以降为和，胃气通降，自能纳食传导。若胃虚失和，通降失常，则气、食壅滞为病。胃之不纳，可致脾虚不化；若脾虚运化无权，胃中水谷难化，亦可致其停积为患。诚如《诸病源候论》所云："胃受谷，而脾磨之，二气平调，则谷化而能食。若虚实不等，水谷不消，故令腹内虚胀，或泄不能饮食。"脾虚宜补，食滞宜消。倘徒健脾而不消滞，则已积之滞难除；若徒消滞而不健脾，则脾气益伤，即使积滞暂去，犹有复积之虞。故当健脾消导，双管齐下，始能两全。脾胃同治，消补合施，关键在于掌握消补之分寸。若虚多实少，当补脾重于消导；实多虚少，则消导重于补脾。

消法的范围较广，此专指消食导滞。食积为有形之邪，气、血、痰、火等易随之相继郁滞，故当配合相应治法。"补"有补气、补阴等之别，其与消食导滞法的具体运用，在本章第二节皆有专论，可联系互参，此不详述。

（五）调治五脏，以安脾胃

脾胃有病虽可波及他脏，而他脏有病鲜有不波及脾胃者。肝肾心肺的病理变化皆可影响脾胃而酿成疾病，其中尤其是肝肾最易损伤脾胃。叶天士云："土王四季之末，寒热温凉随时而用，故脾胃有心之脾胃，肺之脾胃，肝之脾胃，肾之脾胃。"张景岳则强调："脾胃有病，自宜治脾。然脾为土脏，灌溉四旁，是以五脏中皆有脾气，而脾胃中亦有五脏之气，此其互为相使，有可分而不可分在焉。故善治脾者能调五脏，即所以治脾胃也；能治脾胃而使食进胃强，即所以安五脏也。"（《景岳全书·论治脾胃》）此即脾胃病论治中整体观念的集中体现，值得重视。张景岳还例示了调五脏以治脾胃的具体运用，"如肝邪之犯脾者，肝脾俱实，单平肝气可也；肝强脾弱，舍肝而救脾可也。心邪之犯脾者，心火炽盛，清火可也；心火不足，补火以生脾可也。肺邪之犯脾者，肺气壅塞，当泄肺以苏脾之滞；肺气不足，当补肺以防脾之虚。肾邪之犯脾者，脾虚则水能反克，救脾为主；肾虚则启闭无权，壮肾为先"。这种整体调治的原则，对后世论治脾胃病产生了广泛而深远的影响，其不仅适用于治疗脾胃病，他脏之病的治疗亦应本此精神。

二、常用治法

脾胃为患，见证殊多，而其治法亦繁，临床立法遣药，当以前述治则为指导，庶能提纲挈领。

（一）补气健脾法

适用于脾气虚弱，运化失常证。本法重在补虚助运，对邪盛伤脾，而运化失常者，则宜祛邪复运，不可盲目用补。临床但见面色萎黄，倦怠乏力，气短懒言，形体消瘦，脘腹胀满，食后不化，大便溏薄，或肢体浮肿，舌淡苔白，脉弱者，即可运用本法。

《医方考》云："诸脏腑百骸受气于脾胃而后能强。若脾胃一亏，则众体皆无以受气，日见羸弱矣。故治杂证者，宜以脾胃为主。"《名医方论》倡"气虚者，补之以甘"，故宜选人参、党参、黄芪、白术、山药、白扁豆、炙甘草、大枣等药补气健脾。四君子汤、保元汤、参苓白术散等，皆体现了这一治法。脾主气，气贵流通，而补气之药多壅滞碍胃，故常需配伍少量醒脾行气的砂仁、木香、陈皮等，以调畅气机，使之补而不滞，收到更好的补气效果。如异功散、参苓白术散、香砂六君子汤分别伍用陈皮、砂仁、木香等，则变"守补"为"通补"，即补中有通，补而勿滞。脾虚不运，易于生湿，以致蓄积为患者，补气尚需配薏苡仁、茯苓、猪苓、泽泻等渗湿利水之品，使水湿下渗而脾运得健，以加强补益之功。脾虚食滞者，宜稍佐焦三仙（焦山楂、焦神曲、焦麦芽）、鸡内金、炒莱菔子等消导之品，俾补中寓消，相得益彰。脾虚血少者，应在健脾生血的前提下，配用少量补而不腻的养血药，如当归、川芎、夜交藤、炒酸枣仁等。《名医方论》曰："盖人之一身，以胃气为本，胃气旺，则五脏受荫；胃气伤，则百病丛生。故凡病久不愈，诸药不效者，惟有益胃……"故补气健脾法，实是许多疾病虚证治法的基础。

（二）温中健脾法

本法用于脾胃虚寒证，临床以脘腹冷痛，腹满时减，畏寒喜暖，手足不温，恶心呕吐，不思饮食，形瘦神疲，倦怠乏力，舌淡苔白，脉沉迟或沉细为主要运用依据。

《伤寒论条辨》云："胃阳虚即中气失宰，膻中无发宣之用，六腑无洒陈之功，犹如釜薪失焰，故下至清谷，上失滋味，五脏凌夺，诸症所由来也。"故治必温补脾胃，俾阳复寒散，则五脏六腑皆以受气，而诸症自愈。宜选用干姜、高良姜、吴茱萸、蜀椒等温中散寒药，与党参、黄芪、白术等补气健脾药同用，组成温中健脾法，代表方如理中丸、小建中汤、大建中汤等。由于阳虚是气虚的进一步发展，"气虚之甚则阳虚"，故温阳必伍补气之品。脾虚及肺，卫外不固，而易感外寒者，可酌用桂枝、细辛、白芷等以解表散寒。阳虚阴盛，水湿难化，聚而成饮者，又当合半夏、茯苓、桂枝等以温阳化饮。各种慢性失血，但见脾胃虚寒之象者，则宜加炮姜、阿胶、白及、紫珠草等，组成温阳摄血止血法。病程久延，脾虚及肾，脾肾虚寒者，可与附子、巴戟天、淫羊藿、补骨脂相伍，培补下焦真阳，而中焦阳气易复。鉴于本类药物性多温燥，易于助火，伤阴耗血，故阳虚而阴血又不足者，或阳事易举、梦遗失精之证，当慎用，或酌加固阴之品。

（三）升阳举陷法

本法用于中气虚弱，升降失常之证。脾不升清，则头晕目眩，少气懒言，脘痛腹胀，卧之则舒，小腹坠胀，站立更甚，呼吸短促，甚则清阳下陷，而致胃下垂、脱肛、便血，或久泻不愈，或子宫脱垂、崩漏、带下，或遗溺、癃闭；胃不降浊，则嗳气、呃逆、呕吐、脘胀纳差。不论以何者为主，必以脾气虚弱为共性，方可治之以本法。

脾胃是人体气化升降运动的枢纽，脾升胃降失常，则清阳易于下陷，而浊阴易于上逆，致浊阴在上，清阳在下而为病，治当补以甘温，调以升降，即在补气健脾的基础上，配伍柴胡、升麻、葛根、蔓荆子等升阳药物，共达升阳举陷之图。益气聪明汤、补中益气汤为本法的主要代表方。补中益气汤原方剂量偏小，临床应用有杯水车薪之感，可适当增量。方中黄芪补气兼能升阳，尤当重用。气不化水，小便不利者，加冬葵子、王不留行、小茴香，行少腹之气，助膀胱气化。气虚及阳，兼虚寒之象者，加干姜、肉桂，以温中扶阳。食停中焦，脘胀厌食，嗳气酸腐者，加焦三仙（焦山楂、焦神曲、焦麦芽）、槟榔、连翘，以消积清热。久泻不愈，或脱肛者，加诃子、乌梅肉、煨肉蔻，以收涩固脱。治疗脾胃升降失常，临床有"欲降先升，清升浊自降"，和"升清必先降浊，浊降则清阳自升"的不同见解。"升清"与"降浊"有相互促进作用当无疑义，然究竟以何者为主，以证候为凭，庶无偏弊。如李东垣制方，就有升多降少的升阳益胃汤，降多升少的通幽汤等的不同。

(四)滋阴养胃法

本法专为胃阴亏虚之证而设，此证多见于外感温热病、里实热证后期，及平素胃阴亏虚者，以不饥少纳，渴思凉饮，口干咽燥，胃脘灼痛，时作干呕，肌燥焮热，溺少便结，舌质红少苔或无苔，脉细数等为主要适应证。

《临证指南医案》云："胃为阳明之土，非阴柔不肯协和。""胃易燥。"不论何脏腑损及胃阴，皆当滋补，以复其阴液，药选沙参、玉竹、石斛、天花粉、玄参、麦冬、天冬、生地黄、梨汁等，益胃汤、五汁安中饮、一贯煎等皆为本法的代表方。本类药物味甘阴柔，易呆滞脾胃，故宜少佐川楝子、枳壳、佛手、陈香橼等理气和胃而不辛燥伤阴的药物。如此"刚柔相济"，则滋阴而不腻胃，理气而不损阴，余热未尽者，加竹茹、石膏、知母以清之；阴虚而生内热，兼见低热心烦等症者，伍牡丹皮、白薇、青蒿清其虚火；阴损及气，兼神疲食减，音低气馁，便秘或便溏者，选补气而不温热、益阴而不凉滞的黄精、山药、莲子肉、白扁豆、太子参等，以甘缓益胃；胃阴虚肝失所养，肝气偏盛，症兼胁痛、心烦、眩晕、脉弦者，配白芍、炙甘草、五味子、乌梅、木瓜等，以酸甘化阴。

(五)温中固涩法

本法适用于脾肾虚寒之泻痢日久，滑脱不禁等病症。临床但见泻痢日久，反复不已，泻下稀薄，夹杂黏冻，或夹黯紫血色，每逢疲劳，饮食不当，或受寒凉则发作加重，甚或滑泄难禁，脱肛不收，或虚坐努责，或五更泄泻，神疲乏力，脐腹隐隐冷痛，喜暖喜按，形寒畏冷，面黄少华，舌淡苔白，脉沉细弱无力等症者，均可用本法治之。

《素问·至真要大论》云："散者收之。"《本草纲目》云："脱者散而不收，故用酸涩温平之药，以敛耗散。"因此，本法除用固涩收敛的诃子、五味子、肉豆蔻、赤石脂、罂粟壳、五倍子、禹余粮、莲子肉、芡实等药外，还应配用党参、黄芪、白术、干姜、肉桂、附子、补骨脂等温补脾肾药。

代表方剂如真人养脏汤、桃花汤等。倘久泻而脾虚气陷，脱肛少气者，配柴胡、升麻，升阳举陷；若积滞未尽者，可稍佐焦山楂、神曲、莱菔子等消积导滞之品；面色萎黄，心悸失眠者，加当归、阿胶、炒酸枣仁，以养血安神；妇女带下清稀，无臭味，日久不止，而身体日见瘦弱者，当以温中健脾药如与金樱子、芡实、白果、煅牡蛎、煅乌贼骨等收涩止带药同用。

（六）理气降逆法

本法用于中焦气滞，胃气上逆之证。以脘腹胀满或疼痛，心下痞硬，嗳气频频，不欲饮食，恶心呕吐，呃逆，大便不畅，舌苔薄白，脉弦等为主要适应证。

《医宗金鉴·删补名医方论》曰："夫人以气为本，气和则上下不失其度，运行不停其机，病从何生。若饮食不节，寒温不适，喜怒无常，忧思无度，使冲和之气升降失常，以致胃郁不思饮食，脾郁不消水谷……"治宗《沈氏尊生书》"气升当降，气逆当调"之旨，而立理气降逆法。宜选用厚朴、木香、砂仁、枳壳、枳实、紫苏梗、大腹皮、竹茹、旋覆花、代赭石、柿蒂等药，方如半夏厚朴汤、橘皮竹茹汤、厚朴温中汤等。临床所见，寒、湿、痰食诸邪为导致脾胃气滞的主因，故本法的运用，既要考虑病性的寒热虚实，又要兼顾兼夹之邪。如属中焦寒凝气滞者，配干姜、高良姜、丁香、吴茱萸；湿阻气机者，伍藿香、白蔻仁、薏苡仁；痰气互滞者，加陈皮、半夏、茯苓、莱菔子；食滞气逆者，加焦三仙（焦山楂、焦神曲、焦麦芽）、鸡内金、槟榔等；脾虚气滞者，配白术、白扁豆、党参；热壅气滞者，伍大黄、黄连、石膏；气滞甚而体质壮实者，可暂配三棱、莪术等疏理药；脾胃虚弱与肝气郁滞每多相兼，即"木郁乘土""土壅木郁"之意，故本法常与疏肝理气法同用。本类方药多辛温香燥，走窜破泻，易伤津耗气，故当适可而止，勿使过剂。

（七）活血化瘀法

本法在脾胃疾病中运用颇广，如瘀血所致的胃痛、腹痛、吐血、便血、肌肤斑块紫黯、腹内积块、慢性低热，以及阴黄色晦、形体羸弱、肌肤甲错等，皆可用活血化瘀法治之。

《素问·阴阳应象大论》曰："血实者宜决之。"故治当以大黄、蒲黄、五灵脂、丹参、延胡索、乳香、没药、当归、桃仁、红花等活血化瘀药为主组方，代表方如丹参饮、失笑散、桃仁承气汤、膈下逐瘀汤、少腹逐瘀汤等。瘀阻则气滞，气滞则血瘀，故活血化瘀方中需配伍一二味理气药，以提高疗效。本法的运用规律，当根据病性的寒热虚实，以及病因、病位、体质之不同，配伍相应药物。若属寒凝血瘀者，配桂枝、麻黄、细辛、乌头；属热壅血瘀者，伍生地黄、紫草、牡丹皮、赤芍；属痰阻血瘀者，加陈皮、半夏、胆南星、白芥子；属气虚血瘀者，加党参、黄芪、白术、炙甘草；属阳虚血瘀者，加附子、肉桂、干姜、淫羊藿；瘀血内结，新血不生，而兼见血虚之象者，加枸杞子、熟首乌、当归、鸡血藤、白芍；痛久入络，顽固难愈者，加穿山甲、水蛭、地龙。活血化瘀药多有耗气伤血之弊，故凡病程较长，或体质虚弱而需久用本法者，皆当配伍益气养血之品，俾祛瘀而不伤正，以提高疗效。

（八）祛湿利水法

本法用于湿浊阻滞，脾胃失和之类的疾患。症见脘腹胀满，口淡乏味，不思饮食，泛恶欲吐，肠鸣泄泻，带下量多，肢体沉重或水肿，怠惰嗜卧，脚气湿烂，小便不利，苔白腻而厚，脉缓者，皆属本法的治疗范围。

柯韵伯谓："《内经》以土运太过曰敦阜，其病腹满；不及曰卑监，其病留满痞塞。"（录自《名医方论》）若胃燥不及，不能助脾运湿，则湿邪易聚；湿盛困脾，运化失司，则湿浊益甚。宗《素问·至真要大论》"湿淫于内，治以苦热，佐以酸淡，以苦燥之，以淡泄之"之旨，立祛湿利水法。然湿有内、外之别，脾胃阳气有强弱之殊，且湿邪常与他邪相合或转化，而为寒湿、湿热、风湿、暑湿等，故其治法又不尽相同。大抵外湿犯表者，宜用羌活、防风、蔓荆子，祛风胜湿，微汗解表，宣散湿邪；湿邪中阻者，首当以藿香、香薷、佩兰，芳香悦脾，辟秽化湿，并据寒化、热化的不同，或以苍术、厚朴、白蔻仁苦温燥湿，或以黄芩、黄连、苦参苦寒燥湿。由于湿为阴邪，重浊黏腻，易于阻滞气机，遏伤阳气，故祛湿常需伍用理气，俾"气化则湿亦化也"（《温病条辨》）。湿盛阳微者，又当合用干姜、白术温阳化湿。湿与水异名同类，湿为水之渐，水为湿之积，故水湿壅盛，溺短水肿等症明显者，宜重用薏苡仁、茯苓、猪苓、泽泻渗湿利水。此类药物多性味甘淡，甘不伤脾，淡能渗湿，虽有利水之功，而无损脾之弊。湿病虽有内外之分，但由于表里相合，脏腑相关，故表湿可以犯里，里湿可以溢表，一脏有病波及他脏，而致表里同病，寒热错杂，虚实相兼。因此，上述治法，当别其主次，酌情兼施。

（九）温化痰饮法

本法泛治痰饮证，不论饮聚何部，皆责诸脾胃，以胸腹满或胸胁支满，少气身重，呕吐，下利，口淡不渴，心下痞，或小便不利，或肠间沥沥有声，或头眩心悸，或背寒冷如掌大，舌质淡，苔白滑，脉象弦等为其临床特征。

《金匮要略编注》阐释《金匮要略》"病痰饮者，当以温药和之"奥意云："此言痰饮属阴，当用温药也。脾失健运，水湿酿成痰饮，其性属湿，而为阴邪，故当温药和之，即助阳而胜脾湿，俾阳运化，湿自除矣。"然痰饮的表现不一，变化多端，故当据其标本虚实，表里寒热之别，灵活变通。宗仲景用药规律，如脾虚饮停，胸胁胀满，或泄泻，头眩心悸者，用苓桂术甘汤健脾化饮；饮邪犯胃，呕吐，心下痞满，眩悸者，用小半夏加茯苓汤和胃降逆蠲饮；饮遏清阳，头晕目眩，或胸闷呕吐者，用泽泻汤健脾利水；饮停肠胃，脘腹坚满，或腹中痛者，用甘遂半夏汤攻逐水饮，散结除满；支饮胃家实，胸满气喘，大便秘结者，用厚朴大黄汤下水祛实，行气泻满；饮蓄膀胱，脐下悸，小便不利，头眩，吐涎沫者，用五苓散健脾渗湿，化气利水。

（十）清热泻火法

热积阳明，以壮热，汗出，烦渴，恶热，脉洪大；或牙痛，齿龈红肿溃烂，口疮口臭，口燥舌干，烦渴易饥，喜凉畏热，舌红苔黄，脉滑数为特征者，皆可运用本法。

"阳明胃多气多血，又两阳合明为热盛，是以邪入而为病常实"（《医宗金鉴·删补名医方论》）。故治当清泻阳明实热，药选石膏、知母、升麻、竹叶、栀子、黄连、黄芩，方如白虎汤、清胃散等。热积阳明，津液易伤，病程较短者，一经清热即可热去津回，无须养阴；病程久延，津伤明显者，宜与玄参、生地黄、麦冬等养阴增液之品合用；若复感外邪者，宜与汗法同用，以清热透邪；气血两燔者，合用清营凉血法，以气血两清；兼高热神昏，大便秘结等腑实征象者，加大黄、芒硝通腑泄热，软坚润燥；胃气上逆，心下痞满者，加半夏、竹茹清热除逆；口疮，或牙龈肿痛者，亦可加大黄、芒硝釜底抽薪，引热下行。清热泻火药，易寒中败胃，其用量的大小需根据平素体质的强弱，及证情的轻重而定，不可孟浪从事。

（十一）通腑泄热法

本法用于里热与积滞互结的阳明腑实证，以大便秘结，脘腹痞满，或腹痛拒按，按之硬，口渴心烦，甚或潮热谵语，苔黄，脉实为主要特征。

有形燥热结于阳明之腑，则应宗《素问·阴阳应象大论》"其下者，引而竭之；中满者，泻之于内"之旨，而通腑泄热，荡涤积滞。宜用大黄、芒硝、牵牛子等为主药，以泄热荡结；以枳实、厚朴等为辅药，以行气除满。大、小、调胃承气汤及凉膈散等，皆为本法的代表方。肺与大肠相表里，腑结则肺痹，燥热不得下泄，反致上迫，而咳喘息促者，可伍杏仁、瓜蒌、桑白皮宣上通下；血热妄行的上部诸窍出血，套用凉血止血不效者，当用本法"上病下取"，佐茜草、栀子、小蓟止血；湿热黄疸猝发，酌以本法与清热利湿法同用，使湿热毒邪从二便而解，以提高疗效；瘀热蕴结肠间，化脓成痈者，加桃仁、牡丹皮、败酱草、冬瓜仁以泄热化瘀消痈；水热互结心下者，当仿大陷胸汤意，伍用甘遂等，以泄热逐水；腑实兼外感者，当权衡表、里的轻重，采取先表后里或表里双解之法；正虚邪实者，又当识别正虚、邪实的主次，或先攻后补，或攻补兼施；对老年体弱，新产血虚，或病后津亏的大便秘结，不可徒用攻下；孕妇在一般情况下禁用本法，免致流产。本法易耗损胃气，应中病即止，转予调理。

（十二）辛开苦降法

本法用于脾胃湿热证。湿热盘踞中焦，氤氲浊腻，见证殊多。气机壅滞则痞则痛，胃气上逆则呕，脾气不升则泄，蒸腾于外则热。故临床辨证，当着眼于脘痞、胃痛、呕吐、泄泻、低热等症，或兼胸脘闷胀，纳呆恶心，口苦而黏，渴不多饮，或吐酸嘈杂，心烦，身热不扬，汗出不畅，大便或溏或秘，溺短色黄，脉濡数或滑数等。然必验之于舌，若舌苔白腻，虽见脘痞或痛，究属湿阻，只宜辛开，不宜苦泻。必须见到黄腻苔（至少要兼微黄），方为湿热互结之依据，可运用苦开辛降法治之。

湿热蕴积脾胃，易滞塞气机，碍其升降，胶固难除。治疗上若徒用苦寒清热则更伤脾阳，致邪恋不解；徒用温燥除湿则反易助热，且湿热黏腻滞中，氤氲熏蒸，不易速解。自当苦辛合用，取其味辛能通能开，味苦能泻能降。如此配伍，则泻中寓开，通而能降，且辛开无劫阴之弊，苦降无损阳之害，相得益彰，共奏泄热除湿，宣畅气机，恢复中焦气机斡旋之功。辛开与苦降药物的配伍运用，临床常用者，如苦寒之黄连、黄芩、栀子等；辛温之干姜、半夏、吴茱萸、厚朴、紫苏等。其中黄连、厚朴同用，长于消痞；黄连、干姜相配，善于止泻定痛；黄连、吴茱萸相伍，偏于止酸；黄连、半夏相合，重在止呕；黄连、紫苏相配，长于开郁退烧。但尚需注意权衡湿热孰轻孰重，以及兼上焦证还是兼下焦证，才能分清主次，掌握重点。热重于湿而见发热口渴，心烦，小便短黄，大便秘结，舌苔黄腻者，当以苦降泻胃为主，辛开升脾为辅；湿重于热而见胸脘痞满，纳呆便溏，恶心呕吐，头身困重，舌苔厚腻微黄者，当以辛开悦脾为主，苦降泻胃为辅。临床常用方剂，如《伤寒论》的诸泻心汤（大黄黄连泻心汤除外）、小陷胸汤，以及王氏连朴饮、苏叶黄连汤、左金丸、连理汤等。其具体运用，当视不同证情有所侧重，或配伍化痰、导滞、理气、补虚等法，既要掌握其运用范围，又要随机应变，以广其用。

（十三）消食导滞法

本法用于食积证，以脘腹胀满或胀痛，嗳气酸腐，厌食，呕吐不消化食物，大便不爽，或泻下臭如败卵，舌苔厚腻或垢浊，脉滑实有力为主要适应证。

《素问·痹论》曰："饮食自倍，肠胃乃伤。"宿食停滞为患，治当消食导滞，以复脾胃纳化之功。药以神曲、山楂、麦芽、谷芽、鸡内金、莱菔子等为主，方如保和丸、枳实导滞丸等。有形之食积内停，每使气机不畅，而气机阻滞，则积滞难除，故本法常需配行气的枳实、砂仁、陈皮等，俾气行而积消；气滞湿阻者，可配半夏、茯苓、白蔻仁，以祛湿和胃；脾胃素虚，或食积日久，损伤脾胃者，若单投清导，则不堪克伐，正气更损，故当与补气健脾法同用，消补兼施。"消"与"补"孰重孰轻，应视其虚、实的主次而定。食积化热者，宜用黄连、竹茹、连翘以清之；若燥热结实，腑气不通者，可配苦寒泄热之品下之；若寒食相结者，又当与温阳散寒药同用。同时应针对所伤之食物，选用相应的消导药。《张氏医通》的用药经验，足资师法，如谓："伤诸肉食，用草果，山楂；夹外感风寒，山楂须用姜汁炒黑，则不酸寒收敛，兼能破血和胃，消导食积更速；伤面食，炒莱菔子；伤面筋粽子等物，诸药不能消化，俱用本物拌绿矾烧灰，砂糖酒下，二三服效；伤糯米粉食，炒酒药或酒曲，砂糖调淡姜汤服；伤索粉，用杏仁炒黑，研如脂，砂糖拌，姜汤服；伤生冷菜果，宜木香、砂仁、炮姜、肉桂；伤蟹腹痛者，丁香、紫苏、生姜；伤蛋满闷，姜汁，蒜泥；伤肉生鱼脍，必用生姜、草果、炮黑山楂。"

上述十三法可归纳为扶正与祛邪两个方面。益气、温中、举陷、滋阴、固涩五法，是扶正以调理脾胃；理气、化瘀、祛湿、化饮、清热、通下、苦辛、消导八法，是祛邪以调理脾胃。这些治法虽各有其明确的适应证，但证候往往相互兼见或转化，故临证具体运用时，当视其具体证情或一法独进，或数法合施，灵活掌握。再者，还须考虑脾胃与其他脏腑的生理病理联系，或治脾胃兼治他脏，或治他脏兼治脾胃。

卒痛证治条辨

一、头痛

【概述】

头为诸阳之会，脑为清灵之府，五脏六腑之气血皆聚会于首。举凡外邪侵袭，上犯巅顶，阻遏清阳，气血凝滞，络脉不畅；或内伤诸疾，气血逆乱，浊气上干，郁阻清窍，脑络失养，悉可导致头痛。其痛或发于一侧，或两侧，或头后、额前、巅顶，抑或连及眉棱骨或鼻梁骨等。痛势多剧烈难以忍受，甚或头昏，呕吐抽搐，或手指麻木等。

《证治准绳》谓："医书多分头痛、头风为二门，然一病也，但有新久去留之分耳。浅而近者名头痛，其痛猝然而致，易于解散速安也。深而远者为头风，其痛作止不常，愈后遇触复发也。"头风病程虽长，但因其易在"愈后遇触复发"，故将二者合并讨论。

西医学之感染性发热性疾病、高血压等以头痛为主症时，以及神经官能症头痛、偏头痛等均可参照本篇辨证论治。

【条辨】

1.头痛暴作，有外感内伤之殊，外感者治在表，宜疏散达邪，通经活络；内伤者治在肝，宜清热泻火，调气行血。头痛虽分属诸经，但皆在头部，宜借川芎"上行头目，下行血海"之力，以统治各经头痛。

2.寒邪直中厥阴，循经上犯巅顶，阻遏脉络，致猝然头痛而冷，痛无休止，入夜尤甚，甚者喜用重棉紧裹，伴见呕吐涎沫，四肢不温，纳呆，无汗，舌苔白润，脉沉弦。治当温肝散寒降逆，宜吴茱萸汤[1]加当归、肉桂助其春生之气。痛势剧烈者，加制川乌、冰片少许（研极细，冲服），每能应手取效。若巅顶痛及前额，畏寒尤甚，得温痛减，形寒肢冷，脉沉迟者，此为肾阳不足，督脉虚寒，治当温肾扶阳，慎用辛温发散之品，以免重伤其阳，宜宗右归丸[2]意出入。

3.头痛引脑，痛不可忍，手足青冷至节，且发夕死，夕发旦死者，此为真头痛，乃足太阳膀胱经与督脉大虚，风冷客脑所致，与一般风寒头痛迥殊。急当温脑强督，通阳散寒，宜灸百会穴，并进大剂通脉四逆汤[3]，力挽危局。若天柱骨已倾折者，最为危候，终难抢救。

4.风湿上犯巅顶，清窍被蒙，清阳不升，头痛昏胀沉重，如蒙如裹，鼻塞而喘，肢体困重，胸闷不适，泛恶欲呕，舌苔白腻，脉象濡缓。治宜疏风胜湿，《金匮要略》治湿家病身痛，头痛鼻塞，倡"纳药鼻中则愈"，实为应急之法。可选用细辛 7.5g，白芷 30g，瓜蒂 10 个，冰片 10g。共为极细末，吹鼻内少许，得嚏则肺气宣通，汗出湿解，痛多速止。可配服神术散[4]疏风胜湿止痛，以收全功。

5.头痛而胀，甚则头痛如裂，痛处有灼热感，头痛多在两侧或前额，或发热恶风，口干而渴，目赤，溺黄，舌苔薄白而干或微黄，脉浮数或洪数者，证属风热上犯清窍，气血逆乱，治当祛风清热，宜菊花茶调散[5]减细辛、羌活，加生石膏、桑叶。若胀痛剧烈，溺赤便秘，或口鼻生疮者，重用生石膏，加大黄、芒硝、枳实，以解表清里，通腑泻热；若烦渴欲饮，舌红少津者，加芦根、玄参、天花粉等养阴清热。

6.肝风夹痰浊上进，清窍被蒙，脑络痹阻，症见头昏痛难支，或昏晕如冒，兀兀欲吐，胸脘痞满，食少纳呆，舌苔白腻，脉弦而滑者，属"痰厥头痛"。治当燥湿涤痰，平肝息风，宜芎辛导痰汤[6]加天麻；痛在巅顶，泛吐涎沫者，重用生姜，加吴茱萸以温肝和胃；脘闷纳呆者，加苍术、砂仁以醒胃化湿。

7.郁怒伤肝、肝失疏泄，气血郁于清阳之府而为痛，痛在眉棱，或在头顶、头角，或偏于一侧，痛剧时手足发凉，两目昏花，或伴见胸胁胀痛，嗳气、善太息，舌苔薄白、脉弦。治当疏肝解郁，宜逍遥散[7]加川芎、白

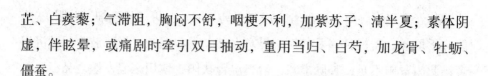

芷、白蒺藜；气滞阻，胸闷不舒，咽梗不利，加紫苏子、清半夏；素体阴虚，伴眩晕，或痛剧时牵引双目抽动，重用当归、白芍，加龙骨、牡蛎、僵蚕。

8.头痛如劈，痛处灼热，或头痛时头筋凸起，面红目赤，口苦口干，耳鸣耳聋，大便秘结，小便短赤，心烦易怒、食纳不佳，舌质红苔黄，脉弦数者，证属肝火上炎，上攻清窍，殃及三焦。急当清肝降火，宜泻清丸[8]加减。肝火夹阳明痰热上扰，眉棱骨痛，伴头晕呕吐者，加炒黄芩、法半夏、沉香末（冲）；身热目赤，咽痛者，可权用升降散[9]；小便黄赤，加木通、竹叶；筋脉掣痛，痛连目系，不敢睁眼者，加白芍、甘草、牡丹皮、荆芥。

9.突然头痛如裂，张目便眩晕欲倒，终日愦愦，烦躁不安，少寐多梦，心烦易怒，甚或巅顶、脑后如有物重压，足膝软弱，如履棉絮，舌红少苔，脉象弦急者，证属肝厥头痛，乃水不涵木，阴不敛阳，肝阳暴涨，上扰清窍所致。治当滋水涵木，平肝潜阳，宗羚羊钩藤汤[10]加减。眩晕甚，肢体麻木者，加代赭石、石决明、地龙重镇潜降，以防中风之虞；项背强痛，如物重压者，加葛根、地龙，以柔筋通络；腰膝酸软，五心烦热者，加山萸肉、五味子、龟板，以育阴固精。

10.头部一侧筋掣牵痛，经久不愈，倏起倏静，发则疼痛难忍，痛连眉梢，目不能开，眩晕不能抬举，头皮麻木，舌苔薄黄或腻，脉弦小滑，证属偏头风，乃肝经素蕴郁热，热郁生痰，经络不和所为，需防"痛久不已，令人丧目"之虞。治当疏肝散热，涤痰通络，宜散偏汤[11]加虫类药，"取虫蚁迅速飞走诸灵"，以搜风解痉通络，药如全蝎、蜈蚣、地龙、僵蚕、蝉蜕、穿山甲类。因感受风热诱发者，加菊花、薄荷疏散风热；因恼怒而诱发者，加青皮、郁金疏肝理气；右侧痛者，加石膏、知母以清泻阳明；左侧痛者，加黄芩，重用柴胡以清泻少阳；血虚内热者，减川芎，加生地黄、枸杞子、菊花养血清热明目。

11.月经将至，头痛异常，两乳作胀，时欲太息，善急易怒，小腹胀痛，舌质略红，苔薄白，脉弦细，证属肝脾失调，气机郁滞。宗"木郁达之"之意，用逍遥散加香附、川芎、荆芥、钩藤，以疏肝理气，调和肝脾；若痛如锥刺，固定不移，或入夜痛甚，经行则量少色黯，或夹有血块、舌质紫黯，边有瘀斑，脉弦紧而涩，此乃瘀阻脉络、气血逆乱所致。治当活血祛瘀通络，宜血府逐瘀汤[12]重用川芎15~30g，"上行头目，下行血海"，更显其长。若头痛热胀，痛甚时喜用头巾紧束额部，五心烦热，口苦咽干，便干溺黄，腰骶酸痛，舌质红少苔，脉弦数者，证属肝肾阴虚，肝阳上亢。治当滋水涵木，仿杞菊地黄汤[13]出入：生地黄、枸杞子、山萸肉、牡丹皮、泽泻、当归、川芎、菊花、珍珠母、白蒺藜、沙苑子，滋阴不可过用寒凉，以免寒凝经闭，而头痛益甚。

每逢月经将尽，头痛剧发，痛连眉梢，眩晕耳鸣，少寐多梦，易于惊醒，舌质淡红，脉弦细者，证属肝血不足，阳气偏亢。治宜养血平肝，药用炒荆芥、当归、川芎、白芍、桑椹子、菊花、夜交藤，俾脉络得养，其痛自止。

【集验】

1. **刺血疗法** 取太阳（双）、鱼腰（双）、印堂。常规消毒后，用16号三棱针点刺以上各穴，挤血适量，然后用棉球轻按针孔即可。主治神经性头痛。针刺1~3次多可愈。

2. **头痛塞鼻散** 川芎50g，白芷50g，炙远志50g，冰片7g。共研细末，装瓶密贮勿泄气。需要时用绸布或涤纶布一小块，包少许药末，塞入鼻孔，右侧头痛塞左鼻，左侧头痛塞右鼻。一般塞鼻3~5分钟后，头痛逐渐消失。主治偏头痛。

3. **谈野翁方** 白芍30g，川芎、川乌、甘草各13g。混合均匀，取一半炒黄，轧细，另一半生的也同样轧细，各过90~120目筛，然后将生、熟药末和匀，分成10包，也可制成水丸。每日早晚各服一包，以薄荷、茶叶各3g，水200mL，煮沸取汁送下，或用开水冲泡亦可。服药期间忌劳累过度、恼怒和烟、刺激性食物。头痛甚者可临时加服1包，但一昼夜勿超过4包。发作频繁者，痛止后仍需服药1周，以资巩固。

本方可广泛应用于风寒、湿热、气郁、痰饮、血瘀为患之血管神经性头痛。

4. 天麻芎羌汤（方名系笔者拟） 天麻、川芎、炒僵蚕、羌活各 10g，细辛 3g，陈皮 6g，全蝎 4 只（微炒去毒），生姜 3 片，黄酒一盅，水煎服。

本方对风、火、痰之头痛，神经性头痛及血管性头痛，确有止痛迅速，使用方便的特点。

【附方】

［1］吴茱萸汤（《伤寒论》）：吴茱萸、人参、生姜、大枣。

［2］右归丸（《景岳全书》）：熟地黄、山药、山茱萸、枸杞子、菟丝子、鹿角胶、杜仲、肉桂、当归、制附子。

［3］通脉四逆汤（《伤寒论》）：炙甘草、附子、干姜。

［4］神术散（《太平惠民和剂局方》）：苍术、白芷、细辛、羌活、甘草、生姜、葱白。

［5］菊花茶调散（《医方集解》）：菊花、僵蚕、川芎、荆芥、防风、细辛、白芷、薄荷、羌活、甘草。

［6］芎辛导痰汤（《证治准绳》）：川芎、细辛、陈皮、法半夏、茯苓、南星、枳实、甘草、生姜。

［7］逍遥散（《太平惠民和剂局方》）：柴胡、白芍、当归、薄荷、白术、茯苓、甘草、生姜。

［8］泻清丸（《小儿药证直诀》）：栀子、大黄、龙胆草、当归、川芎、羌活、防风。

［9］升降散（《伤寒温疫条辨》）：白僵蚕、全蝎、蝉蜕、广姜黄、大黄。

［10］羚羊钩藤汤（《通俗伤寒论》）：羚羊角、钩藤、霜桑叶、川贝母、鲜竹茹、生地黄、菊花、白芍、茯神、生甘草。

［11］散偏汤（《辨证录》）：川芎、白芷、柴胡、白芍、香附、甘草、荆芥子、郁李仁。

［12］血府逐瘀汤（《医林改错》）：桃仁、红花、赤芍、川芎、当归、生地黄、牛膝、枳壳、桔梗、柴胡、甘草。

［13］杞菊地黄丸（《医级》）：熟地黄、山药、山茱萸、牡丹皮、泽泻、茯苓、枸杞子、菊花。

二、胁痛

【概述】

胁痛之病，本乎肝胆二经。肝性刚强，主疏泄，喜条达，恶抑郁。若暴怒伤触，悲哀气结，或跌仆闪挫，或湿热、痰浊蕴积致肝失条达，气血瘀（郁）滞，脉络痹阻，而疼痛猝作。诚如《证治汇补·胁痛》所云："因暴怒伤触，悲哀气结，饮食过度，风冷外侵，跌仆伤形……或痰积流注，或瘀血相搏，皆能为痛。"若久痛入络，或肝气乘脾犯胃，或肝火损及肝胃之阴，则每致疼痛顽固难愈。

西医学中肝脏、胆囊、胸膜、胸肌、肋骨及肋间神经等疾病引起的两胸侧下部及季肋部以疼痛为主要症状者，均可参照本篇辨证施治。

【条辨】

1.胁痛暴至，大抵以肝气郁滞为主，其证多实。治当疏肝理气，调和脾胃，视其兼夹，分别配伍清泻热火、活血通络、养血柔肝、清利湿热、温化痰湿等法。疏肝以辛平甘润为贵，不可肆用辛燥，以免肝阴受损，肝气益滞，痛反不愈。

2.胁胀痛，走窜不定，甚则引及胸膺、肩臂，不便转侧，恼怒时疼痛尤剧、胸闷善太息，或得嗳气稍舒，舌苔薄白，脉弦。证属肝气郁结，治以疏肝解郁，理气止痛，用柴胡疏肝散[1]加味。若痛甚，加丝瓜络、郁金、延胡索，以宣气通络；肝郁乘脾，伴见脘痛纳呆、肠鸣泄泻者，重用白芍、甘草，加白术、茯苓缓中健脾；肝气犯胃，兼见嗳气频频，腹胀呕吐，加旋覆花、砂仁、生麦芽和胃降逆；喉间多痰，咯吐不利者，加牛蒡子、紫苏子降气化痰；肝血素弱，心怯惊恐，两目干涩，加熟地黄、当归养血补肝。

3.胁肋灼痛，心烦善怒，口干苦，或眩晕耳鸣。面红目赤，大便秘结，小便短赤，舌质红、舌苔黄、脉弦数。证属热郁肝胆，疏泄失常，治宜疏肝泄热，用清肝汤[2]加味；肝火犯胃兼见吞酸吐酸者，合左金丸[3]泄肝和胃；火盛伤津，大便秘结不通者，改用当归龙荟丸[4]加减，以清泻肝火；若伴见口燥唇焦，烦渴引饮，为阴液大伤，加石斛、麦冬、五味子以养阴生津；若胁痛于食油腻后加重，或兼见恶心呕吐，或兼见黄疸，黄色鲜明，舌苔黄腻，脉象滑数者，为湿热蕴蒸肝胆，气血壅滞，宜加大黄、茵陈、金钱草、车前草等，以清利湿热。

4. 胸胁满痛，时有干咳，咳则引痛，寒热往来，口苦咽干，心烦喜呕，舌苔薄白或薄黄，脉弦数者，证属热郁少阳，枢机不利，治宜和解疏利，用小柴胡汤[5]加桔梗、全瓜蒌等；高热汗出热不解者，加生石膏、知母清解里热；咳嗽气急，加葶苈子、炙桑皮、炙百部，以宣降肺气；胸胁疼甚，加旋覆花、郁金、延胡索通络止痛。

5. 胸胁胀闷、转侧、呼吸时引痛，咳嗽，气急不能平卧，呼吸短促，舌苔薄白而润，脉沉弦者，证属饮停胸胁，络脉痹阻，气机不利，治宜逐饮通络，方用控涎丹[6]。用量视患者体质强弱而定。一般从 1.5g 或 2.5g 开始，逐渐增加至 4.5g，于早晨空腹时以淡姜汤送下。3~5 天为一疗程，间断2~3 日再服。服药后可有轻度腹痛，腹泻，恶心等反应。若反应较重，宜减量或停服。对于体质虚弱者，应与补益剂交替服用。病情较轻者，可服辛香宣通、甘淡分离之香附旋覆花汤[7]，以行气和络，渗湿化饮。畏寒加桂枝、葱白通阳化饮；咳剧加炙百部、炙桑皮、杏仁，以宣肺止咳。

6. 跌仆损伤，致瘀血停留胁肋，痹阻脉络，多痛势剧烈，痛处固定如针刺，入夜尤剧，或皮肤出现青紫伤痕，舌质紫黯，脉象弦涩或沉涩。治宜逐瘀通络，用复元活血汤[8]加参三七末 3g，分两次冲服。腹部胀痛，大便秘结，重用大黄，加枳实、莱菔子；舌质红，烦躁，口干不欲饮，加生地黄、牡丹皮。若汤药不备，可先服成药七厘散和云南白药。

【集验】

1. **橘叶饮** 橘叶、柴胡、白芍、川楝子、鸡内金各15g，郁金15g，川芎10g。用治肝胆病胁痛。肝气郁结加青皮、陈皮、香附、九香虫各15g；肝血瘀阻者加蒲黄、五灵脂、丹参、片姜黄各15g；肝胆湿热者，加茵陈

20g，泽泻 20g，滑石 30g，藿香 15g；肝血不足者，减柴胡，加当归 15g，五味子 25g，枸杞子 15g，桑椹 20g；阴虚有热者加生地黄 15g；纳呆者加佛手、五谷虫、谷芽各 15g；便溏者加莲肉 15g，薏苡仁 30g，白术 15g。

2.旋覆穿络汤（笔者验方） 旋覆花 9，炙穿山甲 6，丝瓜络 12，青皮 9，延胡索 6g，乳香 6g，没药 6g。用治肋间神经痛，证属气滞血瘀者。

3.针刺疗法 取手厥阴心包经之期门穴，令患者抑掌取之。针刺得气后，施以强而持久的捻转手法（两侧相同），留针 20~30 分钟。在留针期间重复捻转 2~3 次。一般针刺后疼痛即止。用于治疗胆绞痛。

【附方】

［1］柴胡疏肝散（《景岳全书》）：柴胡、芍药、炙甘草、枳壳、川芎、香附。

［2］清肝汤（《类证治裁》）：白芍、当归、川芎、山栀、牡丹皮、柴胡。

［3］左金丸（《丹溪心法》）：黄连、吴茱萸。

［4］当归龙荟丸（《丹溪心法》）：当归、龙胆草、栀子、黄连、黄柏、黄芩、大黄、青黛、芦荟、木香、麝香。

［5］小柴胡汤（《伤寒论》）：柴胡、黄芩，半夏、人参、甘草、生姜、大枣。

［6］控涎丹（《三因极一病证方论》）：大戟、甘遂、白芥子。

［7］香附旋覆花汤（《温病条辨》）：香附、旋覆花、苏子霜、广陈皮、半夏、茯苓、薏苡仁。

［8］复元活血汤（《医学发明》）：柴胡、栝楼根、当归、红花、甘草、穿山甲、大黄、桃仁。

三、真心痛

【概述】

真心痛又称厥心痛，是由心脉痹阻而致的心胸部卒痛。痛如以锥刺其心，心痛彻背，背痛彻心，可波及左肩臂，蜿蜒于左手小指之侧，或兼心胸憋闷不得卧，呼吸困难，面色苍白等。常因劳累、情志失调，暴食，感受寒邪等诱因发作。其病因主要为心、脾、肝、肾等脏功能失调，或气血阴阳亏损，导致气滞、血郁、痰浊交互为患，致心脉痹阻，"不通则痛"。若痹阻较甚，痛势剧烈，多可导致大汗淋漓、四肢厥冷、脉微欲绝等亡阳危候，甚或猝死。即所谓："真心痛，手足青至节，心痛甚，旦发夕死，夕发旦死。"（《灵枢·厥论》）

西医学的冠状动脉粥样硬化性心脏病心绞痛、急性心肌梗死等，可参考本篇辨证施治。

【条辨】

1. 心胸卒痛总属本虚（阳气阴血不足）标实（阴寒、气滞、血瘀、痰浊痹阴）之证，而以标实为主。治疗当以温阳、行气、活血、豁痰等法通脉止痛治标为要，或一法独进，或数法合施。但应"通"而不伤其正，或辅以益气（阳）、养阴（血）之法以扶正。对以正虚为主者，治以扶正为主，兼顾祛邪。用药贵乎清灵，慎用滋腻阴柔。

2. 心胸疼痛，每于感寒后诱发，胸中闷塞，畏寒，心悸气短，甚则喘息不能平卧，自汗，面色苍白，四肢厥冷，舌苔薄白或白腻，脉弦紧者，证属阴寒凝滞，胸阳不展。治宜温阳散寒，宽胸通痹，用瓜蒌薤白桂枝汤[1]化裁。恶寒肢冷，加附子、蜀椒以扶阳祛寒；痛剧而无休止，喘息而不得卧者，加细辛、檀香、川芎，合用苏合香丸[2]，以芳香温通止痛；心悸脉数者，配用生脉散[3]、炒酸枣仁、龙骨、牡蛎等益气养血，以防厥脱之变；素体虚弱，疼痛频发者，加人参以振奋心阳，温通寒凝。

3. 心胸刺痛，或呈绞痛，怒则易发，胸胁胀闷，时或心悸不宁，舌质黯有瘀点或瘀斑，脉弦或涩，证属血瘀心脉，气机不利。治宜活血化瘀，行气止痛，宜在冠心Ⅱ号[4]的基础上，重用丹参、降香；若痛势剧烈者，用化死血方[5]，以逐瘀通痹，通阳行气；若心悸气短，脉沉迟或结，脉沉细无力，舌尖红者，合生脉散[3]，以益气养阴；若眩晕，心烦，失眠，脉弦大有力者，减桂枝，重用牡丹皮、赤芍，加珍珠母、石决明凉血平肝。

4. 心胸闷痛，甚或有窒息感，左肩、背、臂内侧胀闷或痛麻，或泛恶欲吐，舌质黯紫或见紫斑，舌苔白腻，脉弦滑，证属气血瘀滞，痰瘀互结。治宜通阳豁痰，活血化瘀，用瓜蒌薤白半夏汤[6]合冠心Ⅱ号化裁。若兼阳虚寒凝，伴见畏寒，手足不温者，加附子、桂枝、荜茇；若心悸不宁，泛恶欲呕，加石菖蒲、炙远志、茯苓；若痰瘀化热，兼见口干苦，烦躁，脉弦滑数者，加黄连、枳实、竹茹。

5.心痛牵及胃脘，脘腹胀满，嗳气不舒，餐后痛剧，或恶心呕吐，肠鸣腹泻，或大便秘结，舌苔厚腻或垢浊，脉滑而实者，此乃所谓"心胃痛"，不可误以"胃痛"论治。证属胸阳不振，胃气不和，当心胃同治，以通阳宣痹、和胃降浊为法，宜瓜蒌薤白半夏汤[6]合五磨饮子[7]加减。若畏寒者，加制附子；若动则气短，心悸胸闷者，加茯苓、杏仁、白术；若体弱便溏者，加党参、苍术；若遇寒痛甚者，加荜茇、丁香；若食油腻痛甚者，加焦山楂、鸡内金。

对于兼便秘者，当以通腑泻实为主，可用黄龙汤[8]加减，以免因用力排便心气不支；若虚象明显，不论属阴虚、阳虚悉以补虚为主，通便为辅。

6.胸闷或心痛时作，心悸气短或气喘，面色苍白，畏寒肢冷，倦怠乏力，唇甲淡白或青紫，舌质淡或紫黯，苔少而润，脉沉细或沉迟者，证属心肾阳虚，阴寒内盛，心脉痹阻。治宜温补心肾，宽胸通痹，用参附汤[9]加桂枝、当归、琥珀。若心痛频发，可稍加细辛以升发阳气，散寒止痛；若夜尿增多，腰膝酸软，加锁阳、巴戟天温肾壮阳；若心悸不宁，失眠，加朱茯神、龙骨、牡蛎养心安神。若疼痛偶发，虚象不著，可改用两和散[10]，以益气活血。

7.心胸闷痛，心悸气短，头昏失眠，面色少华，自汗或盗汗，神疲乏力，口干少津，舌质淡红，少苔，脉弦细力或结代，证属心气亏虚，阴血亏耗，络脉失荣。治宜益气养阴，用生脉散[3]加何首乌、炒酸枣仁、当归、丹参、黄芪。若乏力，自汗，便溏，加炙甘草、浮小麦、白术健脾益气；若烦躁，失眠多梦，盗汗，加玄参、生地黄、龙骨、牡蛎，以滋阴安神；若心烦易怒，头晕耳鸣，加牡丹皮、栀子仁、钩藤，以清热平肝；兼舌质紫黯者，加桃仁、红花、琥珀，以活血化瘀。

8.心痛短气，心悸或喘促，大汗出，四肢厥冷，甚则神昏，舌质淡，苔薄白，脉沉微欲绝者，证属阳气虚衰，心阳欲脱。急当回阳救逆固脱，用参附龙牡汤[11]加减，可加干姜、炙甘草、五味子，以助回阳固脱之力。若指端青紫，唇青面黑，舌质紫黯，咳喘倚息不得卧，加沉香、椒目、参三七末（冲），并调服黑锡丹[12]，以温肾回阳，纳气平喘。若汤药不备，可先用熟附子30g，急煎服，继服上方。

【集验】

1.心绞痛灵：细辛、白芷、猪牙皂、冰片、麝香。发作时舌下含化2片。用于冠心病心绞痛及急性心肌梗死。

2.宽胸气雾剂：心绞痛发作时，喷射1~3次。使用时少数病人出现轻微口干、烧心、头晕等副作用，喷雾后适量饮温开水，可减少此副作用。

3.通脉灵糖衣片：紫丹参、红花、郁金、生地黄、降香、川芎、制乳香、制没药。口服每次5片（0.3克/片），1日3次，1个月为一疗程。用于冠心病心绞痛、心肌梗死合并高血压、高胆固醇、心律失常等。服药后个别患者有上腹不适，少数女性出现月经过多，但不影响服药。有出血史及月经过多者慎用。

4.虻虫复方：虻虫6~12g，陈皮12g。气虚加党参15g，阴虚加玉竹12g。每日1剂，连服30天为一疗程，用于冠心病心绞痛。

5.针灸疗法，穴分两组交替使用。第一组：心俞、巨阙；第二组：厥阴俞、膻中、内关。配穴：阴虚配三阴交或太溪；阳虚配关元或大椎；气滞配气海或足三里；痰阻配丰隆或肺俞；血瘀配膈俞或血海。背部穴针尖斜向脊椎，四肢穴直刺。俟有酸麻胀走串等得气感觉后，背部穴刮针柄2分钟，四肢穴留针20分钟。每日或隔日针1次，10次为一疗程，疗程间休息3~5天。主治冠心病心绞痛、心肌梗死。

【附方】

[1]瓜蒌薤白桂枝汤（《金匮要略》）：瓜蒌、薤白、桂枝、枳实、厚朴。

[2]苏合香丸（《太平惠民和剂局方》）：白术、青木香、犀角、香附、

朱砂、诃子、安息香、沉香、檀香、丁香、荜茇、苏合香油、降香、冰片。

[3] 生脉散（《景岳全书》引《医录》方）：人参、麦冬、五味子。

[4] 冠心Ⅱ号（中国中医研究院西苑医院方）：赤芍、川芎、红花、降香、丹参。

[5] 化死血方（《证治准绳》）：当归尾、川芎、苏木、红花、延胡索、桂枝、桃仁、赤芍、降香、通草、大麦芽、穿山甲、韭汁、童便、酒。

[6] 瓜蒌薤白半夏汤（《金匮要略》）：瓜蒌、薤白、半夏。

[7] 五磨饮子（《医方集解》）：槟榔、沉香、乌药、木香、枳壳、白酒。

[8] 黄龙汤（《伤寒六书》）：大黄、芒硝、枳实、厚朴、甘草、当归、人参、生姜、大枣、桔梗。

[9] 参附汤（《正体类要》）：人参、附子。

[10] 两和散（《蒲辅周医案》）：人参、丹参、鸡血藤、血竭、藏红花、琥珀、石菖蒲、炒没药、香附、远志肉、茯神。

[11] 参附龙牡汤（验方）：人参、炮附子、龙骨、牡蛎。

[12] 黑锡丹（《太平惠民和剂局方》）：黑锡、硫黄、川楝子、胡芦巴、木香、炮附子、肉豆蔻、阳起石、沉香、茴香、肉桂、补骨脂。

四、胃脘痛

【概述】

胃主受纳，腐熟水谷，以降为顺。凡气、食、寒之滞，湿热、痰、血之积，悉可悖其和降之性，气机滞塞，卒痛乃作。病位虽在胃，然多涉及肝脾。或为肝气郁滞，乘脾犯胃，或为脾失健运，中土壅滞，胃降无由，致肝胃同病或脾胃同病，徒胃病者甚少。阴血之亏，阳气之虚虽亦可致痛，但疼痛猝然而发者，必责诸七情内伤、六淫外侵、饮食失节等诱因。

西医学之急性胃炎、胃及十二指肠溃疡、胃下垂、胃神经官能症等疾患，以疼痛为主症者，均可参照本篇辨证论治。

【条辨】

1. 胃脘卒痛，以气滞、寒滞、食滞者为多，其证多实。《景岳全书》谓："胃脘痛证……亦无不关于气，盖食停则气滞，寒留则气凝。"治痛之要，当以理气为主，随证伍用他法，故食滞者，兼乎消导，寒滞者兼乎温中等，不可骤用补剂，补之则气不通而痛愈甚。治疗期间，还当戒恼怒，节饮食，避风寒。

2. 肝气郁结，横逆犯胃，胃失和降，气食俱滞，症见胃脘胀痛，走窜不定，痛及两胁，每因情志刺激诱发或加重，嗳气不舒，饮食少进，大便不畅，舌苔薄白，脉弦有力。治当疏肝理气，和胃止痛，方用四逆散[1]合金铃子散[2]加味。若脘腹胀痛、厌食者，加生麦芽、焦神曲，以消食和胃；若嘈杂、泛酸者，合左金丸[3]，以辛开苦降，泄肝和胃；若嗳气频频、呕恶者，加姜竹茹、旋覆花，以和胃降逆。

3. 肝胃郁热，阴液受损，气机愈滞。症见脘部阵痛，痛势急迫，心烦易怒，口干苦，或吞酸、吐酸，口干喜饮，大便干燥，舌质红，苔黄燥，脉弦数。治宜清泻肝胃，养阴和胃，方用地丁散[4]加减。可于方内加白芍、栀子以增强柔肝清肝之功。若大便秘结者，加大黄，以泄热通便；若胃中灼热、吐酸者，加乌贼骨、煅瓦楞子，以抑酸和胃；若烦渴欲饮者，加牡丹皮、天花粉，以凉肝养阴。

4. 胃热素盛，复因恣食辛辣厚味，助阳生火，实热食滞积于胃中，致脘痛卒发者，必胀痛拒按，烦渴引饮，大便秘结，或牙龈肿痛，泛恶欲吐，不思饮食，舌苔黄厚，脉弦滑数。治当清胃泄热，消食导滞，宜泻心汤[5]合小承气汤[6]化裁。若热郁生痰，兼见恶心呕吐，舌苔黄腻者，加贝母、清半夏、竹茹，以清热化痰，和胃降逆。若胃阴素虚，复为辛辣厚味所伤而作痛者，宜用益胃汤[7]合竹叶石膏汤[8]加减，以甘寒滋阴，清热和胃，不可肆用苦寒直折。

5. 素患胃痛，偶感寒邪或贪食生冷而卒发者，其痛喜暖畏寒，得温烫或食后痛减，泛吐清水，或形寒畏冷，甚者手足不温，大便溏薄，舌质淡，苔薄白，脉沉紧。证属脾胃阳虚，寒邪犯胃。治宜温中健脾，散寒止痛，用黄芪建中汤[9]合必应散[10]。痛甚者加川椒；若兼恶寒头痛，周身酸痛者，加紫苏、白芷；若手足不温者，加附子；若泛吐清水较多者，加干姜、清半夏、橘红；若症见脘腹胀痛，喜暖喜按，嗳气吞酸，口干喜饮，大便干燥，舌质淡苔薄黄，脉沉弦无力，则属脾胃寒热错杂，宜用甘草泻心汤[11]，辛开苦降，寒热并调，可重用炙甘草，以缓中和胃止痛。

6. 胃痛隐隐，久延不愈，凡遇怒气便痛重者，此为土虚木贼。治法当补气健脾为主，即所谓"助土德以升木"（《古今名医方论·逍遥散》），慎用大剂辛燥之品，以免正气受损，反致疼痛难愈。方用香砂六君子汤[12]，可稍佐香橼、佛手以疏肝止痛。

7. 瘀阻胃络，胃痛屡发，发则持续疼痛，固定不移，痛如针刺，或入夜痛甚，或得食痛剧，或痛彻胸背，大便色黑，或有黑便史，舌质紫黯或瘀斑，脉弦细涩或沉弦。治宜调和肝胃，化瘀通络止痛，方用愈疡散[13]。每次 1.8g，1 日 3 次，食前服。方中凤凰衣、玉蝴蝶疏肝和胃，生肌收敛；马勃、琥珀、血余炭既能化瘀止痛，又能止血。

8. 胃脘痞满而痛，胃中有振水声，疼痛牵及背胁，或胸胁满闷，时吐清水，食欲不振，舌质淡，苔白滑，脉沉弦，证属痰饮中阻，清阳失布，胃失和降。治宜温化痰饮，方用苓桂术甘汤[14]合小半夏汤[15]。饮邪既去，中焦升降无阻，其气自降。感寒痛剧者，重用生姜，加细辛；饮郁化热，口苦、苔黄者，减桂枝，加黄连。

9. 暴饮暴食，食滞于胃，其痛必胀急而拒按，嗳腐食臭，厌食，得食痛剧，便后痛减，舌苔白厚，脉滑或弦。治宜消食导滞，药用莱菔子、砂仁、牵牛子、神曲、山楂等。素体脾虚者，加白术、茯苓；食积化热，吞酸吐酸者，加连翘、黄连；大便不通者，加大黄。发病之初，或误食腐秽不洁所致者，可以手指或鹅翎刺激咽部探吐。若胃痛连腹，大便秘结，为宿食转入肠道，宜泻下、消导并用，不可强吐，以防伤正。

【集验】

1. **金延注射液**　金铃子与延胡索的比例为 1∶1，每 2mL 含生药 4g。每次 4mL，肌肉注射，用于实证疼痛。

2. 胃痛灵糖浆 白头翁 210g, 生黄芪 105g, 蜂蜜 280g, 制成糖浆 500mL。每次 20mL, 每日 3 次, 饭前热开水冲服, 用药 3 个月。用于消化性溃疡。

3. 胃宁散 细辛 250g, 生蒲黄 150g, 九香虫 100g。上药研粉和匀, 每次温开水冲服 5g, 每日 2~3 次。药量可根据病情及病人耐受情况增减。若虚寒者, 兼服黄芪建中汤、理中汤; 若气阴两虚者, 兼服生脉散; 若寒热错杂者, 兼服玉女煎。主治胃及十二指肠溃疡。

4. 新订金铃子汤 金铃子 9~15g, 吴茱萸 3~6g, 白芍 6~18g, 甘草 6g, 槟榔 9~15g。若大便秘结, 加大黄、芒硝; 若痛甚, 加延胡索; 若热重加黄芩、栀子; 若寒重, 金铃子减量, 重用吴茱萸; 若胃酸多, 加瓦楞子、海螵蛸。本方对实证脘腹疼痛, 如溃疡病、急慢性胆囊炎、胆道感染、胆道蛔虫、急性胰腺炎等均有良好止痛效果。

【附方】

[1] 四逆散(《伤寒论》): 柴胡、炙甘草、枳实、芍药。

[2] 金铃子散(《太平圣惠方》): 金铃子、延胡索。

[3] 左金丸(《丹溪心法》): 黄连、吴茱萸。

[4] 地丁散(《近代中医流派经验选集》): 公丁香、鲜生地黄、白术、陈皮、姜黄、厚朴花、党参、麦冬、五味子、乌梅、甘草。

[5] 泻心汤(《金匮要略》): 大黄、黄连、黄芩。

[6] 小承气汤(《伤寒论》): 大黄、厚朴、枳实。

[7] 益胃汤(《温病条辨》): 沙参、麦冬、生地黄、玉竹、冰糖。

[8] 竹叶石膏汤(《伤寒论》): 竹叶、生石膏、半夏、人参、麦冬、甘草、粳米。

[9] 黄芪建中汤(《金匮要略》): 芍药、桂枝、炙甘草、生姜、大枣、饴糖。

[10] 必应散(《类证治裁》): 延胡索、香附、艾灰、当归、砂仁、生姜。

[11] 甘草泻心汤(《伤寒论》): 半夏、黄芩、干姜、人参、甘草、黄

连、大枣。

［12］香砂六君子汤（《时方歌括》）：木香、砂仁、陈皮、半夏、党参、白术、茯苓、甘草。

［13］愈疡散（《新医药学杂志》，方名系笔者拟）：凤凰衣、玉蝴蝶、马勃、象贝母、血余炭、琥珀。

［14］苓桂术甘汤（《伤寒论》）：茯苓、桂枝、白术、甘草。

［15］小半夏汤（《金匮要略》）；半夏、生姜。

五、腹痛

【概述】

腹痛涉及的范围较广，即《证因脉治》所谓："痛在胃之下，脐之四旁，毛际之上，名曰腹痛。"当腹内脏腑及循行于腹部的经脉被外邪所侵，或七情、饮食内伤，或寒温失调，或造成气滞、血瘀、热结、寒凝、食积、虫积、石滞等，致邪正相搏，气机不通而迫促作痛。从腹痛的部位、病因、症状等方面综合来看，大抵"少腹痛多气属肝，脐腹痛多寒，属脾胃和大小肠，小腹痛多瘀血，属冲任二脉"（《谦斋医学讲稿·腹痛》）。可涉及内、外、妇科等多种疾病，本篇主要讨论内科常见的急性腹痛。

【条辨】

1.暴痛多实，当详察其脏腑经络所属，在气在血。治当以"通"字立法。宗《类证治裁》"治痛大法，不外温散辛通，而其要则初用通腑，久必通络，尤宜审虚实而施治者也"之说，分别选用行气、逐瘀、散寒、泄热、消导、驱蛔等法。

2.寒客腹部或啖生冷而卒痛者，多肠鸣切痛，痛无休止，喜手按或温暖，畏寒蜷卧，或恶心呕吐，或大便溏薄，小便清利，舌苔薄白，脉弦紧。证属寒凝气滞，治宜散寒行气，方用天台乌药散[1]加减。若寒滞肝脉，少腹拘急冷痛，脉象沉紧，加吴茱萸，重用小茴香；若痛势剧烈，手足逆冷，加附子、肉桂以温肾暖营；若便秘，呕吐，或胸胁逆满，加大黄、附子，以温通腑气。

3.脐腹绞痛，腹部凸凹明显，痛而不可触近，呕吐，甚至汗出肢厥，证属寒疝。急当温中逐寒，驱蛔止痛，先以生姜、葱白捣烂，加胡椒末拌匀，用白酒炒热，布包揉熨腹部。俟肠鸣转气，腹痛稍缓，继服大建中汤[2]。若寒束肌表，兼身体疼痛者，加乌头、桂枝、白芍，以温通表里。

4.男子房事后，复为寒邪所伤，小腹拘急阵痛，痛剧则阴缩，或兼口唇、指甲青紫，四肢逆冷，舌苔薄白，脉沉细或细涩，证属寒邪直中下焦，肝肾脉络凝滞。治宜温阳散寒，外用炒食盐熨小腹及脐部，内服回阳救急汤[3]加减。可同时用童便少许兑入药中。若兼少腹痛或呕吐涎沫者，加盐炒吴茱萸。

5.腹部痞满而痛，按之坚硬，大便秘结，或下利清水，其气臭秽，口干舌燥，或烦渴饮冷，舌苔焦黄或黄腻，脉象洪数，证属热结大肠。治当泻下热结，宜大承气汤[4]。若烦渴引饮，加入玄参、生地黄、天花粉；若平素大便秘结，自觉腹内热，腹痛时缓时急，或饱嗳酸腐，恶心呕吐，舌苔黄燥，脉滑有力，而无腹部坚硬、烦渴之象者，宜用调胃承气汤[5]，以通腑泄热，可酌加黄连、竹叶，以清热和胃。

6.右上腹绞痛连胁、阵阵增剧，或痛引肩背，寒热往来，口干口苦，或呕吐，大便秘结，小便黄赤，舌质红，苔黄腻，脉弦滑有力，证属肝胆湿热，蕴结成石。治宜清热化湿，利胆和胃通腑，宜大柴胡汤[6]加金钱草、海金砂、鸡内金，以加强清热化湿、溶石排石之力。若高热者，加金银花、蒲公英；合并黄疸者，加茵陈、栀子；若呕吐蛔虫，或有蛔虫病史者，加乌梅、川椒、使君子；若因食油腻致病情复发者，加焦山楂、槟榔。湿热内伏，阳郁不伸，虽可反见四肢不温、脉象沉微，或自汗等症，当以舌苔黄腻为凭，不可误以阳虚论治。

7.食滞肠道，腹部攻撑作痛，或坚结有形，痞满厌食，嗳腐食臭，大便秘结，小便黄赤，舌质红，苔黄腻，脉滑数，证属食积化热，腑气壅滞。治宜行气导滞，泄热通便，用木香槟榔丸[7]加减。若兼眩晕，失眠，脉弦大而数者，加生地黄、当归、芦荟。若服药后大便仍燥结不通，加芒硝。

8.腹胀攻痛，得矢气则痛减，或痛处气聚成形，其状时大时小，或大便不调，或嗳气频频，舌苔薄白，脉弦大，证属肠胃气滞。治宜理气止痛，用木香顺气散[8]加减。若腹痛连脘，不能进食，食则呕逆，此为肝气乘胃。治宜疏肝和胃，用新定吴茱萸汤[9]加金铃子、佛手等。

9.卒受惊恐，肝肾气逆，腹痛时作时止，痛时自觉有气从少腹上冲胸咽，发作欲死，气还则止，或失眠多梦，乍寒乍热，呕吐，舌苔薄白，脉弦数，此为阳气虚弱、阴寒上冲之奔豚气病。治宜温通心阳，平冲降逆，用桂枝加桂汤[10]加吴茱萸、代赭石、姜半夏等。若惊悸不宁，失眠多梦，合甘麦大枣汤[11]，加龙骨、牡蛎；若脐下悸动，形寒肢冷，加白术、茯苓、清半夏；若偏于肾阳虚者，加附子；若偏于气虚者，加党参、黄芪。

10.腹痛持续，痛势较剧，痛处固定不移如针刺，或腹部胀满，舌质黯或有瘀斑，脉沉弦或细涩，证属瘀阻肠胃，气机郁滞。治宜活血化瘀，行气止痛，用膈下逐瘀汤[12]加减。若瘀热相搏，低热心烦，舌质黯红，大便秘结，减乌药，加大黄、枳实，以通腑泄热逐瘀；若寒凝血瘀，腹部冷痛，得热则减，加肉桂、吴茱萸、干姜，以温阳散寒；若肠胃素蕴湿热，恶心呕吐，胸闷纳呆，舌苔黄腻，加黄连、竹茹、滑石，以清热利湿；络虚瘀滞，腹痛时作时止，初按痛益剧，重按久按痛反减，重用炙甘草、当归，加黄芪、桂枝、白芍，以缓中补虚止痛。

【集验】

1.**五香丸（市售成药）** 五灵脂500g，生香附子500g，牵牛子60g，共研细末，以一半微火炒熟，一半生用，用醋打米糊为丸，如绿豆大，晒干密贮，勿令泄气。每次3g，每日3次，空腹时生姜煎水送服。可治腹痛、痰积、食积、气滞、蛊膈、肿胀、痞满等症。孕妇忌服，体虚者慎用。

2.**隔盐灸神阙** 将食盐研细后经锅炒制，取5~10g，艾炷（可用烟丝代）数壮，汤匙一把。治疗时令患者仰卧露腹，将食盐铺匀于脐眼（神阙穴），厚约0.3cm，直径2~3cm。在上置艾炷一壮点燃，待烧至刚有温热感时用汤匙压其火（注意不宜烧得过度和压得过猛，以防烫伤），脐部有较明显的烧灼感，向腹中扩散，从而加强艾灸温通经脉的效果。本法不仅能止痛，且有止呕泻、通便排气、消除腹胀的作用。用以治疗急性胃肠炎，肠痉挛，溃疡病和慢性胃炎，胆囊炎所致的重症腹痛。

3. 姜蜜合剂 生姜 30g，蜂蜜 60mL。将生姜洗净，捣烂，绞汁于蜂蜜中，搅匀，此为一剂量。将姜蜜合剂少量频频喂服，如服后呕吐可继续喂服，并酌情给药量。呕吐剧烈者可经胃管注入。服一剂后梗阻仍不解者，可再服第二剂。治小儿蛔虫肠梗阻。

【附方】

［1］天台乌药散（《医学发明》）：天台乌药、木香、茴香、青皮、高良姜、槟榔、川楝子、巴豆。

［2］大建中汤（《金匮要略》）：蜀椒、干姜、人参、饴糖。

［3］回阳救急汤（《伤寒六书》）：熟附子、干姜、肉桂、人参、白术、茯苓、陈皮、炙甘草、五味子、半夏。

［4］大承气汤（《伤寒论》）：大黄、厚朴、枳实、芒硝。

［5］调胃承气汤（《伤寒论》）：大黄、甘草、芒硝。

［6］大柴胡汤（《金匮要略》）：柴胡、黄芩、芍药、半夏、生姜、枳实、大枣、大黄。

［7］木香槟榔丸（《儒门事亲》）：木香、槟榔、青皮、陈皮、莪术、黄连、黄柏、大黄、香附、牵牛子、生姜。

［8］木香顺气丸（验方）：木香、青皮、橘皮、甘草、生姜、枳壳、厚朴、乌药、香附、苍术、砂仁。

［9］新订吴茱萸汤（《金匮翼》）：人参、吴茱萸、黄连、茯苓、半夏、木瓜、生姜。

［10］桂枝加桂汤（《伤寒论》）：即桂枝汤（桂枝、芍药、甘草、生姜、大枣）再加桂枝二两。

［11］甘麦大枣汤（《金匮要略》）：甘草、小麦、大枣。

［12］膈下逐瘀汤（《医林改错》）：五灵脂、当归、川芎、桃仁、红花、牡丹皮、赤芍、乌药、延胡索、甘草、香附、枳壳。

六、腰痛

【概述】

腰部猝然一侧或两侧疼痛,重者难以仰俯转摇,多属风、寒、湿、热之邪杂感,阻滞经脉,气血运行不畅所为。外邪侵袭,而身不痛徒以腰痛为著者,必其人肾气先虚之故。诚如《医学心悟》所谓:"腰痛,有风,有寒,有湿,有热,有瘀血,有气滞,有痰饮,皆标也;肾虚,其本也。"至于跌仆闪挫,损伤筋脉,以致气滞血瘀,亦可形成腰痛。

西医学的肾脏疾患,腰部脊柱及其附近组织的病变,以腰痛为著时,均可参照本篇辨证论治。

【条辨】

1.猝然腰痛,痛势剧烈,多属实症。由于肾气不足,易于感邪;邪气久踞,每易伤肾,故常可出现虚实兼夹之证。治宜祛邪通络为主,根据寒湿、湿热、瘀血等的不同随证治之。虚实夹杂者,又当祛邪与益肾兼顾。俾邪去,尚需调摄肾气,以巩固疗效。

2.腰部冷痛,转侧不利,甚则腰背拘急,腰间如冰,得热则痛减,舌质淡,苔薄白,脉沉紧者,证属风寒伤肾,气血凝滞。治当温肾散寒,宜酒炒杜仲6g,细辛1.5g,共为末,生姜汤送下。外用王海藏代灸膏[1]贴腰眼。肾阳素虚者,配服金匮肾气丸[2],以温肾祛邪。

3.腰痛重着,转侧不利,或痛连及背,或下及骶,脊两侧按之痛甚,遇阴雨天尤剧,舌苔薄腻,脉浮缓者,证属风湿腰痛,乃"风伤皮毛,湿留关节",湿不能随汗外泄所致。治宜祛风除湿,用羌活汤[3]加减。若疼痛上下走窜者,重用当归,加鸡血藤、秦艽以养血祛风;周身困重者,加苍术、升麻以升阳除湿。

4.腰部冷痛重着,得热熨稍缓,遇阴雨天辄发或加剧,转侧不能自如,久坐痛甚,静卧痛亦不减或益甚,口不渴,饮食如故,小便自利,舌苔白腻,脉沉而迟缓者,证属"肾着",乃"身劳汗出,衣里冷湿",阳气痹阻所为。治当散寒祛湿,温经通阳,宜用泽泻汤[4]出入。若痛势剧烈者,加晚蚕砂、薏苡仁、细辛，以增强散寒祛湿止痛之力；腰膝冷甚者，以肉桂易桂枝，加附子，以温肾散寒；若舌苔厚腻者，加苍术以燥湿。

5. 腰重酸痛，痛处有灼热感，不得俯仰，或阴股间汗出沾衣，口苦，烦热，小便短黄或混浊，舌苔黄腻，脉象濡数者，证属湿热壅阻，经脉不利，治必利湿重于清热，俾湿去热孤，热无所附，以达湿热分消之图，宜四妙丸[5]改汤，加车前子、汉防己、萆薢、晚蚕砂。若小便频数热痛者，加金钱草、滑石、萹蓄，以清热利湿通淋；若低热心烦者，加龟板、牡丹皮，以育阴清热；痛甚如锥刺者，加血竭、制乳香、制没药，以化瘀止痛。

6. 强力举重，跌打闪挫而致腰卒痛者，多痛如针刺有定处，其痛动作更甚，不能俯仰转侧，呼吸或咳嗽时牵引作痛，痛处拒按，大便或秘或黑，舌质紫黯，或有瘀斑，脉涩，证属瘀血停留，阻滞经脉。治拟活血化瘀，通络止痛，宜泽兰汤[6]水煎，热酒冲服。二便不通者，加酒蒸大黄，以逐瘀通腑。该方注云："若大便已通，则用广三七煎酒，或山羊血冲酒，青木香煎酒，随用一味，皆可立止疼痛。"足资效法。同时用三棱针刺委中穴出血，以导瘀血外出。

【集验】

1. **坎离砂（市售成药）** 麻黄、当归、附子、牛膝、透骨草、红花、干姜、桂枝、白芷、荆芥、木瓜、羌活、防风、独活、艾绒各1两，铁砂40斤。制成粗散剂分装，每盒8两。将一盒药砂全部倒入碗内，用醋将药伴潮后，装入布袋内扎紧，再用多层布包裹，候热，熨敷患处。主治腰腿疼痛，腰部扭伤，四肢麻木，风湿性关节痛，腹部冷痛等病症。

2. **针灸疗法** 依疼痛部位，分经取穴。

（1）病在足太阳经：腰一侧痛，局部肌肉紧张，有明显压痛。主穴后溪，配穴人中。

（2）病在督脉：腰椎棘突间疼痛，俯仰不利，坐卧、行动均感困难，棘间韧带处有压痛。主穴人中，配穴后溪。

（3）病在足太阳和足少阳二经：腰痛在患侧脊柱外侧，连及臀部和大腿，转侧、俯仰及步行均感不利，一侧骶棘肌及臀大肌有压痛。主穴腰痛穴（即手针中之腰痛点），配穴后溪。

手法：多采用泻法。留针时间以 10~15 分钟为宜，在留针过程中运针 1~2 次。主治急性腰扭伤。

3. 九分散 乳香、没药、麻黄、马钱子各 30g，共为细末。内服：每次 3g，黄酒送服，小儿酌减。外用：肿痛者用黄酒调敷，出血者用粉干擦。孕妇忌服。主治跌打损伤。

4. 姜黄膏（原方出自《本草纲目》大黄"附方"项） 先将生姜洗净、切碎，绞汁于干净容器中，然后加入适量大黄粉，调成软膏状，平摊于扭伤处，厚约 0.5cm，并覆盖油纸或塑料布，以保持湿润，再覆盖纱布并用胶布固定。12~24 小时未愈者可再敷。主治急性腰扭伤。

【附方】

［1］代灸膏（录自《中医临证备要》）：附子、蛇床子、吴茱萸、马蔺子、木香。各等分，为末，以白面一匙，姜汁调成膏，摊于纸上敷贴，自晚至晓，其力可代灸百壮。

［2］肾气丸（《金匮要略》）：干地黄、薯蓣、山茱萸、泽泻、茯苓、牡丹皮、桂枝、附子。

［3］羌活汤（《圣济总录》）：羌活、桂枝、附子、当归、防风、牛膝。

［4］泽泻汤（《圣济总录》）：泽泻、桂枝、白术、茯苓、甘草、牛膝、干姜、杜仲。

［5］四妙丸（《全国中药成药处方集》）：苍术、黄柏、薏苡仁、川牛膝。

［6］泽兰汤（《医学心悟》）：泽兰、牡丹皮、牛膝、桃仁、红花、当归尾、广三七、赤芍。

运用小柴胡汤治痛证的经验

小柴胡汤临床运用范围甚广，笔者宗仲景立法组方之旨，用小柴胡汤灵活化裁，治疗多种痛证，屡获佳效，兹择要述之如次。

一、治疗头痛

头为"清阳之腑"，三阳经之总汇。若头痛为热郁肝胆所致，其痛多胀而偏于右侧，或兼发热，脉细弦等。用本方加龙胆草、菊花以清泄透达；目眩甚、脉弦大者，加地龙、珍珠母，以平肝潜阳；若头痛剧烈，胸闷呕恶，加草果、槟榔以辟秽化浊。曾治郭某，头痛6年余，每于饮酒或情志不舒时发作。此次发作已12日，头痛且胀，右侧尤甚，目眩失眠，头汗漾漾，胸闷欲呕，不思饮食，肢冷畏寒，脉弦细，舌苔薄白。证属邪郁少阳，枢机不利，拟和解少阳法。处方：柴胡12g，黄芩9g，党参12g，半夏9g，当归9g，川芎12g，生姜4片，大枣12枚，炙甘草6g。服药3剂，汗止痛减，唯纳差，畏寒如故。原方加白术12g，服药9剂，诸症悉除。

二、治疗咽喉痛

手、足少阳经皆循行咽喉，故《伤寒论》把"咽干"作为少阳病三大主症之一。少阳胆火上炎，咽喉首当其冲，而致红肿疼痛、发热口苦等症。用本方减党参、生姜，加金银花、桔梗、射干、天花粉，以清热养阴利咽。曾治一李姓男孩，三天前不慎感寒，发热恶寒，无汗，全身酸楚不适，咽喉肿痛，经治疗汗出而热势大减，但咽痛未除，伴咽干欲饮，口苦，低烧，时有恶寒，咽部充血，舌边尖略红，苔薄白，脉弦稍数。证属热郁少阳，津液被灼，治宜和解清热、养阴利咽。处方：柴胡9g，黄芩9g，半夏9g，射干9g，天花粉15g，栀子6g，炙甘草3g，大枣10枚。共服5剂而愈。

三、治疗三叉神经痛

其痛多呈阵发性烧灼样剧痛，恼怒则发，痛时面红目赤，口苦或兼头痛，舌苔薄黄，脉弦数。此乃肝胆郁滞化火，循经上攻于头面所致。于本方减人参，重用黄芩（酒洗），加龙胆草、栀子、地龙、细辛，以泄热平肝、通络止痛。若兼便秘，加大黄以通腑泄热。如治王某，男，58岁。患右侧三叉神经痛八年，屡经治疗效果欠佳，每天发作十余次，每次持续约 3 分钟，呈烧灼样剧痛，在洗脸、吃饭或恼怒时易于发作。此次发作伴心烦，恶心，时吐痰涎，目眩，头沉，舌苔白腻微黄，脉弦数。证属少阳热炽，灼津成痰，痰热上攻。治宜和解少阳，清热化痰。处方：柴胡 9g，黄芩 9g，清半夏 12g，川贝母 12g，竹茹 15g，龙胆草 9g，地龙 15g，细辛 3g，生姜 2 片，炙甘草 6g。服药 3 剂疼痛减轻，发作次数减少。上方减龙胆草、细辛，加当归、川芎，继服 12 剂而诸症消失。

四、治疗胁痛

《素问》云："邪客于足少阳之络，令人胁痛不得息。"用本方加生麦芽、白芍、川楝子，以疏肝和胃，通络止痛。若病程日久，痛处固定不移，可酌加三棱、郁金、川芎以行气化瘀；兼阴虚证象者，加沙参、麦冬辈以滋阴。如治董某，女，25 岁。患渗出性胸膜炎 1 年余，经坚持抗痨治疗，胸水消失，但胁痛日渐加重，经某医院 X 线检查，诊断为胸膜粘连。现两胁隐隐作痛，呼吸不利，间有干咳，咳则痛增，手足心热，心烦盗汗，口苦咽干，身热起伏，舌苔薄白，脉弦细微数。此乃热郁气结、肺阴亦亏之象，治宜和解疏利、养阴润肺。处方：柴胡 9g，黄芩 9g，清半夏 6g，党参 9g，枳壳 12g，郁金 9g，瓜蒌皮 12g，沙参 9g，桔梗 9g，白薇 15g，大枣 10 枚，炙甘草 6g。服药 6 剂，胁痛咳嗽稍减。再服 6 剂，胁痛大减，咳嗽、口苦咽干已除。后经适当加减连服 20 剂，诸症悉平。

五、治疗胃脘痛

热郁少阳，化火犯胃，胆胃热实，气机不利，则痛而嘈杂痞满，脉多弦数。用本方合左金丸，以辛开苦降，泻火止痛；伍金铃子，谷、麦芽，以疏肝理气，醒胃消谷。如治陈某，男，44 岁。患十二指肠球部溃疡 3 年，经西药治疗效果欠佳。近因情志刺激，胃脘疼痛复发，痛势急迫，伴灼热感，泛酸嘈杂，时时欲呕，口苦而干，不欲饮食，小便黄，大便干，脉弦数，舌苔薄白微黄。证属肝胆郁滞，化火犯胃，肝胃不和。治宜泄热和胃。

处方：柴胡 12g，黄芩 12g，清半夏 9g，黄连 9g，吴茱萸 1.5g，金铃子 9g，延胡索 9g，佛手 9g，生谷、麦芽各 30g，煅瓦楞子 18g，炙甘草 6g。服药 5 剂，疼痛吐酸均减，食欲增加。此后以上方为散，共服月余而安。

六、治疗腹痛

邪客少阳，每因脾胃气弱，而易致邪陷脾络，络脉不畅，气血不和，则腹中拘急挛痛。宜首用小建中汤益气健中，继以小柴胡汤重用党参加白术，和解与健脾并用，以扶正达邪。腹又为足少阳之脉所循之处，若邪客少阳之络，则枢机不利，气血阻滞而致腹痛。可于方中加白芍以缓急止痛；腹痛拒按，口渴便秘者，本方减人参之补，加芒硝之泻，以两解少阳、阳明之邪。如治张某，男，68 岁。体质素弱，腹部胀痛六天，大便二日未行，经用润下、行气诸法不应。自述手足心热，傍晚尤甚，时有心烦，恶心，食欲欠佳，舌苔薄黄，脉沉弦有力微数。此乃少阳邪热未解，阳明燥热已成，治宜和解清热、咸寒润下。处方：柴胡 12g，黄芩 9g，芒硝 18g，枳实 9g，清半夏 6g，党参 6g，生姜 2 片，大枣 10 枚。共服 3 剂而愈。

七、治疗肢节烦痛

太阳邪热不解，由表及里，太、少阳经俱病。外则太阳之气运行受阻，内则少阳之气不能荣于筋骨，故肢节烦痛。用本方加桂枝、白芍，使其外解表邪而调营卫，内和少阳而疏气血，以解太、少两经之邪。如治徐某，男，42 岁。素患"风湿性关节炎"，近因两膝关节痛复作，经治一周未愈。诊见四肢烦痛，以双肘、腕关节为甚，痛处无灼热，外形无异常，伴发热（体温 38.2℃），微恶寒，口苦心烦，纳差，舌苔白，脉浮数。此属太阳、少阳并病，治宜辛温解表、和解少阳。处方：桂枝 9g，羌活 9g，白芍 24g，柴胡 12g，黄芩 9g，党参 9g，清半夏 6g，生姜 3 片，大枣 10 枚，炙甘草 6g。服药 3 剂热退痛减，上方减羌活，继服 3 剂而诸恙俱除。

八、治疗淋痛

三焦决渎失司，水道不利，水蓄化热，湿热蕴蒸于膀胱，则小便淋漓涩痛，小腹拘急，兼口苦咽干，寒热往来，心烦喜呕等。用本方加滑石、木通、瞿麦，以和解清热通淋，使湿热化而水道畅，其痛自愈。如治李某，女,27岁。妊娠7个月。3天前出现尿黄，尿频，继之小便涩痛，痛引腰部，小腹坠胀，寒热往来，时有心烦，舌苔黄腻，脉弦滑。证属少阳枢机不利，三焦决渎失职，湿热蕴蒸，治宜和解清热通淋。处方：柴胡9g，黄芩12g，清半夏6g，木通6g，滑石30g，瞿麦12g，大枣10枚，炙甘草6g。共服6剂而愈。

上述说明，小柴胡汤治疗痛证属实、属热者居多。以病程较长，往来寒热，口苦心烦，默默不欲饮食为辨证之纲。少阳枢机不利，肝胆疏泄失职是其主要病机，故治疗必以小柴胡汤"和"之。方中柴胡、黄芩合用，既能升散透达，又能疏利清泄；半夏、生姜合用则能升能降，调理气机；党参、大枣、炙甘草益气健脾。诸药共奏和解疏利、扶正祛邪之功，而收"止痛"之效。

壮骨通络宝治疗原发性骨质疏松症

一、临床资料

1. 一般资料　选择我院门诊原发性骨质疏松病人共65例，随机分为两组，其中中药组33例，西药组32例；男29例，女36例；年龄50~86岁，病程最短者3个月，最长者7年，均未合并骨折。

2. 病例选择

（1）诊断标准：①所有患者治疗前均经单、双光子骨密度检测，符合WHO推荐的骨质疏松症诊断标准：T ≥ –1.0 SD 为正常，T ≤ –1.0SD 而

≥ –2.5 SD 为骨量减少，T ≤ –2.5 SD 为骨质疏松，T ≤ –2.5 SD 合并骨质疏松性骨折为严重骨质疏松。[T=（所测骨密度值 – 正常年轻人群平均骨密度）/ 正常年轻人群骨密度的标准差]；②同时所有患者均以腰背等多处反复疼痛为主诉前来就诊。

（2）纳入标准：年龄 50 岁以上，符合原发性骨质疏松症诊断标准者。

（3）排除标准：①除外内分泌疾病（如甲状腺功能亢进、甲状旁腺功能亢进），代谢性疾病（如糖尿病）等疾病引起的继发性骨质疏松症；②合并重要脏器：心、肺、脑、肝、胆严重疾病者；③有药物或多种食物过敏史者；④精神异常者。

二、治疗方法

1. 分组　随机（抽签法）分为中药组或西药组，其中中药组 33 例，西药组 32 例。

2. 治疗药物与方法

（1）中药组：①试验用药：补骨脂 8g，杜仲 6g，炙龟板 8g，鹿角胶 6g，生牡蛎 15g，牡丹皮 6g，三七粉 1.5g，丹参 15g，川牛膝 8g，葛根 15g，炙甘草 3g。②服药方法：研末，轻煎，分两次冲服；③疗程：30 天为一疗程，连服 3 个疗程。

（2）对照组（西药组）：①试验用药：维生素 D_2 加钙片。②服药方法：维生素 D 10000U，每天 1 次，钙片 500mg，每天 3 次。③疗程：30 天为一疗程，连服 3 个疗程。

三、疗效分析

观察项目及方法

（1）症状体征：腰背痛积分按腰背痛轻、中、重分度法。腰背痛持续而严重为 3 分；腰背痛时轻时重或反复发作者计 2 分；腰背痛轻微或偶尔出现计 1 分；腰背痛消失为 0 分。

（2）骨密度测定：双能 X 线骨密度仪，测定部位腰椎（L1~L4）。

（3）疗效判定标准:（参照《骨质疏松学》制定疗效评价标准）治疗前及 90 天时各检测一次。

显效：腰背痛显著好转，原分数下降≥ 2/3，骨面密度值治疗后上升≥ $0.05g/cm^2$。

有效：腰背痛显著好转，原分数下降≥ 2/3，然骨密度增加< $0.05g/cm^2$。

无效：症状无明显改善，骨密度检查无变化。

四、观察结果

1. 总疗效观察（表 1）

表 1　骨质疏松症用药前后的疗效变化（$\chi \pm s$）

组别	例数（n）	显效	有效	无效	总有效率（%）
中药组	33	21	10	2	92.5
西药组	32	10	12	11	65.0

由表 1 可以看出，壮骨通络宝的总有效率为 92.5%，其中显效率为 63.6%，明显优于西药组，经统计学处理差异显著（P < 0.05）。

2. 治疗前后骨密度值变化（表 2）

表 2　治疗前后骨密度值变化（$\chi \pm s$）g/cm^2

组别	腰椎骨密度（BMDL）	
	治疗前	治疗后
中药组（n=33）	0.765 ± 0.032	0.922 ± 0.028 △
西药组（n=32）	0.599 ± 0.024	0.769 ± 0.031 △

（注：△治疗前后腰椎骨密度比较）

由表 2 可以看出，中药组用药后骨密度值明显上升，前后差异非常显著（P < 0.01）。

五、讨论

骨质疏松症是以骨量减少和微结构的退化，导致骨脆性增加和易发骨折的一种全身性骨骼疾病。原发性骨质疏松症包括绝经后骨质疏松（Ⅰ型）和老年性骨质疏松（Ⅱ型）。随着社会老龄化，老年人口增加，骨质疏松症的危害日益突出和严重，其在世界常见病、多发病中居第7位。我国老龄人口正在急剧增多，老年人的绝对数量占世界第一位，骨质疏松发病率亦逐渐增加。据报道中国2004年＞60岁人群骨质疏松总发病率为22.6%，女性28.6%，并呈逐年增加趋势[1]。

西医学认为，原发性骨质疏松症的细胞学基础在于骨丢失中骨重建处于负平衡，引起骨丢失的因素十分复杂，目前认为与内分泌、营养、运动和负荷等因素有关。

中医学中虽没有原发性骨质疏松的病名，但关于此病的症状及治疗，则早有记载，应属于"骨痿""骨枯""骨极"等范畴。原发性骨质疏松是一种退行性变，多见于老年人，人体生、长、壮、老、已的自然规律与肾中精气盛衰关系紧密，即如《素问·上古天真论》云："女子七岁肾气盛，齿更发长……四七筋骨坚，发长极，身体盛壮……七七任脉虚……天癸绝。""丈夫八岁肾气实，发长齿更……四八筋骨隆盛，肌肉满壮……八八天癸绝，精少，肾脏衰，形体皆极，则齿发去。"此外，人体骨骼的生长发育，离不开气血的滋润与濡养，若血液瘀滞，经脉不畅，水谷精微得不到布散，不仅脏腑因濡养不足而衰弱，骨髓也因此不得充润，骨骼失养，发为"骨痿"，此血瘀当责之于肾虚；肾中精气不足，则脏腑气血化生乏源，气虚则血运无力，渐可致瘀；肾阳虚不能温煦推动血脉，血液运行不畅，阳虚生寒，更能凝滞血液而形成瘀血；肾阴虚则脉络滞涩，血行不畅，因此，肾中精气不足、阴阳虚损，皆可导致血瘀，影响局部血液的运行，故原发性骨质疏松多见骨、关节痛。西医学研究表明，肾虚者[2、3]丘脑－垂体－肾上腺系统及垂体－性腺系统功能紊乱，性激素分泌下降，微量元素减少，从而导致骨吸收增加，单位体积内骨量减少，机体成骨功能减退，从而发生骨质疏松；而血瘀[4]造成骨小梁内微循环的障碍，不利于细胞进行物质交换，导致血液中的钙及营养物质不能正常地通过哈佛系统进入骨骼，而致骨骼失养，脆性增加，发生骨质疏松。

壮骨通络宝以益肾填精为主，兼有温肾之功，俾阴得阳助，而生化无穷。方中龟板、牡蛎补肾精、益骨髓；补骨脂、牛膝补肾阳，温督脉、兼能续伤生新；丹参与牛膝合用活血化瘀，通络止痛；牡丹皮凉血散瘀，兼制温肾药的温燥之性，葛根舒筋通痹止痛。现代药理研究表明[5-7]，补肾的中药能提高机体内分泌腺体的功能，改善了下丘脑－垂体－性腺轴的功能，增加体内的性激素；丹参、牛膝等都具有类雌激素作用；牡蛎含钙率为38.98%，与胃酸作用后能生成可溶性钙盐，促进血钙水平的提高；葛根的主要有效成分异黄酮类，则有雌激素样作用。综上所述，本方用药精当，补泻相伍，开阖相济，补而不燥，滋而不腻，祛瘀而不伤正，疗效确切，优于西药组，且无明显毒副作用。

参考文献

[1] 李平生. 老年人骨质疏松症 [J]. 人民军医，2004，47（7）：419-421.

[2] 张鑫，肖鲁伟，童培建. 补肾类方药防治绝经后骨质疏松症的研究现状 [J]. 中医正骨，2007，19（7）：70.

[3] 王文健. 补肾法对老年男性下丘脑－垂体－性腺轴作用的临床和实验研究. 中医杂志，1986（4）：32.

[4] 张荣华，朱晓峰. 脾肾两虚兼血瘀与原发性骨质疏松关系的探讨 [J]. 四川中医，2003，21（5）：11-12.

[5] 朱晓峰，张荣华. 血瘀与原发性骨质疏松的关系 [J]. 中医药研究，2002，18（5）：10-11.

[6] 梅全喜，毕焕新. 现代中药药理手册 [M]. 北京：中国中医药出版社，1998：552.

[7] 何志鹏. 葛根对去卵巢大鼠骨质疏松作用的研究[J]. 牡丹江医学院学报，2008，29（5）：9-11.

肾功能衰竭证治撷要

肾功能衰竭大抵属于中医学的癃闭、关格、虚损、肾风等范畴。本病除出现泌尿系水、电解质与酸碱平衡紊乱证候外，主要系机体内环境的相对稳定性受到破坏，使肾阴肾阳的动态消长失去平衡，阳损及阴，阴损及阳，气血两伤，以致气化无权，湿毒内聚，壅滞三焦，而见尿少、浮肿、气喘、呕吐、纳呆、眩晕、腹胀等症。若病延日久，湿毒内溃，邪陷心包，或肾虚风动，则神昏、谵妄、抽搐等危象显露。临床应针对这一病势发展特点，及时采取相应的治疗措施，以逆转病情之持续恶化。

目前对肾功能衰竭尚无较为理想的治疗方法。近年来各地突出运用中药治疗本病，对于保护病人残余肾功能，延长存活时间，显示了良好的前景。本文仅将中医学对本病的主要治法，结合临床体会概述如下，以供临床参考。

一、温肾健脾，化气行水法

本法适用于脾肾阳虚，湿浊内聚所致的高度浮肿或伴有腹水，恶心呕吐，嗜睡，四肢不温等症。偏于脾阳虚者，晨起颜面浮肿，下午足肿明显，腹胀纳呆，尿少，脉濡细，舌质淡，苔薄白；偏于肾阳虚者，浮肿以腰以下为主，甚至全身皆肿，神疲腰酸，足跟疼痛，少尿或无尿，脉沉细，舌体肥胖，舌质淡，舌苔薄白。"肾气从阳则开"，温阳利水可使小便得通，湿浊得泄，而渐消水肿。若单纯温阳或单纯利水，皆达不到利尿目的。故宜选用真武汤加红参、黄芪、泽泻、牵牛子。近代研究证明，人参、黄芪均有明显改善肾脏血流量，提高肾小球滤过率，降低血非蛋白氮的作用；熟附子亦有恢复肾功能的作用。偏于脾阳虚者，黄芪用量不少于30g；兼脘闷纳呆者，加陈皮、清半夏、砂仁，以燥湿和胃，并可减少皮质激素、环磷酰胺、氮芥等对胃肠道的不良反应；腹泻便溏者，去牵牛子；大便秘结者，加大黄。偏于肾阳虚者，熟附子（宜先煎1小时）用量不少于15g；四肢逆冷者，加桂枝以通阳；兼腹水者，加带皮槟榔、陈葫芦；尿蛋白流失不止者，加柿树叶、芡实。俟尿量增加，四肢转温，改用健脾利水法善后，以防温燥太过，肾阴受损。

二、益气滋阴，清利湿热法

下焦湿热蕴蒸日久，或脾肾阳虚过用温燥药物，皆可致脾肾气阴两虚，湿热留恋。其证面目浮肿，经用温阳利水药后尿量虽可增多，浮肿减轻，但常退而不尽，足踝部呈凹陷性水肿，溺少色黄，夜寐欠安，腰脊酸软，或眩晕耳鸣，口干咽燥，部分病人可出现血压偏高，脉弦细滑或数，舌质红，苔薄黄腻而少。治此证须温润两顾，清利兼施。方宗参芪麦味地黄汤（肾气丸中桂枝、附子易麦冬、五味子，加党参、黄芪）化裁。此方为中国中医科学院方药中教授治疗尿毒症之习用方，对于恢复肾功能多有效验。方中之滋阴药似可改善血管通透性，减少蛋白漏出，提高血浆蛋白。可加入车前子、白茅根以清利湿热；无出血倾向者，加丹参、益母草，以祛瘀利水，改善肾脏有效血液循环；血压偏高者，酌加钩藤、生石决明，以平肝潜阳；尿血者，选加蒲黄炭、贯众炭、仙鹤草、鲜小蓟等。临床用此方治疗尿毒症，不仅能使尿少、恶心呕吐等症状消失，肾功能亦可得到改善。

三、清热解毒，养阴利湿法

水肿每因外感反复加剧，尿蛋白增多，加之长期应用激素所产生的一些副作用，酷似中医的"湿毒"（感染）证。此时病人身热口渴，口气秽臭，尿少或闭，大便秘结，或咽喉肿痛，皮肤疮毒日久不愈，甚或尿血、衄血，脉象滑数，舌质红，苔黄腻。证候颇为复杂，虚实交错，变化迅速，肾功能损害严重。治宗"急则治其标"，先予清热解毒、养阴利湿方可获效，宜五味消毒饮加减，常用金银花、蒲公英、野菊花、紫花地丁、赤小豆、车前子、白茅根、土茯苓、生地黄、熟地黄等。如舌苔厚腻者，加苍术、晚蚕砂，以燥湿化浊；尿道灼热或肉眼血尿，加鲜小蓟、生地炭、茜草、旱莲草，以清热养阴，凉血止血；猪苓汤对此亦有较好疗效，日本报道用猪苓汤后，尿电解质、尿素氮、肌酐明显降低，同时代谢性酸中毒有改善；大便秘结者，加大黄，以通腑泄浊；呕吐频繁者，加玉枢丹 1.5g，温开水调服，或生姜汁少许滴舌；口干咽痛者，加玄参、麦冬，以养阴利咽。

俟热退尿利，病还其本，仍宜参芪麦味地黄汤健脾益肾，巩固疗效。

四、和胃降浊，化湿止呕法

本法适用于以恶心呕吐为主症者。浊邪犯胃，和降失司，其气上逆，可用紫苏叶 1g、黄连 2g，煎汤代茶，频频呷服，此方轻苦微辛相合，调畅气机，止呕多可收效。若浊邪热化，兼见口渴心烦，纳呆腹胀，小溲短黄，大便秘结，苔多黄腻而垢浊，可选用黄连温胆汤，苦辛合用，醒脾和中以降湿浊；眩晕、神疲者，另以人参 5g 煎浓汁，不拘时服；浮肿明显者，加赤小豆、车前子、猪苓；若浊邪寒化，兼见口淡无味，不思饮食，形寒肢冷，便溏溺少，舌质淡胖，苔白腻或白滑，脉沉细者，宜《备急千金要方》温脾汤合吴茱萸汤加减，常用熟附子、红参、制大黄、吴茱萸、生半夏、紫苏叶、生姜、砂仁等，以温中扶阳、和胃降浊。浊邪虽有寒化、热化之别，然寒化多于热化，故临床不可肆用苦寒、辛散，以免阳气损伤之虞。

五、温阳益气，通腑降浊法

本法适用于元阳衰微，浊邪壅滞三焦，致下关则小便不通，甚或大便秘结，上格则呕吐不止为主症者。随着肾功能的继续衰减，可出现头痛嗜睡，甚至昏迷，此时，血尿素氮明显升高，并易见高钾血症等。二便闭塞，邪无出路，是为危笃之证，急当扶阳与通腑并用，以速祛湿浊毒邪，宜口服药与灌肠剂内外兼施。内服药以《备急千金要方》温脾汤为主，或随其兼证辅以和胃、利水等法。灌肠剂以生大黄 30g 通腑降浊为主，配煅牡蛎 30g 收涩敛阴，以防泻利太过。大黄可以从小剂量开始，逐渐增加剂量，以患者每天大便 2~3 次，溏而不泻、利而不伤为度。药液煎成 200~300mL，仿直肠透析法，滴注灌肠，峻药缓用。一般保留 20 分钟，每天 1 次，连续4 天左右血尿素氮即可下降。倘若湿热明显者，可选加槐花、蒲公英、败酱草、黄柏等，槐花对兼有肠道出血，或血压偏高者尤为适宜，可重用至 30g以上。灌肠法只能暂时缓解症状，俟诸症缓和，尚须辨证运用内服药物。

六、育阴潜阳，平肝息风法

本法适用于尿毒症迁延日久，阳损及阴，阴分耗损，肝失所养，肝风内动，终致手指震颤，甚则四肢抽搐为主症者。此时多兼眩晕、头痛，甚或神昏谵语，便血，衄血，舌质干红，舌抖或蜷缩，脉弦细数。治当育阴息风，宜大定风珠加减。常用熟地黄、五味子、牡丹皮、白芍、龟板、鳖甲、牡蛎、钩藤、泽泻等。另用生晒参 6g 煎汁，兑服。出血明显者，加犀角、生地黄，以凉血止血。即使兼见阳虚之象，需用温补，亦只宜选加肉苁蓉、淫羊藿、巴戟天等温而不燥之品，不可妄投桂枝、附子等刚燥之药，以免阴血愈损，虚火愈炽，致抽搐、出血等症加重。神昏谵语者，可用安宫牛黄丸化开，调生大黄粉，与生晒参煎汁同服，以开窍息风、扶正祛浊。此即《温病条辨》之牛黄承气法，扶正而不碍邪，祛邪而不伤正，对缓解昏迷、痉厥等尿毒症危象有较好作用。

七、活血化瘀，兼予清利法

水湿久羁，肾气不化，络脉痹阻，可见眩晕，浮肿，尿少，舌质紫黯，脉沉弦。此法不仅有利于消除水肿，且对控制蛋白尿、高血压等症都有一定疗效。西医学认为，本病肾小球有增生性病变，毛细血管管腔明显狭窄，有凝血、血栓形成，炎症细胞浸润，基底膜变厚，肾间质水肿，晚期多数肾小球呈玻璃样变及纤维化。应用活血化瘀法治疗本病为近年来又一进展，用《金匮要略》当归芍药散加味治疗本病，可取得一定效果。本方以当归、白芍（可改用赤芍）、川芎，以养血调肝；白术、茯苓、泽泻，以补脾利湿；川芎为血中之气药，川芎、当归相配，血可畅通；茯苓、泽泻相伍，湿可渗滤。可用益母草 30g，白茅根 30g，参三七 3g（冲），为气、血、水同治之法。

鉴于肾衰病机复杂，变化多端，故上述治法亦非一成不变。临证应权衡标本虚实，确定主攻、主补，或攻补兼施，只有抉择得当，才能收效满意。一般以补益脾肾，阴阳两顾为基本治法，此法较传统的独重视温补脾肾疗效为好。药理研究也已经证实，许多补益脾肾药物含有生物活性多糖体，具有调整免疫功能的作用，对治疗本病之免疫功能低下者，可能有积极意义，值得进一步研究。

泄泻证治释难

长期以来，临床对泄泻的辨证论治颇多疑惑，如暴泻伤阴可否利小便，对"久泻必虚""五更泻"必属肾主虚之说如何理解？泄泻的病位与心肺有无关系等。凡此种种，在一定程度上影响了对泄泻的诊治思路，甚或弊端蜂起。为此，本文仅就泄泻证治的若干难点，略予辨析，以期有益于临床。

一、关于暴泻伤阴可否利小便

湿热或暑湿暴泻多在短期内即可呈现明显的伤阴之象，治此仍当以渗湿利小便为主。伤阴之证，最忌渗利，虞其愈渗利津愈伤，此乃指热病伤津，或阴虚火旺之证，因其无湿可利，渗利必更伤阴。而湿热暴泻，咎在湿热互结，湿得热而益深，热得湿而益炽，氤氲熏蒸，难以速解，却是有湿可利，不利小便就不足以止泻。通过利小便使湿去热孤，热无所附，则湿热分消，而泄泻易止。且湿热暴泻证多口渴欲饮，小便不利，而脾胃阴伤，加之湿困中焦，则运化与转输水湿之功能失司，小便尤为不利，所饮之水遂尽归大肠，终致泻愈甚而津愈伤。此时非利小便则不能切断恶性循环，更不利于阴液之恢复，此正合"邪去正自复"之意。与《伤寒论》之阳明三急下证和少阴三急下证釜底抽薪，急下存阴之义尤为相近。

二、关于五更泻的病位病性

五更泻可由肾阳虚所为，但未必皆定位在肾，更不可以阳虚印定眼目。临床所见，五更泻之病性有虚实之殊，病位有肝脾肾之别。《症因脉治》所云"五更泄多属肾虚，然亦有酒积、寒积、食积、肝火不同"，颇合临床实际。叶天士则谓，本病"有肝脾不和者"，薛立斋认为，有"脾胃虚寒下陷者，有脾肾气血俱衰者"。这些有识之见，皆有助于开拓本病研究的思路。大凡泻而不爽，泻下臭甚，或"致其年月日时复发者"，腹痛拒按，口苦或黏腻，脉象或滑或弦而有力者，或沉迟者，多属实证，尤以壮年体健者为多见，并应视其兼夹之证，或据饮食寒冷所伤，或情志所伤之异，辨病位别病性。若五更作泻反复发作，病程较长，大便清稀，完谷不化，形寒肢冷，腰膝酸软，舌质淡脉沉细无力者，庶可以肾阳虚定论。他如何时起床何时作泻，无准确的时间性及泻下急迫感；或偶然五更作泻，非反复发作；或昼夜泄泻，虽五更时亦泻，皆不属五更泻。

三、关于久泻实证的辨治

久泻实证的临床特点为，病势缠绵，证候虚实互见，寒热错杂。因其兼见虚象，故临床独重视其虚，而忽视其实。对此何以为辨？先父韦献贵老中医[1]认为："当以虚实原发、继发之不同，整体、局部虚实之各异为据，究标本，分主次。"一般而言，实证多属原发，重在大肠壅滞之局部，以腹痛，甚或里急后重，泻下不畅，或时溏时秘，间夹黏液、白冻、脓血等症为重要特征。虚证多属继发，重在整体正气不足之虚候，随着病情的延长，精微外流，气血生化乏源，则渐见面色萎黄、身体消瘦、肢体倦怠、神疲乏力、形寒肢冷等正气受损之兼证。因邪实致泻，因久泻致虚。此时若能当机立断，大胆施以通法，则邪却泻自止，泻愈体虚自复，无须以补法为主。若主次不分，源流莫辨，被虚象障目，众多实候尽不见察，于是四君、四神类方便信手拈来，愈补愈滞，愈滞愈泻，终致微恙衍为沉疴。因久泻实证常以气滞为先，并易与食滞、湿阻、火郁、血瘀、痰结相因为患，故其治疗当立足于一个"通"字。宗"通可去滞"之论，寓祛邪于调气之中，或理气祛痰，或化瘀通络，或辛开苦降，或攻遂水饮等，贵在灵活变通。俟便次大减，黏冻脓血俱除，宜佐入补气益胃之品，俾祛邪而不伤正，扶正而不恋邪，以收全功。

四、关于治疗整体与局部的关系

整体与局部是辩证的统一，泄泻的初期病变虽重在肠道局部之邪实，但随着病程的延长，每致整体之虚候。若单纯服用补泻兼施之剂，往往补虚则壅滞，泻实则伤中。尤其是黏冻或脓血较多者，更易反复发作。故对于顽固泄泻的治疗宜服药与灌肠同用，整体与局部结合，发作时以灌肠祛邪为主，缓解时以口服补虚为要，使扶正而不恋邪，祛邪而不伤正。要根据正虚与邪实的主次，来确定治疗步骤，灵活运用扶正与祛邪。通过灌肠给药，不仅可以减少对胃的刺激，又可使药物直达病所，使有效药物保持高浓度状态。故内外兼治，整体与局部结合，是提高疗效的关键。

五、关于风药的运用

治疗泄泻的脾虚湿盛证，若单投健脾燥湿之品，往往难达速效，合用风药胜湿法，则可提高疗效。如升阳益胃汤中羌活、防风、升麻、柴胡、葛根之类风药，辛温而升，既可升发脾阳以止泻，又可升发肝胆之气，胆气升则脾胃自能升降。诚如李东垣所谓："胆者，少阳春生之气，春气升则化安，故胆气升则余脏从之。胆气不升，则飧泻肠澼不一而起矣。"风药不但升发脾阳，还可燥湿于体内，俾湿去脾健，而泄泻自愈。《证治准绳》"寒湿之盛，助风药以平之"和"风能胜湿"之论，皆强调了风药祛湿的重要性。其用量宜轻，一般不宜超过6g，取其轻者升散之意，若用量过重则成发散，反伤正气。

六、治分五脏，心肺不可偏废

泄泻病机与五脏的关系，多不谋而合，肝脾肾是也，鲜有论及心肺者。"肺与大肠相表里"理论，独偏于阐释便秘的病理与证治，似与泄泻的发病无涉。盖肺主宣发肃降，大肠主津液，其变化、传导之功，必借肺的肃降治节。若悲忧伤肺，则肺气郁闭，宣降失常，治节不行，无以通调水道，则湿必下注大肠而作泻；或外邪犯肺，腠理闭塞，邪无外泄之机，必自寻出路，下迫肠道亦可致泻……治必宣降肺气，轻疏上焦，俾治节行而灌溉输，肺气降而湿自化，不止泻而泻自止。古方危氏和安散（前胡、桔梗、柴胡、川芎、木香、青皮、当归、甘草、茯苓）可资效法，并辨其寒热虚实，灵活化裁。心病及脾或心脾同病者，每多相互影响，或心血虚不能养脾，或脾气虚不能生血以养心，两者皆能使脾失健运，湿自内生，发为泄泻，并兼见心悸怔忡、失眠健忘、面色萎黄等血虚之症。故当心脾同治，养心以安仓廪，健脾即可养心。张景岳所谓"心火不足，补火以生脾可也"可资效法，宜仿归脾汤意出入。

参考文献

［1］韦绪性.通法治疗久泻实证心悟［J］.河南中医，1989（1）：38-39.

虚痛证治体悟

疼痛在临床颇为多见，病因繁杂，难于诊治。临床对其辨治，多宗"不通则痛"之说，而施以"通"法治之。明代医家李中梓曾不无感叹地说："近代治痛，有以诸痛为实，痛无补法者，有以通则不痛，痛则不通者，有以痛随利减者，互相传授，以为不易之法。"（《医宗必读》）尤其是近年来，随着对活血化瘀法的深入研究和广泛应用，以"通"治痛之法更为广大医者所习用，而对补虚治痛法的运用重视不够。本文仅就虚证疼痛的辨证论治做一探析，以冀引玉。

一、病机钩玄

虚痛的病机与实痛有别，前者为"不荣则痛"，后者为"不通则痛"。"不荣"是由于气血（精）、阴阳、营卫等亏虚，使机体脏腑、脉络失于温煦、濡润，而发为疼痛。历代医籍有关"不荣则痛"的记载颇详，如《灵枢·阴阳二十五人》曰："血气皆少则喜转筋，踵下痛。"张隐庵注曰："转筋踵下痛者，血气少而不能营养筋骨也。"《素问·脏气法时论》曰："心病者……虚则……胁下与腰相引而痛。"张景岳注曰："心主血脉，血虚则不能荣养筋脉，故腰胁相引而痛。"根据古医籍的论述，结合临床所见，兹将虚痛的主要病机概括为以下二端。

（一）阴血亏损，脉络失濡

"血主濡之"，血行脉中，内至脏腑，外达皮肉筋骨，如环无端，运行不息，不断地对全身各脏腑组织器官起着营养和滋润作用。《灵枢·本脏》云："血和则经脉流行，营复阴阳，筋骨劲强，关节清利。""和"，即血液充盈和调之意，血只有盈于脉，才能流畅全身，发挥其濡养作用。若阴血亏损，可致血脉虚涩，虚是脉中血流量的减少，涩是脉管本身缺少血液滋养的反映。血脉虚涩，则机体各脏腑组织器官失于濡养而作痛。《素问·举痛论》曰："脉涩则血虚，血虚则痛。"《经历杂论》曰："风痛者，善走窜，痛无定处，血虚人多患此。其脉浮大而缓，按之芤，此肝血亏虚，经络隧道空虚……当填补血液。"《临证指南医案》曰"营气日虚，脉络枯涩"，"络虚则痛""络脉空乏为痛"等，均指出了血脉虚涩致痛之理。血脉虚涩致痛，尤多见于妇女。《济阴纲目》曾曰："妇人血崩而心痛者，名曰杀血心痛，由心脾血虚也。若小产去血过多心痛者亦然。"若女子月经过多或产后失血而致血虚，或因孕期血聚养胎而相对血虚，皆易致血脉虚涩，发为痛证。故经期、妊娠期及产后头痛、身痛、腰痛、心腹痛等，多与血脉虚涩病机相关。

（二）阳气虚弱，脉络失煦

《素问·生气通天论》曰："阳气者，精者养神，柔则养筋。"指出阳气具有温养筋脉，使其柔和自如的功能。若阳气亏虚，脉络失于温煦，亦可致拘急作痛。脾胃为气血生化之源，若久病不愈，劳倦过度，中气受伤，清阳不升，清窍失养，可致气虚头痛；或中虚脏寒，脉络失养，则见胃脘疼痛；或中气不足，脾虚下陷，无力升举，而见胃下垂，子宫下垂。《素问·至真要大论》云："诸寒收引,皆属于肾。"说明肾阳亏虚,阴寒内盛,可致脉络收引,而发为痛证。如肾气亏虚,冲任受损,气血失和,脉络瘀滞,可致痛经;腰为肾之府,肾气亏虚,腰失温养,则腰膝酸痛;少阴阳虚还可致项背强痛,不可以顾,但并无风寒外证,与外感风寒所致者不同。

二、证治析要

关于虚痛与实痛的鉴别要点,以及虚痛的临床特征,《景岳全书·杂证谟》论之甚详,如谓:"痛有虚实……辨之之法,但当察其可按者为虚,拒按者为实;久痛者多虚,暴痛者多实;得食稍可者为虚,胀满畏食者为实;痛徐而缓,莫得其处者多虚,痛剧而坚,一定不移者为实;痛在肠脏中,有物有滞者多实,痛在胸胁经络为实,不干中脏,而牵连腰脊,无胀无滞者多虚。脉与症参,虚实自辨。"又云:"凡虚痛之候,每多连绵不止而无急暴之势,或按之、揉之、温之、熨之,痛必稍缓。其在心脾胸胁之间者,则或为戚戚,或为慌慌,或似嘈非嘈,或饥劳更甚,或得食稍可,或懊侬无迹,莫可名状,或形色青黄,或脉微气弱,是皆虚寒之证也。"此论言简意赅,颇合临床实际,实为辨析痛证病性的重要依据。据上所述及临床观察,可将虚痛的临床特征概括为:起病缓慢,病程较长,多空痛、冷痛、酸痛、隐痛或绵绵作痛,或久痛不愈,喜温喜按,时缓时作,每于饥饿或劳累后加重,得食或休息后痛减,脉沉略弦,舌体或瘦小,或胖大而边有齿印,舌苔薄白等。

对于虚痛的治疗,《质疑录》曾明确指出,"凡属诸痛之虚者,不可以不补也"。补虚止痛法的具体运用,当视其病因、病位的不同,而分别采取相应的补虚之法。诚如《叶选医衡·痛无补法辨》举例所言:"凡治表虚而痛者,阳不足也,非温经不可;里虚而痛者,阴不足也,非养营不可;上虚而痛者,心脾实伤也,非补中不可;下虚而痛者,脱泄亡阳也,非速救脾肾,温补脾肾不可。"此外,尚需明确指出,虚痛当"补",实痛当"通",乃言辨证论治之常,临床上本虚标实、虚实错杂之痛证并非鲜见,故不可孤立而观。如疼痛本由气血阴阳的不足、脏腑功能衰弱所致,久而久之，尚可造成气滞、血瘀、痰阻、寒凝等多种病理变化，致使本虚标实而疼痛加重。而实痛经久不愈，可因失治误治，气血渐耗，亦可转为虚实夹杂之证。因此，临床立法遣药，当"通""补"并用，标本兼治，并权衡虚实之多寡，而治有主从。

三、验案示例

（一）气虚头痛案

冯某，女，52岁。头部隐隐作痛，时作时止3年余，朝重夕轻，遇劳则痛甚，休息则痛缓，伴头昏沉，眩晕偶作，虽时值初夏，仍以帛裹首，屡服"镇脑宁""去痛片"等药罔效，兼见体倦乏力，精神不振，纳食减少，二便调，脉细弱无力，舌质淡，苔薄白润。证属脾胃气虚，清阳不升，清窍失养，治宜健脾益气升清。予补中益气汤化裁。处方：黄芪25g，党参20g，白术15g，茯苓20g，柴胡12g，升麻9g，陈皮12g，当归15g，川芎12g，蔓荆子12g，细辛3g，炙甘草3g。每日1剂，水煎400mL，分2次温服。服上方8剂后，头痛逐渐好转，诸症悉减。上方减细辛、蔓荆子，继服10剂，头痛未作，乃改服补中益气丸，以善其后。

按：头为诸阳之会，清阳之府，又为髓海之所聚，凡五脏精华之血、六腑清阳之气皆上注于头，故五脏六腑的病变皆能伤及气血而为痛。本例头痛隐隐逾3年之久，时作时止，且兼见一派脾虚之候，故显属气虚头痛。方用补中益气汤益气升清，复加蔓荆子、细辛、川芎与当归合用，养血、行血、引经兼备，以加强升清止痛之效。故此难证，短期乃瘥，若仍囿于头痛医头，套用疏散、通络诸法，则病愈无望矣。

（二）阴虚胃痛案

杨某，男，45岁。自述患"十二指肠球部溃疡"七年余。诊见胃脘灼痛，连及右胁，绵绵不休，饥饿时痛甚，得食或揉按痛缓，形体消瘦，面色少华，脘胀纳差，嗳气则舒，口干喜凉饮，小便短黄，大便干燥，曾有黑便史，检视前方，多属柴胡疏肝散、香砂六君子汤、大柴胡汤之类，脉沉弦细数，舌质红，苔薄黄而少。证属肝胃阴虚，气滞热郁。治宜滋补肝胃，理气清热。方选一贯煎合金铃子散化裁。处方：沙参 15g，麦冬 12g，生地黄 15g，栀子 6g，枸杞子 15g，金铃子 12g，醋延胡索 12g，白芍 25g，白扁豆 25g，火麻仁 25g，炒莱菔子 25g，炙甘草 10g。服药 3 剂，胃脘痛稍缓，仍右胁胀痛，纳差便干，脉舌象同前，守前方再投。服药 5 剂，胃脘痛止，大便已畅行，纳食略增，右胁略感胀痛，食欲不振，舌质略红，苔薄白微黄，脉沉弦细。前方减火麻仁、莱菔子、延胡索、栀子，加山药 20g，醋三棱 15g，继服 10 剂，诸症悉除。

按：肝为刚脏，体阴而用阳，性喜条达；胃为阳土，喜润恶燥，以降为顺。肝阴虚则疏泄失常而郁，胃阴虚则和降失常而滞，复因肝胃失养，脉络拘急，故脘胁痛、胀等症由是而生。方选一贯煎滋补肝胃，缓肝之急，顺胃之降；金铃子散与芍药甘草汤相合，清肝柔肝，缓急止痛，功专力宏；复加莱菔子、火麻仁理气和胃，润肠通便；炙甘草与白扁豆相伍，健脾和中，以助生化之源。全方配伍，重在静中寓动，刚柔相济，俾滋补而不腻胃，理气而不伤阴，既能养肝体抑肝用，又能润燥土顺胃降。药中肯綮，故获佳效。

（三）阳虚腹痛案

马某，男，64 岁。脐中痛不可忍，腹胀硬满，大便 3 日未行，以手掌重按其脐腹则痛可缓，小便点滴短少，手足厥冷，舌质红绛，舌苔白而干，脉弦大。证属肾阳亏虚，浊气壅滞，急当温阳通气。方选通脉四逆汤加味：熟附子 20g（先煎），干姜 12g，桂枝 15g，白芍 15g，炙甘草 9g。服药 1 付痛止厥愈，继以桂附理中丸调治，以善其后。

按：本例脐腹痛，寒热疑似难辨。其腹痛腹胀硬满，大便闭，小便癃，脉大，舌绛苔干，酷似热结阳明之承气证。唯腹痛必急求重按则痛缓，非虚寒不能为。肾阳亏虚，气化不及洲都则小便癃闭；阳虚寒凝，浊气壅塞，则腹胀硬满，便秘；气不化津，津不上承，则舌绛苔干。治此重证，非大剂温阳通气，不能挽垂危于顷刻。若辨认不清，误攻下，必致亡阳或虚气上冲等不良后果，不可不慎。

颈椎病诊疗思辨

颈椎病的发病机理及临床表现颇为复杂，其中许多问题尚有争议，直接影响着临床诊疗水平的提高。现结合文献的复习，略陈浅见，以期有益于颈椎病临床诊疗。

一、关于"无症状型颈椎病"的诊断

目前不少医者对于颈椎病的概念，多来自神经根型颈椎病，一提起颈椎病总是首先想到"脖子痛"，有不少学者也把有无"颈肩臂痛"作为确诊或否定颈椎病的主要依据。早在30年前国外有人分析500例X线片符合颈椎病者，其中33%无临床症状，尤其是高龄患者，其颈椎X线改变与年龄成正比。综合国内外报告，X线片异常而无临床症状者为33%~64%。为此，不少放射专家与临床专家进行探索，将这些没有临床表现而有典型颈椎病X线表现者称为"无症状型颈椎病"；也有主张将只有X线改变而无症状者，不能诊断为颈椎病，只能称"颈椎退行性变"；还有专家提出，这些只有X线改变而无临床症状者属于生理性老化，即随着年龄的增加而出现的正常生理变化。按照以往的概念，颈椎间盘退行性变，引起颈、肩、臂、手疼痛或麻木，统称为颈椎病。这一概念现在看来显然有失偏颇，但是它至今在基层医院仍有深刻影响。临床研究表明，有颈、肩、臂、手痛者，多是轻型颈椎病，而重型颈椎病（椎动脉型、脊髓型）和大部分交感神经型者多无明显的颈肩痛，甚至颈肩部无不适感觉，突出的表现为运动麻痹，常因下肢活动不灵或瘫痪、头昏、头晕、耳鸣等就医。这些病人易被误诊为脊肌萎缩症、肌萎缩侧束硬化症、梅尼埃病、脑动脉硬化、脊髓空洞症、多发性硬化症等。近几年，经CT和MRI检查确诊的颈椎病，高达54%~

75%无颈肩臂痛。如按传统观点，这些病人必被列入"无症状型颈椎病"。因此，明确"有颈椎病的 X 线所见而无颈椎病症状"的观点，是推动重型颈椎病研究向纵深发展的理论基础，要警惕把其他类似疾病误诊为颈椎病。有报道，经 CT、MRI 确诊的 128 例脊髓型颈椎病，高达 55%无颈肩痛主诉，如按以往的观点，这些患者很可能被误诊为"无症状型颈椎病"。

二、关于易于误诊的几种颈椎病

1. **以肩周炎为主要表现的颈椎病**　肩关节周围炎或称"五十肩"，顾名思义发病多在 50 岁左右。本病临床特点，起病多为隐匿性，常在受凉后出现肩部疼痛，夜间加重，向患侧侧卧痛剧，肩部肌肉痉挛，活动受限。经数周或数月后疼痛逐渐缓解，肩部活动在数月或一年后可自然恢复。肩周炎的病因尚不清楚，治疗亦缺乏短期内有效的方法。临床发现，颈椎病同时患有肩周炎和一些久治不愈的肱骨外上髁炎病人，于颈椎定点复位，颈部痛点封闭及牵引治疗后，不仅颈椎病的症状和体征消失，而且肩周炎及肱骨外上髁炎未经治疗亦在较短时间内获得良好改善，从而表明两者之间有一定联系。颈椎病及肩周炎均为中年以后的多发病，二者并存早为一些医者所注意，但认识不一致。有人认为肩周炎是肩关节退变性与创伤性炎症过程在临床上的表现，还有人认为它与颈椎病对神经根压迫有发病机理上的联系，是颈椎病的一种临床表现。而新近的观点认为，颈椎病产生的肩臂痛，可以是因神经根受刺激，也可如 Cloward 所说的椎间盘源性疼痛。

2. **以吞咽困难为主要表现的颈椎病**　颈椎病所致的吞咽困难，其临床特点是阵发性进水、进食不畅或胸骨后烧灼痛，这种吞咽困难及胸骨后烧灼痛与颈椎的位置有密切关系，而且时轻时重，经常发作又往往自行缓解。X 线及食道钡餐造影可见颈 5~7 椎体前缘明显之骨赘压迫食管，造成不完全性梗阻。引起吞咽困难的原因是颈椎间盘组织退行性变，继发椎体前缘骨质增生。当这种骨质增生达到一定程度时，超过食道本身所能承受的缓冲和代偿时才出现吞咽困难。颈椎病所致的吞咽困难临床少见，除吞咽困难外，尚有颈椎病的其他临床表现。因此，在中、老年人出现吞咽困难时，除食道癌、食道憩室等食道疾病外，还应想到颈椎病所致的吞咽困难之可能。

3. 以眼部症状为主要表现的颈椎病 临床发现，该病能引起眼痛、眼胀、畏光、流泪、斜视、复视、瞳孔大小不等，视物模糊，甚至失明等。对这些眼部症状往往在颈椎定点旋转复位后，病人主诉突感视物清晰，眼胀痛及畏光流泪消失，方逐渐意识到系颈椎病所为。

4. 以交感神经综合征为主要表现的颈椎病 交感神经型颈椎病的临床表现多种多样，临床主要表现为心律不齐，心动过速或过慢，心前区疼痛，血压增高或偏低，出汗异常，畏寒肢冷，局部皮肤苍白或发红，皮温偏低，皮肤刺痛、肿胀、疼痛，其疼痛区域不一定按神经节段分布，还有乳房胀痛、月经不调、不孕等。上述症状与交感神经综合征很难鉴别，故常误诊为神经官能症或自主神经功能失调。颈椎病常有椎间盘变性、椎间孔变小、骨质增生、颈椎失稳等因素，造成压迫或刺激而引起反射性的交感神经症状。

三、关于影像学对颈椎病的诊断价值

1. X线对颈椎病的诊断意义 在临床常遇到一些病人的X线表现与临床症状不一致。如病人症状很重，而X线改变很轻，甚至正常。相反有些病人X线改变很显著，但症状很轻。有些病人的症状不能用X线改变所能解释，还有些颈椎病病人治愈后，而X线异常改变确无改善。究其原因，X线未能反映颈椎病的整个病理过程，只强调其骨关节的改变，忽略了软组织和功能的改变在诊断上的意义。临床研究证明，颈椎病的症状并不都是骨刺压迫引起的，而是肌腱、韧带、关节囊等软组织肿胀、肥厚、痉挛、皱褶和变性等。因此当X线出现骨关节改变时，临床上早已有一系列症状，已经不是早期了。另有椎管发育的个体差异不能忽视，椎管大者，椎管内有效间隙较宽，从而缓冲了因松动、髓核突出和骨赘等造成的压迫；椎管小者，稍许病变即可能破坏椎管内之平衡，使脊髓和神经根等遭受刺激和压迫，较早的出现症状。因此，X线所见必须与临床症状相结合。

2. 脊髓造影及 CT 扫描 颈椎病的确诊首先应依据详细的病史及全面而系统的体格检查，但不可否认脊髓造影的临床价值，即使在有 CT 扫描或 MRI 的条件下也不能放弃，要慎重地选择其适应证，因为 CT 或 MRI 常出现假阴性或假阳性结果屡有报道。颈椎段肿瘤并非少见，脊髓造影在此段显影极为不佳，易发生误诊。且目前临床使用的造影剂，对部分病例有较明显的副作用，继发蛛网膜炎也非少见，甚至个别病例出现非常严重的并发症。因此，只有当详细检查后仍无法确诊时造影才有价值。

四、关于提高颈椎病疗效问题

要重视选择运用非手术疗法，非手术疗法是治疗颈椎病的基本方法。通过选择正确的非手术疗法可以纠正颈椎病的病理状态，停止或减缓颈椎退变的进程，有利于病变的康复，以及防止疾病的复发。因此，坚持以非手术疗法为主的原则，可使绝大部分颈椎病获得痊愈或好转。

在非手术疗法中，对颈型、神经根型以牵引、按摩、局部封闭和理疗为宜。颈椎牵引可使椎间盘压力减低，按摩、局部封闭、理疗均有减轻疼痛、缓解局部软组织痉挛的作用；理疗又能促进炎症、水肿的吸收，改善关节功能。对椎动脉型、交感神经型以药物治疗为主；对脊髓型过去不少学者主张早期手术治疗，一般而言，应根据脊髓压迫症状的轻重，找到压迫的原因，再根据机体状况，选择治疗方法。对症状较轻者，采用牵引、按摩、理疗，效果较满意。除此之外，尚需把握好以下几点。

1. 合理选择运用"抗炎"中西药 颈椎在退变和增生过程中由于刺激和压迫的影响而产生局部无菌性炎症，对此"炎症"的治疗，重在选用具有多种成分的静脉滴注药物，通过扩张小血管、改善微循环，以促进炎性物质的吸收消散，减轻组织粘连以及营养肌肉神经。如丹参、川芎等针剂与低分子右旋糖酐合用，有较好的扩张血管、降低血液黏稠度、改善血液微循环等作用。在内服中药中，可在审因论治、辨证选方的基础上，重视引经药、雷公藤及虫类药物的运用。

2. 手法治疗是缓解颈椎病疼痛的简便、可靠疗法 颈椎病的颈痛及肌肉痉挛是局部无菌性炎症的一种反映，所出现的压痛、肿胀、条索状硬结等，均为病理变化所表现的粘连与瘀滞，适用手法治疗有助于分解剥离粘连，消除痉挛，促进血流和加快淋巴回流作用，同时亦可提高"痛阈"，达到止痛和减缓症状的治疗效果。据分析，手法治疗可提高血液中啡呔样物质，同时还可纠正颈椎的微细错位，松缓对神经根椎动脉的压迫与粘连，恢复颈椎原有的内外平衡。该方法简便、安全，能够有效地缓解或解除症状，这一点已为中、西医界所共识。因此，对颈椎病的手法治疗应是首选的方法。

3. 功能锻炼是颈椎病治疗和康复的重要辅助手段　颈椎是整个脊柱活动度最大的部位，因而恢复其正常的活动范围尤为重要。颈部功能锻炼不仅可缓解颈背肌肉痉挛，改善血液循环，松动关节，而且还可增加颈部肌力，有助于改变颈椎的失稳状态，发挥颈肌在颈椎负重方面的代偿作用，减缓颈椎及椎间盘在退变过程中的进程，达到有病治疗，无病健身的效果。

4. 防治并举，寓防于治　随着社会老龄化的加快，颈椎病的发病率有增加的趋势，在知识界尤为严重。一旦罹患，难以在短期内治愈。因此，重视颈椎病的预防十分必要。长期伏案工作者，应注重工作姿势、睡眠颈部姿势的科学合理，桌椅间高度的比例适当，加强颈部肌肉适当的锻炼，防止颈部外伤等，这不仅对于防止颈椎病的发生有重要意义，而且对于已发生的颈椎病防止病情的发展以及康复有着积极的作用。

（韦绪性，韦中阳）

临证传薪

韦献贵老中医治疗久泻实证经验

韦献贵（1910—1986）为豫北名老中医，行医 60 余载，少承庭训，广涉方书，穷其精奥，学验俱丰，善书法，通内、外、妇、儿及针灸等科，尤以内科、针灸擅长，用药简练轻灵，屡获良效，声誉颇盛。平生仁厚好施，常备药济世，不计报酬，为世人称道。

韦老从实证论治久泻独具匠心，认为"久泻亦肠间病，肠为腑属阳，腑病多滞多实，故久泻多有滞，滞不除则泻不止"。常以"识病机者，则硝、黄可以活人；昧证候者，则参、芪可以殒命"之语，示人因病治宜，随机应变。其辨识久泻实证，以腹胀痛，泻下不畅，或时溏时秘，间夹黏液、脓血，或泻下清稀等为要点。强调勿以整体之虚象障目，而主次不分，源流莫辨。论治立足于一个"通"字，祛邪务尽，以防宿积未净，新邪又生。俟便次大减，黏冻、脓血俱除，始佐入补气益胃之品，俾祛邪而不伤正，扶正而不恋邪，以收全功。兹选介侍诊验案数则，以窥涯略。

一、理气通降案

王某，女，43 岁。1976 年 4 月 18 日初诊。自述患腹痛泄泻近 3 年，经 X 线钡剂灌肠检查示：降结肠下段黏膜粗糙，有溃疡病灶，屡用中西药治疗效果不著。近来患者忧心忡忡，便次辄增，日 5~6 次，晨起必泻，夹有黏液，左下腹胀痛，泻后痛减，脘胀纳差，肠鸣不已，里急后重，舌质略红，苔白腻微黄，脉弦滑。证属肝脾不调，气滞湿阻，壅郁化热。拟疏肝健脾，化湿清热法。处方：柴胡 6g，白芍 9g，枳壳 9g，桔梗 9g，陈皮 6g，制半夏 6g，茯苓 12g，生麦芽 12g，薤白 6g，酒大黄炭 3g，黄连 3g。服药 3 剂，腹胀痛肠鸣均减，胃纳略增，大便日 3~4 次，仍兼黏液。上方减薤白，继服 5 剂后，腹胀、痛悉止，黏液亦除。原方去大黄炭，加白扁豆 30g，苍术 12g，服至 20 剂，诸症尽失，大便成形，日大便 1 次。

按：本例虽属肝脾失调，气滞湿阻，然重在湿注肠道，蕴湿化热，滞塞气机，肠失传化。肝为起病之源，肠为传病之所，故治宜调理气机，气行则湿热痰食诸郁皆易消散。方用四逆散疏肝理气，分清化浊，复以桔梗与枳壳相配，一升一降，以协调脾胃之气的升降，兼取其排脓之功，而除黏液；二陈汤燥湿理脾，疏达肠胃，配大黄炭、黄连，以苦寒泄热，兼能通腑；伍薤白通阳化浊，尤善调气；麦芽生用，取其疏肝消导兼备之能。全方轻疏灵动，正合"轻可去实"之旨

二、化瘀通络案

牛某，女，38 岁。1984 年 12 月 14 日初诊。大便溏薄，时作时止 7 年余。每因腹部受凉或饮食不当诱发，冬季发作次数尤频，先后用多种抗生素、激素及祛湿、温补脾肾中药治疗乏效。1 个月前结肠镜检查示：乙状结肠有节段性局限性片状充血，黏膜轻度糜烂。诊见腹痛，痛甚则泻，日 6~7 次，软便夹黏冻及少量黯红色脓血，腹痛得温熨稍减，纳差腹胀，面色晦滞，形体消瘦，手足欠温，倦怠乏力，舌质黯淡，苔薄白腻，脉沉弦细。证属脾阳不振，寒湿阻遏，气滞血瘀。治宜温阳化瘀，行气祛湿。处方：肉桂 3g，炮姜 9g，制乳香、没药各 12g，当归 9g，丹参 9g，山楂炭 15g，炒莱菔子 5g，苍术 9g，田三七粉（吞）1g，酒白芍 12g，炙甘草 3g。服药 1 周后，大便减至日 4~5 次，腹痛减。服药 2 周后，大便成形，日 2~3 次，腹痛止，晚间或晨起偶有发作，便中黏冻脓血仍时多时少。遂配合药物灌肠：炒地榆 30g，诃子 20g，加水 400mL，煎至 150mL，去渣，加入儿茶粉、田三七粉各 2g，枯矾粉 1g，混匀后保留灌肠，日 1 次。如此内外兼治 1 周，

日便 1~2 次，黏冻与脓血悉除。乃停止灌肠，继服理中、平胃善后。1 年后随访，未见复发。

按：本例乃寒湿壅滞日久，气滞血瘀，脾阳受损，故当化瘀通络与温阳行气并用。方取张锡纯活络效灵丹与化滞汤相合，重用乳香、没药，不唯取其化瘀止痛，且能消肿敛溃，对久泻之属于溃疡性结肠炎者，确有良效。山楂炒炭用，寓导滞与化瘀止泻兼备之能。伍田三七以增强祛瘀生新、止痛敛溃之效。配合灌肠给药，意在使药物直达病所，提高疗效。

三、苦辛通降案

米某，男，28 岁。1985 年 11 月 17 日初诊。大便如糊状且夹黏液 1 年，日 2~4 次。自述去年夏季患"急性菌痢"，先后服多种抗生素下痢未已，某医疑为"肠道菌群失调"，改用中药补涩，服药 3 剂，便秘与夹黏液稀便交替出现，腹胀痛有增无减，改用葛根芩连、参苓白术等方，下痢仍时作时止。一月前食牛肉两小块，稀便增至日 6~7 次，经 X 线钡剂灌肠和乙状结肠镜检查，诊为溃疡性结肠炎。目前泻下不畅，夹大量黏冻和少许脓血，里急后重，泻前腹痛，泻后则安，口干纳差，面色萎黄，倦怠乏力，舌体偏瘦，舌质略红，苔黄腻而干，脉沉弦滑略数。证属湿热久羁，气阴两伤。治当辛开苦降，清化湿热为先。处方：制半夏 6g，黄芩 6g，炮姜 6g，紫苏梗、藿梗各 12g，苍术 9g，黄连 6g，秦皮 6g，焦山楂 15g，炙甘草 3g。配合灌肠：炒地榆 30g，诃子 20g，煎取 150mL，加入锡类散、云南白药、儿茶粉各 1g，混匀后保留灌肠，日 1 次。内外兼治 15 天，大便转为正常，黏冻与脓血消失。继以参苓白术散合驻车丸调治 2 个月，诸恙俱除。经 1 年内多次随访，一切正常。

按：湿热盘踞中焦，壅滞肠间，氤氲浊腻，不易速解。本例病程较长，气阴已伤，徒苦寒清热则更伤气阴，徒温燥除湿则反易助热，故取半夏泻心汤增损，辛开苦降，两解湿热。复加紫苏梗、藿梗、苍术、焦山楂分清化浊，消食和胃。俟黏冻、脓血俱除，则益气养阴，兼清余邪，以收全功。

四、攻逐水饮案

孟某，女，52岁。1986年8月3日初诊。泄泻2年余。自述2年前夏季过食凉餐冷饮后，大便时溏时泻，从未成形。曾做多项检查，未见异常。迭进抗生素及四君、理中辈，疗效不佳。近月虽值盛夏，仍穿厚衣，泻下稀薄，日4~5次，肠鸣辘辘，腹痛绵绵，口溢清涎，脘闷纳呆，神疲乏力，形体日渐消瘦，舌体肥胖，苔白腻多津，脉沉弦。证属脾胃阳虚，水饮留肠。宜先攻逐水饮，投控涎丹5g，约30分钟后，腹痛阵作，泻出多量水样便，益感困乏无力。药量减至3g，继服2天，大便转为软溏，日2次。后改用理中丸加减，以善其后，随访3个月，体健无恙。

按：本例饮邪深伏，流注肠间，泄泻缠绵不已。治此若泥于"温药和之"，则病重药轻，饮难蠲除，故以控涎丹逐饮为先，直达水饮窠囊之处，其较之攻补兼施，无相互掣肘之弊，而收事半功倍之效。邪势既衰，继予培补，以绝痰饮之源。

（韦绪性）

韦绪性运用经络辨证临床经验析要

一、详辨经络脏腑所属，论治切中病机

《灵枢·经水》云："经脉十二者……内属于五脏六腑。"脏腑经络辨证是内伤杂病的基本辨证体系和方法，临床辨证，不能仅辨表里寒热虚实，还必须要深入到脏腑经络，否则认识难以细化，治疗的针对性也不强。故韦师强调，脏腑为经脉作用之所主，凡言经脉必须合脏腑而论，尤其是内伤杂病，病种繁多，病因复杂，病位较广，病程日久者，往往"多因相关""多病杂陈""虚实相因""寒热错杂"，故更应重视脏腑经络辨证。用

于外感病的六经、三焦与卫气营血辨证，在分析病机时也必须落实到脏腑经络，方能把握外感病脏腑经络辨证的规律，论治也才能切中病机。《金匮要略》所创立的以脏腑经络辨证为核心的辨证论治体系，重视疾病浅深轻重的不同层次和具体部位，对疾病的诊断和预后的判断至关重要，尤应高度重视。

案例：王某，男，34 岁。2014 年 3 月 15 日初诊。主诉阳举时轻时重1 年，加重 1 周。患者自述 1 年前因阳痿长期服用温肾壮阳中药（药名不详），出现每夜阴茎勃起约 3 小时，并且有疼痛感，影响睡眠，而性交时举而不坚，曾改服六味地黄丸、知柏地黄丸、壮腰健肾丸等药罔效。刻诊：近 1 周来每夜阴茎持续勃起，小腹疼痛，烦躁失眠，目赤肿痛，口舌生疮，口苦口干，小便短黄，大便 5 日未行，太冲穴处疼痛难忍，舌质红，苔黄厚腻而干，脉弦数。此乃湿热壅盛，循经熏蒸足厥阴、足少阳之经，手、足阳明俱受其累，气血闭阻经络。治宜清利肝胆湿热，辅以通腑泄热。以龙胆泻肝汤合小承气汤化裁：龙胆草 15g，柴胡 12g，黄芩 12g，黄连 6g，栀子 9g，泽泻 9g，当归 12g，生地黄 15，车前子 12g（包煎），大黄 12g，枳实 12g，炙甘草 3g。每日 1 剂，水煎 400mL，分 2 次温服。服药 5 剂，未获显效，遂于上方加入怀牛膝 30g，制乳香 6g，白芍 20g，炙甘草增至 9g，再投。继服 3 剂，阴茎勃起减少至 1 小时之内，目赤肿痛、口舌生疮、小腹及太冲穴疼痛皆明显减轻，情绪较前稳定，每晚能入睡 5 小时，大便干，日一行，舌质红，苔薄黄腻，脉弦数。上方大黄减至 9g，服药 5 剂，诸症若失，大便日行 2 次。上方去大黄，以熟地黄 15g 易生地黄，加牡丹皮12g，山茱萸 15g，继服 10 剂而愈。

按：肝胆湿热证投之以龙胆泻肝汤乃论治之常，本例湿热循经下注足厥阴肝经，络脉闭阻，气血不畅，系病机之要。用药非活血通络，柔筋缓急，难以切中病机。故于二诊时借鉴《本草通玄》治"五淋诸证，极难见效，惟牛膝一两，入乳香少许煎服，连进数剂即安"之经验，重用"性主下行，且能滑窍"的怀牛膝，加入少许乳香，以通络止痛。《本草汇言》亦云："牛膝，体燥性润，独理肝肾二经。肝为血海而主筋，血海得润，则经脉通，而挛急者解矣。"合芍药甘草汤，以柔筋缓急，增强止痛之效。大黄与枳实相配，通腑导滞，能引血、火下行。俟湿热大减，阳举得缓，则重用熟地黄、牡丹皮、山茱萸等滋补肝肾之品，以善其后。诸药合用，切中病机而收效。

二、肢体经络病证，以经络定位求病因

肢体经络病证广泛涉及头痛、腰痛、痹病等疼痛类疾病，以及痿证、颤证、偏瘫、麻木等。韦师长于疼痛的诊疗，有关学术思想及临床经验在其主编的《中医痛证诊疗大全》《中西医临床疼痛学》多有记述。其认为肢体经络病证以脏腑功能失常、经络失养或闭阻不通为病理基础，以疼痛、麻木、肢体功能障碍甚或结构失常为主要临床表现。由于经络是人体气血运行的通道，又是疾病发生和传变的途径，故经络系统能够有规律地反映肢体经络的病候，临床上可根据患者的自觉症状或体征，诊察某部位与某经有关，这对确定病位、推求病因至为重要，诚如《灵枢·经别》所说："夫十二经脉者，人之所以生，病之所以成，人之所以治，病之所以起，学之所以始，工之所以止也。"韦师辨治肢体经络病证，非常重视以经络辨证定病位、求病因，从而使立法遣药，每能丝丝入扣。

案例：王某，男，66岁。2012年11月12日初诊。主诉：右侧半身不遂3月余。自述患"糖尿病"5年余，因平时无明显不适，而未坚持治疗。3月前因右侧偏瘫，在某县医院查头颅MRI诊断为"脑梗死"，经住院治疗半月病情好转而出院。刻诊：右侧肢体麻木不遂，麻木以内侧为重，言语不利，口舌㖞斜，手足肿胀，眩晕耳鸣，腰膝酸软，面色萎黄，少气懒言，纳可，自汗，小便黄、大便干，舌质淡黯有瘀斑，舌下脉络紫黯粗长，舌边尖略红，苔薄白而干，脉细涩无力，血压115/75mmHg，空腹血糖10.3mmol/L。西医诊断：脑梗死恢复期；2型糖尿病。中医诊断：中风——中经络；消渴。证属气阴两虚，脉络瘀阻。治宜益气养阴，化瘀通络。方以参芪地黄汤合补阳还五汤加减。处方：西洋参18g，黄芪60g，熟地黄18g，怀山药25g，山茱萸12g，牡丹皮9g，茯苓12g，泽泻9g，水蛭

6g，地龙 12g，当归 20g，赤芍 15g，桃仁 12g，红花 12g。每日 1 剂，水煎500mL，分 2 次温服。服上方 21 剂，右手能屈伸，搀扶时能站立、行走，小便黄、大便干悉除，舌、脉象同前。守方减水蛭，继续服用至 40 剂，手足肿胀消退，可独自行走，诸恙悉平。患者难于坚持服汤药，遂嘱其改服西洋参地黄丸、血府逐瘀片，以巩固疗效。半年后电话随访，服上述中成药 2 个月后停药，病情稳定，无复发。

按：本案患者年逾花甲，消渴日久，气阴耗伤，气虚不能运血，则脉络瘀阻，阴虚则不能濡养脉络而发为诸症。辨证要点为右侧肢体不遂伴麻木，以内侧为重，内侧为足三阴肝脾肾经循行路线，结合四诊，辨为肝肾阴虚，脾失健运，脉络瘀阻。治当益气养阴与化瘀通络并用，治标与治本兼顾。方中参芪地黄汤重用西洋参、黄芪，以益气健脾；六味地黄汤以滋补肝肾之真阴；水蛭、地龙、当归、赤芍、桃仁、红花，以化瘀通络，水蛭为逐瘀通脉之要药，其与大剂西洋参、黄芪同用，有逐瘀之功，而无伤正之弊。本病涉及左侧丘脑病变，而丘脑引起的感觉异常缠绵难愈，因经络辨证精确，药证合拍而收功。

三、病作有时，参"子午流注"而施治

"子午流注"以"人与天地相应""与四时为序"的"天人合一"思想为指导，乃时空和运动的统一，被视为时间治疗学的缩影。其以子午言十二时辰的时间，以流注喻气血的运动变化。每日的十二个时辰对应人体十二条经脉，自然界日夜更迭和人体经络气血的运行，具有相对稳定的时间节律性，包括季节、昼夜等节律，反映出人与自然的密切联系，若某条经脉气血失调，病证就会在其对应的时辰有所表现。"子午流注"时间治疗学就是根据人体经脉气血流注盈亏，和一天中阴阳消长的变化规律，进行治病养生，从而有更强的针对性，达到事半功倍的效果。韦师将子午流注法应用于一些有时间规律的疾病，不拘泥于机械的推算，注重因人、因时、因地制宜，知常达变，辨证论治。既继承其学术精华，又结合当今之自然、社会环境，创新地应用于临床，取得了较好疗效，积累了丰富的时间治疗

学经验。

案例：曾某，男，48 岁。2012 年 7 月 5 日初诊。主诉：左大腿内侧中线肿块切除术后，低热 5 天，往来寒热 1 天。患者于术后当晚在室外求凉，次日即全身酸困，恶寒发热，体温持续 37℃左右，未予治疗。5 天后体温最高达 40℃，每日先恶寒，需数条棉被包裹，之后高热，甚至出现意识模糊。经查血常规未见异常，查疟原虫阴性，病理诊断：左大腿横纹肌纤维组织增生，伴淋巴细胞灶性浸润。经应用抗生素、解热镇痛等药治疗未效。刻诊：左大腿内侧疼痛，往来寒热多在子丑申酉时，面红目赤，巅顶疼痛，胸胁苦满，不欲饮食，口苦，心烦喜呕，小便黄，大便调，舌质黯红，苔薄黄，脉弦数。询其既往史，患者近 20 年如一日，坚持每日晨起跑步 2000 米以上。证属热郁足少阳胆经，肝胆气血瘀滞。治宜和解少阳，疏肝理气，活血止痛，针药并用。方用小柴胡汤加减：柴胡 18g，黄芩 12g，白芍 12g，清半夏 12g，党参 18g，生姜 6g，大枣 6 枚，龙胆草 12g，郁金 12g，当归 15g，川牛膝 20g，赤芍 15g，炙甘草 6g。每日 1 剂，水煎 400mL，分 2 次温服。针灸取穴：阳陵泉、支沟、期门、日月，均双侧，用泻法，留针 15~20 分钟，每日 1 次。嘱其戒酒及肥甘厚味，注意保暖节劳。服药 3 剂，头痛明显减轻，发热恶寒由原来 4 小时左右缩短至 2 小时左右，体温 38.3℃，饮食增加，左大腿内侧疼痛无明显改善，舌质黯红，苔薄黄，脉弦。原方柴胡减至 12g，加忍冬藤 30g，川牛膝增至 25g，继服 5 剂后，除刀口局部稍感麻木外，余无明显不适。

按：患者左大腿内侧中线肿块疼痛，与久行伤筋、气血瘀滞不无关系，即《类经·藏象类》所云："人之运动，由乎筋力，运动过劳，筋必罢极。"足厥阴之筋，上循阴股，故定位在肝。加之手术后，"血弱气尽，腠理开，邪气因入，与正气相搏，结于胁下。正邪分争，往来寒热，休作有时"（《伤寒论》）。子丑申酉之时，邪入少阳，居半表半里，正邪分争，邪胜则寒，正胜则热，故往来寒热。舌质红，苔薄黄，脉弦数，乃肝胆郁热之象。治宜和解少阳，疏肝利胆，活血止痛。在针灸所用之穴中，阳陵泉是足少阳之脉所入为合的合穴，为舒筋活络止痛的要穴；阳陵泉与支沟合用，泻之能和解少阳而清热；期门、日月是肝胆之气募集之处，泻之能疏利肝胆的气血。诸穴相配，共达清利肝胆、调和气血之功，以提高疗效。用小柴胡汤以和解少阳、疏利肝胆为主，兼有调和脾胃、升降气机之能。加龙胆草清利肝胆，泻火解毒，燥湿清热；郁金长于疏肝理气，活血止痛。二诊时往来寒热之势锐减，唯下肢疼痛难除，故减柴胡用量，并重用川牛膝，以增强其引药下行、活血止痛之力；加忍冬藤，以清经络中之热而定经络之痛。如此针药并施，清利肝胆与活血止痛兼顾，相得益彰，故获佳效。

四、针药并举，重视运用引经药

针灸与中药，虽有外治、内治之分，但针药同源，治亦同理。《备急千金要方》曾明言："知针知药，固是良医。"针药并举，并配合运用引经药物往往可收相辅相成，相得益彰之效。通过引经可改变其他药物的作用方向或部位，或使其作用侧重或集中于特定的方向和部位，从而发挥主要或特殊的治疗作用。如《素问·至真要大论》有"夫五味入胃，各归所喜，故酸先入肝，苦先入心，甘先入脾，辛先入肺，咸先入肾"等论述。易水学派张洁古依据《黄帝内经》理论，对药物的引经进行了深入探讨，创立了"引经报使"理论，认为取各药性之长，使之各归其经，则力专效宏。韦师临证，常根据病情实际，在选方遣药时，不但善用引经药，对疑难杂症往往兼用针灸、穴位敷贴、药熨熏洗、拔火罐等多种疗法，内外同治，屡获佳效。

案例：李某，男，42岁，干部。2013年8月4日初诊。主诉：头左侧及眼眶周围疼痛时作时止13年，加重5天。患者于5天前饮酒后头左侧疼痛，经某市医院头颅CT、MRI、颈颅血管彩超检查未见异常，诊断为丛集性头痛，用药物治疗（药名不详）效果不佳，遂来就诊。刻诊：每日午后或夜晚，头左侧疼痛，迅速波及眼眶周围，约20分钟后，流泪，流涕，眼部充血，接着扩展至左额、左颞、后项部，先为烧灼样疼痛，后为胀痛，持续时间达2~6小时，口鼻干燥，心烦不眠，纳食尚可，大便偏干，小便黄，舌质红略黯，舌下脉络紫黯，苔薄黄，脉弦数。中医诊断：偏头风。

证属三阳合病，邪郁化热，痛久入络。治宜解肌清热，通络止痛，针药并举。方用柴葛解肌汤合通天笑痛方加减：柴胡12g，葛根20g，白芍30g，黄芩12g，生石膏30g，羌活6g，白芷6g，生白附子9g，僵蚕9g，全蝎6g，川芎15g，大枣8枚，炙甘草10g。将僵蚕、全蝎焙干研粉，用药液冲服。白附子用文火先煎35分钟，再纳入余药煎25分钟，水煎2次，共取药液400mL，每天1剂，分3次服。热酒5~10mL为引。针灸取穴：承泣、瞳子髎、上睛明、头维及局部阿是穴，用泻法。足窍阴、至阴、厉兑穴放血。治疗5天，疼痛消失，随访半年未见复发。

按：患者头痛部位在太阳、阳明、少阳经，按循经取穴原则，承泣、头维为足阳明胃经穴，瞳子髎为足少阳胆经穴，上睛明为足太阳膀胱经穴，针刺取太阳、阳明、少阳经之起止穴和阿是穴为主，起到疏通三阳之经、清泄三阳之络的作用，使其通者不痛。而用柴葛解肌汤，其中柴胡辛凉气轻入少阳，长于疏畅气机，透表泄热；葛根辛甘凉入阳明，擅长解肌发表，柴胡、葛根合用最善解肌清热；羌活、白芷入太阳、阳明，助柴胡、葛根散风止痛；黄芩、石膏清泄里热；白芍、炙甘草酸甘化阴，缓急止痛；生姜、大枣调和营卫，顾护胃气，兼可防止寒凉伤中；通天笑痛方中之白附子、僵蚕、全蝎均长于解痉止痛，其中白附子辛温燥烈，能升能散，善引药上行而止痛；"久痛入络"，寻常草木金石之药殊难搜逐，故借虫蚁类僵蚕、全蝎之走窜，化瘀通络，以从速蠲痛；川芎辛温香窜，善上行头目，能散风邪，行血气，通血脉，为治头痛之要药。全方寒温并用，气血同治，补散合施，共奏外疏太阳之经、内清阳明之热、中和少阳之枢之功，而达止痛之效。

上述验案辨析表明，经络的病理变化虽然极为复杂，但在复杂的病变中大多涉及气血。经络气血失调，脉络瘀阻，往往可导致脏腑寒热虚实的病理状态，而脏腑、经络、气血在病变过程中又相互影响，互为因果，但经络的"网络"作用至关重要。诚如《素问·调经论》所说："五脏之道，皆出于经隧，以行血气，血气不和，百病乃变化而生，是故守经隧焉。"因此，以经络学说为理论依据，对症状、体征、发病时间等临床资料进行综合分析，从而进一步明确病位、病因、病性及其发展趋势，论治方能有的放矢。再配以恰当的引经药，施以最佳的针灸补泻，制定合理的服药时间，则有助于疗效的提高。

（康进忠）

韦绪性教授运用通天笑痛方治疗偏头痛经验

偏头痛是一种常见病，具有病程长、反复发作、缠绵难愈等特点，由于社会因素的影响，其发病率逐年增高。目前，运用西药治疗本病疗效肯定，但不良反应突出，且远期疗效尚不满意。中医辨证治疗偏头痛，作用平稳而持久，无明显不良反应，具有独特优势。韦绪性教授为第五批全国名老中医专家、博士研究生导师，从事中医内科临床、教学工作40余载，长期致力于中医疼痛学、疑难病等学术及临床研究，学博思精，积验颇丰，尤其运用通天笑痛方治疗偏头痛，屡用屡验。笔者随师学习，获益良多，现总结如下。

一、通天笑痛方方证析要

通天笑痛方系韦绪性教授治疗偏头痛顽固难愈的经验方。韦老师认为，偏头痛属中医学"头痛""偏头风"之范畴，其病因多端，历来有"头痛之因，不离风、火、痰、瘀、虚"之说，其中以风邪为主因，即《金匮翼方》所谓："偏头痛者，由风邪客于阳经，其经偏虚故也，邪气凑于一边，痛连额角，久而不已，故谓之偏头痛。"然病程日久，疼痛不已者，气滞、寒凝、湿滞、火郁、痰阻、虚而不运等皆易致血瘀，即所谓"久病入络"，不通则痛。《素问·脉要精微论》曰："头者，精明之府。"说明五脏六腑之精气上注于头面，以成七窍之用，以供神明之养。若精气衰而不升，髓海虚而不充，神明受累，清窍失养，不荣则痛。故本病常虚实相兼，本虚而标实。治当权衡轻重缓急，分期论治。发作期证候多为标实，以头痛暴作，疼痛剧烈，或左或右，或连及眼、齿，痛止如常人，不定期反复发作为特征，多为刺痛、胀痛、掣痛、跳痛等，甚则伴恶心呕吐，舌质黯或紫黯，舌苔薄白或薄白腻，脉弦。治疗重在祛风活络，既可借风药之辛以畅达气机，加强活血通络之效，又可载药上行以引经，兼具防补药壅滞，有邪能祛，无邪防患之用。而缓解期证候多本为虚，则应以健脾益气、养血活血等扶正之法为主。西医学之偏头痛、紧张性头痛、三叉神经痛等，凡符合上述证候特征者均可用本方治之。

通天笑痛方由生白附子 12g，僵蚕 6g，全蝎 4.5g，川芎 18g，白芍 30g，炙甘草 10g，大枣 8 枚组成。僵蚕、全蝎焙干研粉，用药液冲服。白附子用文火先煎 35 分钟，再纳入余药煎 25 分钟，水煎 2 次，共取药液 400mL，分 3 次温服。热酒 5~10mL 为引。每天 1 剂。全方为牵正散合芍药甘草汤加川芎、大枣而成。牵正散中三味药，张秉成谓其"皆治风之专药"，且均具解痉止痛之功。其中白附子辛温燥烈，能升能散，善引药上行而止痛；"痛久入络"寻常草木金石之药殊难搜逐，故借虫蚁类僵蚕、全蝎之走窜，以化瘀通络；川芎辛温香窜，善上行头目，能散风邪，行血气，通血脉，为治疗头痛之要药，故有"头痛不离川芎"之说，不拘外感内伤皆可重用；"白芍酸收而苦泄，能行营气；炙甘草温散而甘缓，能和逆气"（《医方集解》），二味相伍，缓急止痛，功专力宏；白芍之酸敛和营，尚能防温燥药升散太过之弊；虫蚁搜剔之品必耗正气，故大枣与炙甘草合用，以健脾益气。全方刚柔相济，气血同治，补散合施，其奏祛风解痉、化瘀通络、缓急止痛之功。本方为治疗偏头痛标实证（无明显热象）之通用方，临证多能收"一剂知，二剂已"之奇效。韦教授尝谓：方中牵正散诸药，为解痉止痛之要药，尤以生白附子祛风解痉为关键，无可替代，切不可拘泥于该方治"风痰阻络，口眼㖞斜"之说。用白芍、甘草缓急止痛，其比例以 3∶1 为宜。

二、通天笑痛方临床活用

韦绪性教授临床运用本方，十分重视权衡本虚与标实的主次，强调发作期以治标实为主，缓解期则以治本虚为主，同时结合审病程、察病位、辨气血、别寒热、视其脉证综合分析，从而灵活遣方用药。尤其对用药禁忌、煎服法乃至药物的鉴别使用亦精细入微，独具匠心。

1. 与虫类药合用　"痛久入络"者，必取虫蚁走窜，以从速蠲痛。但这些药物大多性偏辛温，作用较猛，且有一定毒性，故用量不可过大，应中病即止，不宜久服。其中全蝎、僵蚕二味可研末冲服，既可节省用量，又能提高疗效。

2. 与养血活血法合用　头痛久延不已，一则致肝血耗伤，二则风潜、寒凝、湿滞、痰阻、火郁、气虚，莫不致瘀。故寓活血于养血之中，即为治本之法，常用之法。

3. 与柔肝平肝法合用　前贤尝谓"上逆之气，皆自肝出"。肝为风木之脏，其性刚劲，体阴而用阳。若肝体弱用强，冲逆无制，头痛乃作，尤以偏头风为多发。治必伍用白芍、枸杞子、牡蛎等，以柔肝之体，平肝之用，使肝阴得复，肝阳潜降，而达止痛之图。

4. 与调理冲任法合用　偏头痛发于月经期前后，伴经水量少，或色黯有块，或痛经者，多与冲任不调，肝经气血失和相关，当合用四逆散加益母草、制香附，以调理冲任，活血通经。

5. 巧用"风药"引经　"凡头痛多以风药治之者，总其大体而言之也，高巅之上，惟风可到"（《医学六要·头痛》）。故当循经络辨证，治以"风药"引经法，以增强止痛效果。如痛在少阳经选用柴胡、川芎；痛在厥阴经选用藁本、吴茱萸等。用"风药"引经，切勿囿于表证，里证、虚证亦然。唯其用量宜小，且宜轻煎，以遂其轻清上浮"升散"之性，若用量过重，则成"发散"，反不收效。尤其气候温暖季节，用量宜轻，寒冷季节，用量可稍重。然而风药走散，其性偏燥，久服易伤阴津，故应配伍养阴润燥，或养血和营药，以防其升散太过。

6. 用药当寒当热，"但见一证便是" 偏头风多系邪伏经络，常因用药寒热不当，使伏邪从阳化热，或从阴化寒。然头风之属寒证抑或热证，其症状每不突出，临证当以脉、舌象为据，"但见一证便是，不必悉俱"。素体阳盛，而用药偏于温热者，若见脉象沉缓有力或沉数，舌尖红，舌苔黄，舌下脉络微现红色，则为从阳化热之候，治当伍用生石膏、菊花，以辛凉散热、清利头目；配决明子降逆气，导邪热外出；素体阳虚，而用药偏于寒凉者，若见脉象沉缓或沉弦，舌淡，舌苔薄白而润，舌下脉络色青，则为从阴化寒之候，治当伍制川乌、桂枝，以温经散寒。

7. 用药禁忌 生白附子辛甘温，有毒，孕妇禁用；阴虚、血虚动风及热极生风者不宜用。本方祛瘀通络之力较强，妇女月经期以及无瘀象者慎用。

8. 宜借鉴银翘散分服法 吴鞠通《温病条辨》银翘散方后注云："病重者，约二时一服，日三服，夜一服；轻者三时一服，日二服，夜一服，病不解者，作再服。"吴鞠通用银翘散治上焦病的分服法甚是合理，今人多忽略。韦教授认为，治疗头痛之用药亦然，用"日三服，夜一服"的分服法，有利于提高疗效。

9. 白附子和白附片须鉴别使用 白附子和白附片二者仅一字之差，常被误认为是一种药。其实，二者功用大不相同。白附片属温里药，是毛茛科植物乌头的子（侧）根附子的加工品；白附子属祛风化痰药，分禹白附和关白附。前者为天南星科植物独角莲的块茎，表面白色或黄白色；后者为毛茛科植物黄花乌头的块根，表面棕褐色，断面却类白色，但二者功用大致相同。禹白附现多作为白附子正品应用。

三、配合养生，提高疗效

1. 调饮食 饮食不当是诱发偏头痛的重要因素，甚至导致剧烈的头痛，如奶、奶酪、咖啡、巧克力、鸡蛋、苹果汁等。其次为熏制的香肠和肉食、干果、柑橘类水果、咸鱼和腌制的海产品、过熟的香蕉、洋葱、扁豆、无花果、味精等。大量饮酒，尤其是饮用红葡萄酒和啤酒，同样会造成头痛，故应避免食用这些食物。同时要节制饮食，保持大便通畅，使腑气得降，气血调顺，而不致上逆。

2. 舒情志 控制患者的情绪波动，使其保持轻松、愉快的情绪，是畅达气血，"通则不痛"的关键，应消除患者紧张、恐惧的心理，以利减轻疼病或防止头痛发作。

3. 重健身 要根据患者的身体状况进行适当的运动，如慢跑、游泳、打太极等，避免强度过大的运动，并适当参加体力劳动。

4. 慎起居 按时起居，保证足够的睡眠与休息，发作期少用脑。平时应避风寒，防暴晒，避免过度劳累。

四、治验举隅

韩某，女，43岁。左侧头痛时作时止28年，发作频繁近半年。患者近半年来左侧头痛发作频繁，每周发作由1~2次增加至5次左右，每次6小时左右。左侧头部及眼眶后呈跳痛，发作时头痛剧烈，伴恶心呕吐，心烦易怒，失眠多梦，腰酸，耳鸣，口苦，口干欲饮，饮而不多，月经期及遇劳痛甚，经行应期而至，量少，色黯有块，脉沉弦细略数，舌质黯红，舌下脉络粗大而长，色青紫，舌苔薄白微黄。证属瘀血阻络，肝肾阴虚，肝阳上亢。治宜祛风通络，滋补肝肾，平肝潜阳。方用通天笑痛方加味。

处方：生白附子6g，僵蚕6g，全蝎4.5g，山萸肉15g，牡丹皮12g，黄连3g，钩藤12g，龟板15g，生石决明20g，川芎15g，白芍30g，炙甘草10g，大枣8枚。每天1剂，水煎2次，共取药液500mL，分4次服。热酒5mL为引。

二诊：服上方7剂，头痛减轻，7天内发作减少至2~3次。予原方再投7剂。

三诊：适逢经期，量较前增多，血块减少，头痛发作3次，心烦及口苦，口干欲饮已除，但仍失眠耳鸣，腰酸。原方减黄连、决明子，加炒酸枣仁12g，山萸肉、龟板均增至20g，继服1个月余，头痛消失。后改用成药杞菊地黄丸合血府逐瘀口服液，共服2个月余，诸症悉平。经半年随访，未见复发。

按语：韦绪性教授认为，本病见证多虚实夹杂，本虚标实，上实下虚。

上实多为风、痰、瘀，风痰相搏，上犯清窍，痰瘀互结，脑络闭阻；下虚则在肝、肾、脾，肝肾不足，阴虚阳亢，上扰清窍；气血不足，脑髓失养。"不通则痛"与"不荣则痛"并存，是其病机特点。本例头痛病程28载，观其脉症，当以"风伏经络，瘀血阻滞"为主要病机。患者心烦易怒，失眠多梦，腰酸，耳鸣，口苦，乃肝肾阴虚、肝阳上亢、心火偏旺之象。故其治疗偏重于治标，即首重祛风通络，兼以滋补肝肾，平肝潜阳。方中通天笑痛方祛风通络止痛与缓急止痛并用，以从速蠲痛；加山萸肉、牡丹皮、黄连、龟板，以滋补肝肾与清心泻火并举，即"泻南方，补北方"之义。张子和亦谓："泻火则木自平，金自清，水自旺也。"复加钩藤、决明子，以平肝潜阳。诚如《临证指南医案》治曹姓例所云："知风火由脏阴而起，刚药必不见效，缓肝之急以息风，滋肾之液以驱热，治法大旨如此。"肝体得以柔润，肝气冲和，条达舒畅，自无冲逆之变。白附子、川芎辛散走窜之品用量宜小，以防助火气逆之弊。

五、结语

以上仅就韦绪性教授运用通天笑痛方治疗偏头痛的经验，略作归纳与探析，虽属一隅，亦可见其辨证、立法、制方、遣药之深厚功底。如古方牵正散本为"风痰阻络，口眼㖞斜"证而设，经韦绪性教授化裁为通天笑痛方，用治偏头痛屡用屡验，认为牵正散诸药，为解痉止痛之要药，尤以生白附子祛风解痉为关键，无可替代。其分析偏头痛的病机，虽源于《金匮翼方》"偏头痛者，由风邪客于阳经"之说，但对"风药"的运用，强调"切勿囿于表证，里证、虚证亦然"。在所治病例中，尽管该患者偏头痛病程28载，观其脉症，仍以"风伏经络，瘀血阻滞"立论，而治法则祛风与通络并用。这些理论建树和用药经验，足资后学从中领悟其标新而不失法度的治学之道。

（韦红霞）

韦绪性教授治疗腰椎间盘突出症学术思想撷要

一、权衡标本，治分主次

腰椎间盘突出症一般归属于中医学"痹证"之范畴，韦绪性教授从分析本病疼痛在腰，可涉及臀、股和下肢，而且久延不愈可导致痿证等临床特征入手，认为其范围尚涉及腰痛、腰股痛、痿证等。早在《素问·气交变大论》即形象地指出："岁水不及，湿乃大行……腰股痛发，腘腨股膝不便……"通过长期临床观察，认为其病因多为长期过劳，肾气不足，风寒湿邪侵入，或跌仆损伤，导致气血、经络受损而发病。本病初起多以邪实为主，病位浅在肢体经脉；久则多属正虚邪恋，虚实夹杂，病位则深入筋骨络脉。肾之精气不足，脉络失养，"不荣则痛"，以及风、寒、湿、热、瘀等邪气阻滞经络气血，"不通则痛"是本病的基本病机。由此可见，本病属于本虚标实证，肾虚是腰椎间盘突出症的发病之本，风、寒、湿、热、瘀是发病之标。治疗上应权衡标本主次，分清轻重缓急，或补中寓通，或通中寓补，通补兼施。急者当以"通"法为主，以治其标；缓者当以"补"法为要，以治其本。据此而确立"治本以补肾为先，兼调肝脾；治标注重化瘀，兼祛伏邪；调理经络，贯穿病程始终"的论治规律，较集中地体现了韦老师治疗腰椎间盘突出症的学术思想。在方药选择上，韦老师认为独活寄生汤、二仙汤、麻黄附子细辛汤皆为扶正祛邪之良剂，治本病正虚邪实之效方，临证可酌情选用。尤其是独活寄生汤功擅补肝肾、强筋骨、祛下焦风寒湿邪，通补兼施，更契合本病之病机。

二、治本以补肾为先，兼调肝脾

腰椎间盘突出症大多是因长期积累性劳损，如久立、久坐、搬提重物等劳作，即所谓"积劳成疾"。多数患者为中老年人，发病前多有疲乏无力，遇劳则甚，卧床减轻，健忘或男子阳痿、早泄等肾虚之象，而后有腰腿疼痛。正如《素问·阴阳应象大论》所谓："年四十，而阴气自半也，起居衰也。"《素问·脉要精微论》则认为："腰者，肾之府，转摇不能，肾将惫矣。"明确指出了腰痛与肾虚的关系。之后历代医家均强调了肾虚在腰痛发生中的重要性，如《景岳全书》曰："腰痛之肾虚十居八九，但查其既无表邪，又无湿热，而或以年衰，或以劳苦，或以酒色所丧，或七情忧郁所致者，则悉属真阴虚证。"又如《杂病源流犀烛·腰脐病源流》云："腰痛，精气虚而邪客病也……肾虚其本也；风、寒、湿、热、痰饮、气滞、血瘀、闪挫，其标也，或从标，或从本，贵无失其宜而已。"韦师继承古训，强调肾虚是腰痛发病的关键所在，寒、湿、热等邪多在肾虚的基础上，方可乘虚为患。如偏于肾阳不足者，多易感受寒湿之邪；而偏于肾阴不足者，则易感受湿热之邪。因此，韦老师强调治疗腰痛应以"补肾为先"，随其所感邪之不同，伍以祛风、清热、散寒、除湿通络等法。唯肾虚有阴虚、阳虚、气虚之别，临床应详加辨识，或温补肾阳，或滋补肾阴，或阴阳双补，随证施治。

腰痛与肝脾两脏相关是基于肾与肝脾的密切关系。肾藏精，为先天之本，脾主运化，为后天之本，气血生化之源；肾所藏先天之精有赖于脾主运化之水谷精微的充养，方可保证肾精的充足。肝藏血、主筋，肾藏精，主骨，精血同源，肝肾相互滋养。若脾气亏虚，肝血不足，则肾精亏虚，无以濡养腰府而腰痛。故治疗时应在辨证的基础上兼顾肝、脾，脾虚者健脾益气，以化生气血，则肾精充足，筋脉得以濡养，而强健有力，则腰痛易愈。肝肾阴虚者，治之以柔，柔肝益肾以养阴血，使气血调和，则腰痛可止。

三、治标注重化瘀，兼祛伏邪

韦老师认为"瘀血"是腰椎间盘突出症的重要病理环节。瘀血既是本病的致病因素，可因跌仆外伤，或腰部用力不当，屏气闪挫，直接导致瘀血留着腰部而引起腰痛，并可因经络气血阻滞不通，引起经脉循行部位的疼痛，故腰椎间盘突出症临床常见有臀部及下肢疼痛。同时，瘀血也是疾病发展过程中的病理产物，即所谓"久痛入络"，腰痛日久不愈，往往邪入血络，以致血行不畅，反致腰痛加重。因此，本病之治标要注重活血化瘀法的运用，但所选择的药物和用量应视病程之长短、病情之轻重而有所区别。在急性期，宜选用小剂量的当归、川芎、鸡血藤，以养血活血；病程逾月，疼痛不减者，则宜用桃仁、红花、川牛膝等，以化瘀止痛；腰痛顽固难愈者，草本类药物殊难奏效，必用全蝎、蜈蚣、地龙等虫类药物，借其灵动走窜之性，始能深入经隧，攻逐痼结之瘀，而腰痛可止。

韦老师对清代医家雷丰提出的"伏气病证"和六气皆可成为伏气的学术主张推崇备至，认为本病感邪不即病者，当属于"伏气病证"范畴，多与风、寒、湿、热之邪侵入人体，伏而不去有关，其或伏于血脉，或伏于筋骨。故其在治疗时，重视祛除伏邪，强调要权衡疏风、散寒、除湿、清热等治法的主次，而一法独进，或数法合施。由于湿性趋下，寒、湿郁久化热，"血不利则为水"等病机特点，故温化寒湿、清热利湿、淡渗利湿、活血利水诸法为本病常用的祛邪之法。

四、调理经络，贯穿病程始终

经络是人体气血运行的通道，由正经、奇经、经别及络脉、经筋、皮部构成，与腰部联系密切。十二正经中，足太阳膀胱经"挟脊抵腰中，入循膂""其支者从腰中下脊、贯臀"，且足太阳膀胱经与肾经相表里，而腰乃肾之精气所溉之域，故腰部与足太阳膀胱经关系最为密切。其次为足少阳胆经、足阳明胃经、足少阴肾经及足厥阴肝经等。如足厥阴肝经"是动则病腰痛不可以俯仰"（《灵枢·经脉》）；足少阳胆经"机关不利，不利者，腰不可以行"（《素问·厥论》）。奇经八脉中，督脉行身后正中，"挟脊抵腰中入循膂属肾"；带脉状如束带，围腰一周，横行腰腹之间；任脉、冲脉与督脉同起于胞中，腰腹部是冲、任、督三脉脉气所发之处，三脉皆与腰部关系密切。在病理情况下，腰椎间盘突出症发病的全过程无不与经络不畅、气血不和密切相关。因此，韦老师治疗本病，把调理经络一法，贯穿病程始终。并认为由于本病病程较长，病情复杂多变，单一疗法收效较慢，故调理经络法的具体运用，应多种疗法并举。首先，内服中药可选择配合针灸、药浴、外敷、熏洗、磁疗、蜡疗、激光、电疗、气功、中药加电离子导入等疗法，以提高疗效。其次，要结合疼痛部位用药，如痛涉下肢者，可选用独活、川牛膝、川木瓜，以引药下行，祛邪通络；痛在腰部者，可选用淫羊藿、桑寄生、续断，以壮腰通络。其三，要重视藤类药物的运用，藤蔓类药物多长于通经活络、舒筋止痛，对本病有较好疗效。如青风藤、海风藤为治风寒湿疼痛之要药，能舒筋活血，镇痛力强；鸡血藤活血舒筋止痛，无论虚实皆可酌情使用；忍冬藤清络中之热，通络中之滞，故为治疗本病热证必用之药。其四，肾虚者重用血肉有情之品，如肾阳虚腰痛用鹿角胶，以通督脉，补肾阳；肾阴虚腰痛用龟板胶，以通任脉，滋肾阴。

五、验案举隅

1.肾阳不足，寒凝血脉案

刘某，女，68岁。4年多来腰部间断疼痛，遇寒后加重，平素自服腰痛宁胶囊或温敷局部疼痛可缓解，3天前因气候变化，腰痛复发。诊见：腰部冷痛，难以转侧，伴左下肢放射痛，畏寒，手足不温，倦怠乏力，纳食如常，大便日1次，小便调，脉沉细无力，舌质黯淡，苔白腻。腰椎MRI示：L3~L4、L4~L5椎间盘突出，黄韧带增厚，关节突增生、肥大，继发椎管狭窄；L5~S1椎间盘膨出；腰椎退行性变。诊断为"腰椎间盘突出症"。证属肾阳不足，寒邪外袭，血脉凝滞。治以温经散寒，活血通络。以麻黄附子细辛汤化裁。

处方：生麻黄6g，黑附片12g（先煎），细辛9g，淫羊藿12g，鸡血藤30g，川牛膝30g，蜈蚣2条，车前子12g（包），炙甘草9g。每日1剂，水煎400mL，分2次温服。嘱其避免劳累、注意保暖。

复诊：服上方7剂，腰痛减轻，左下肢放射痛明显改善，手足不温也较前好转，舌、脉象同前。上方黑附片减至9g，继续服用。

再诊：服上方10剂，腰痛及左下肢放射痛偶有发生，余症皆不明显，舌质淡略黯，苔薄白，脉沉细。效不更方，以巩固疗效。

四诊：守方治疗 2 周后，诸症基本消失。嘱其避免腰部受凉及剧烈运动。

按：《伤寒论》301 条云："少阴病，始得之，反发热脉沉者，麻黄附子细辛汤主之。"麻黄附子细辛汤本为治疗阳虚外感证之经方，然韦师认为只要病在少阴，证属阳虚寒凝者，皆可用之。本案患者年近七旬，肾阳已虚，阳虚则生寒，不能温煦血脉，血液运行不畅，凝滞成瘀，故发生腰痛。复因起居不慎，感受风寒之邪，更伤阳气，致使疼痛加重。选用麻黄附子细辛汤恰能切中病机。方中以麻黄发散在表之寒邪，附子温散深入少阴之寒，细辛性辛温走窜，既能助附子以解里寒，又能佐麻黄解外寒。本方温肾之力似嫌稍弱，故予淫羊藿以助肾阳，伍以川牛膝、鸡血藤、蜈蚣等活血通络止痛以治标。综观本方，配伍严谨，标本并重，通彻表里，使阳复寒散，血脉通畅，而沉疴得愈。

2. 脾肾阳虚，湿热下注，瘀血阻络案

高某，男，47 岁，职业司机。2 个多月前因劳累后出现腰部酸软疼痛，经治疗乏效（具体用药不详），前来就诊，刻下腰部重着疼痛，阴雨天或劳累后加重，夜间下肢肌肉时抽搐，肢软乏力，畏寒，手足逆冷，纳差，食后腹胀，大便稀溏，日 2~3 次，舌质淡黯，舌体略胖，苔白厚腻微黄，脉沉滑。腰椎 CT 示：L4~L5、L5~S1 椎间盘突出。有"慢性胃炎"病史。诊断为"腰椎间盘突出症"。证属脾肾阳虚，湿热下注，瘀血阻络。治宜温补脾肾，清热利湿，活血通络。以独活寄生汤合四妙丸化裁。

处方：独活 12g，桑寄生 20g，炒杜仲 12g，细辛 6g，党参 25g，苍术 15g，薏苡仁 40g，黄柏 12g，川芎 15g，当归 15g，川牛膝 25g，鸡血藤 30g，白芍 15g，车前子 12g（包），炙甘草 6g。

复诊：服上方 10 剂后，腰痛大减，夜间下肢肌肉抽搐基本消失，唯仍纳少，腹胀甚，体倦，大便仍稀溏，日 1~2 次，舌质淡、略黯，苔薄白腻，脉沉细略滑。此乃湿热、瘀阻之象已减，而脾肾亏虚未复，上方黄柏减为 9g，加厚朴 12g，党参增至 30g，以增强健脾行气化湿之力。

再诊：守方治疗 15 天，诸症基本消失，嘱其注意生活起居，适当进行体育锻炼。

按：肾为先天之本，脾为后天之本，肾所藏之精，有赖于脾胃运化之水谷精微的不断充养，而脾主运化的功能，亦赖于肾精的资助。在病理情况下则相互影响。本案患者脾肾皆虚，运化失司，水液代谢障碍，湿浊内生，郁久化热，壅滞于腰部，阻遏气机，经气不通，故腰部重着疼痛；湿热下注，浸淫筋脉，则下肢肌肉抽搐；腹胀、纳差、便溏等均为脾肾亏虚、水湿内困之象。治宜温补脾肾以治本，活血化瘀，清热利湿以治标。方中桑寄生、炒杜仲、党参、白术等培补脾肾；独活、细辛祛风胜湿，引药下行；四妙丸与车前子相合，以清热利湿；川牛膝与当归、川芎、鸡血藤相配，以活血化瘀通络；白芍酸入肝经，养血柔筋，合炙甘草以舒筋活络、缓急止痛。诸药合用，攻补兼施，使脾肾健旺，湿化热清，脉络畅通，则腰痛自愈。

3. 肾阴阳两虚，脉络瘀阻案

韩某，女，49岁。患者近6年来腰部间断疼痛，但未坚持治疗。诊见腰部酸软疼痛，痛连右下肢、潮热、阵阵汗出，手足逆冷，烦躁易怒，两目干涩，失眠多梦，纳可，二便调，经水时至时闭。脉沉弦细，舌质黯淡，舌尖红，苔少。腰椎CT示：L4~S1椎间盘突出，腰椎退行性变。诊为"腰椎间盘突出症"。证属肾阴阳两虚，脉络瘀阻。治宜育肾阴温肾阳，活血化瘀通脉。以二仙汤化裁。

处方：仙茅12g，淫羊藿12g，当归20g，黄柏12g，知母12g，熟地黄20g，鹿角胶12g（烊化），女贞子20g，泽泻15g，川牛膝30g，薏苡仁30g，川木瓜30g，蜈蚣2条，地龙12g。

复诊：服上方7剂后，腰痛及右下肢痛均减轻，潮热、汗出等均有好转，舌、脉象同前。效不更方。

再诊：上方服至14剂，腰痛及右下肢痛基本消失，偶有潮热、阵汗出，舌质淡，苔薄，脉沉。上方去蜈蚣、地龙，继服药10剂，以巩固疗效。

按：《素问·六节藏象论》："肾者，主蛰，封藏之本，精之处也。"肾气由肾精所化，分化为肾阴、肾阳，是"五脏阴阳之本"。患者年近五旬，肾气衰而阴阳皆虚，阳虚生寒，不能温煦推动血脉，血液运行不畅，而血脉瘀阻；阴虚血亏，则脉络失充，血行滞涩不畅，两者皆可导致瘀血阻络，不通则痛，故见腰部酸软疼痛；肾阴亏虚，虚火上炎，则潮热、阵汗出，烦躁易怒，失眠多梦；肾阳失于温煦则手足逆冷。二仙汤滋肾阴，温肾阳，本为治疗更年期综合征之常用方。然韦师用方不拘一格，强调"治病必求于本"，认为凡阴阳俱虚于下，而又有虚火上炎之证候者皆可加减用之。故本案以之为基础方，配伍鹿角胶通督脉、补肾阳，川牛膝、地龙、蜈蚣等，以活血通络。诸药合用补肾助阳、滋阴泻火以治本，活血通络以治标，使阴阳平复，血脉流畅，而疼痛自除。

（崔敏）

韦绪性运用"三步法"论治溃疡性结肠炎经验撷菁

一、析病机：腑气壅滞，清浊相混

肠胃为市，无物不受，易被邪气侵犯盘踞。本病初起多因情志不畅，肝气郁结，乘脾犯胃，升降失常，腑气壅滞，清浊不分；或因饮食不节，过食肥甘，损伤脾胃，而助湿生热。诚如《类证治裁·痢证》所谓："症由胃腑湿蒸热壅，致气血凝结，夹糟粕积滞，并入大小肠，倾刮脂液，化脓血下注。"提示湿热壅滞肠道，气血不调，肠络损伤为本病活动期的病机关键。缓解期脓血便、腹痛、里急后重等标实症明显好转，或偶有大便溏薄，兼少量黏液，或稍遇饮食失调、劳累及精神刺激，而易加重或复发，并见倦怠乏力、面色萎黄、纳呆等本虚症。故本病多属虚实夹杂证，实象多属原发，重在大肠壅滞之局部，以泻下不畅，或时溏时秘，间夹黏液等症为特征。虚象多属继发，重在整体正气不足之虚候。因邪实致泻，因久泻致虚。即戴思恭所言"隔年及后期腹泻，有积故也"。临床对其施治，往往被虚象障目，盲目以补法为主，而患者自以为体虚，糖、奶、蛋、肉弥不倍尝，以致愈补愈滞，食积、湿聚、痰阻、血瘀益甚，脾胃更伤，虚实互为因果，而终成痼疾。韦师以古今文献为据，结合其先父韦献贵老中医关于"久泻亦肠间病，肠为腑属阳，腑病多滞多实，故久泻多有滞，滞不除则泻不止"的学术见解（《古今名医临证金鉴·腹泻痢疾卷》），认为腑气壅滞，清浊相混，气血不调，肠络损伤是本病的病理基础，其病位在肠，与脾、肾、肝三脏密切相关，病初以湿热内蕴，气滞血瘀为主，若邪气久羁，泄泻不止，则正气益伤，脾虚肾损之变由生，此乃实中夹虚，非为病机之主流。

二、论治"三步法"：以通腑导滞为主，兼养胃气

以通腑导滞为主，兼养胃气是久泻实证的立法关键。前已述及，腑气壅滞，清浊相混是本病的病理基础，而气滞易与血瘀、湿郁、食滞、痰结、寒凝、火郁相因为患。"若滥加人参、五味，对正虽虚而尚有留邪者，则此证永无愈期"（《临证指南医案·泄泻门》），故其治法立足于一个"通"字，祛邪务尽，以防宿积未净，新邪又生。即使兼见虚象，只要正气未至虚劳之境，仍当以通为主。因邪气久恋终究应予驱除，若必待正复而后逐，则疗程延长，终属被动。本病治疗是一个动态的过程，活动期多属实多虚少，随着病程的进展，虚实往往互为因果，故其治疗不能一方不变，需随着病情变化分发作期、缓解期与防复发"三步"辨证论治。

（一）发作期通因通用

本病若因抑郁恼怒，木郁乘土，脾失健运，聚湿生痰，痰湿流注肠间而发者，每见腹痛即泻，兼夹黏液较多，甚或纯为白冻，欲便不爽，泻后痛减，黏液便随情志波动而增减，舌苔薄白腻或白厚腻，脉弦滑。治当理气通降，佐以燥湿祛痰，宜四逆散合二陈汤加桔梗。其中桔梗与枳壳同用，一升一降，以协调脾胃之气的升降，兼取其排脓之功，以除黏冻；若脓血

便止发无常，泻下不畅，泻后有不尽之感，腹痛有定处，泻后痛不减，不论有无舌黯、脉涩可凭，皆属瘀血为患。治当化瘀通络，理气和中。宜张锡纯活络效灵丹合化滞丸出入，乳香、没药用量宜重，其不唯化瘀止痛，擅"止大肠泄"（《本草拾遗》），且能消肿敛疮，对久泻之属于溃疡性结肠炎者，确有良效。山楂炒炭用，则有导滞与化瘀止泻兼备之能，加田三七，以增加祛瘀生新、止痛敛溃之效；若肠鸣泄泻，大便黏腻，泻下不爽，或脓血杂下，里急后重，泻下始安，脘痞纳呆，舌苔黄腻，脉濡数或滑数者，治当辛开苦降，两解湿热，宜以半夏泻心汤加减。方中生姜、半夏味辛能通能开，黄芩、黄连味苦能泻能降，辛开无助热之弊，苦降无损阳之害，相得益彰。若湿重于热，大便中杂黏液者加秦皮，杂白冻者加苍术；热重于湿，便脓血者加白头翁，兼瘀者加乳香、没药。

（二）缓解期通补兼施

缓解期以脾气虚为主，且脾虚日久湿热浊毒难去，而致正虚与湿热并存，虚实夹杂。此期论治，若通、补主次失当，往往会影响或加重相关脏腑功能失调，以致脾肾俱虚，或因肺气宣发肃降失常，脾肺气虚，形成以正虚为主，余邪留恋。随着病程的延长，精微外流，气血生化乏源，则渐见面色萎黄，形体消瘦，肢体倦怠，神疲乏力，甚或腰膝酸软等一派正虚之象，故其治法当以健脾益气为主，兼除湿热、调气血。用药以轻疏灵动为贵，剂量不可过重，重则伤正，反为不利。俟便次大减，腹痛、腹胀、泻下不畅或间夹黏液悉除，宜酌减除湿热、调气血之品，俾祛邪而不伤正，扶正而不恋邪，以收全功。脾虚证象显著者，加白扁豆、苍术健脾祛湿，更加小量防风，变发散为升散，以疏肝气，胜脾湿；气短自汗，大便不爽者，加黄芪，以补益肺气，助其肃降；腰膝酸软，大便稀薄者，加补骨脂，以温肾助阳；黏冻未除时，慎用人参、白术，恐其滞邪；里急后重甚者，加薤白，以通阳行气。

（三）防复发，杂合以治

溃疡性结肠炎常因患者认知程度不足，及生活调理不当而反复发作。因此，愈后调摄，杂合以治，对其预防复发至关重要，宜采取以下综合措施。

1. 饮食有节　饮食要有规律，定时定量，不可过饥过饱，应以柔软、易消化、少食多餐，营养丰富为原则。同时要忌口，如辛辣、生冷、豆制品、奶制品等都属禁忌之列。平时要养成良好的卫生习惯，不饮生水，少食生冷瓜果，并可结合食疗健脾益胃。

2. 巩固治疗　健脾益气，调和气血是防复发的主要治法，宜选《金匮要略》的当归芍药散加减。可同时配合灸法，取穴为脾俞、胃俞、三焦俞、肾俞、气海、神阙、关元、足三里等，隔姜灸，以局部有明显的温热感为度。

3. 起居规律　居处要冷暖适宜，劳逸结合，避免熬夜、劳累等，气候变化时应注意保暖，特别要注意腹部的保暖，以防外寒直中而诱发本病。

4. 情志调摄　患者常常因为久治不愈，反复发作，而情志抑郁或沮丧，故要重视对其情志的调摄，使其以"理"制情，用理性克制情感上的波动，并适度参加一些娱乐活动，家属也要经常予以劝慰，以利于保持稳定乐观的情绪。

三、验案举隅

李某，女，45岁。2018年7月2日初诊。

主诉："溃疡性结肠炎"时发时止10年余，脓血便复发12天。

病史：10年前患泄泻伴脓血便，反复不愈，经某县医院诊为"溃疡性结肠炎"。12天前因饮食不慎，脓血便复作。刻诊：大便溏薄，兼夹黏冻，白多赤少，日5~10次，伴形体消瘦，倦怠乏力，纳差，脘腹胀痛，便后痛不减，肛门下坠，脉沉略滑，舌体胖，舌质淡略黯，苔白厚腻微黄。结肠镜检查示：肠黏膜弥漫性充血糜烂，水肿，上附着黏液脓性渗出物。中医诊断：久痢。西医诊断：溃疡性结肠炎。证属脾虚湿盛，湿郁化热，气血瘀滞。治宜清化湿热、调气行血为主，佐以健脾益气，以芍药汤合活络效灵丹加减。嘱其饮食清淡，少食多餐，忌辛辣、生冷。

处方：白芍 15g，当归 15g，黄连 9g，黄芩 6g，大黄 5g，肉桂 0.5g，炒槟榔 12g，焦山楂 15g，茯苓 25g，白扁豆 30g，乳香 12g，没药 12g，枳壳 12g，桔梗 9g，炙甘草 3g。每日 1 剂，水煎 400mL，分 2 次温服。

二诊：服药 7 剂，大便溏，日 3~7 次，脓血、黏液减少，伴胃脘胀满，纳差，舌脉象同前，上方减大黄、肉桂、桔梗，原方再投。

三诊：服药 7 剂，大便溏薄好转，日 3 次，黏液脓血便及胃脘胀满、肛门下坠悉除，仍纳差，倦怠乏力日甚，脉沉缓，舌体略胖，舌质淡略黯，苔薄白腻微黄。此乃脾胃气虚，湿热留恋。当转予健脾益气，佐以除湿热、调气血。

处方：党参 15g，炒白术 12g，白扁豆 30g，薏苡仁 30g，防风 9g，白芍 12g，当归 15g，黄连 9g，木香 12g，炒乌梅 20g，焦山楂 15g，没药 12g，砂仁 12g（后下），炙甘草 6g。每日 1 剂，水煎 400mL，分 2 次温服。

四诊：服药 20 剂，大便转常，纳可，体力增加，余症悉除，继予当归芍药散加减，以善其后，随访半年未见复发。

按：本案脓血便时发时止 10 年余，大便溏薄，兼夹黏冻，白多赤少，伴形体消瘦，倦怠乏力，显属脾胃气虚，湿热蕴结肠道，气血瘀滞。治当以通为主，果断祛邪，以免邪恋伤正。初诊以芍药汤通因通用，方中黄芩、黄连清热燥湿；大黄、槟榔荡热导滞；木香、槟榔与当归、芍药相配，以调气行血；肉桂辛温，反佐黄芩、黄连、大黄之苦寒，兼寓辛开苦降之妙。继以健脾益气为主，佐以调气血、除湿热。方中用小剂量防风，意在舒脾散肝、升阳止泻，即汪昂所谓防风"辛能散肝，香能舒脾，风能胜湿，为理脾引经要药"。重用炒乌梅，取其酸敛、涩肠止泻之功，为治疗久泻、久痢之要药，系提高缓解期疗效的关键。十年酷疾，终获临床治愈，并体现了以通为主、分步治疗、次第井然的特色。

（王占方，韦宇霞）

不忘初心再起航，躬身杏林求创新
——随韦绪性教授学习感悟

一、少年立志寻岐黄，三拜名师奠根基

韦师出生在医学世家，自幼随父学医，在上小学时，父亲就相继在他的书包里装入《医学三字经》《药性赋》《汤头歌诀》等，要求其熟读乃至背诵，常因达不到要求而遭到训斥。父亲严格的要求使韦师年少之时就具备了一定的中医学理论功底，在先父的影响下，韦师还初步涉猎了一些国学知识，从而不但练就了"童子功"，也培养了学习兴趣，确立了走中医之路、治病救人的宏大志向。韦师常说，要想学好中医没有深厚的国学功底，就等同于建筑没有了根基，所以他要求我们也要多读文、史、哲类书籍。至今韦师回忆其年少时的学医之路仍心潮澎湃。

韦师于1972年被录取到河南中医学院中医专业学习，长期随该院原院长、今之国医大师李振华教授课堂与临床学习，不仅深得李老真传，而且老师在科研上给他压担子，促使其发展。毕业40余年来，他向李老求教从不间断。最使韦师感恩不尽，终生难忘的是，恩师在临终前的病榻上，还谆谆教诲，要其按"修德""出精品"的大医标准不断奋进。1982~1984年他在中国中医研究院全国中医研究班学习期间，长期随今之国医大师王琦教授课堂与临床学习，恩师对其厚爱有加，精心指导，不仅学到了恩师深厚的学术思想，也学到了其独到的治学思路和科研方法，师生之情历久弥新。幸福是奋斗出来的，有耕耘就有收获，韦师勤研岐黄，博采众长，以其独特的视角，独到的见解，于20世纪90年代初主编出版的我国首部《中医痛证诊疗大全》引起较大反响，开创了中医疼痛学的先河。继之他又从中西医结合角度主编出版了《中西医临床疼痛学》，书中对疼痛临床的150余种疾病，从基础理论到临床诊疗，做了很系统的阐述，融汇了中医、西医及中西医结合对疼痛的诊疗经验，不仅实用性强，且颇多创建，弥足

珍贵。在注重科学性、先进性、系统性的前提下，努力反映出求全、求新、求实、求特的特色，为中医疼痛新学科的创建做了开创性工作，把中医疼痛学的研究推向新的高度。韦师也被遴选为第五批全国老中医药专家学术继承指导老师，并被媒体誉为"今日'韦编三绝'"，誉满杏林。

二、躬身杏林传医道，救危挽急传佳话

韦师躬身医疗、教学、科研一线 50 余年来，坚持"医生不离病人，科研不离临床"原则，按时出专家门诊和查房，即使担任医院领导职务多年也从未间断。他长于疼痛及疑难病诊疗，临床经验丰富，不仅每年诊疗顽固疼痛病逾万例，且常以其独特经验起沉疴，愈顽疾，挽救危重患者不计其数，用实际行动践行了医者的仁心仁术和担当。如 2017 年秋季的一天，笔者随韦师侍诊学习，即将下班时，一位老人满脸的焦急和忧伤，匆忙来到诊室，恳请韦师救救他的儿子，其行为令人很诧异，韦师一边安慰老人，一边寻问病情，原来他 40 岁的儿子 1 个月前因突然昏迷，住进某三甲医院 ICU 病房，经抢救治疗 20 余天无效，下达了病危通知，令病人出院。韦师当即随老人前往救治，原来患者系糖尿病肾病合并大面积脑梗死。老师诊其脉沉实有力，以手按其腹，两手护之，眉皱作楚，且 10 余日未大便，韦师遂诊断为中风——中脏腑，痰热腑实证。予星蒌承气汤加减，以通里攻下、醒脑开窍。给患者鼻饲药 2 剂，泻下大量恶臭粪便，呼之略有反应。继之用参芪地黄汤合补阳还五汤出入，坚持重用黄芪，以消除大量蛋白尿，共服药 30 余剂，患者逐渐苏醒，在家人的搀扶下已能短时间站立，经继续治疗 3 个月，偏瘫肢体逐渐改善，病情稳定，神奇般地从死神那里挽回一条生命。患者全家执意重谢，被韦师婉言谢绝。韦师用实际行动给我们上了生动的一课，同时也让我们感受了中医疗效之神奇，并受到社会广泛赞誉。

三、不忘初心再起航，老当益壮谋新章

"老骥伏枥，志在千里"这一千古传诵的名句，用在韦老师身上，最能

体现其老当益壮的那份坚守和进取精神。如今他虽已年近七旬，但深感振兴中医事业的历史重任在肩，所以他退而不休，依然满怀激情奋斗在医疗、教学和科研一线，对宏伟理想的追求永不停息。2013年，韦师在安阳市主管领导的关心、支持下，创办了安阳市笑痛中医研究所，由于就诊的患者众多，研究所面积相对狭小，于是于2016年将研究所搬迁至新址，扩建成安阳笑痛中医医院。一位功成名就的资深专家，还要不辞劳苦地创办一所特色鲜明的中医医院，多少人不解。跟师之后我们渐渐理解了老师的深意，韦师认为当今中医西化严重，中医人才断层现象堪忧，创建医院就是要献出一份绵薄之力，让老百姓享受到质优价廉的中医医疗服务，并尽自己所能培养更多的"真中医"，更好地传承和发扬中医药事业。为此，韦师坚持每周四个半天坐诊，鉴于患者一号难求，他又将坐诊时间增加到七个半天，不知疲倦地为患者服务。由于疗效显著，他被患者亲切地称为"韦一趟"。更为感人的是，韦师心系患者，热心公益，与公立医院比公益，推出了一系列公益举措。如他作为全国名老中医，按规定每人次可收几十元的诊察费，他全部免费，仅此一项每年就少收40余万元。不仅如此，他还免收出诊费，减半收煎药费，坚持常年义诊，开展公益讲座，编写科普书籍免费发放，而用药则坚持"看好病，少花钱"原则，如涉及贵重药物，必须经患者同意。如此善行义举，患者有口皆碑。

四、笔耕不辍续新篇，精作频出创辉煌

2009年，韦师从医院院长岗位上退居二线时，正值安阳市中医药学校创建大专学校的关键时期。该校搬迁至新校区，楼房建设及实验室设备购置相对容易，但高级职称教师的缺乏则在短期内难以解决，成为学校升格的制约因素。因此，校领导征得市委组织部同意，将韦师调到了学校工作。他到任后，自然成为学校医疗、教学、科研的带头人，除了坚持在附属医院坐诊及带教学术继承人外，还带领骨干教师承担了多项科研任务，在短短4年时间内，相继主编出版了《全科医师中西医诊疗备要》《医林求索》，并主编了全国中医药行业高等职业教育"十二五"规划教材《中医内

科学》等。同时，设计、申报了骨质疏松症及代谢综合征临床研究 2 项地厅级科研课题，皆获科技进步奖。从而填补了学校无学术著作、无主编教材、无科研项目的"三无"空白，可谓硕果累累，韦师付出的艰辛，由此可以想见。看了他的科研创获，我为老师通宵达旦的拼搏精神所感动，他不仅有一颗敏感而善于思考的心，更有使命感和责任感，也有语言的泉水在汩汩流淌。韦师作为著名中医学家，能够不为名利所惑，不为金银而谋，通过临床促进科研，以科研带动临床，从而促进学校的创新发展，这种精神是值得尊敬称颂的。近年来，韦师还指导弟子们整理编写了自己的经验集——《全国名老中医韦绪性辨治疼痛病精要》《全国名老中医韦绪性辨治疑难病精要》两部著作，由中国中医药出版社出版发行。尤其是书中将治疗疼痛的 5 大系列"笑痛"方，共 30 余首验方，毫无保留的公布于世，在社会上受到广泛赞誉。

韦师热心师承教育，甘当人梯。2013 年他被遴选为第五批全国老中医药专家传承工作指导老师。由于培养学术继承人成绩显著，于 2016 年，国家中医药管理局投入 50 万元，为其建立了豫北地区唯一一家"全国名老中医传承工作室"，于 2018 年又被遴选为河南省中医青苗人才工作室指导老师，其任务皆为培养高层次中医创新人才。在 6 年时间内，他言传身教，悉心指导，所培养的 16 名学术继承人，临床和理论水平不但显著提高，而且科研创获颇丰，先后编写师承专著 4 部，完成科研立项 2 项，发表学术论文 10 余篇，较好地完成了导师学术思想与临床经验的整理、升华，从而成为安阳市中医事业传承创新的有生力量。随着韦师在国内学术影响的日益扩大，他相继当选为中华中医药学会民间特色诊疗技术研究分会副主任委员、中华中医药学会疼痛分会学术顾问、河南省民间特色诊疗技术研究分会主任委员、河南省中医药学会疼痛分会名誉主任委员、中国中医促进会儒医研究分会常委等。这些学术兼职，又为其增添了学术研究、学术交流的动力之源。

韦绪性老师就是这样一位坚守者，特别是退休后，更是通宵达旦地投入到中医学的传承创新与发展中，而且在他身上有着一种无法用语言表达的韧劲，隐含着极不平凡的品质，需要我们认真反思和践行。他的论文、著作都是生活经历的再现，是探索中医学博大精深的结晶，凝聚着韦师的恒心、勤奋和汗水，字里行间饱含深情，实在令人敬佩和感动。充分体现了"老骥伏枥，志在千里"的拼搏精神，堪称后学津梁，医界楷模。

（赵学军）

思路方法

略论弘扬中医特色的三大关键

"中医的特色应如何体现，是一个带有方向性和全局性的问题[1]"。这是国家中医药管理局原局长张文康同志对弘扬中医特色重要性的科学论断。近年来，国内学者对如何保持和发扬中医特色，进行了多途径探索，虽开拓了思路，明确了一些方法，但仍属见仁见智。管见所及，中医特色是其独特理论体系和丰富实践经验的综合体现，故从遵循中医理论体系出发，重视和处理好以下几个关键问题，对保持和发扬中医特色具有重要意义。

一、继承和借鉴

继承和借鉴是科学发展的客观规律，故继承中医独特理论体系之精华，借鉴前人的成功经验，是保持和发扬中医特色的当务之急。诚如著名科学家钱学森所说："目前最急迫的是把古老的文化遗产继承下来，别走样[2]。"

首先应认识到，中医学是在古代自然科学还没有形成的时候形成的一门自然科学，其认识人体和世界有着独特的方法，即整体系统方法，此即中医特色的重要标志之一。若旨在以微观的认识，研究人体的生理、病理，利用解剖、化验等分析方法，使认识水平越来越细，才是进步，才是科学，其实质是否定了中医的科学性，在一定程度上阻碍和限制了中医学的发展。殊不知，中医学的整体系统方法所揭示的原则是整体所具有的特殊规律，它所形成的关于人体和疾病的概念，与西医主要应用分析方法所取得的认识结果有着本质的差别，同时也是单纯应用分析方法所不能达到的。明确中、西医在方法论上的区别，才能有利于中医特色的保持和发扬。系统论、控制论、信息论是在现代科学技术基础上产生的系统方法，其与传统的整体系统方法有许多相似之处，保持和发扬用整体系统方法认识人体的特点，结合现代的系统方法来发掘、总结和提高中医学，是适当和必要的。

中医学是大量实践的结晶，并能接受实践的检验。中医理论研究或教学，一旦脱离临床实践，就失去了特色和优势，所以保持和发扬中医特色，从加强临床实践、提高疗效着手，仍是一个重要途径。历代名医，如张仲景创"三阴三阳辨证"论外感热病，金元四大家刘河间之主火热，张子和之主攻邪，李东垣之主补土，朱丹溪之主滋阴，乃至叶天士创"卫气营血辨证"论温病，无一不是在继承前人理论的基础上，通过自己的长期实践，甚至毕生的精力，而在学术上有所发展，有所创建。他们所取得的学术成就，既是中医学术上真正继承的典范，又是发展中医理论之样板。这些经验虽有其时代的局限性，但从学术思路和理论研究方法的角度来看，仍具有重要的借鉴价值。当前的临床研究对许多病种缺乏系统观察，用个案形式去总结临床成功经验的多，忽视证治规律和失败教训的总结；有些实验研究对围绕临床，说明中医疗效，确立诊断方面注意不够；更严重的是，许多中医教学单位缺乏临床基地，学生在实习中，耳闻目睹与课堂所讲的往往对不上号，真正接触中医的东西不多。凡此种种，使中医学许多宝贵的理论知识未被真正的掌握应用，失去了对临床的实际指导意义，同时也严重影响了临床疗效。这样下去中医辨证论治的实际水平就难以提高，尤其使中医许多"活人"之术有丢掉的危险。因此，中医科研、教学应当与临床实践紧密结合，要尽快纠正中医科研、教学专业人员脱离临床的现状。临床研究应在一个病一个病、一个案一个案进行总结的同时，结合理论专题研究，选择大宗病例，进行临床分析比较，从中吸取正反两方面的教益。比如在诊断、急救、用药、护理等一系列问题上，有些"绝招"未能继承和应用，急需发掘、整理和提高。

老中医经验是中医学中的宝贵财富，其是在继承前人理论、经验的基础上，所取得的各种技术专长和独到的学术见解，亦应做好继承工作。其重点应客观的总结他们的学术见解和医疗成就，要注意把老中医的一些独到的专长和规律性的东西继承下来，并尽可能地便于别人重复。不必在形式上讲求大块文章，大本医案。这项工作做好了，中医的许多独到的学术精华，就可以得到继承和发扬。

继承和发扬是一个统一的整体，继承的目的是发扬，没有继承，发扬就没有基础。任何发扬，都必须以中医固有的特点为基础，偏离了这个基础就没有中医特色可云。

二、创新和争鸣

中医理论由于较早就形成了体系，其没有经历认识世界方法论的重大变革，因而有较强的封闭性。而今，中医学作为一门应用科学，亦应吸取当代最新的科学知识来充实自己。尤其应该正视的是，比起有些学科，中医界的学术空气还不够活跃，这些均在一定程度上限制了中医特色的保持和发扬。因此，在中医界提倡创新和开展学术争鸣，显得尤为重要。

对传统的学说、理论质疑，这是人类认识史发展中的必然现象。如果对于传统的学说、理论不敢质疑，提不出一点问题来，那只能使这种学说、理论处于僵化状态，更不能解释和指导发展着的实践。我们不能满足于中医学已经建立的理论体系，还要善于观察，善于思考，敢于质疑，敢于修正错误。只有这样才能站在"巨人肩膀上"有所前进，有所突破。而每一新说的出现，既丰富发展了前人的认识，又为后人开拓了新的领域。历史上凡是对中医理论有贡献的医家，不唯学识渊博，经验丰富，而且思想活跃，师古而不泥古，善于把经验上升到理论高度加以总结，达到新的升华，而形成自己独到的学术见解。金元四大家乃至吴又可、叶天士、唐容川、王清任，敢于标新立异，因时因地自成一家之说，实为创立新说的典范。时至今日，我们的视野和经历是前人所想象不到的，世界上没有"终极的真理"，而是在相对的真理中不断向新的高度发展，永远不会完结。中医学也是如此，需要我们赋予它崭新内容，使之从理论体系、指导思想、研究方法诸方面皆有较大突破。同时科学发展到今天，各个分支学科之间的相互联系和相互渗透愈来愈密切，加强与其他学科的相互渗透，防止和克服孤军作战、故步自封倾向，必将提高中医理论的研究水平。

历史经验提示，某一新说的建立，往往会遭到非议，甚至要经过一个相当长的时期才会被公认。因此，对有客观依据的新理论，要抱积极态度，不应不屑一顾，更不应压制。要重视和扶植新的学术观点，鼓励著书立说。

中医学术要进行广泛的交流，既要发展学派，又要积极贯彻"双百"方针，敢于解放思想，冲破禁区，支持不同学术观点的自由讨论。浓厚而活跃的学术空气，有助于开展学术交流，取长补短，启发思路，提高学术水平。从历史上来看，任何一个时期的文化、科学技术的发展，无不与学派争鸣有关。如春秋战国时期，诸子蜂起，蔚成中国古代文化的昌盛时期，也是中医学奠定理论基础的时期。他如金元四大家的学术争鸣，经方时方之争，温病学派的兴起，王清任的革新主张等，都大大推动了中医学的发展，并对后世产生了深远影响。可见中医界必须活跃学术空气，提倡群言堂、群英堂，发挥学派争鸣的杠杆作用，促进中医学术的提高和发展。同时要严格区别"学术争鸣"与"门户之争"的界限，以利排除干扰因素，保持活跃的学术空气。还应指出的是，在开展学术争鸣过程中，要善于发现和扶植人才，在学术问题上，要平等地对待权威、名家和"小人物"。要注意从中青年中培养和造就一大批骨干力量，没有一支朝气蓬勃的中医队伍，要把中医理论发展到高水平，要保持特长，发挥优势，那是非常不现实的。

三、标准和规范

从事任何一门学科的研究，均应有一个共同的准则。长期以来，由于中医学某些基本概念含混、不规范，加之某些诊疗手段的不客观、不标准等因素，致使严重影响了中医医疗、科研和教学的健康进行。如对三焦之有形、无形，命门之部位，阴火之实质，脾阴虚与胃阴虚，肝气与肝阳之辨析等的争论，持不同意见者，往往偷换概念或任意延伸扩大其内涵，使之争论不休，得不出结论。以四诊而言，其从病人或医者的主观感觉多，客观指标少，定性内容多，定量内容少，往往以"肝气郁结"或"心肾不交"等一类术语代之。即便是同一诊法的临床意义，也是各家学说多，统一见解少。学派众多是学术发展的标志，但作为诊疗手段来说，见解纷纭，令人莫衷一是。到目前为止，辨证标准尚不统一，同一病人，不同医者做出的辨证结论不一致是经常可以看到的事实，没有标准化和规范化就谈不上科学技术的发展。随着整个自然科学的发展，时代向我们提出了中医现代化的要求，但是必须看到，中医现代化，必须首先标准化和规范化。没有这个前提，是难于一下子便与现代科学技术联系起来的，逐步实现中医理论的标准化和规范化，是国内外医学界共同期望和关注的。这是一项创造性的工作，意义极大，办成了，将为中医事业的发展开创新局面。

首先应对中医学的许多重要理论、概念、名词术语进行认真的研究整理，明确其确切的定义和内容。如果这个前提得到逐步解决，可以使我们从诸多无谓的争论中解放出来，从而充分发挥中医的优势。诊法、辨证的标准化和规范化等项研究也需要结合进行，从国内已研制成功的脉象仪、舌象仪及运用电子计算机辨证来看，说明诊法和辨证的标准化、规范化是可行的。这些仪器在运用过程中虽还存在一些问题，但这一可喜的尝试，随着认识的不断深入，必定会促进和加快标准化、规范化的研究进程。辨证标准的统一，还需要通过大量临床资料的总结，在客观上寻找共性的东西，明确辨别主症、兼证的指征，探索证与证之间的关系及其传变规律等，才能获得可靠的客观依据，以利把中医临床证治的系统性及特色继承和发扬出来。

在历史上，中医学曾自辟蹊径，在世界医林中独树一帜，又有所领先。如今在社会主义现代化建设中，我们要保持特长，发挥优势，继续雕塑中医这块瑰宝，以不断提高中医学的学术水平和医疗质量，争取为人类的保健事业做出新贡献。

参考文献

[1] 突出中医特色, 扩大服务功能 [N]. 健康报, 1995-04-21.

[2] 怎样发展我国传统医药 [N]. 健康报, 1983-05-08.

弘扬中医药学优势的若干思考

中医药学的生命力在于其无可替代的特色和优势, 在我国实行医药卫生体制改革, 实现"人人享有基本医疗卫生服务"目标过程中, 中医药愈来愈显示出其至关重要的作用。《中华人民共和国中医药法》(简称《中医药法》) 的出台实施, 标志着中医药振兴发展迎来了天时、地利、人和的大好时机。尽管在现实中还存在诸多困难, 但在新的形势下, 中医药事业的发展面临许多新变化、新问题, 我们应厘清思路, 乘势而上, 明辨中医药振兴发展的新机遇、新任务、新挑战, 及时调整发展战略, 躬身实践, 开拓创新, 切实实现振兴中医的伟大梦想。要把满足人民群众的健康需求做实、做深、做细, 从而全面推进中医药医疗、保健、科研、教育、产业、文化"六位一体"的多元化发展。在提高人民群众健康水平、弘扬民族文化、促进经济发展和社会和谐等方面发挥重要作用。

一、弘扬传统文化, 促进中医发展

任何一个民族如果没有自己的传统文化, 就不能立于世界民族之林。中医药是中华民族传统文化的瑰宝, 并成为中华传统文化的重要载体之一。其来源于我国民族生活和生产实践的直接经验, 又深深植根于中华文化之中, 经历了几千年临床实践的检验, 积累了丰富的临床经验和可靠的临床疗效。中医药传统文化作为我国独特的卫生资源, 潜力巨大的经济资源, 具有原创优势的科技资源, 优秀的文化资源和重要的生态资源, 为中华民族的繁衍昌盛做出了卓越的贡献。中医的理论基础、思维方式、中医技术皆植根于中国传统文化，承载着中国传统文化，并因文化而传承。如气、阴阳、五行、运气等学说，都是从中国传统文化中衍生而来。可以说，没有中国传统文化，就没有中医理论，离开儒、道、释、文、史、哲等文化的滋养，中医理论就难以传承和发展。技术是文化的主要载体，中医文化与中医技术有其密切联系。中医文化是理论性知识体系，在于认识自然界，认识人体生命。中医技术是知识的物化与医药资源组合形式的实践活动，在于为人体健康服务，防病治病。离开了医术，中医文化就没有内容；离开了文化，中医技术也无法承载，也就不可能存在。纵观历代医家的学术渊源，都有着深厚的中国传统文化素养，而中国传统文化又是中医事业得以生存和发展所必需的土壤。如果只注意中医医术发展而忽视中医文化传承，尤其是传统文化，将极大影响中医学的发展。因此，从某种意义上说，中医文化的传承和发展既担负着复兴传统文化的重要使命，也担负着推动中医药事业发展的重任。

伴随着人类进入 21 世纪的步伐，和中华传统文化的普及，民众对中医药的认同度不断提高，进而为中医药事业的振兴和发展培植了丰厚的社会、文化土壤。我们弘扬民族传统文化，不但要从物质层面、行为层面、制度层面、精神层面强化文化建设，尤其要注重塑造中医药行业特有的人文精神和人文环境，弘扬大医精神和大医的职业道德，提高中医药人员的文化素养和专业技术水平。明代医家裴一中提出的"才不近仙，心不近佛者，宁耕田织布取衣食耳，断不可作医以误世"乃苍生大医的思想和人文关怀的思想，也是对医生医德、医术素养的要求，应大力提倡。要加快中医药人才队伍建设，培养造就一批高层次的领军人才，使之成为中医药文化建设的引领者，和推进中医药事业发展、创新的骨干。同时，从行为文化、制度文化和物质文化等层面，加大中医药文化传播和普及力度，努力形成人民群众信中医药、爱中医药、用中医药的浓厚氛围，有效发挥文化的指引作用。

二、坚持中医思维，传承中医学术

中医学的思维方法，是中医学理论体系构建过程中理性认识的方法学体系，其以长期的医疗实践为基础，运用中国古代哲学思想和方法，并采纳了古代的天文、地理、历算、气象、生物、物理、心理等多学科知识，从宏观上把握了人体这个客观世界的某些生命活动规律，反映了人体与自然环境和社会环境之间的密切联系，强调从传统文化、自然科学、社会科学等不同层面全方位总结、分析和归纳、整理人体的组织结构、生理功能、病因、发病、病机、养生和治则等学术理论和规律。在养生中注重道法自然和适应社会环境，在治疗中强调因时、因地、因人制宜。中医、西医具有不同的思维方式，中医学注重系统、功能、直觉的思维；西医学注重分析、结构、实证的思维。只有坚持中医思维，从事中医工作才能得其门径，这是学习中医学的重要前提和基本功，也是深入研究中医学的重要方法。所以，无数中医前辈学者在谈到中医传承时，无一例外地会强调中医思维的培养。

中医思维意识的形成和思维水平的提高，与中医学者的知识和经验积累有关，中医思维的形成直接影响着一名中医人的专业素质，是决定其技术水平的重要因素之一。当前中医思维的缺失不乏其人，以致部分中医工作者对中医学之不精、不深，缺乏中医自信，临床能力不强，甚至背叛中医学，严重影响了中医学的传承和发展。故应加强中医思维的教育和培养，从而有利于从整体上提高中医人才的素质。中医、西医面对的都是患者的病痛，都应以安全、高效的方法为患者解除痛苦。因此，中医人在临床中坚持系统、功能、直觉的思维方式，并不排除借鉴西医学的分析、结构、实证的思维方式，以实现优势互补。如利用西医学知识和现代科学技术，明确疾病的诊断，对于判断、提高临床疗效，防止误诊漏诊，规避医疗风险是必要的，也是与时俱进的表现。更何况任何一门学科的发展，都是在吸收当代先进科技成果的基础上向前推进的。MRI、X线、放射治疗等技术，并非西医学的专利，作为现代的"中医人"，完全可以将其为我所用。关键是借鉴而"不离宗",不能用现代的"高科技诊"代替传统的"中医四诊",更不能迷失自我,必须坚持"以我为主",必须坚持"中医思维"。

三、顺应办医模式,提倡门诊为主

临床是中医学赖以生存的土壤,发展以门诊为主的多元办医模式是目前中医界的共识。从历史来看,传统的中医学是集预防、养生、治疗、康复实践为一体的"全科"医学,并没有明确的学科划分。传统的中医师同时肩负着心理疏导、健康教育、疾病预防及治疗等多种责任,十分适合运用门诊的模式开展全科医疗活动。从现代视角来看,中医的全科医疗活动契合了"社会-心理-生物医学模式",也完全符合国家中长期科技规划提出的"疾病防治重心前移"的发展思路。因此,发展以门诊为主的多元办医模式,顺应了社会的需要。如果沿用以西医为主导的医疗模式,就不可避免地面临医院建设中巨额的资金投入。中医对于现代检验、检测技术较弱的依赖性,以及"全科"医学的实践特点,可大大节约国家在医疗硬件设施、人员等方面的投入,使中医在承担民众基本医疗服务方面具有西医所无法比拟的优势。当前应充分发挥这一优势,重视中医门诊的发展与建设,尤其要大力开办以中医医院为龙头的中医门诊部、中医连锁门诊,积极争取社区、农村广阔的发展空间,以方便群众就医。同时,发展中医门诊模式对于保持中医药的特色和优势也具有重要意义,并可为中医人才提供更为广泛的就业途径,减少中医人才流失。

四、重视人才培养,优化人才结构

中医药人才质量是中医学发展的关键。长期以来,中医药人才培养存在着一些突出问题,令人担忧。如有些高等中医药院校中医课程设置不尽合理,影响对学生知识、能力与素质的培养;一些学生缺乏中医自信和中医思维,"西化"现象严重;经典著作学习不够,传统文化功底与中医理论基础薄弱,难以发展提高;临床机会少,理论与实践脱节,临床能力不强等。难怪有的老中医称中医教育培养"中医掘墓人",国医大师邓铁涛教授更是痛心地称:"我们是一代'完人',完蛋的完。"从临床人才现状看,从业者多而著名中医学家寥寥,青年中医才俊难寻;"高手在民间",挖掘机制乏力等。凡此种种,足以说明中医药人才培养问题依然是当前制约中医药发展最为关键、最为紧迫、亟待解决的问题。中医药人才的培养,应当遵循中医药人才的培养规律,不断完善、创新培养模式。尤其是中医药教育理当以中医药内容为主,体现中医药文化特色,使人才培养模式中的各要素更加协调,相互促进。实现院校教育和师承教育相融,传统文化与经典著作教育并举,传承与创新结合,理论与实践并重,不断优化人才结构,以便培养出更多的优秀中医药人才。

师承教育与院校教育是在不同历史条件下形成的两种教育模式,两者都适应了当时社会的需求,发挥了各自的作用。师承教育以"个性化"为特征,强调教学的实践性,重视临床技能的培养;院校教育以"标准化"为特征,侧重于学术与知识的积累,两者各有所长。师承教育与院校教育模式应扬长避短、相互融合,以促进中医教育更好地适应中医药事业发展的需要。跟名师是经验传承的关键环节,通过导师言传身教,既有助于学生掌握导师的学术思想和独特诊疗技术,亦便于体悟导师的修业精神和最难继承的"医者之意",从而达到润物细无声的效果。亦必将给教学、科研和发展带来新的机遇,推动中医事业薪火相传,不断光大。每一位中医人应当穷其一生的精力,不断充实学习传统文化与经典著作,躬身临床实践,才能够源源不断地储备先哲的知识,从而具备合理正确传承中医学术的能力。

中医学"传承创新"的前提是传承,这种传承是发掘传承,是回归中医原创思维。所谓中医原创思维是古人对生命、健康与疾病的概括性的反映,是中医学理论与临床实践的结晶,是创新汲取灵感的不竭源泉。经典著作是中医学术的源头,蕴藏着取之不尽,用之不竭的宝藏,只有熟读熟记,夯实理论功底,才能有效传承。通过中医文献挖掘、汲取中医原创思维不失为一条重要途径,因为文献研究的任务,就是探讨中医药学的历史过程、发展趋势及其内在逻辑和规律性。只有研究原创的中医药学,认识中医学的过去和现在，才能进一步预测中医学的未来走向，进而做到真正意义上的创新中医。如果没有足够的知识储备，不了解中医理论的时代背景、文化背景、学术源流，就不能对研究对象进行客观合理的判断，也就容易产生望文生义、断章取义、不求甚解等学术态度，更不可能传承创新。创新就不能墨守成规、故步自封，要勇于接受新技术和新方法，并融汇现代科技和现代医学知识推动中医药事业的发展，提高创新能力。

理论与实践并重历来是培养中医人才的必然路径。医学是一门实践性很强的学科，因此临床能力是培养中医从业者的重中之重。中医临床能力的内涵，应以素质培养为要素，以实践能力、创新能力培养为宗旨。首先要学会做"人"，做一个仁心仁术的人，有奉献精神的人，把"大医精诚"理念融入行为准则中，修德敬业，真诚服务，淡泊名利，耐得寂寞。同时还要有敢于担当的使命感和自信心，有敢于打破常规，勇于创新的魄力，有引领中医文化新风尚、新理念的超前意识。在专业方面，有超强的业务能力，甚至是通才，具有深厚牢固的中医基础理论、过硬的临床能力和科研能力、灵敏的中医思维，在某一领域有独特见解，并掌握一定的现代医学知识和现代科技知识。

理论来源于实践，实践是理论的渊薮。古人提倡"知行合一"，今人亦常强调"理论与实践相结合"，这在中医临床显得尤为重要。作为一名中医，如果没有足够多的临床实践，不管有多少经典理论和知识，也只能"纸上谈病"，很难成长为大医。培养优秀中医临床人才，首先要选拔一批有志于中医药事业发展的、有发展潜能的优秀中青年临床中医师进行重点培养，着力提高其综合素养和临床诊疗水平，使之成长为新一代名中医。各地培养中医人才的经验虽然不尽一致，但也取得了不少共识。如坚持早临床、多临床、反复临床，通过借助其自身的传统文化功底和中医理论功底，"法于往古、验于来今"的反复实践，"由博返约，返约知要"积累知识，不断提高理论与临床思辨能力。尤其是坚持名师带教指导，缩短中医药人才的成长周期，是中医药人才成长的有效途径。通过名师因材施教、口传心授、启蒙解惑，指导学生在实践中不断观察、体验感受，增强悟性，提高理论水平与实践能力，让他们领教真传，有所感悟，有所建树。如此才能将在中医典籍中学到的古人经验和跟名医名师学到的经验在临床中得到验证，最终形成属于自己的经验。以此教育模式带动中医临床队伍建设，大力促进中医药学术发展和中医药防病治病能力的提高。再如住院医师规范化培训为中医师成长搭建了平台，不断强化他们的实践能力，夯实理论基础和临床技能，有利于改变医学教育"理论多、实践少"的尴尬局面，在一定程度上缩短了医师的成长周期。此外，作为中医医院要多渠道引进名老中医专家和专科型人才，打造梯队人才结构模式。

五、恪守中医药法，扶持规范并重

《中医药法》的制定和施行，是开展中医药工作的基本遵循和依据。该法的核心思想是保持特色优势，扶持与规范并重，开辟了依法扶持、保障中医药事业发展的新局面，必将对保护人民健康、发展中医药事业产生深远影响。我们学习贯彻落实《中医药法》，既要充分依据法律的扶持，也要加强自强自律，厘清思路抓重点，凝心聚力促发展。要在充分发挥中医药独特的"五种资源"优势基础上，扎实做好中医药在治未病中的主导作用、重大疾病防治中的独特作用、疾病康复中的核心作用，着力抓好中医药人才梯队建设、中医药文化素养提升、中医药临床优势培育、中医药传承创新、基层中医药服务能力提升、中医药质量管理提升等重点工作，为依法推进中医药事业改革与发展做出应有的贡献。在行为规范上，应该正视医疗机构存在的过度医疗、过度检查、开单提成等行业伦理缺失现象。尤其是民营中医医疗机构大多还没有形成规模化的特色优势，科学管理有待于进一步加强，有的存在违法行为，个别的害群之马影响了中医的声誉。对此，要加强医德医风建设，强化行业自律意识，乃至依法追究其责任，并促进中医医疗机构依法办院进程。

中医临床科研的思路及程序识要

当前的中医临床科研，机遇与挑战并存。一方面，在世界范围内，回归自然、重视植物药和自然疗法已成为发展趋势，中医药学以其系统的理论体系和显著的临床疗效，面临着前所未有的良好发展机遇；另一方面，中医药防治疾病的水平尚过多依赖临床经验的积累，迫切需要加强对中医临床证候客观化、证候演变规律及疗效评价标准等的研究，这对中医临床科研既是动力又是挑战。所以，积极开展中医临床科研，不仅具有重大的学术价值，也具有重要的战略意义。

尤其值得重视的是，目前国家中医药管理局在全国培植和建立的中医临床研究基地，重点选择和支持三甲中医院和有条件及优势学科的二甲中医院，使之成为临床研究的主体。国家中医药管理局还正式启动了中医药重点研究室建设项目，确定了第一批 103 个重点研究室建设单位。同时与各地中医药管理部门共同推进中医药科研实验室分级管理工作，有 161 个系统内外单位的 386 个实验室通过了国家中医药管理局三级实验室评估。显然，欲获得如此重大机遇，只有自加压力搞科研，变被动为主动，才能适应新形势，抢抓新机遇，迎接新挑战。

一、中医临床科研思路

所谓"思路"，就是思维的线索，思维是从客观现象的矛盾中，在提出问题的基础上进行分析、判断、综合、推理等认识的过程。一般应对某方面（或领域）进行科学思维后得出全新的或有别于原问题的思考，因而具有创造性。对客观事物中的某些现象，能否提出问题形成思路，思路正确与否，是一位有素养的科学工作者的基本条件，也是科研课题优劣的关键所在。长期以来，对中医临床科研的思路见仁见智，认识不尽一致。从目前情况看，"围绕一个中心，针对两个目标，抓住三条主线，搭建四大平台，探索五种模式"，应当是开展中医临床科研的思路。现提出一些浅见，仅供科研工作的参考。

（一）围绕一个中心

中医学术进步是中医药事业发展的真正根基和活力所在，只有学术发展了，中医的诊疗水平、临床疗效才能提高。离开了中医学术的发展，中医药事业的发展就无从谈起。中医学术研究必须紧紧围绕提高诊疗水平，提高临床疗效这一中心展开，我们进行理论建设和方法学创新等所有的学术研究都是为了提高中医的诊断水平，完善中医的治疗方法，从而切实提高临床疗效，进而扩大中医的服务功能。如果偏离了这一中心，失去了对临床实践的指导作用，那么，无论我们的研究路线多么合理，研究方法多么先进，结论多么中肯，都是没有任何意义的。

（二）针对两个目标

随着医学科学的飞速发展，中医学面临来自各方面的严峻挑战，其中最主要的就是治疗目标的转换和疾病谱的变化，这些变化要求中医学不仅要治疗传统的中医病证，也要面对西医疾病，对中医疗效的追求也不再单单是"证"的好转和消除，还要有"病"的好转或康复，这是我们今天进行中医学术研究不可能回避的现实。

这一现实要求我们必须针对两个目标。一是中医的证：即在学习和继承中医学术理论精华和宝贵经验积累的基础上，开展中医病证的理论研究和临床探索；二是西医的病：即进行中医治疗西医疾病的方法学研究、疗效分析、机理探索等，为中医治疗现代医学疾病探寻理论基础和实践依据，总结中医治疗这些疾病的规律和疗效特点，并积累经验。围绕这两个目标所进行的学术研究都应当坚持中医理论的指导，并适当融入现代科学的理念，借鉴现代科学的研究方法，使中医理论和临床诊疗方法不断完善创新，以适应疾病谱变化对中医的实际要求。

（三）抓住三条主线

理论研究、临床研究和实验研究是中医学术研究的三条主线，它们既是三个不同的研究领域，分别有各自不同的研究方向、目标与方法，同时它们之间又是互相联系、密不可分、缺一不可。

1. 中医理论研究　相对于临床和实验研究，中医理论研究多年来并未取得实质性突破，特别是在理论创新方面更是严重滞后，目前理论研究基本上仍停留在文献整理和诠释的水平上，造成理论研究与临床实践的严重脱节，失去了对临床实践的指导意义。当前，中医理论研究的许多问题都没有得到很好地解决，如用中医理论和方法治疗西医疾病是否可行，如果可行，理论基础是什么？实践依据在哪里？如果不可行，应如何评价这些年来中医治疗西医学疾病的研究成果？中医学真正的特色与优势是什么？缺陷不足有哪些？再如一些具体问题，如古人倡导的"效不更方"是否正确？如果正确，为什么？如果不正确，应如何纠正？应如何解决临床上某些疾病无证可辨的问题？凡此种种，都需要我们做出明确的理论回答。因此，理论研究面临的任务是艰巨的。理论研究的主要任务应当是对中医理论的继承、整理、修删、增补、纠误，并根据治疗目标的转换和疾病谱的变化，提出新观点，建立新学说，解决新问题，构建起适应这些变化的新的理论支撑点，只有如此，理论创新才不至于成为一句空话，中医学术研究才具有鲜活的生命力。

2. 中医临床研究　近年来，中医临床研究深入开展，取得了一些成果，但总的看还有诸多基本问题需要探索和解决。中医临床研究主要应以提高疗效为核心，要深入研究中医疗效优势、疗效定位、疗效特点、疗效学基础、疗效机理，探索和总结临床治疗规律，特别是阶段治疗、环节治疗和个体化治疗方案的确立；明确中医主导、辅助和善后三个不同作用目标，找准临床研究的切入点与突破口；进一步研究"证"的生物学本质、发生规律、表现特点；探求"证"与西医学疾病的内在联系；研究和总结"证"的分布规律，从而制定出最佳治疗方案，积累中医药治疗西医疾病的经验；

建立起科学统一的，既为现代科学所接受，又充分体现中医疗效特点的疗效评价体系；要设定中医治疗不同病证和疾病的科学疗程、剂量和用法要求、调方指征、停药标准等，使中医临床研究发生质的飞跃。

3. **实验研究**　必要的实验研究是中医学术研究的重要内容，在某些学术领域甚至是不可或缺的。近年来，中医界有人对中医科研采用实验研究方法有不同看法，认为中医的理论和经验不必要让"小白鼠"点头。这一观点当然是片面的，运用现代科学技术进行的实验研究，是探求和阐明中医治法和方药作用机理，从而将某些中医研究引向深入的重要手段，用以说明临床疗效也更有说服力，实验结果胜过引经据典的论证。当然，实验研究对中医学术研究是必要的，但不是唯一的，实验研究应遵循来源于临床又服务于临床的客观规律，即实行临床—实验—临床的路线。实验研究的方向目标应当是正确的，技术路线与方法更应当科学合理，只有如此，实验研究的结论才会对中医临床实践产生积极的指导意义。目前，实验研究与临床尚存在严重的脱节现象，应当将二者紧密地结合起来，不断开拓思路，拓宽完善研究方法，使实验研究更好地为中医学术研究服务。

（四）搭建四大平台

充分的平台条件和完善的组织机制对临床研究有着重要的支撑作用。应通过系统整合和集成，搭建具有适应个性化需求的学术积淀和科研特色的四大平台：即优势病种研究平台、临床数据共享平台、名中医经验传承平台、临床科研方法学平台。

1. **优势病种研究平台**　应临床继承与科研相结合，以专病门诊、研究门诊为基础，以信息化为依托，进一步凸显重点优势病种的中医、中西医结合诊疗特色。按照"整合资源、突出优势、统筹推进"临床科研基地建设的总体工作思路，以优势病种专科建设为示范，成立研究型门诊、研究型病房，带动专科专病建设，逐步完善临床诊疗模式，围绕优势病种制定更新诊疗方案。并搞好优势病种的课题设计，开展专题研究。

"十一五"以来，国家科技支撑计划深入开展 17 个重大疑难疾病、43

个常见病防治，以及针灸关键问题、亚健康干预等研究，使中医临床治疗的优势病种更加明确。了解这一重要研究动态，将是我们搭建优势病种研究平台的重要参考。如：对心脑血管疾病、糖尿病及其并发症、老年性痴呆、骨质疏松症、重度黄疸、肝纤维化、风湿和类风湿关节炎、重症肌无力、真性延髓麻痹等疾病的临床研究，提出了疗效较好的新方案、新方法，开发了系列新方药；中医治疗肿瘤取得新进展，砷制剂治疗白血病效果满意，对其治疗机制的揭示得到了世界的公认；中医骨折整复手法得到新的发展；股骨头坏死的中西结合治疗疗效显著；中医治疗烧伤、肛肠疾病、败血症等方面的科学研究和临床疗效，都处于世界先进水平。在治疗急症的中医临床研究方面，取得新的进展。运用"通里攻下"的理论治疗急腹症，取得了显著的疗效；规范了出血性中风的辨证分型，提出了"毒损脑络"的病理学说，并运用清热化痰、活血开窍、通腑泻下等法则治疗取得明显的疗效；中西医结合抢救多脏器衰竭、中西医结合治疗急性重症胰腺炎等取得突出的成绩；在急症用药的剂型改革上，研制出清开灵注射剂、参麦注射剂、双黄连粉等适合于急症抢救的剂型，大大提高了中医治疗急症的疗效。

此外，近年来国家对中医药基本原理、核心理论等重大科学问题和关键技术的现代研究也越来越深入。在基本理论方面，对中医主干理论和核心概念进行从源到流的梳理，阐发五脏相关（与西医学神经－内分泌－免疫网络理论相关）、中医体质学说等创新理论；基于对中医病因病机新的认识，形成肝硬化、艾滋病、痴呆等疑难疾病新的有效治疗方案。在中药理论方面，在中医理论指导下，阐释了中药配伍原理的科学基础、方剂—证候—疾病相关性的应用基础以及中药药性理论本质和科学内涵。在中医针灸理论方面，制定了"脉络—血管系统病"诊疗标准，初步阐明了经穴效应特异性基本规律、生物信息基础及其关键影响因素。此外，还提出了中医理论阶梯递进的发展模式，形成中医临床辨证论治定量与定性方法相结合的综合评价模式和"证候变化"的测量指标与方法。

2.临床数据共享平台　国家中医药学科学数据管理与共享服务中心建

设顺利开展，组织全国30余家中医院校与科研院所，基本建立了覆盖中医药学科的复杂、多类型数据库。数据库收集年代跨越58年，整合现有中医药学80%以上的数据资源，提供24小时不间断共享服务。临床科研应充分利用这一优势，建立、整合医疗信息系统（HIS）、实验室信息管理系统（LIS）、超声图文信息系统（USS）、心电信息系统（ECGIS）、电子病历系统（EMR）、计算机化的病人病案系统（CPR）以及医学图像定时传输与查询、归档系统（PACS）等，实现各系统接口连接及网络的集成服务；建立以结构化病历为基础，纳入医院信息系统的临床科研一体化信息平台，以满足医疗科研的需要，并能够进行远程采集及在线管理。

3. 名中医经验传承平台 落实国家中医药管理局等部门的师承教育制度，及时地继承和整理名中医药专家的学术经验与技术专长，培养中青年临床和科研技术骨干；着力做好名中医工作室建设工作，支持名中医学术经验整理、学习、交流、传承工作。

4. 临床科研方法学平台 应以医务、药械、中医临床疗效评价部门为方法学研究主体，以重点学科、重点专科（专病）、重点研究室建设为载体，以国家重大临床研究课题为示范，整合医院临床及科研资源，不断完善、创新临床科研方法，为提高临床研究能力和水平，总结传承老中医经验及医疗智能决策提供支持。加强学科建设，构建创新平台，推进中医临床研究已成为"十二五"时期的重点任务之一。应重视打造中医特色突出和学科优势鲜明，具有雄厚的科研能力和学术创新能力的中医药临床研究基地。

（五）探索五种模式

探索符合自身特点的中医临床研究工作模式，对全力推进中医药院校跨越发展，具有重要的战略意义。

1. 以制度为抓手，建立高效的运行机制模式 实施科研绩效管理，继续完善科研管理制度，要从项目管理、经费使用、奖惩机制、人才培养等方面，健全和完善科研管理制度体系。尤其是要制定《科研课题管理办法》，重点加强课题招投标、课题执行、成果鉴定和转化等"前、中、后"的管理工作，制定落实一系列的规范化科研管理程序，大大提高课题申请和实施的质量。并建立各科室科研工作量化考核指标体系，根据科研投标、承担各级科研课题、获得课题经费、课题执行、发表论文、主编（副主编）著作、所获成果和奖励等指标制定出考核表，年初分解各项指标到科室，每半年统计工作指标完成情况，纳入科室综合考核体系中，与科室经济核算挂钩。可采用人事代理、财政补助的方式，保证专职科研人员数量及队伍的稳定。

"十五"以来，国家制订的有关纲领性文件，是制定科研制度的重要依据，如《中医药创新发展规划纲要（2006—2020 年）》,《中医药国际科技合作规划纲要（2006—2020 年）》和《中医药标准化发展规划（2006 — 2010 年）》等文件。其中，《中医药创新发展规划纲要（2006—2020 年）》是指导今后几年中医药创新发展的纲领性文件。同时，"十一五"中医理论基础研究中长期发展规划、"治未病"科研规划和中医药防治艾滋病、病毒性肝炎等重大传染病科研规划等，均需要认真研究。

2. 以组织为保障，建立科学的管理体制模式 建立较为完善的科研管理机构体系，明确一位领导主管科研工作，设立科研办公室，全面负责科研工作及日常运行中各项工作的协调，并负责各项资料的收集与汇总，督促各项科研工作制度的落实和规范实施，负责与兄弟单位交流。为保证科研需要，定期召开例会，出台专门文件。

国家科研计划的组织管理文件，和一系列组织实施的具体措施，均需认真研究，抓好相关内容的落实或借鉴。2006 年正式发布的《国家中医药管理局科技项目管理办法（试行）》，是一份重要的科技项目管理指南。其他如在国家支撑计划的中医药项目方面，专门成立了专家委员会和项目办公室，并针对中医药临床研究中"设计方案"和"研究质量"两个最为关键的环节，组织制订了《中医临床研究方案优化的参考原则》、《中医临床研究课题实施方案参考提纲》(第二版) 以及《中医临床研究质量控制与质量保证规范》等文件。同时组织编写《中医临床研究实施方案设计与优化》

（2008 年版）、《中医临床研究实施过程管理与控制》等配套书目。根据中医理论发展的基本特点，组织制订了"十二五"中医理论专项发展规划，并提出了一系列组织实施的具体措施。

3. 以内涵建设为支撑，建立可持续运行的发展模式　发挥中医科研、教学和临床三位一体的功能，按照用房面积达标、功能齐全、特色鲜明、质量优良的总体要求，科学规划临床科研基地整体布局，不断增加和更新现代医学诊疗设备。可考虑设立专项基金支持开展科学研究，确保高质量地完成每年的研究任务。

4. 以科研队伍为重点，建立人才培养新模式　通过加强对人员科研素质培训，形成老中青结合、以中青年为主体，不同学科、不同层次的科研队伍。再通过申报和实施国家中医药管理局的优秀中医临床人才研修项目，申报优秀专家、名中医、学科带头人，确定重点学科及后备学科带头人、推荐中青年科研和技术骨干进入学术团体任职、有计划组织学术交流、组织项目管理实施的培训和继续教育等办法，促进专业技术骨干人才的脱颖而出，形成浓厚的学术科研氛围，不断提高其科研水平。同时，加大激励措施，完善并落实科研奖励制度，坚持合理的奖励措施，通过投标奖、中标奖、进展奖、结题鉴定奖、科研成果奖、成果转让奖、发表论文奖等措施，激发科研的热情，调动积极性。要打破科研工作中的"平均主义""大锅饭"，克服保守封闭、论资排辈的陈旧观念，放开手脚，在竞争中创造性地求得生存。完善与实施以科研项目和经费为基础的竞争上岗制度，促进人才的合理流动。

5. 以提高疗效为关键，建立中医药疗效评价模式　这是中医临床研究的关键一环，也是评价中医临床水平、认识中医药疗效优势与特点、分析其缺陷与不足的唯一途径，也有利于中医诊疗技术的推介。目前中医学尚未建立起科学统一的疗效评价模式，特别是在疗程长短、剂量大小、调方指征、停药时机等方面均未制定出科学可行的标准和要求。目前各地报道的中医疗效差异甚大，总结出的经验经不起临床的检验和重复，甚至出现对中医疗效盲目夸大和全盘否定的片面倾向，这除了受研究方法与水平差异的影响外，未建立起科学统一的评估标准是重要的原因之一。应该说，目前的状况与中医临床研究的客观要求是极不适应的。

建立科学统一的评估模式的基本原则，应该是既充分借鉴现代医学疗效评估的方法与模式，又要充分体现中医疗效的特色。要做到长期疗效与近期疗效相结合，整体疗效与局部疗效相结合，证候疗效与客观指标疗效相结合，治疗作用与善后作用相结合。

二、中医临床科研程序

科学研究的程序，是指完成一项具体科研任务所要经过的基本环节。中医研究符合科学研究的一般规律，故其研究程序也可分为选题、制定假说、科研设计、实施方案、整理资料及撰写论文 5 个阶段。

（一）中医科研课题的选定

1. 选题在科学研究中的意义

（1）科研选题是科研工作的起点，规定着科研工作的总任务、总方向和进展。

（2）科研选题是研究人员有目的、有计划地充实自己的专业基础和调整知识结构的前提和依据。

（3）科研选题在一定程度上决定着科学研究中所使用的方法和采用的手段。

（4）有创见的科研课题的提出，对于中医学或自然科学本身的发展会产生深远的影响。

2. 中医科研课题的来源及选定原则

（1）中医科研课题的来源：①社会发展的需要：如我国的计划生育政策，给医学提出了计划生育方面的一系列课题，包括避孕药物、避孕方法、优生优育方法的研究等；针对社会老龄化，加强老年病防治研究；为保障和提高人民的健康水平，又有必要研究常见病、多发病、疑难病的防治措施，如"治未病"，心脑疾病、肿瘤、艾滋病的临床与实验研究等。②中医学本身发展的需要：为发展、完善本学科知识体系，不同时期需要对不同专题进行研究探讨，例如现阶段的病证规范研究、病证结合研究、方证研究、量效关系研究等。③中医的重要研究方向：如以下依据，具有重要导向性。一是科技部2011年度国家重点基础研究发展计划（"973"计划）项目申报指南：该指南涵盖九大领域，在人口与健康领域包含的15个重要研究方向中，3个中医研究方向受到重点支持。3个中医研究方向分别是：基于临床的方剂配伍规律、基于临床的经穴特异性规律及其影响因素、基于微血管病变性疾病的血脉瘀阻相关理论。针对以上3个方向的研究，重在诠释方剂配伍、经穴效应、血脉瘀阻等中医理论的科学内涵，为临床组方用药、针灸选穴、治疗微血管病变性疾病提供科学依据。二是国家行业主管部门组织实施的科研专项：即国家中医药管理局自主组织的科技项目，可以大致分为3个方面：公益性行业科研专项、国家中医药管理局科研基金、行业有关专项研究。

（2）中医科研课题的选定原则：①创新性原则：科学研究的特点即探索未知，如果选题无新意，或它涉及的是别人已经研究过并已有定论的问题，在操作方法和程序上又无任何改进，那就不能算作科学研究。②科学性原则：一个好选题，首先必须要有一定的科学理论做指导和事实材料为依据，最常见的问题是课题缺乏构思成熟的科学理论，或目标不明确。③可行性原则：可行性主要针对完成该科研课题的能力而言，科研能力一般由人力、设备、情报三方面因素组成，科研队伍的素质、人才结构的合理性，均属人力范畴；设备包括临床研究基地、观察及实验仪器等；情报主要指图书、资料等。④实用性原则：实用性在中医研究中主要表现为服务性、效能性，强调研究结果要能为社会服务，为人民服务，要具有一定的社会效益。

在创新性、科学性、可行性、实用性原则的指导下，国家中医药管理局曾制定了如下中医科研选题原则：

第一，既着眼于解决医疗实践上的问题，又注意中医药学科发展的需要，力求选择有较大社会效益和经济效益的课题。

第二，要以中医理论为指导，发挥中医优势和特色，发掘整理性研究和发展创造性研究两步并重；一方面采用中医传统研究方法，另一方面积极利用现代科学技术方法和手段。

第三，选题要新颖，目标明确，思路清晰，具有创新性、科学性、可靠性、实用性。

第四，以临床为基础，从临床研究入手，在取得疗效、掌握一定规律的基础上，开展实验理论研究。同时要抓紧总结整理老中医独特专长经验，重视中医药理论、古籍文献、医史、民间单方验方的发掘整理研究。

第五，加强中医科技情报和科研管理研究。

（3）中医科研选题的步骤：①收集资料，了解相关研究动态：选题之初，必须对自己所研究和准备研究的领域的科技文献、情报资料进行普查，对同行及专家进行调研。通过普查、调研来收集、了解该领域的研究动态和研究水平，为确定研究课题奠定基础。②分析资料，选择适当研究题目：对普查调研的所得资料，进行认真分析，弄清该领域目前的研究状况及研究水平，弄清该领域目前已取得什么成果、存在何种不足，研究方法上应借鉴什么、注意什么，然后根据个人爱好、客观条件，选定一个或几个研究题目。③初步验证，填写选题报告书：大致选定题目之后，要对所选题目的实用性、创造性、科学性、可行性进行验证，亦即论证所选题目的价值，题目确有价值，就可最后确定。课题确定之后，一般需要填写一份选题报告书，以说明研究本课题的目的、意义，当前这一课题研究所达到的水平及存在的问题，本课题拟采用的材料、方法、步骤和需要的设备条件等。选题报告书，一般应由有关领导、专家参加的开题报告会讨论通过。

（4）中医科研选题的注意事项：①考虑所在科室的研究条件及研究设备：临床研究与理论文献研究不一样，除依靠研究者本人及图书资料外，在很大程度上还要依赖客观条件及设备。如课题某些指标本科室或本院均无法检验，而这些指标又是欲研究课题的关键指标，那么课题做起来难度就大，结果变异也大，这样的课题就不宜选。②考虑研究人员的水平及临床资料的来源：临床研究与实验研究也有不同，除依靠较好的设备条件外，临床研究还必须依靠研究人员、病人及医护人员。如果医疗水平不高，研究危急重症的题目就不宜选；若属临床少见，一二年内收治病人达不到要求数目的课题也不宜选。总之，尽管题目有意义、有价值，但无设备条件、无可行性的都不宜选。③考虑个人爱好：根据自己的兴趣爱好，选定研究题目，对独立从事科学研究的人来说是一个十分重要的问题。从科学研究的历史看，科研成果往往出于研究者兴趣最浓之时。有兴趣就有研究动力，没有趣，只为应付差事，是不大可能出成果的。当然，由于受所学专业及其他一些因素的影响，不可能完全按自己的兴趣爱好去选题，但在照顾到其他因素的条件下，还应适当考虑到个人的兴趣爱好，这对提高研究成效无疑是有帮助的。

（二）中医科研假说的提出

1. 假说在中医科研中的作用　所谓"假说"，是一种假定成立的科学理论。中医科研假说是一种假定成立的中医学理论，也可以假定符合临床实际治疗，效果很好的治疗手段。中医学中存在大量假说，如"肺朝百脉""气化学说""运气学说"等。假说在科研中的作用在于提出研究目的及研究方向，避免研究的盲目性。大多数研究，尤其是临床研究及实验研究，以验证假说为目的。例如，在20世纪50年代，人们对气功治病还不太理解，20世纪60年代人们开始预言，气功师发出的外气，可能是有质基础的，于是人们围绕这一假说，开展了气的物质基础研究，到20世纪70~80年代，这一假说已得到充分证实。"生脉散治疗心源性休克的临床观察与实验室研究"，是在生脉散具有补心益气养阴作用，或许能治疗心源性休克的假说引导下进行的。

2. 制定中医科研假说的步骤　主要把握以下三点：

（1）要全面查阅文献资料及情报，从中认真分析吸取新方法、新技术，以开阔视野，便于提出假说。

（2）要认真总结临床经验，从成功的临床经验中得到启发，从而提出假说。如"消痔灵治疗痔疮的临床研究"，即是从临床治疗痔疮的经验中总结提出的。

（3）在收集资料、总结经验的基础上，运用归纳法、类比法等推理形式提出假说。例如，在大量的临床实践基础上，运用归纳法提出慢性萎缩性胃炎的辨证分型模式及诊断标准；针对临床实际，运用演绎法及类比法提出慢性肾炎肾气阴两虚证的证治方案；根据个案报道，利用回溯法提出焦山楂治疗慢性浅表性胃炎的设想等等。

3. 制定假说的注意事项　对中医的假说，既不能故步自封，不求发展，也不能因为中医理论多为假说而怀疑中医的科学性。假说只是一种假定成立的科学理论或科学技术，假说的提出水平要高，要具体、明确，避免大而空，不能只停留于现象阶段，它与客观事实是否相符还有待进一步研究验证，并不断修改和发展。因而对待假说要有一种公正的态度，既不可偏爱，也不可排斥，要服从事实，研究结果证实的假说要乐于接受，研究结果否定的假说也要勇于放弃。必须具有尊重客观事实的态度，才有可能正确地进行科研设计及科研实施。

（三）中医科研课题的设计

科研课题研究一般是耗费大量人力、物力、财力的长时间劳动。科研设计就是对整个科研过程进行规划安排，使课题研究能有目的、有计划、有步骤地顺利进行，从而取得预期成果。通过周密细致的科研设计，可克服主观盲目性，加强科研计划性；通过科研设计，可加深了解本质研究工作的意义及基本过程，了解人力、物力、财力安排是否合理，结合实际能否按期实现计划目标；通过科研设计，还可作为科研管理部门检查督促计划执行的依据。一个课题的科学性和可行性，很大程度表现在其设计方案上，因此科研设计在课题研究中具有极其重要的意义，可以说它关系到整个研究的成败。

中医科研课题设计的基本内容，应在确立研究目的的基础上进行设计。一般说来，中医科研课题设计分专业设计、统计设计、人员分工和进度设计3个部分。

1.确立研究目的及依据 研究目的是整个临床科研所要研究和解决的问题，它是整个研究设计的核心。换言之，就是整个研究想要说明的问题、要达到的目的或目标。它是制定临床方案或研究计划的前提，只有围绕研究目的来制定临床研究方案和计划，才能达到预期的结果。研究目的将直接制约和限定着受试对象、处理因素、研究效应指标。

（1）研究目的应具体、可行，要结合中医药特点：一个临床研究宜围绕一个主要目的设计，一般不宜过多或涉及面过宽。例：同样是治疗中风的药物，由于该病有中经络和中脏腑的不同，急性期和恢复期之别，在确定研究目的时，就不能笼统地"运用某药（方）对中风临床疗效的观察"，而应当具体写明是观察本药对该病恢复肢体功能（或语言功能）的临床疗效，还是侧重在了解该药对急性期神志昏迷的改变或称为醒脑开窍作用。二者在临床设计上，其受试对象、处理因素、效应指标的评价都是截然不同的。

（2）参照既往的实验室研究：临床研究前的药效学研究证实已有的药理效用，可以在临床研究中进行设计。即临床研究目的应与药效学研究相对应。而临床研究前的毒理学指标对研究目的的确立也很有指导意义。一般在毒理学研究中的某些毒性反应，在临床研究中也应有针对性的设计观察。实验室研究要符合观察周期。例如，肿瘤的辅助用药中有升高白细胞及提高免疫功能的药物，因为二者的临床疗程不同，前者一般在一个月之内，而提高免疫功能的观察周期一般为2~3个月，如时间少于2~3个月，在确立研究目的时就不能设计观察其提高免疫的功能。

（3）参照处方组成功能特点或既往的研究工作基础：由于中药药理学的特殊性，其实验室的药效学研究对某些疾病来说，还不容易达到真实客观反映其药效的要求，有时候需要参考其处方组成和功能主治特点，或既往研究基础来确立研究目的。还要根据处方中有无"十八反""十九畏"或特殊毒性组成的药，在研究目的中特别指明安全性观察将要引起注意的内容。

（4）要注意听取专家的意见：有时候某个中药可能对几种疾病或多个

方面都有一定作用，专家可能会科学客观地提出指导性的意见，或主管部门根据法律法规要求，对其做出某些限定。这些在确立研究目的时，均应予以充分关注。

（5）任何临床研究目的的确立，由于在人体进行，都应履行正规的法律法规审批程序，也不应延伸或扩展研究目的的范围。

（6）研究目的表述：①首先在临床研究方案中要有专题进行表述，要十分重视其表述的内容。②表述要具体明确。比如有的只写"为观察本药的疗效及安全性"就不够具体规范，本药是指何种制剂形式、对哪种病证有效、有哪方面疗效（是防治的疗效，还是治疗改善某一症状指征的疗效，是辅助治疗的疗效还是合并用药的效果）等，均不得而知。由于目的不明确，在研究设计时容易出现针对性不强，导致整个研究的失败或缺陷过多。③研究目的表述，有时候可以突出地侧重在某些方面，不一定涉及面太宽，可以罗列几点。如对某肿瘤用药的研究目的表述：观察减轻放疗、化疗毒性的作用；观察对气虚血瘀证候的治疗效果；观察提高某种肿瘤患者免疫功能的作用；观察该药的安全性及不良反应。有时也需要有针对性地特别指出某一具体方面，例如"观察某药的安全性及耳毒性作用和对皮肤的损害"等。

2.专业设计　研究对象、处理因素、实验效应是专业设计（也是科研题目和实验设计）的三个要素。

（1）研究对象设计：研究对象又称受试对象，是接受各种处理实施的对象。在临床研究中，受试对象就是病人。中医临床研究的受试对象设计，就是规定观察病例的诊断标准及纳入标准。选择合格的病例，是临床研究的重要环节。

1）临床研究对象设计对照组是一件十分重要的事项，没有对照就没有比较，没有比较就得不到正确的结论。治疗组和对照组的分组通常可采用以下方法：①随机化方法：随机化临床试验就是使每一个研究对象都有同等机会被分配到试验组或对照组中去，即除了处理措施之外，两组的其他因素基本一致和均衡，而不是凭研究者的主观意愿对研究对象进行分组。

但"随机"不等于"随便"，随机化的正确概念是：被研究的样本是由总体中任意抽取的，即抽取时要使每一观察单位都有同等的机会被抽取，在全部试验中凡可能影响试验结果的一切顺序因素，一律加以随机化；否则，显著性检验便无意义。"随机"的方法有多种，简单的方法是抽签、摸球和转硬币，亦可查随机数字表，进行区组随机分配、分层随机分配。②非盲法：即公开的试验，试验者和受试者双方都知道接受的是什么处理，此法容易产生偏倚，但有些试验只能如此进行，例如处理因素是外科手术，只能用非盲法进行。③单盲法：为试验者知道，受试者不知道接受的是什么处理，此法避免了来自受试者的偏倚，但不能避免来自试验者的偏倚。④双盲法：为试验者和受试者双方都不知道接受的处理因素是什么，此法一般只限于药效试验，主要优点是能够避免偏倚，但实行起来非常复杂，涉及一系列问题。例如，试验的药物和安慰剂必须高度相似，包括外形、颜色、气味，在水中的溶解度都要相似，要有一套完善的掩盖真相的代号制度；要有一套完整、有效的完全保证措施等。

国内采用双盲法进行药物疗效的临床研究已有一些报告，例如陈可冀等的《精制冠心片双盲法治冠心病心绞痛 112 例疗效分析》(《中华心血管病杂志》1982 年第 10 期，85 页)。

2）病例选择涉及受试样本、合格受试者标准和受试病例的导入等内容。

①受试样本：受试样本主要指接受临床研究的一部分个体病例而言。样本含量的大小一般依据研究阶段和受试病种而定。如新药临床试验规定，Ⅰ期临床研究：受试例数一般为 20~30 例。Ⅱ期临床研究：研究组例数不少于 100 例，对照组例数与之均等；采取多中心临床研究，每个中心所观察的例数（指试验组）不少于 20 例；避孕药要求不少于 100 例。Ⅲ期临床研究：研究组一般不少于 300 例，对照组例数不少于研究组例数的 1/3，采取多中心临床研究，每个中心所观察的例数不少于 20 例；避孕药要求不少于 1000 例。Ⅳ期临床研究：新药试生产期间的临床研究单位 30 个，病例数不少于 2000 例。但是对罕见或特殊病种可说明具体情况，申请减少研究

例数。

在临床研究工作中，不可能也没有必要做大量观察，一般可以 30 例为界，30 例以下为小样本，30 例以上为大样本，所得结果进行统计学处理，判定有无显著差别。

样本的含量应符合统计学要求。样本的大小是涉及研究结论可靠性以及最有效利用人力资源的重要问题。在实验设计中，若样本含量过少，所得指标不够稳定，结论缺乏充分的根据；若样本含量过多，会增加实际工作中的困难，并造成人力和物力的浪费。样本含量的大小应根据研究目的、使用此方法的对象的多少、不同研究阶段、研究目的及评价方法的难度而定，并应符合统计学的要求。从统计学意义上讲，样本越大，越和总体的情况相接近，正确性就越高；样本越小，抽样误差相应越大，往往得出错误的结论。但是，样本的含量往往依从于受试病种。例如降压药受试例数可根据上述不同研究阶段选择样本数，因为使用降压药的患者较多，而且评价方法简单易行。但治疗急性心肌梗死的溶栓药则例数可以少些，因为溶栓治疗要求在急性心肌梗死发病后 6~8 小时内进行，但病人发病后往往不可能及时就诊，再加上做冠状动脉造影准备工作，不能在 6~8 小时进行溶栓的患者比较多，且冠状动脉造影技术有一定难度，故样本量可以少一些。

总之，样本含量的大小或受试例数的多少，应按统计学要求和专业知识而定，并考虑研究目的、接受新药、新方法对象的多少，不同研究阶段和研究类型等因素。如果治疗特殊病种病例可以少些，如果是预防性药则例数应多。用于治疗的药则可以相对少些，估计不良反应发生率则例数应多些。具体例数应该通过统计计算得出。

②合格受试者标准（诊断标准）：中医临床科研的目标，既有治疗中医疾病、中医证候者，也有治疗西医疾病和临床症状者。临床研究的设计，要求其基本体例如下：

凡以中医病、证为研究对象者，先考虑中医病证和证候的诊断标准。考虑到临床实际，中医病证治疗往往参合西医疾病的诊断，所以在以中医病、证为研究对象时，如果中医病证与西医病名相对应，则应加列西医病名，并列出西医病的诊断标准及检测指标作为参考；如果中医病证不能与西医病名相对应，则可不必列出西医病名。

在以西医病名为研究对象时，则先列出西医诊断标准，同时列出中医证候诊断标准。

西医诊断标准：应采纳国内普遍接受的诊断标准，或权威性机构颁布之标准、全国性专业学会标准和一些权威性著作标准，以及国际上通用标准。对疾病有不同分型的要列出分型（或分期、分度、分级）标准。诊断标准原则上要公认、先进、可行，要求注明西医诊断标准的名称、来源（包括原作者和修订者）、制定时间和简要的使用说明，以及采用形式如等效采用或参照拟订。

中医病名诊断标准：中医病名的诊断标准应分别参照现行的全国统一标准来制定，若无现行标准，可考虑参照最新版的高等医药院校教材制定，也可采用全国专业学会标准或国际会议等提出的标准。对疾病有不同分类的要列出分类（或分期）标准。同样，中医病名诊断标准原则上要公认、先进、可行，要求标明中医诊断标准的名称、来源（包括原作者和修订者）、制定时间和简要的使用说明，以及采用形式如等效采用或参照拟订。

中医证候诊断标准：辨证论治是中医学术的主要特点之一。无论以中医病种还是以西医病种为研究对象，均离不开中医辨证，中药新药研究也要突出中医辨证特色。中医证候的诊断标准也应参照现行的全国统一标准来制定，若无现行标准，可考虑参照最新版的高等医药院校教材制定，也可采用全国专业学会标准或国际会议等提出的标准。同样，中医证候诊断标准原则上要公认、先进、可行，要求标明诊断标准的名称、来源（包括原作者和修订者）、制定时间和简要的使用说明，以及采用形式如等效采用或参照拟订。

中医证候诊断标准的内容一般应包括主症和次症，并将主症和次症分别列出；要注意中医舌、脉特征；为使观察指标客观化，症状需分级量化。症状的分级量化应根据病症情况决定，分级量化要合理，应具有权威性和引之有据，并标明量化标准及标准来源。缺少公认标准而由研究者自行拟定的标准，应注意进行方法学和标准依据的综合考察，使其具有合理性、科学性和先进性，特别注意证候的特异性指标或特征性指标。例如，瘀血证的共性特征是刺痛，痛有定处，拒按，舌紫黯或有瘀斑，脉涩。而根据不同病种瘀血发生的部位差异则在共性的基础上表现出该病种特有的证候特征。如冠心病心绞痛在上述基础上加胸闷、心痛的特征；血瘀胞宫则有少腹痛、痛经、经血色黑有血块或闭经等特征。

③排除标准：根据研究目的，可考虑以下因素具体决定某种中药新药临床研究的病例排除标准，如年龄、并发症、妇女特殊生理期、病因、病型、病期、病情程度、病程、既往病史、过敏史、生活史、治疗史、鉴别诊断等方面的要求。研究阶段不同，其病例排除标准也不一致。

如新药 I 期临床研究排除标准：18 岁以下的儿童和 50 岁以上受试验的人；健康检查不合格，肝、肾功能检查异常者；经常使用其他药物或可能对研究药物过敏者；妊娠期、哺乳期、月经期，嗜烟、嗜酒者；注意排除可能影响研究结果和研究对象健康的隐性传染病；不能表达其允诺，如精神病患者，监狱中的犯人。

④病例剔除与脱落标准：按照统计学原则，全体受试者均应纳入统计处理，不得任意舍弃。因此，在研究设计时应明确规定病例剔除与脱落标准，以确保研究成功。

病例的剔除：不符合纳入标准而被误纳入的病例和虽符合纳入标准而纳入后未曾服药的病例，需予剔除。

病例的脱落：符合纳入标准而因某种原因未完成研究的病例，当属脱落病例。它包括受试者自行退出和医生认定受试者退出的病例，如：受试者依从性差；发生严重不良事件、并发症和特殊生理变化不宜继续接受研究的病例；盲法研究中被破盲的个别病例；受试者自行退出的病例；未按研究方案规定用药的病例。统计学分析时应结合实际情况处理，如发生不良反应者应计入不良反应的统计；因无效而自行脱落者应记入疗效分析；不能完成整个疗程者，是否判为脱落，应按研究方案中的规定处理。所脱

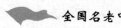
落的病例不得超过病例总数的5%。超过5%，需说明脱落的原因；超过10%，研究结论不可信。

（2）处理因素设计：施加给受试对象的各种处理措施均属处理因素。例如某种诊断方法、某种治疗方剂、某种针灸方法等。处理因素设计是对各种处理措施进行严格认真的选择确定，如某汤剂的药物组成、剂量、剂型、给药途径、给药时间，或某种诊断方法的施加条件、施加形式，或某种致病危险因素的刺激方式、刺激强度等，均属处理因素设计范围。

（3）实验效应（效果反应）设计：实验效应是处理因素施加给受试对象之后出现的一系列变化反应。临床研究主要表现为症状、体征（包括舌象、脉象）及各种实验室检查项目指标的变化。试验效应设计要把处理因素施加给受试对象后可能出现变化的项目及观察方式选定下来。观察指标为每位患者的临床表现（含体征及舌象、脉象）、实验室检查及治疗经过。观察过程中为了完整地收集记录相关资料，可制作"个案观察表"，每位患者每次就诊均需详细填写该表。

综上所述，在研究题目中，要注意"三个要素"的关系，即处理因素、受试对象、效果反应。在题目文字中，概括"三个要素"的三项组成部分越具体越好。例如：

"升降通脉宝"治疗代谢综合征（痰热瘀阻证）的临床研究
处理因素　　　　受试对象　　　　效果反应

3. 统计设计　由专业人员完成。

4. 人员分工和进度设计　进度设计是根据课题研究的计划年限，对专业设计及统计设计中提出的研究方案进行时间进度的安排。不同类型的研究，时间年限有所不同，研究生攻读学位的课题研究一般为1~2年，部级青年科研基金课题、研究院课题一般为2~3年，国家及部级课题一般为3~5年。进度设计的目的在于提高课题研究的计划性。通过进度设计，明确哪个阶段应该完成什么工作，解决什么问题，使课题研究既有远期目标，又有近期计划，以便按期完成科研计划。人员分工则是根据课题研究内容，选定参加研究人员，并对各人员的工作进行具体安排，以保证研究的顺利进行。

5. 中医科研设计的注意事项

（1）充分了解目前本专业的科研水平。只有充分了解目前研究状况、研究水平和差距不足，才有可能在专业设计上扬长避短，制定出一个有意义、出成果的科研方案。

（2）组合一个团结协作的科研班子。人与机器不同，有思维，具有极大的创造性。只要有激情，就能克服困难，完成许多一般情况下完成不了的工作。但若不团结，则许多能完成的工作也完成不了。因此，要保证课题的顺利进行，就必须组织一个团结协作的科研班子。

（四）中医科研方案的具体实施

把科研设计方案付诸实践，这也许是整个科研工作中最具体、最困难的一步。因为这段工作牵涉到研究对象，如图书资料、临床观察病例、实验动物等，所以遇到的困难及麻烦也可能最多，此外数据的记载和现象的描述也是一项繁杂的工作。但若注意到以下 3 个问题，工作也许会变得轻松、有序。

1. 通过"预实验"验证或修正设计方案　预实验是指在正式实施科研方案以前，通过一些预备性工作，来检验设计适当与否，为是否正式实施科研方案和如何正式实施科研方案提供科学依据和参考指标。

在中医科研中并不只是实验研究需要做预实验，临床研究及理论研究同样也需要做预实验。例如，要研究某病的辨证分型规律，在广泛开展临床治疗观察之前，可先选少量病例，按设计方案进行辨证分型，通过实践了解设计中所分证型是否符合实际，所定观察指标是否全面、适当，符合者即可在临床全面开展治疗观察，不符合者应根据预实验情况进行相应修正。

理论研究也一样，对于设计中制定的各种技术路线及研究方法，在正式开展工作之前，也可选择部分标本进行实验，以验证其正确性及可行性。如果预实验的结果达到设计书中的预期效果，便可以进行正式实验，亦即可以正式实施设计方案，否则就得修正或放弃原定假说及设计方案。"实验"二字不应该狭义地理解为实验室所做的工作。

2.重视资料的搜集和记录 无论是论证原有假说，还是修正原假说或提出新假说，都必须以翔实的研究资料为依据。因而认真、全面、细致地搜集和记录研究资料是实施科研设计方案过程的重要技术环节。

3.把握科研设计的计划性和灵活性 科研设计是围绕选题、假说进行的，而选题、假说、设计都是在查阅资料和逻辑推理等一系列理性思维的前提下产生的，按理说它们应该符合实际。但若经实践检验，确定它们与实际不符，则要有修正假说、修正科研设计的准备和勇气。

（五）中医科研资料的处理及论文撰写

通过整理科研资料，使研究过程中的各种资料系统化，使之成为一个简要的、能说明问题的资料整体，并使隐匿的资料显现出来，成为能论证假说的数据。整理资料的技术手段通常有检查、汇总、分组、异常数据的取舍、资料性质的转换、统计学处理等。

根据课题性质、研究内容、资料数据的不同，中医论文可分为学术论文、文献综述、临床报道、病案讨论、老中医经验整理、医案医话等。科研论文则是一项课题的研究总结，其要求比一般论文要高。写作时，除对研究结果进行阐述外，还要求认真翔实地报告研究对象、处理因素、研究办法、研究结果，最后对结果进行阐述论证。科研论文的一般结构为：前言、研究对象、研究方法、研究结果、讨论、小结。

科研论文在"研究对象"及"研究方法"部分交代了科研设计的内容及实施的具体情况，在"研究结果"部分翔实简洁地报告了研究资料的整理和统计结果，而把一般论文的内容放到了"讨论"部分。这样的论文，如果科研设计严密，统计方法适当，一般比较容易得到各种专门机构及专业杂志的认可。

学习《中医内科学》的思路与方法

"思路"就是思考某一问题时思维活动进展的线路或轨迹。"方法"犹如途径，得其门径，才能登堂入室，方法学对任何一门学科都不可缺少。《中医内科学》是中医专业的主干课程，也是临床各学科的基础，在中医学中占有非常重要的地位，因而厘清学习中医内科学的思路与方法，对充分调动学生学习的主观能动性，提高分析问题和解决问题的能力，是至关重要的。针对本课程系统理论学习、课间见习和毕业实习三个阶段的实际，学习《中医内科学》的思路与方法，一般要掌握以下6个方面。

一、夯实根基，学以致用

在中医专业的有些毕业学生中，不乏学难致用之说，感叹临床所见往往和教材对不上号，或一旦进入临床实习便手忙脚乱，无从下手。究其原因，除了他们刚接触临床，还未形成系统的中医内科临床思维能力外，与中医"根基"不牢不无关系。中医内科学是一门实践性很强的临床学科，理论是实践的指导，在理论学习阶段，要紧密联系经典著作、中医学基础、中医诊断学、中药学、方剂学等前期基础学科的理论，夯实基础。否则业医不懂脏腑经络，开口便错；或诊断学基础不牢，面对复杂的临床表现无从诊察、辨证；或方药学知识匮乏，而选方遣药茫然。同时也要熟练掌握每一种疾病的病因病机要点、诊断依据、辨证论治原则、各证型的证候特征与代表方剂。此外，还应充分利用系统理论学习阶段的临床重点病例示教和临床见习的机会，增加感性认识，了解中医内科疾病诊治的过程和方法，理论知识与临床实践相结合，为毕业实习阶段的学习打下良好的基础。

二、厘清定义，诊断之要

中医内科学是运用中医理论阐述内科病证的一门临床学科，对病证的学习，应以各病证的定义为纲。病证的定义高度概括了该病证特有的、区别于其他病证的病因、病机和临床特征等。厘清病证的定义，对学习该病证具有指南和提纲挈领作用。

前已述及，中医内科病证的命名原则主要是以临床症状和体征来命名，涉及以病因、病机、病理产物、病位、主症、体征等方面为命名依据。病名的定义非常严格，只有厘清定义的科学内涵，才能对疾病做出正确诊断。如"泄泻"，是以排便次数增多，粪便稀溏，甚至泻出如水样为主症的病症，其中尤以粪便稀溏为重要特征。若便次虽增，而粪质成形正常者，则不属泄泻之范畴。尤需指出，在临床上或文献中，常常可以看到将"泄泻"与西医学的"腹泻"混同现象，要知西医学的"腹泻"包括脓血便，而中医学将脓血便归属于痢疾的范畴。"黄疸"是以目黄、身黄、小便黄为主症的一种病症，其中目睛黄染是本病的重要特征。"积聚"是以腹内结块，或胀或痛为主要临床特征的一类病症，其"结块"为诊断本病的着眼点。因"积"为有形，固定不移；"聚"为无形，聚散无常。"积"与"聚"合称时，只能是"结块"，而不是"痞块""积块"。至于"或胀或痛"表述，亦至为精当，两个"或"字非选择连词，而是无指代词，即"有的（指聚）胀，有的（指积）痛"。"鼓胀"临床以腹大胀满，绷急如鼓，皮色苍黄，脉络显露为特征，除腹大胀满这一基本特征外，其肤色只能是苍黄，而不能是萎黄或苍白，因苍主肝气盛，黄为脾土衰，本病系肝脾为患，故令苍黄。显然，"皮色苍黄"对本病的定位诊断具有重要意义。有些学生对"虚劳"各证型之"虚"，常常难以和五脏之"虚"相鉴别，这也是不明定义之故。虚劳是以脏腑亏损，气血阴阳虚衰，久虚不复成劳为主要病机，其中久虚不复，由虚成劳系诊断本病的关键，多见于慢性虚弱性疾病的严重阶段。

三、把握病机，指导临床

中医内科疾病的病种较多、范围甚广，任何脏腑功能的失常和气血阴阳的失调，均可导致内科疾病的发生。病机既是临床辨证的依据，又是论治用药的指南，只有对病机有了准确的把握，才能真正在实践中得心应手，并以理论指导实践。同时，中医内科病证都各有自己的临床特点和病机变化，只有掌握不同病证的特点和病机，才能从整体上把握疾病的发展转归及其不同病证的鉴别。中医学的病因，不外外感、内伤及年老久病等，但相同的病因引起不同疾病的关键，是因其病机不同，致使临床出现各种证候表现，发生不同的病证。如感冒、咳嗽、哮病皆可因外感引起，其中感冒以风邪为主因，常夹寒、热之邪，故以风寒、风热之证多见，病机则以卫表不和为主；咳嗽以风寒居多，其病机以肺气上逆为主；哮病有其痰伏于肺的发病"夙根"，每因外邪等病因引动而触发，故其病机则以痰气交阻，肺气失于宣降，引动伏痰为主。同时，还应视邪气的盛衰和患者体质的强弱等具体情况，权衡病机的主次，明确病位、病性以及病机转归。如痹证初期，邪在经脉，累及筋骨、肌肉、关节，经脉闭阻，不通则痛是其基本病机。日久不愈，既可耗伤气血，损及肝肾，而虚实相兼；也可由经络累及脏腑，出现相应的脏腑病变，其中以心痹为多见。其病理性质虽有虚实之分，但虚实常可以相互夹杂或转化，故当明辨之。

四、辨证论治，通常达变

辨证和论治是诊治疾病密切联系又不可分割的两部分，其既是理法方药在临床上的具体运用，也是中医内科临床必须遵循的基本原则。因此，在学习中医内科时，不仅要牢牢地掌握每个病证的辨证要点、治疗原则和治法，关键还要熟练掌握每个病证各证型的证候与病机特点，以及治法、方药的灵活运用，使理、法、方、药环环相扣，以提高辨证论治的准确性与灵活性，做到通常达变。

所谓"通常"，即要善于把握辨证论治的基本规律，从而执简驭繁。如对各证型证候的学习，由于《中医内科学》涉及证型多达200余个，单纯的死记硬背，很难掌握，这就需要从病证的分型规律入手。中医内科学所述病证以内伤杂病为主，其分型规律则多以脏腑辨证为依据，故掌握脏腑辨证的基本证候和内科病证中该证型的证候特点即可化难为易。以脾气虚弱证为例，不论何病证中的该证型，其必须具备脏腑辨证中的面色萎黄、少气懒言、肢体倦怠、脘闷纳呆、便溏、肌肉瘦弱、舌质淡、脉濡弱等基本证候，再加上内科病证中该证型的证候特点即为该证型证候的全部。如脾气虚弱型泄泻、便秘、头痛、水肿、癃闭，在脏腑辨证该证基本证候的基础上，分别加上大便时溏时泻，反复发作，稍有饮食不慎，大便次数即增多；大便干或不干，虽有便意，但排出困难，便后乏力；头痛隐隐，时发时止，遇劳加重；身肿日久，腰以下为甚，按之凹陷不易恢复；小腹坠胀，时欲小便而不得出，即为上述病证脾气虚弱型证候的全部。

所谓"达变"，即要"观其脉证，知犯何逆，随证治之"（《伤寒论》）。中医内科病证往往复杂多变，或多个病证、病机同时并存，或涉及多个脏腑经络，"证"的可变性，就决定了辨证论治的灵活性。因此，要对具体病情做具体的分析，根据实际病情进行具体治疗，如标本兼顾，同病异治，异病同治，因时、因地、因人制宜等。

五、纵横比较，辨析异同

运用比较、归纳的学习方法，对相关内容进行纵向、横向比较，不仅有利于掌握病证间的区别与联系，使疑似问题豁然开朗，并能使所学知识条理化。如能持之以恒，对提高归纳、总结问题的能力大有裨益。在纵向方面，每学完一个病证后，要自觉地进行归纳总结，尤其要注意比较同一病证中不同证型间的异同，如外感泄泻，多以表证兼湿为共性，应进一步比较寒湿、湿热、暑湿之异同；感冒中的风寒感冒证与风热感冒证病因、临床表现的异同要进行比较。在横向方面，需要比较、归纳的内容较多，可从类病机、类病位、类病证、类证候、类治法、类方药等方面比较、总结其异同。如同为饮食停滞证，可分别见于呕吐、泄泻、腹痛等病症，其病机特点却不完全相同。呕吐为食积胃脘，胃气上逆；泄泻为食滞肠胃，脾胃纳化失司，清浊不分；腹痛为食滞胃肠，腑气壅滞，不通则痛。对于相似的病证，如中风与痫病、厥证，吐血与咯血，眩晕与中风，尿血与血淋等，要比较其异同。在类治法方面，如湿热泄泻治以清热利湿，含"利小便以实大便"之义；而湿热痢疾治以清热化湿解毒，调气行血导滞，禁利小便。在类方药方面，如心悸、不寐、郁证、血证都有心脾两虚证，治疗均用归脾汤，归脾汤在血证中运用得尤为广泛；黄连温胆汤既可治疗心悸、不寐之痰火扰心证，又可治疗眩晕之痰热上扰证；五磨饮子可既治疗肺气郁闭之喘证，也可治疗气厥实证等。如此比较、归纳，就能将前后的学习内容融会贯通，从而辨析异、同，把握规律，并且便于记忆，加深理解。

六、重视临床，培养能力

学习中医内科学最好的方法是理论联系实际，即所谓"纸上得来终觉浅，绝知此事要躬行"。要遵循"早临床，多临床"的原则，合理安排课间见习与毕业实习。充分利用系统理论学习阶段的临床重点病例示教和临床见习的机会，增加感性认识，了解中医内科疾病诊治的过程和方法，理论知识与临床实践相结合，为毕业实习阶段的学习打下良好的基础。

毕业实习是中医内科学的重要学习阶段。通过临床实习，巩固和加深理解已学到的理论知识，奠定良好的中医内科临床基本功。所谓中医内科临床基本功包括四诊运用、辨证分析、立法处方、病案书写，这是培养中医临床思维方法的重要环节。临床思维方法就是以中医基本理论为指导，运用四诊收集临床资料并加以处理。对于临床资料的处理，既要遵照逻辑思维的规则进行分析、综合、判断、推理，又要遵循理、法、方、药完整统一的原则，得出中医的临床诊断，并据证立法，依法组方，设计出合理的治疗方案。经过实践、认识、再实践、再认识的过程，理论学习和实践学习的循环往复，从而不断提高中医内科学的理论水平和培养处理常见病、多发病的能力。

"熟读王叔和，不如临证多"。临床实践是中医学术赖以生存和发展的土壤，作为一名即将面向中医临床的医学生，不仅要有扎实的中医内科学理论功底，和灵活运用中医辨证思维的能力，而且要在将来的临床实践中，勤学苦练，不断学习，不断总结，注重理论与实践相结合，注重能力的培养，把中医的精髓贯穿于临床之中，在继承中不断发展，有所创新，成为实践能力强、发展潜力大的中医人才，这是新一代中医人的光荣使命。

方药撷粹

《古今录验》续命汤治验

一、原方证治

《金匮要略》附方所引《古今录验》续命汤，为仲景所收集的古代验方。由麻黄、桂枝、当归、人参、石膏、干姜、炙甘草各三两，川芎一两，杏仁四十枚组成。具有温阳扶正，养血祛风之功效。用于治疗中风痱，临床应用以身体不能自收，口不能言，冒昧不知痛处，或拘急不得转侧为特征。具体煎服法及禁忌如方后注云："上九味，以水一斗，煮取四升，温服一升，当小汗，薄覆脊，凭几坐，汗出则愈，不汗更服。无所禁，勿当风。"提示服汤后当如桂枝法："温覆，微似有汗出益佳，不可令如水流离，若不汗，更服。"服汤后的效果验证方法是以汗出与否，即汗出为愈。并且指出汗后当避风调摄，以利于正气的恢复，达到愈后防复的目的。

二、制方钩玄

这首方药收集在张仲景的《金匮要略》中，且名为《古今录验》续命汤。能收录在张仲景著作里的方药，自然非同一般。又出自《古今录验》，所谓验者，是有疗效；续命者，能救人性命，延续人的生命。如孙思邈在《千金要方·诸风》中说："依古法用大小续命二汤，通治五脏偏枯贼风……效如神。"陈修园在《医学三字经·中风第二》中说："人百病，首中风，骤然得，八方通，闭与脱，大不同，开邪闭，续命雄。"何为中风痱？《灵枢·热病》云："痱之为病也，身无痛者，四肢不收，智乱不甚，其言微。"《金匮要略·中风历节病脉证并治》论中风曰："寸口脉浮而紧，紧则为寒，浮则为虚，寒虚相搏，邪在皮肤。浮者血虚，络脉空虚，贼邪不泻，或左或右，邪气反缓，正气即急，正气引邪，喎僻不遂。邪在于络，肌肤不仁；邪在于经，即重不胜；邪入于腑，即不识人；邪入于脏，舌即难言，口吐涎。"由此可知《古今录验》续命汤所治之中风痱，是由正气不足、营卫不和、风邪侵袭、气血阻滞、筋脉肌肉失养所致。因此，"扶正祛风"是续命汤最基本的功效。方中麻黄、杏仁、桂枝、甘草为麻黄汤，用以发其肌表之风邪，所谓"治血先治风，风去血自通"；人参、炙甘草为四君子汤之半，用以益气；当归、川芎为四物汤之半，用以补血，所谓"治风先治血，血行风自灭"；石膏、干姜二者一寒一温，等量并用，干姜大辛、大热一则温太阴助脾气之升，一则制约石膏之寒凉伤阳；石膏味辛甘性寒既能清阳明助胃气之降，又能制约麻黄、桂枝、干姜等药物之辛温助热。如此寒热相配，升降结合，气机升降正常，外助麻黄汤以祛邪，内助人参、炙甘草、当归、川芎以扶正。诸药并用，升降复而出入能行，其人虚损平而外邪自祛，神机因而重生，气息由是再续。此方亦为大青龙汤加人参、当归、川芎、干姜而成，故亦可用治"但伏不得卧，咳逆上气，面目浮肿"之属因虚寒客、饮热互结之证，观方后薄覆取汗及避风调摄之法可知矣。纵观上述，《古今录验》续命汤是一首从内达外，扶正祛邪，内外兼顾，调和营卫的多功能的高效方，可广泛用于中风痱、痉病、哮喘等疑难病症。因此，称之"古今录验续命汤"者，命名不虚也。

三、用方体会

自仲景到唐宋，《古今录验》续命汤运用较为广泛。唐宋以后，因医家反对以"外风"论治中风，故对续命汤也是毁多于誉，致使该方亦少有人问津，也可能与续命汤的功效奇特难明有关，成了"千古冤案"。当代有关本方的临床研究不多，也缺乏辑录续命汤的相关资料。此方既有辛温发散，又有补益气血，既有寒凉清热，又有温里扶阳。从查阅目前的文献看，《古今录验》续命汤是用来治风为主的，或者说是主治与风相关的疾病。风为阳邪，其性轻扬升散，具有升发、向上、向外的特性，所以易于伤人体上部、肌表等阳位。伤于肺则肺气不宣，故咳逆上气、面目浮肿、鼻塞流涕、咽痒咳嗽等；风邪上扰头面，则眩晕头痛、口眼喎斜等，即《内经》所谓："伤于风者，上先受之。"风善行数变，故其致游走不定，如风疹、荨麻疹之发无定处，此起彼伏，行痹之四肢关节游走性疼痛等。"数变"是指风邪致病具有变化无常和发病急骤等特性，如癫痫、中风之猝然昏倒，不省人事，身体不能自持，口不能言，冒昧不知痛处，或拘急不得转侧等。风性"主动"是指风邪致病具有动摇不定的特征，常表现为眩晕、震颤、四肢抽搐、角弓反张、直视上吊等症状，故《素问·阴阳应象大论》曰："风胜则动。"如外感热病中的"热极生风"，内伤杂病中的"肝阳化风"或"血虚生风"等证，均有风性"主动"的表现。《素问·风论》曰："风者，百病之长也。"风邪是外感病的先导，寒、湿、燥、热等邪，往往都依附于风而侵袭人体。叶天士在《临证指南医案·卷五》中论："盖六气之中，惟风能全兼五气，如兼寒则曰风寒，兼暑则曰暑风，兼湿则曰风湿，兼燥则曰风燥，兼火则曰风火。盖因风能鼓荡此五气而伤人，故曰百病之长……由是观之，病之因乎风起者自多也。"风邪中人的主要原因，无非是内因与外因两种，其中以内因为主要病因。"正气存内，邪不可干；邪之所凑，其气必虚"。既然风邪多从外袭，解表祛风即为治风之基本之治法。但古之先贤有"治风先治血，血行风自灭"之宏论，因此治风之要旨除解表祛风外，还应养血活血。在《古今录验》续命汤中治外因之药为麻黄汤，治内因之药为人参、甘草、干姜、当归、川芎。方中之大量辛散温通之药，功在温通，目的在于温散血脉凝滞，非专为温振阳气，也非专为发散风邪而设，故使用续命汤者不必皆有阳虚或表证，并可配伍当归、人参、川芎等药，以益气养血。后世的阳和汤，功专温阳活血，此"阳和"亦有续命之意。服药时宜温服，服药后应"勿当风"。原文云服药后"当小汗"，临证中若患者体温高于正常时，则会出汗；若体温正常时，一般不会出汗，故对此语切勿拘泥，要灵活看待。

1.**治疗中风** 中风一证，唐宋以前多以"内虚邪中"立论，古方书以"续命"命名的方约有20多首，大致为几类药物组成：①辛温类：麻黄、桂枝（桂心）、细辛、独活、干姜、附子、防风、生姜；②养血活血类：当归、川芎、芍药；③补气类：人参、白术、炙甘草、茯苓；④寒凉类：石膏、黄芩；此外还有杏仁、防己等。所有续命汤都有麻黄、桂枝（桂心）、川芎、生姜或干姜。后世把纯用温热药的称为热续命，加入寒凉药的称为凉续命。可以看出续命汤是一首非常通行的治中风的主方，孙思邈把"古今大小续命汤"录入到《千金方》之中时，对其治疗中风奇效推崇备至，曰"大良""甚良""必佳"，曰"诸风服之皆验"。中风，多见肢体不利、半身不遂、口眼㖞斜、言语不利等症。《金匮要略·中风历节病脉证并治》论中风曰："寸口脉浮而紧，紧则为寒，浮则为虚，寒虚相搏，邪在皮肤，浮者血虚，络脉空虚，贼邪不泻，或左或右，邪气反缓，正气即急，正气引邪，㖞僻不遂，邪在于络，肌肤不仁；邪在于经，即重不胜；邪入于腑，即不识人；邪入于脏，舌即难言，口吐涎。"由此可知《古今录验》续命汤所治中风痹一证，其病机属正气内虚、风邪外袭所致。因此，"扶正祛风"是治疗中风的大法。使用续命汤治疗中风病不必拘泥于后世"内风""外风""真中""类中"之争，总以临床见证为依据。兼寒者则加附子、细辛、川椒；兼热者加黄芩、天花粉、知母；兼湿者加防己、白术、薏苡仁；兼痰者加胆南星、天竺黄、竹沥；兼血瘀者加桃仁、红花、丹参；兼气虚者加黄芪；病程较长者加全蝎、僵蚕等。

案例：姬某，男，78岁。2016年10月10日初诊。主诉：右侧肢体半身不遂，语言謇涩月余。1个月前发病后就诊于某市医院，诊断为大脑中动脉梗死，住院治疗20天无明显效果而出院。刻诊：神志清楚，右侧肢体偏瘫，口㖞眼斜，语言障碍，流涎较多，四肢逆冷，大便偏干，舌质黯淡，苔白厚腻，脉沉弦细。血压：150/100mmHg。西医诊断：脑梗死。中医诊断：中风。证属脉络气血不畅，风寒入中，气机升降失调。治宜补气活血，散寒通络，升清降浊。予《古今录验》续命汤加减。

处方：麻黄 12g，桂枝 12g，炒杏仁 6g，干姜 9g，川芎 15g，当归 15g，党参 25g，大黄 9g，僵蚕 12g，蝉蜕 9g，姜黄 12g，炙甘草 3g。每日 1 剂，水煎 400mL，分 2 次温服。服上方 10 剂，身体微微汗出，大便已畅，流涎无明显减少，手足已转温，血压 140/90mmHg。上方大黄减至 3g，加苍术 15g，厚朴 12g，陈皮 12g，以燥湿健脾。服上方 15 剂，语音基本清晰，流涎止，右侧肢体在家人的辅助下可以活动，舌体活动基本自如，口㖞眼斜好转。遂减上方麻黄之辛温发散，加白芍 12g，继续服用 15 剂，并配合针灸康复治疗。随访 2 个月，病情稳定。

按：清·蒋宝素《医略十三篇》谓："真中风者，真为风邪所中。"真中风也就是中风痱，其病机为气血不足，外感风邪，阻滞气机升降出入而发病。方中麻黄、桂枝、杏仁开表泄闭，疏通经络而祛风邪外出，人参、炙甘草、桂枝、干姜益气温阳以扶正，川芎、当归，以行气活血；升降散重在疏调三焦气机，升清降浊，看似平淡无奇之药，却有可靠疗效。服药后微微汗出是有效的标志，无论血压的高低，只要有是证，即不避麻黄、桂枝之辛温发散。

2. 治疗眩晕证　眩晕之作，不外虚实两端。《医方集解》"巅顶之上，唯风可到"之说，阐明了风药治疗眩晕的理论依据。凡证属气血不足，外邪入中，气机升降失常者，皆可以续命汤加减治之。兼寒者则加附子、细辛，以助麻黄、桂枝温散之力；兼热者加黄芩、天花粉、知母，以助石膏清热泻火；兼湿者加羌活、防己、白术以健脾胜湿；兼痰饮者合泽泻汤及小半夏加茯苓汤以和胃降逆，温散水饮；兼血瘀者加丹参、桃仁、红花，以活血通经；气血亏虚明显者加黄芪助人参、当归、川芎补气养血。如此辨证用药，体现出辨证论治眩晕的灵活性。眩晕多见于西医学中的高血压、低血压、梅尼埃病、脑动脉硬化、椎-基底动脉供血不足、神经衰弱等病，多发于中老年人，亦可发于青年人。本病可反复发作，严重者可发展为中风。

案例：姚某，男，46 岁。2016 年 5 月 4 日初诊。主诉：眩晕、头胀时发 1 年，加重 1 周。高血压病半年余。经寿比山、卡托普利等药治疗，血压控制在 150/110mmHg 左右。刻诊：眩晕、头胀痛加重 1 周，神疲肢倦，面部红丝赤缕、阵发性胸闷、气短，干咳阵作，汗多，左上肢麻木，四肢欠温，舌质淡红，边有齿痕，苔薄白腻，脉细弦。血压：180/120mmHg。西医诊断：高血压病。中医诊断：眩晕。证属脾肾阳虚，风邪阻络，上扰巅顶。治宜养血祛风，温脾肾阳。予《古今录验》续命汤加减。

处方：麻黄 9g，桂枝 12g，防风 12g，白芍 15g，当归 15 g，川芎 12g，川牛膝 15g，干姜 12g，党参 20g，白术 15g，茯苓 15g，生龙骨 30g（先煎），生牡蛎 30g（先煎），地龙 12g，炙甘草 3g。每日 1 剂，水煎 400mL，分 2 次温服。仍坚持服用寿比山。服药 7 剂，血压即降至 160/100mmHg，自觉精神渐振，眩晕渐好转，四肢亦转温。继服 14 剂，血压降至 130/80mmHg，眩晕及胸闷、气短消失。

按：高血压病以肝阳上亢证为多见，故其治疗大多用平肝潜阳之剂。本例乃脾肾阳虚，阴阳失调，风邪入中，脉络不和而发病。再者，"巅顶之上，唯风可到"，且肝为风木之脏，肝风易上窜于巅顶，而发为眩晕。加之风为百病之长，属于阳邪，易袭阳位，且善行而数变，故本例的治疗，当以风药为先，方选续命汤主之。方中麻黄、桂枝、防风与白芍、当归、川芎相配，以养血祛风；党参、白术、干姜、炙甘草不仅益气温阳，且有助血行；加地龙以通经活络；伍龙骨、牡蛎，以镇肝息风，并防麻黄、桂枝温燥太过而伤阴。续命汤运用辛温发散之品毕竟较多，故素体热盛或阴虚火旺之人宜慎用。

3. **治疗面瘫**　面瘫大抵属于西医学面神经麻痹之范畴，其主要表现为前额皱纹消失，眼闭合不全，眼裂扩大，眼睑外翻，泪液外溢，鼻唇沟变浅，口角㖞向健侧，露齿，哭笑时更明显，瘫痪侧不能做皱额、蹙眉、鼓腮和吹口哨等动作。若面瘫恢复不全，常可产生面肌痉挛。中医学认为，面瘫多因正气不足，络脉空虚，卫外不固，风邪入中经络，气血痹阻所致。诚如《金匮要略·中风历节病脉证并治第五》所谓："寸口脉浮而紧，紧则为寒，浮则为虚，寒虚相搏，邪在皮肤，浮者血虚，络脉空虚，贼邪不泻，或左或右，邪气反缓，正气即急，正气引邪，㖞僻不遂。"小续命汤方中用麻黄、桂枝祛风逐寒，以开其表；邪束于外，则里气不宣，故易化热，又当以杏仁宣之，石膏清之；而邪之所凑，其气必虚，故以人参、炙甘草益气而调中；治风必治血，则以川芎养血护营。风寒重者加附子，既可助补药之力，又能济麻黄以行其表；脉弱体虚者，重用人参并加附子；后遗症期面肌痉挛者加全蝎、蜈蚣、白芍。

案例：王某，女，58岁。2016年9月10日初诊。主诉：口眼㖞斜20余天。20天前因夜卧对窗而眠，晨起后口眼㖞斜，急赴某市医院就诊，查头颅CT未见异常，诊为"面神经麻痹"，住院治疗15天未见好转。又就诊于某中医门诊，经针灸治疗5天，仍无显效。刻诊：口、眼㖞向右斜，额纹消失，左眼裂变大，不能闭眼、皱眉、鼓腮，鼻唇沟消失，伴左侧面部发紧麻木，颈部拘急不适，口干，流泪，脉弦紧，舌质淡略黯，苔薄白腻而润。西医诊断：面神经麻痹。中医诊断：面瘫。证属脾肺气虚，风痰阻络。治宜补益脾肺，祛风化痰，通络止痉。予小续命汤合牵正散加减。

处方：桂枝12g，麻黄9g，当归15g，党参25g，川芎12g，白附子10g，僵蚕10g，全蝎6g，白芍25g，炙甘草12g。每日1剂，水煎400mL，分2次温服，热酒每次10mL为引。嘱其避风寒，适当休息。服上方7剂，口、眼㖞斜好转。守方继服7剂，面部麻木、颈部拘急不适、流泪消失，口、眼㖞斜明显好转。上方减麻黄、桂枝，合半夏白术天麻汤，继服15剂，诸症悉除，随访3月无复发。

按：本例以感受风寒为诱因，以太阳外中于风，风邪引动内蓄之痰，风痰阻于头面经络为病机特点，即《黄帝内经》所谓："正气内存，邪不可干；邪之所凑，其气必虚。"故以祛风，化痰，通络为基本治法。方中用小续命汤减石膏、干姜、杏仁，以祛风散寒、益气养血；牵正散为治疗口眼㖞斜之专方，方中白附子辛温燥烈，入阳明经而走头面，以祛风化痰，尤其善散头面之游风；全蝎、僵蚕均长于祛风止痉，其中全蝎长于通络，僵蚕且能化痰，二者合而用之，祛风化痰、通络止痉力专而效著；用热酒为引，以助宣通血脉，并能引药入络，直达病所。待病情明显好转，减麻黄、桂枝之辛温发表，合半夏白术天麻汤息风化痰，以善其后。诸药合用，使风邪得散，痰浊得化，经络畅通，则㖞斜之口眼自复。

4. 治疗久咳 久咳多发生在外感之后，多为干咳无痰，或吐少量白色黏痰，或吐痰清稀，稍遇凉或异味刺激则咽痒，咳嗽不止，可伴胸闷，气短，乏力，脉沉缓，舌质淡，苔薄白或白腻。其病机比较复杂，既有脾虚生痰，痰湿阻肺，外邪伏肺，肺气不宣之标实，又有脾肺气虚，卫表不固之本虚。其总病机总属肺失宣肃，肺气上逆。临床治此，以续命汤为基础常可收到可靠疗效。痰多者，加半夏、陈皮、茯苓等；干咳痰少而黏难咳或无痰者，选加五味子、麦冬、沙参、百合等；咽痒而咳者加蝉蜕、僵蚕；咽痛者加升麻、桔梗。

案例：邢某，女，46岁，2017年4月18日初诊。主诉：咳嗽2个月余。患者2个月前感冒后咳嗽不止，咳痰白而黏，不易咳出，形体瘦弱，口干不欲饮水，无恶寒、发热，遇冷空气及异味即咽痒而咳，脉沉细，舌质淡，苔薄白。DR胸片示：支气管炎。西医诊断：支气管炎。中医诊断：咳嗽。证属脾肺气虚，痰湿闭肺。治宜健脾燥湿，宣肺化痰。予续命汤加减。

处方：麻黄9g，桂枝9g，细辛6g，杏仁12g，党参25g，炙紫菀12g，百部9g，五味子12g，法半夏12g，陈皮12g，茯苓20g，当归15g，川芎12g，蝉蜕6g，僵蚕6g，炙甘草3g。每日1剂，水煎400mL，分2次温服。服上方7剂，咳嗽大减，咳痰基本消失，继服10剂而病愈。

按：患者形体瘦弱，感冒后缠绵不愈，以致外邪侵及于肺，肺失宣肃，肺气上逆迫于气道而致咳嗽。诚如《医学三字经·咳嗽》所说："肺为五脏之华盖，呼之则虚，吸之则满，只受得本脏之正气，受不得外来之客气，客气干之则呛而咳矣。"方用续命汤疏风散寒，宣肺降气，俟肺气宣畅则咳嗽自止；其中麻黄、桂枝、细辛与当归、川芎合用，以养血祛风；加炙紫菀、百部，以宣肺祛痰；党参与半夏、陈皮、茯苓相配，健脾益气，理气化痰，以绝生痰之源；五味子一者敛降肺气，二者防麻黄、桂枝温散太过，温散与敛降同用，以顺应肺之宣发肃降；蝉蜕、僵蚕其气轻清，善祛风而治咽痒。全方用药轻灵，药力轻清上行，易达病所，方证相应，治尽所能，而顽咳自止。

运用桂枝汤治疗疼痛的经验

笔者运用桂枝汤治疗疼痛，权衡病证的复杂多变，结合"药有个性之特长，方有相合之妙用"之说，提出应"师其法而不泥其方"，并在详察细辨病证的基础上，对药物用量、药味加减、方剂合并等方面灵活运用，使方随法立，方证贴切，屡获良效。兹结合验案介绍如下。

一、原方证治

桂枝汤为《伤寒论》方，属仲景群方之冠，由桂枝（去皮）、芍药、生姜、大枣（切）各9g，炙甘草6g组成。具有解肌发表，调和营卫之功效。用于治疗太阳病中风表虚证，临床应用以头痛发热，汗出恶风，鼻鸣干呕，口不渴，舌苔白，脉浮缓或浮弱为辨证要点。仲景论述其具体用法，曲尽其详，如桂枝汤方后注曰："右五味，㕮咀三味，以水七升，微火煮取三升，去滓。适寒温，服一升。服已须臾，啜热稀粥一升余，以助药力。温覆令一时许，遍身漐漐微似有汗者益佳，不可令如水流离，病必不除。若一服汗出病瘥，停后服，不必尽剂；若不汗，更服，依前法；又不汗，后服小促其间，半日许令三服尽；若病重者，一日一夜服，周时观之，服一剂尽，病证犹在者，更作服；若汗不出，乃服至二三剂。禁生冷、黏滑、肉面、五辛、酒酪、臭恶等物。"由此提示，临证当重视患者体质强弱之不同，方药功效及所治病证之各异，并密切观察患者服药后的反应，而灵活、合理安排服药方式、次数和时间等，并配以合理膳食，以促进邪去正复。

二、制方钩玄

由于桂枝汤在《方剂学》教材中被列入辛温解表剂，往往使初入中医之门者首先想到本方是治疗太阳病中风表虚证的专方。解肌发表与调和营卫是桂枝汤的基本配伍形式，本方虽可"发汗"，但其解表之功，仅是众多的功用之一，通过灵活化裁运用范围更为广泛。方中桂枝辛温以散邪，芍药酸敛而益营阴；生姜之辛温，既能助桂枝解肌，又能温胃降逆；大枣之甘，既能益气补中，又能助芍药以和里；炙甘草益气和中，有安中攘外、调和表里、调和诸药之能。方中药物虽仅五味，但寓意精深，发中有补，散中有收，邪正兼顾，阴阳并调，俾表证得之，解表以和营卫，里证得之，化气以调阴阳，因而桂枝汤调和营卫之功不仅治营弱卫强的太阳病中风表虚证，内伤杂病所致的营卫不和诸证，皆可以桂枝汤治之。如《伤寒论》第 54 条云："病人脏无他病，时发热自汗出而不愈者，此卫气不和也，先其时发汗则愈，宜桂枝汤。"此条自汗并非外感所致之太阳中风表虚证，乃杂病所致营卫不和而发病。治以桂枝汤，旨在调和营卫，营卫和则病自愈。

三、用方体会

桂枝汤乃仲景群方之首，临证应用广泛。在《伤寒论》中系治疗太阳病中风表虚证的主方，在《金匮要略》中将其扩大运用到治疗内伤杂病，而且两书中运用次数达 22 条之多。柯韵伯在《伤寒附翼》中盛赞桂枝汤为"仲景群方之冠，乃滋阴和阳，调和营卫，解肌发汗之总方也"。该方对中医学形成理、法、方、药环环相扣的辨证论治体系具有范式意义。其辨证要点是营卫不和，阴阳失调，只要辨证正确，用之每可应手取效。值得重视的是，严守仲景煎服法，亦为取效的关键，尤其是临床存在将本方按解表剂轻煎的误区，仲景"以水七升，微火煮取三升"，说明煎煮时间长，并且用微火。桂枝汤是一个解肌剂，与麻黄汤解表发汗不同，因其发汗力不强，故需服热稀粥以助药力，并"温覆"方可汗出。而麻黄汤不须"啜粥"，只需"温覆"。张锡纯亦谓"凡服桂枝汤原方，欲其出汗者，非啜粥不效"。如《伤寒论》第 16 条云："桂枝本为解肌……当须识此，勿令误也。"服用该方是否取效，取决于药后是否"微似有汗"。本方并非局限于治疗风寒表虚证，若用其加减治疗内伤杂病，则不必拘泥于此用法。由于桂枝汤"外证得之，解肌和营卫；内证得之，化气调阴阳"（《金匮要略心典》引徐彬语），所以还可将其用于病后、产后体弱等因营卫不和，阴阳失调所致的病证，把握此要点方能理解其为仲景群方之首的意义。桂枝汤所治内伤杂病与其调和营卫、温阳益卫、益阴和营、温中补虚、调和脾胃、温经活血止痛等作用有关。

本方外调营卫，内调阴阳，以桂枝、白芍合用为基本配伍形式，这一组方结构仲景运用较广，如小建中汤系桂枝汤倍用芍药，以温中补虚，和里缓急，调脾胃阴阳不和，擅治阳虚而营阴不足之腹中拘急疼痛证；黄芪建中汤是小建中汤内加黄芪，以增强健脾益气、缓急止痛之功，用于里急腹痛，喜温喜按；当归建中汤偏重于温补气血，缓急止痛，主治产后虚羸不足，腹中疼痛不已，或小腹拘急挛痛引腰背，不能饮食者；当归四逆汤温经散寒，养血通脉，主治血虚寒厥证；炙甘草汤调心阴阳气血不足，主治脉结代，心动悸，因胸满仲景去芍药之酸敛，以麦冬代替芍药之调阴。临床运用桂枝汤及其变方治疗多种疼痛，常可收到满意疗效，兹择要述之如下。

1. 治疗指（趾）端痛证 桂枝汤加减可用于素体血虚，复感寒邪，凝滞经脉，血行不畅所致的指（趾）端疼痛，手足厥冷，舌质淡，苔薄白润，脉沉细无力。偿在方中重用桂枝配当归、小剂量川芎、细辛，白酒适量，以温经活血、通脉止痛。桂枝辛、甘、温，入心经，既可温经散寒，又可温通血脉，前人称其为"寒伤营血，亦不可少之药"；川芎为血中之气药，其与当归合用，甘补辛散，养血活血，散寒止痛；细辛与白酒同用温经散寒，助桂枝温通血脉。本方温阳与散寒并用，养血与通脉兼施，温而不燥，补而不滞。故用于治疗血虚寒凝兼血瘀的痛证，独擅其长。病程较长者，常需加蜈蚣、白僵蚕，以搜风通络；有化热之象者，加知母，以清热通络，寒热并用，并防桂枝、细辛燥烈太过，伤及阴血；素体气虚者，加黄芪，以益气活血；女子兼痛经，男子兼寒疝、睾丸掣痛、牵引少腹冷痛、四肢逆冷，脉弦者，加吴茱萸、香附、乌药，以理气止痛。现代临床常用本加减方治疗雷诺病、无脉症、血栓闭塞性脉管炎、肩周炎、冻疮、痛经、风湿性关节炎等属血虚寒凝者。

案例：李某，女，23岁。2015年11月27日初诊。自述左手发冷、麻木、疼痛半年余，劳累或受凉后尤甚，经省级医院诊断为"大动脉炎"。用激素、抗生素、扩张血管药等治疗，病情虽可缓解，但易反复。刻诊：左手发凉、麻木，遇冷麻木加重且疼痛，形体素弱，手足不温，面色萎黄，倦怠乏力，畏寒，脘痞纳差，小便调，大便溏，日1~2次，左侧寸口及反关、斜飞等脉位举按寻皆无脉应指，右脉沉缓无力，舌质淡略黯，苔薄白腻。血压：右上肢115/65mmHg，左上肢血压0 mmHg，生化、心电图、胸部DR等检查均未见异常。诊断为无脉症。证属脾胃阳虚，寒凝血脉，湿邪中阻。治宜温中散寒，养血通脉，佐以燥湿和中。予黄芪桂枝五物汤加减：黄芪40g，桂枝20g，白芍15g，干姜15g，大枣8枚，当归15g，川芎12g，苍术12g，厚朴12g，薏苡仁30g，炙甘草6g。每日1剂，水煎400mL，分2次温服。服药7剂，脘痞纳差、大便溏好转，左手发凉、麻木未获显效，予原方加肉桂3g再投。继服12剂，自觉左手转温，麻木减轻，原方减肉桂、薏苡仁，桂枝减至15g，继服14剂，诸症悉除。

按：《类证治裁》认为"诸痹……良由营卫先虚，腠理不密，风寒湿乘虚内袭，正气为邪气所阻，不能宣行，因而留滞，气血凝涩，久而成痹"。可见，无脉症当属于"诸痹"中脉痹之范畴。由于患者形体素弱，在仲冬发病，显属风寒之邪凝涩气血而致。其证虽以无脉及指端发凉、麻木、疼痛为特征，但尚未见手足逆冷，脉微细等肾阳虚之象，故其用药附子、乌头之类未予轻投，以防大辛大热之品更伤气血而麻木益甚。方选黄芪桂枝五物汤加减，以黄芪、干姜温中健脾为基础，以桂枝、白芍温通气血，调和营卫为主药，复加味香气浓之肉桂，以增强除积冷、通血脉之效。本案之寒凝血脉，虽有"瘀象"，但尚未形成"瘀证"，瘀象源于寒凝，故其治疗仅用当归、川芎，以养血活血，而不用桃仁、红花辈孟浪逐瘀。药似平淡，实则丝丝入扣，故收佳效。

2. 治疗颈项痛证 颈项痛证多见于颈型与神经根型颈椎病、肩周炎、颈肩综合征等，凡证属气虚血滞，营卫不和，外感风寒者，皆可用桂枝汤加减治之。其临床表现以颈项疼痛，涉及肩背，或兼肌肤麻木不仁，舌质淡，苔薄白，脉沉弦细或沉缓为特征，往往因劳累而疼痛、麻木加重，可兼头晕目眩、四肢无力等。初起多为风寒之邪闭阻经络气血，以邪实为主，用桂枝汤加当归、川芎、防风、羌活，以调和营卫，养血祛风，舒筋通络。若反复发作，气血渐耗，筋脉失养，正虚邪恋而缠绵不愈，此时则以正虚为主，可加入大剂量黄芪，组成黄芪桂枝五物汤，取其甘温益气，补在表之卫气。黄芪配桂枝固表而不恋邪，桂枝伍黄芪益气温阳，疏风寒而通痹。痛引肩背者，加姜黄、葛根，以舒筋通痹止痛；兼下肢痛者，加独活、牛膝、木瓜；兼上肢痛者，加羌活、桑枝；腰痛者，加川续断、杜仲；舌苔白腻，肌肤麻木不仁者，加胆南星、白芥子、地龙、天麻；痛久入络，舌质紫黯，脉沉细涩者，可加当归、川芎、蜈蚣；若眩晕者，加熟地黄、山茱萸、当归、天麻，以填精益肾，养血息风；如此辨证用药，体现出颈项痛临床表现的复杂性，且其多由长期劳损复感外邪而形成，中老年人患病者较多，多属正虚邪实，故发病初期通痹止痛之药不可过用、久用，病程日久者，则以益气养血，调和营卫为主，且需守方守法，缓缓收功。

案例：宋某，男，57岁。2015年6月2日初诊。左侧颈肩部疼痛，左手指麻木2个月，加重1周。患者为工程设计师，于2个月前外出感寒后左侧颈肩部疼痛，左手指麻木，在当地县医院诊断为颈椎病，经针灸、理疗等多方治疗，疼痛、麻木有所好转。近一周来，因伏案劳作而左侧颈肩部疼痛及左手指麻木加重，颈部活动受限，左上肢沉重无力，握力减退，食欲不振，倦怠乏力，小便调，大便干，2~3天一行，脉弦细，舌质黯淡，苔薄白。查颈椎DR示：骨质增生，椎间隙变窄，项韧带钙化，诊断为颈椎病神经根型。证属脾肾气虚，营卫不和，风寒痹阻脉络。治当益气和营，通经活络，祛风散寒。予黄芪桂枝五物汤加减。

处方：黄芪20g，桂枝15g，白芍20g，赤芍12g，当归15g，葛根20g，鹿茸3g，地龙12g，生姜6g，大枣8枚，炙甘草9g。每日1剂，水煎400mL，分2次温服。服药7剂，颈肩疼痛减轻，手麻减而未已，颈部已能自由转动。效不更方，上方继服14剂诸症消失，予中成药以善其后。

按：脊椎之为病，首当责之于肾、督。督脉贯脊，属肾，总督一身之阳气，为"阳脉之海"。《灵枢·营气》谓："上额，循巅，下项中，循脊，入骶，是督脉也。"从发病年龄看，患者年近花甲，肾之精气日衰，即《素问·阴阳应象大论》谓："年四十，而阴气自半也，起居衰也。"加之久坐劳作，而"积劳成疾"。脾肾气虚，气血生化乏源，营卫不和，风寒痹阻脉络，则肢体麻木、疼痛与食欲不振、倦怠乏力并见。故用黄芪桂枝五物汤健脾益气，调和营卫；桂枝与葛根、生姜相配，以疏风解肌散寒；白芍与当归、赤芍合用，以增强养血柔筋之功，兼取"治风先治血，血行风自灭"之义；合用芍药甘草汤，以缓急止痛；地龙性善走窜，长于通络止痛；鹿茸禀血肉之质，味甘咸性温，入肾、肝经，补督脉，益肾气，养精血，强筋骨，亦系引经之药，故为治疗脊椎病必用之品。诸药如此相配，补脾肾则营卫得布，通经活络则气血通达，而诸恙悉除。

3. 治疗风寒湿痹 以桂枝汤为基础重用桂枝，加威灵仙治疗风寒湿痹以上肢痛为主之"痛痹""行痹"，常可收到可靠疗效。《药性本草》谓，桂枝能"去冷风疼痛"。《本草衍义补遗》亦云，桂枝善"横行手臂，治痛风"。威灵仙辛、咸，温，归膀胱经，长于祛风除湿，通络止痛。《本草经疏》曰："威灵仙，主诸风，而为风药之宣导善走者也。"桂枝与威灵仙相配擅治上肢痹痛，桂枝偏于通经，适宜于新病，而威灵仙重在通络，适宜于久病，故二药合用治疗风寒湿痹证，新、久者皆宜。偏于"行痹"者，加防风、秦艽；偏于"痛痹"者，加制川乌、羌活；产后周身疼痛不已，遇风寒痛甚，食欲不振者，加黄芪、当归、川芎；素体脾肺气虚者，加黄芪、白术；指关节僵硬者，加炒露蜂房、白芥子；关节痛甚，舌质紫黯者，加蜈蚣、制乳香、制没药；邪从热化，关节红肿热痛者，加知母、忍冬藤；湿邪偏盛者，加苍术、薏苡仁。

案例：李某，女，46岁。2015年10月21日初诊。四肢关节疼痛半年，加重20余天。患者半年前因月经期淋雨，次日即感四肢关节疼痛，每逢阴雨天即痛甚，经用布洛芬等药物治疗可缓解疼痛，但仍然反复发作。刻诊：四肢关节疼痛游走不定，以上肢为重，关节屈伸不利，月经量少，色黯，胃脘隐隐作痛，小腹胀痛，食欲不振，面色萎黄，二便调，脉沉弦细，舌体胖，舌质淡略黯，苔薄白。西医诊断：风湿性关节炎。中医诊断：痹病。证属脾胃气虚，营卫不和，风寒阻络。治宜益气通络，调和营卫，祛风散寒。予黄芪桂枝五物汤合丹参饮加减：黄芪 25g，桂枝 15g，白芍 25g，大枣 8 枚，生姜 12g，威灵仙 15g，川芎 15g，香附 12g，丹参 30g，檀香 6g（后下），砂仁 12g（后下），炙甘草 9g。每日 1 剂，水煎 400mL，分 2 次温服。服药 7 剂，四肢关节疼痛明显减轻，胃脘隐痛好转，唯小腹胀痛未获显效。于原方加肉桂 3g，甘温助阳以补虚，辛温散寒以止痛。继服 7 剂，诸症悉除。

按：患者月经期淋雨，经血下行，气血相对不足，卫表不固，以致风寒乘虚而入。风为阳邪，善行而数变，日久损及营阴；寒为阴邪，易伤阳气，日久损及脾胃，故关节疼痛与胃脘痛并见。月经量少，色黯，小腹胀痛为寒凝血瘀之征。治当标本兼顾，方中用黄芪健脾益气，以助营卫生化之源；以桂枝汤调和营卫，祛风散寒；重用白芍、生姜，滋养营血，宣通阳气；威灵仙与桂枝相配，以助祛风散寒之力，且擅治上肢痹痛；合芍药甘草汤，以缓急止痛；丹参饮化瘀行气止痛，为治疗心胃诸痛之良方，其与香附、川芎合用，既可增强理气活血之功，又能兼调冲任而调经。诸药相配，师其法而不泥其方，方证贴切，治尽其能，而肢痛自止。

4.治疗带状疱疹后遗神经痛 由于带状疱疹后遗神经痛可呈刺痛、灼痛，并且疼痛多较剧烈，常伴有局部皮肤痛不可触，疼痛可持续 1 个月以上，甚至十余年不等，年龄越大痛感越重，越难根除。在治疗上往往侧重于止痛，多有长期运用清热利湿药物的治疗史，以致脾胃之气大为损伤，而正虚邪恋，疼痛反不易除。疼痛只是本病的外在表现，只有治病求本，标本兼治，方能收到可靠疗效。对于胁肋疼痛兼有口苦咽干，心烦，畏风自汗，脘痞纳呆，甚或恶心呕吐者，用小剂量柴胡桂枝汤加减治疗，常可取得事半功倍之效。柴胡桂枝汤为小柴胡汤与桂枝汤各半量之合方，既能调和营卫气血，和解表里，又能疏利肝胆，调理脾胃。至于药物用量，当权衡营卫不和与少阳不和之主次，详察脾胃之气损伤之轻重，而灵活加减，不必拘泥。若胸胁痛甚者，加川楝子、延胡索；兼腰背部痛者，加葛根、桑寄生、川续断；痛发于头部者，加细辛、白芷；兼上肢痛者，加络石藤、桑枝、姜黄；兼下肢痛者，加牛膝、独活、乌药；局部色黯，以刺痛为主者，加制乳香、制没药、当归、蜈蚣；以窜痛、胀痛为主者，加三棱、莪术、王不留行；脾胃气虚者，加黄芪、白术；湿邪偏盛者，加苍术、薏苡仁、茯苓；热邪偏盛者，加龙胆草，重用黄芩等。

案例：王某，女，42岁。2015年10月21日初诊。主诉：右胸胁及腰背部疼痛半年余。患者自述半年前"感冒"后，右胸胁及腰背部出现透明水疱如黄豆大，经治疗疱疹消失，但局部疼痛逐渐加重，先后用中、西药（药名不详）治疗半年余疼痛未减，遂来就诊。刻诊：右胸胁及腰背部疼痛难忍，以胸胁为重，痛如针刺，活动时接触衣服即痛甚，局部皮肤色黯，形体素弱，倦怠乏力，稍活动即出汗，口干、口苦，不欲饮食，情志抑郁，小便黄，大便干，舌质淡略黯红，苔薄白微黄，脉弦细。西医诊断：带状疱疹后遗神经痛。中医诊断：蛇丹痛。证属正虚邪恋，营卫不和，热郁少阳，痛久入络。治宜益气通络，透郁和营，和解少阳。用柴胡桂枝汤合升降散加减：柴胡12g，黄芩9g，党参15g，清半夏9g，桂枝12g，白芍15g，生姜3片，大枣6枚，僵蚕12g，蝉蜕6g，全蝎6g，姜黄12g，制大黄9g，炙甘草9g。每日1剂，水煎400mL，分2次温服，全蝎研粉冲服。嘱其忌食辛辣及海鲜之品。服药至14剂，疼痛有所减轻，但仍口干、口苦、不欲饮食、大便干，以生大黄易制大黄，加枳实12g。服药3剂，大便已畅，口干、口苦消失，饮食增加，疼痛明显减轻，此为毒邪渐去、正气渐复之象。遂予原方减升降散，加黄芪15g，当归15g，以增强益气养血之力，继续服用21剂，疼痛消失。

按：患者形体素弱，倦怠乏力，患带状疱疹后遗神经痛半年余未愈，显属正气不足，余毒未尽，痛久入络。加之稍活动即出汗，口干、口苦，不欲饮食，小便黄，大便干，乃营卫不和、热郁少阳之象。故治宜益气通络，解郁和营，和解少阳。用柴胡桂枝汤加减，取小柴胡汤透泄少阳之邪，疏泄气机之郁滞，其中党参、大枣、炙甘草健脾益气，共奏通荣相济之效，俾正气旺盛，则邪无内向之机，可以直从外解；桂枝汤外和营卫，内调气血，可治外感、内伤杂病营卫气血经脉不通之病；合升降散升轻降浊，疏风清热而解郁，俾内外通达，气血调和，而诸恙尽除。

5. 治疗胃脘痛 《伤寒论》有"伤寒，阳脉涩，阴脉弦，法当腹中急痛者，先与小建中汤"之训。由于以桂枝汤为基础的小建中汤具有温中补虚、和里缓急之功效，所以用治中焦虚寒、肝脾不和的胃脘痛最为合拍。此病证虽以虚为主，但桂枝味甘辛而气温，甘温能补、能缓、能温，味辛能行，其君臣药虽为饴糖、芍药，但如不用桂枝，则难以收效。桂枝与饴糖相配，辛甘化阳，温中焦而补脾虚；桂枝与生姜合用温阳气，祛寒邪；芍药配炙甘草，酸甘化阴，缓肝急而止痛；大枣合炙甘草，益气和中，调和诸药。可见，本方既可温中补虚，又兼柔肝理脾、益阴和阳之用。桂枝虽有温阳之功，但未见辛燥之弊，前贤"投以桂枝，犹如离照当空，阴霾自散，历来多以舌红为桂枝之禁忌……只要舌上有津，其有桂枝适应证者，舌红亦可选用"之论，诚属经验之谈。

脾胃虚寒之胃脘痛，虽以胃脘拘急疼痛、喜暖喜按为特征，但由于其病程较长，病因复杂，且患者体质各异，以致易于形成寒热错杂、虚实相兼之候，其中以气血俱虚、木郁乘土、土壅木郁、痛久入络等兼症为常见，或兼肝寒、饮停、湿聚、食积之象等，故临证当详察细辨，灵活遣药。举要而言，若木郁乘土者，合四逆散，以疏肝和胃；湿聚者，合平胃散，以燥湿健脾；饮停者，合小半夏汤，以化饮降逆；痛久入络者，合丹参饮，以通络止痛；肝寒犯胃者，合吴茱萸汤，以温中补虚，降逆止呕；泛酸者，去饴糖，合左金丸加瓦楞子，以疏肝清热，和胃止酸；泛吐清水较多者，合理中丸，以温中化湿；面色萎黄、气短乏力者，合四君子汤，以补益气血；阳虚寒甚而痛剧者，合大建中汤，以温中散寒，降逆止痛；寒热错杂者，合甘草泻心汤，以辛开苦降，和胃消痞，但必须权衡其寒热之偏胜，而调整干姜、黄连用量之轻重。疼痛缓解，寒象不明显，以脾胃气虚为主者，改用香砂六君子汤，益气健脾，行气和胃，以善其后。上述桂枝汤与有关方药的合用、改用，共十"合"一"改"，计11首方，虽难概括临证用药之全，但对于探究脾胃虚寒胃脘痛之用药规律不无裨益。

案例：魏某，男，20岁。2016年7月21日初诊。主诉：胃痛1年余，加重1周。患者自述平时喜吃凉食，加之学习压力大，以致胃痛时作时止，不思饮食，经止痛、助消化等西药治疗虽可缓解，但仍反复发作。刻诊：一周前食凉面后，胃脘隐隐作痛，绵绵不休，按之痛缓，入夜痛甚，经用香砂六君子丸等药治疗，疼痛无明显缓解，伴晨起口臭，眩晕、耳鸣时作，饮食减少，嗳气不爽，肢体倦怠，少气懒言，面色萎黄，形体瘦削，大便稀溏，日2~3次，舌质黯淡有瘀斑，舌苔白厚腻微黄，脉虚大无力。西医诊断：慢性浅表性胃炎；胃下垂。中医诊断：胃脘痛；胃缓。证属脾胃气虚，清阳下陷，湿热瘀血互结。治当健脾升阳，辛开苦降，化瘀通络。用黄芪建中汤合半夏泻心汤、丹参饮加减：黄芪20g，桂枝12g，白芍25g，生姜6片，大枣5枚，党参15g，茯苓20g，陈皮12g，清半夏12g，黄连6g，柴胡12g，升麻6g，丹参30g，砂仁12g（后下），醋延胡索12g，炙甘草9g。每日1剂，水煎400mL，分2次温服。嘱其忌食生冷及油腻之品。服药5剂，胃脘痛基本消失，唯在空腹及夜晚胃脘隐痛偶作，效不更方，继服5剂，疼痛消失。继以补中益气丸善后调理，3个月后随访，胃痛未作。

按：患者素食生冷，思虑过度，必致脾胃损伤，加之痛久入络，湿郁化热，以致虚实错杂，湿、瘀、热互见，然虚而不寒，总以脾胃气虚，"虚""瘀"并存为病机特点。胃脘隐痛，入夜痛甚，舌质黯淡有瘀斑，为虚而兼瘀之象；晨起口臭，眩晕、耳鸣，嗳气、纳少、便溏，乃脾胃升降失常，清浊壅滞，湿郁生热之征。治当以黄芪建中汤健脾益气，缓急止痛为主；选方虽未言补中益气汤，但黄芪与党参、柴胡、升麻并用，体现了补中益气汤补气升阳举陷的基本结构；配陈皮、砂仁，以和胃降浊，使诸药补而不滞；合半夏泻心汤意在辛开苦降，以分解中焦之湿热；与丹参饮同用，以活血祛瘀、行气止痛。药证合拍，共奏健脾升阳、辛开苦降、化瘀通络之功。

桂枝芍药知母汤治验

一、原方证治

桂枝芍药知母汤，出自《金匮要略·中风历节病脉证并治第五》。原文曰："诸肢节疼痛，身体尪羸，脚肿如脱，头眩短气，温温欲吐，桂枝芍药知母汤主之。"桂枝芍药知母汤组成及煎服法为，"桂枝四两，芍药三两，甘草二两，麻黄二两，生姜五两，白术五两，知母四两，防风四两，附子二两（炮）。上九味，以水七升，煮取二升，温服七合，日三服"。从组方药物看，本方具有温阳散寒，祛风清热除湿之功效。临床应用以肢节疼痛，受凉加重，身体羸瘦，关节肿大，两脚肿胀如脱为辨证要点，兼头晕目眩，短气，心中郁闷，心烦，急躁，或呕吐，舌质红或淡红，苔薄白微黄或薄白腻微黄，脉沉或细数。

二、制方钩玄

对于桂枝芍药知母汤的配伍意义，历代医家的认识不尽一致。如《金匮玉函经二注》曰："桂枝治风，麻黄治寒，白术治湿，防风佐桂，附子佐麻黄、白术。其芍药、生姜、甘草亦和发其营卫，如桂枝汤例也。知母治脚肿，引诸药祛邪益气力；附子行药势，为开痹大剂。"认为本方用于治疗风寒湿痹。魏念庭《金匮要略方论本义》认为："此方乃通治风寒湿散邪之法，非专为瘦人出治也。肥人平素阳虚于内者多，非扶助阳气，则邪之入筋骨间，难以转使之出，用附子于肥人尤所宜也，勿嫌其辛温，而云不可治血虚内热之证也。瘦人阴虚火旺之甚，加芍药减附子，又可临时善其化裁也。"《赵金铎医学经验集》指出："对于此方，不少医家认为是治热痹方，拙见不然，因全方偏于辛热，用知母、甘草二味仅监制之也，并非热痹所宜，故本方仍是治寒气偏盛的痹证。"《沈注金匮要略》力主"此久痹而出方也，乃脾胃肝肾俱虚，足三阴表里皆痹，难拘一经主治，故用桂枝、芍药、甘、术调和营卫，充益五脏之元；麻黄、防风、生姜开腠行痹而祛风外出；知母保肺清金以使治节；经谓风、寒、湿三气合而为痹，以附子行阳燥湿除寒为佐也"。

以上医家所论，虽各执一词，无非一主感受外邪为主，一主内伤为主而已。临证所见，痹证之成因多由正气内虚，卫阳不固，腠理空疏，风寒湿之邪乘虚袭入，日久则浸淫筋骨，流注关节，滞于血脉，壅于经络，营卫气血不得畅通而成。方中桂枝、麻黄、防风疏风散寒于表；白芍与知母相配，既能调和营阴于里，又可监制麻黄、桂枝、附子之温燥伤阴；白术与附子相伍，以温补肾阳，健脾除湿；生姜、甘草合用，以和胃调中。同时麻黄、桂枝得白术兼能除表里之湿，合附子以温经复阳；生姜既助麻黄散寒，又助白术、甘草和中。全方具有祛风除湿，温阳散寒，佐以清热之功效，为治疗痹证之常用方。

三、用方体会

纵观桂枝芍药知母汤全方之九味药，基本包含了桂枝汤（减大枣）、麻黄汤（减杏仁）、甘草附子汤、桂枝附子汤（减大枣）、真武汤（减茯苓）、麻黄附子甘草汤六大经方。桂枝汤被称为"伤寒经方第一方"，治疗范围极其广泛，不仅可治疗外感表证，也可治疗内伤杂证。其所长在"调和营卫，解肌发表"。柯韵伯谓："此方为仲景群方之冠，乃滋阴和阳，调和营卫，解肌发汗之总方。"徐忠可称之："外证得之为解肌和营卫，内证得之为化气调阴阳。"麻黄汤发汗解表，重在"宣肺开皮毛汗孔以开鬼门"。甘草附子汤主治脾肾阳虚，营卫虚极，表里皆虚，邪痹不出，风寒湿留着关节，此三方涵盖了痹证病变从表皮、肌肉到骨节的核心问题。三方中皆用桂枝，因此桂枝芍药知母汤以桂枝为主药，配芍药旨在调和营卫，和其阴阳。正如《素问·至真要大论》所说："谨察阴阳所在而调之，以平为期。"桂枝、麻黄、防风温散寒湿于表，白芍、知母和阴行痹于里；附子补阳行药势，为开痹之大剂，白术健脾补虚，燥湿除痹；白术、附子合用有术附汤之义，用以扶阳气而驱寒湿；麻黄、附子、桂枝合用，温阳散寒、祛风止痛；生姜、甘草和胃调中；同时麻黄、桂枝得白术能兼除表里之湿，合附子可温经复阳；生姜既助麻黄散寒，又助白术、甘草和中。"知母"在《中药学》教材里，被列入"清热泻火"类，具有清热泻火、滋阴润燥之功效，在方中可以起到"清热"和防桂枝、附子、麻黄之温燥太过的作用。不仅如此，《神农本草经》载："知母味苦寒，主消渴热中，除邪气，肢体浮肿，下水，补不足益气。"胡希恕先生也认为知母在此的作用为"祛水"，胡建华先生认为知母在此除有"清络热"的作用外，还有很好的"镇静止痛"作用。本方寒热并用，散与收相合，攻补兼施，表里兼顾，充分体现了阴阳平衡的观念——阴平阳秘，精神乃治。这一组方思路最能体现仲景"观其脉证，知犯何逆，随证治之"的学术思想。桂枝芍药知母汤原文所述重在论治痹证，以关节肿痛为突出表现，其疼痛常常因寒湿加重，或下午低热，或舌质偏红，或口干等，具有寒热错杂的临床特点，辨其"寒"主要体现在疼痛部位固定在关节，而辨其"热"的病证表现却具有不固定性。本方用于风湿性、类风湿关节炎、老年性退行性骨性关节炎，以及颈椎退行性病变等，只要以痛为主，皆有卓效。其中关键在于运用附子，不用则无效，用量不足亦不效，其用量一般在15g以上。

1. 治疗类风湿关节炎 类风湿关节炎是一种以关节滑膜炎为特征的慢性自身免疫性疾病，持久或反复发作的滑膜炎，最终导致关节结构破坏、畸形和功能丧失。本病大抵属于中医"痹证"之范畴，临床以关节、肌肉痛和肢体（以上下肢为主）拘急，甚则影响屈伸为特征，多因风、寒、湿邪侵袭经脉、皮、肌、筋、骨，气血痹阻所致。《素问·痹论》曰："风寒湿三气杂至，合而为痹也。"又曰："痹在于骨则重，在于脉则血凝而不流，在于筋则屈不伸，在于肉则不仁，在于皮则寒……"经络闭阻，气血不通临证需斟酌风、寒、湿邪之轻重和具体证情予以施治，以通阳行痹，祛风除湿，和营止痛，佐以清热为基本治法。从桂枝芍药知母汤药物组成的四气五味阴阳属性分，麻黄、桂枝、附子、白术、防风、生姜之属，辛温宣通助阳以逐邪于表，白芍、知母、甘草化阴以清热和营于里，是治疗类风湿关节炎的良方。以风痛为主者，轻者加独活或海风藤，重者加乌梢蛇或蕲蛇；以寒痛为主者，加制川乌、制草乌、细辛等；热痛为主者，加寒水石、生地黄、忍冬藤等，其中寒水石用治关节灼热肿痛每获良效；以痰瘀痛为主者，多见于久治不愈，关节肿痛，僵直变形，活动受限的顽痹患者，此乃痰瘀胶结于筋骨所致，故常规用药，恒难奏效，必须采用透骨搜络、化痰消瘀之品，方可搜剔深入经隧骨骱之痰瘀，痰去瘀消，则肿痛可止。化痰散结用僵蚕、制南星、山慈菇和白芥子，消瘀破结用地鳖虫、水蛭、蜈蚣、蜂房、全蝎、桃仁和红花等；痛甚者加制乳香、制没药、延胡索等。

案例：樊某，女，38岁。2015年4月6日初诊。主诉：四肢关节疼痛2年，加重3个月。2年前产后着冷致关节疼痛肿胀，在某医院被诊为"类风湿关节炎"，用于强的松治疗后可缓解，停药后则复发。刻诊：双手指呈梭形样改变，强直，膝踝关节肿胀，扪之灼热，晨僵明显，稍恶风寒，口干纳差，舌质红，苔薄白腻稍黄，脉弦细稍数。查血沉45mm/h，类风湿因子阳性。西医诊断：类风湿关节炎。中医诊断：尪痹。证属阳虚血弱，风寒湿痹阻络脉，蕴郁化热。治宜温阳散寒，祛风除湿，清热通络。予桂枝芍药知母汤加减。

处方：桂枝15g，知母12g，制附子15g，白芍12g，防风、防己各12g，白术15g，忍冬藤、青风藤各30g，蜈蚣2条，乌梢蛇12g，蜂房12g，麻黄9g，生姜6片，炙甘草12g。每日1剂，水煎400mL，分2次温服，并用药渣热敷关节。服药7剂，关节疼痛肿胀改善，局部灼热感减轻，原方继服。服35剂后，无恶寒，关节疼痛肿胀明显减轻，局部灼热感消失，血沉正常，类风湿因子弱阳性。

按：本案因产后阳虚血亏，风寒湿之邪侵袭，流注关节经络，寒湿久稽关节，气血运行不畅，久郁化热，筋骨同病，关节变形，故致双手指呈梭形样改变、强直，膝踝关节肿胀；病久渐次寒湿化热伤阴，故局部灼热，口干，舌红。呈寒热错杂之证，故投以本方加减。方中制附子、桂枝、麻黄、生姜、防风温阳通络、驱散风寒，知母、忍冬藤、青风藤苦寒以清络中之热；配白术、白芍、防己、炙甘草健脾化湿，补血敛阴，缓急止痛；酌加蜈蚣、乌梢蛇、蜂房，以搜邪通络。全方寒热并投，既温阳散寒，祛风除湿，又清热通络药证相符，故获良效。

2. 治疗腰椎间盘突出症　腰椎间盘突出症属中医学"腰痛""痹证"之范畴。多由于风寒湿邪侵袭人体，闭阻经络，气血运行不畅所致。本病大多既有正气不足，又有外邪羁留，寒湿内阻，郁而化热的复杂情况。桂枝芍药知母汤具有祛风除湿，温阳散寒，清热通络之功效，治疗此证，颇为合拍，可酌加独活、木瓜、鸡血藤宣痹通络，引药下行。可加地龙及大剂量泽泻 25~30g，以利水通络。偏于寒者，制附子可用至 20~30g，并加细辛9g；偏于热者，加生石膏，制附子酌用 12g；偏于湿者，加薏苡仁、苍术；疼痛剧烈者，加制乳香、制没药。并注重局部与整体相结合，辨病与辨证相结合，心理疏导与用药相结合，动与静相结合的综合疗法，以提高疗效。对制附子的运用，宜先煎 1 小时，以口尝无麻为度，并与炙甘草同用。剂量因人而异，一般从小剂量开始，逐渐加大剂量为宜。

案例：程某，男，41 岁。2016 年 3 月 22 日初诊。主诉：因持重突发腰痛伴左下肢放射痛半月余。经某市医院 CT 检查示：L4~L5 椎间盘突出伴椎孔狭窄，拟手术治疗，而患者不接受，遂转中医治疗。刻诊：患者腰痛不能俯仰，疼痛牵至左下肢，行走不利，遇寒痛甚，得温痛减，L4、L5 腰椎棘突左侧压痛，左腿直腿抬高试验（+），加强试验（+），左足踇趾背伸肌力减弱，皮肤感觉无异常，双尺脉沉细，舌质淡，苔薄白腻。西医诊断：腰椎间盘突出症。中医诊断：腰腿痛。证属肝肾亏虚，风寒湿闭阻经络，气血不畅。治以补益肝肾，祛风散寒除湿，行气活血。方用桂枝芍药知母汤加减：桂枝 20g，白芍 30g，麻黄 12g，知母 9g，防风 12g，威灵仙 15g，木瓜 30g，地龙 12g，白术 15g，泽泻 25g，怀牛膝 15g，桑寄生 25g，制附子 15g，制川乌 12g，干姜 12g。每日 1 剂，制附子、制川乌先煎 1 小时，水煎 400mL，分 2 次温服，并用药渣热敷腰部。服药 7 剂后，疼痛明显减轻，上方减制附子，泽泻减至 15g，继服 15 剂，腰腿痛消失。

按：腰椎间盘突出症属中医学腰腿痛、痹证之范畴。其病因在于肝肾亏虚，风寒湿邪乘虚而入，致使闭阻经络，气血不畅而发病。以桂枝芍药知母汤祛风除湿，温经散寒；加制川乌、以增强温经散寒止痛之力；地龙、威灵仙、木瓜，以舒筋活血；怀牛膝、桑寄生，以补肝肾，强腰膝；麻黄配白术，祛风以发表，除湿而固里，使行者行，守者守，相得益彰。本方表里兼顾，通补合施，寒热并用，环环相扣，故收捷效。

3. 治疗颈肩综合征　本病俗称"肩凝症""五十肩"，属中医痹证之范畴。脊椎之病，首当责之于督脉。督脉贯脊属肾，总督一身之阳气，为"阳脉之海"。本病之形成，与肾督阳虚，卫外不固，易受风寒湿邪外侵，阻滞经络气血而发病。本病多发于中老年人，起病缓慢，病程绵长，疼痛多昼轻夜重，其证多属本虚标实，或本寒标热，而寒热错杂。治法不外温阳散寒，祛风利湿，佐以清热等。桂枝芍药知母汤中桂枝、生姜、麻黄、防风温通经脉，驱散寒湿；白术、附子益气通阳，祛湿；白芍配知母，以养阴清热；白芍伍炙甘草缓急止痛，又可制约温阳药之温燥；痛久入络，痰瘀深伏，可选加乌梢蛇、白花蛇、全蝎、蜈蚣、地龙等虫类药，以其性善走窜搜剔以祛伏痰，逐瘀滞，蠲痹痛；久病多虚，可加黄芪、当归、狗脊、续断、鹿茸等补益气血、养肝肾强筋骨之品。如此运用本方加减，治疗颈肩综合征收效明显。

案例：李某，男，52 岁。2016 年 5 月 10 日初诊。主诉：右颈肩部疼痛，活动受限 1 年余，伴右手指麻木 2 个月。患者为建筑设计师，于 1 年前感冒后出现右颈肩部疼痛，逐渐右肩关节活动受限，在某市医院诊断为肩周炎，经针灸、理疗等多方治疗有所好转，2 个月前因伏案劳作过久麻木加重。刻诊：右颈肩部疼痛，活动受限，并出现右手指麻木，疼痛以夜间为重，夜间常痛醒，遇寒尤甚，伴畏寒，倦怠乏力，食欲不振，脉弦细，舌体胖，舌质淡略黯。DR 示：颈椎生理曲度消失，骨质增生，椎间隙变窄，韧带钙化。西医诊断：颈肩综合征、颈椎病神经根型。中医诊断：肩凝症。证属肾督阳虚，风寒湿闭阻，筋脉失养。治宜温肾强督，散寒祛湿，活血祛风。予桂枝芍药知母汤加减。

处方：桂枝 20g，白芍 20g，制附片 15g（先煎），鹿角霜 12g，制川乌 12g（先煎），干姜 12g，麻黄 9g，黄芪 25g，白术 15g，防风 12g，知母 6g，葛根 20g，乌梢蛇 12g，鸡血藤 30g，炙甘草 9g。每日 1 剂，水煎 400mL，分两次温服，用药渣热敷颈肩部。并配合颈肩部刺络放血治疗，每周1次。服药7剂，颈肩疼痛及手指麻木减轻，效不更方，以原方减制川乌，桂枝减至15g，继服28剂，颈肩疼痛消失，手指麻木明显好转，肩活动改善。

按：根据患者疼痛夜间为重，遇寒尤甚，及畏寒、倦怠乏力等特点，显属肾督阳虚，寒凝较重。故选方用药，以桂枝芍药知母汤散寒祛湿为基础，以制附片、鹿角霜温肾强督为主药。方中主以桂枝、制附片、麻黄、白术、防风、干姜，以温阳散寒止痛，健脾祛风除湿；辅以芍药、知母，清热养营，并防桂枝、附子、麻黄、川乌温燥之弊；佐以炙甘草调和诸药，且炙甘草配芍药，有缓急舒筋止痛之效；加入大剂黄芪，以增强益气扶正之功；鸡血藤与乌梢蛇合用，以活血搜风，通痹止痛；葛根升津舒筋，亦系引经之药，为治疗颈肩病必用之品。诸药相伍，以温肾强督为主，辅以祛邪通痹，用药次第井然，而愈顽疾。

4. 治疗血栓性静脉炎 血栓性静脉炎大抵属中医学"脉痹"等范畴，多为气血运行不畅，瘀阻脉络，营血回流受限，水津外溢，聚而为湿，流注下肢而发病。其主要症状是下肢肿胀疼痛，潮红灼热，久则皮肤色黯，皮肤增厚、变硬甚至溃疡，可伴散在湿疹，瘙痒。若下肢肿胀灼热，为湿瘀化热。《金匮要略·中风历节病脉证并治》第8条云："诸肢节疼痛，身体尪羸，脚肿如脱，头眩短气，温温欲吐，桂枝芍药知母汤主之。"故临证常以桂枝芍药知母汤为治疗本病之主方，既温阳散寒，祛风除湿散瘀，又清热消肿。下肢潮红灼热甚者，加生石膏以清热；伴溃疡、湿疹者，加薏苡仁、败酱草清热解毒，除湿排脓。

案例：张某，男。78岁，农民。2012年4月15日初诊。主诉：左膝以下肿痛15天，伴皮色黯。患者于半月前突然出现左膝以下肿痛，皮色黯，经当地医院下肢静脉彩超检测，诊为左下肢血栓性静脉炎，予静脉滴注尿激酶等溶栓药物，肿痛稍减。刻诊：左下肢仍肿胀疼痛，皮色黯红，扪之灼热，行动不便，食欲不振，畏寒，四肢无力，二便调，脉濡细，舌质黯红，苔黄腻。西医诊断：左下肢血栓性静脉炎。中医诊断：股肿。证属阳虚寒凝，湿热瘀血互结。治宜温阳散寒，燥湿清热，活血化瘀。予桂枝芍药知母汤合四妙散加减。

处方：桂枝 15g，白芍 15g，知母 12g，制附子 15g，麻黄 9g，白术 20g，苍术 15g，黄柏 12g，薏苡仁 30g，川牛膝 20g，赤芍 15g，水蛭 3g，土鳖虫 9g，生姜 6 片，炙甘草 3g。每日 1 剂，水煎 400mL，分 2 次温服。上方服 10 剂后疼痛减轻，下肢肿胀减轻，扪之仍有热感，恶寒怕冷改善，但仍舌苔腻而黄，脉转为细滑，此寒湿好转，热仍内郁，于上方加石膏 30g。再服 10 剂后，腿肿全消，已能行走，局部热已退，舌转为淡红，苔薄腻，仍食欲不振，四肢无力，皮色重，改用益气温阳、健脾祛湿、活血化瘀等药物调治而愈。

按：本例临床表现寒热错杂，颇为复杂。下肢肿胀疼痛，皮色黯红，扪之灼热，舌红质，苔黄腻，为湿热内郁之象，畏寒与四肢无力并见，乃阳虚之征。阳虚寒凝，湿热瘀血互结是本案的病机特点。故取桂枝芍药知母汤，以温阳散寒、祛湿清热为主；合四妙散，以燥湿清热；川牛膝与赤芍、水蛭、土鳖虫合用，以活血利水；白术与制附子相伍，益气温阳，以助利湿消肿之功。本方温阳而不助热，清热而不伤阳，相得益彰，故收全功。

对药运用经验

对药又称药对，是中医临床常用相对固定的两味中药的配伍组合，也是中药配伍应用中的基本形式。对药不是随意的两味药凑合，其组成有一定的规律，如寒热相配、升降相配、散收相配、动静相配、气血相配，或有相互协助增强药力者，或有相互制约其副作用而展其长者等。精于用方，必精于药物的配伍，故历代医家都很重视对药的运用，在张仲景有名有药的 252 张经方中，其中约有 40 首方剂仅由两味药组成，可见对药之重要。本文所述之对药，有先贤已用参以己见者，有个人习用者，但皆为临床所验证，现择要述之于次。

1. 仙鹤草、鸡血藤

[**单味功用**] 仙鹤草味苦、涩，性平，归肺、肝、脾经，为蔷薇科多年生草本植物龙牙草的全草。本品功善收敛止血，适于多种出血证，还可用于脱力劳伤。鸡血藤味苦、辛，性温，归肝、肾经，功能补血行血，舒筋活络，对风湿痹痛兼有血虚或瘀滞者尤为适宜。《本草纲目拾遗》言其"壮筋骨，已酸痛……手足麻木瘫痪等证"。《现代实用中药》谓其"为强壮性之补血药，适用于贫血性之神经麻痹症，如肢体及腰膝酸痛，麻木不仁等"。现代药理研究表明，鸡血藤酊剂对大鼠甲醛性"关节炎"有显著疗效。

[**配伍功用**] 仙鹤草民间称之为"脱力草"，苦涩收敛止血，又有补虚健脾强壮之功，可用于脱力劳伤疼痛，兼神倦乏力、面色萎黄之症。用本品补虚，可与大枣相配。若用于疮疖痈肿，有解毒消肿之功。还可用于癌肿及全血细胞减少等。鸡血藤苦甘温，补血活血，舒筋通络。二药伍用，补益气血，通络止痛，相得益彰，效果显著。

[**用量用法**] 用仙鹤草补虚以 15~30g 为宜，大剂可用 30~60g，鸡血藤 15~30g，水煎服。

[**用药心得**] 二者配伍既能止血又能行血补血，临床用于治疗月经不调、痛经、闭经、风湿痹痛等属于气血亏虚兼血瘀者。若气血亏虚甚者，可配伍黄芪、当归、熟地黄，以益气养血；产后恶露，绵绵不绝，配伍益母草、桃仁、红花；治疗风湿痹痛，可配伍独活、羌活、威灵仙等。用仙鹤草治疗各部位出血，常与旱莲草相须为用，如属于气不摄血，加党参、黄芪；虚寒性出血，可配伍温阳止血药，如炮姜、灶心土、艾叶等；如属于血热妄行，可配合凉血止血药，如生地黄、赤芍、牡丹皮、侧柏叶、藕节等。仙鹤草治疗汗证，无论寒、热、虚、实者均可应用，用量多在60g以上，可单独服用，亦可配合其他方药同用。

2. 海风藤、鸡血藤

[**单味功用**] 海风藤味苦、辛，性微温，入肝、肺经，能祛风除湿、通经活络，用于风湿痹痛、关节不利、筋脉拘挛、腰膝疼痛。《本草再新》谓

其:"行经络,和血脉,宽中理气,下湿除风,理腰脚气,治疝,安胎。"鸡血藤苦而不燥,温而不烈,性质和缓,活血、补血、通络之功效兼备,凡血瘀及血虚之风湿痹痛、麻木瘫痪、血虚萎黄、月经不调、痛经、闭经等病症均可应用。

[配伍功用] 海风藤祛风除湿,通经止痛,鸡血藤行血补血,舒筋活络,二者均属藤类药物,补养力稍显薄弱,走散入络缓和,用于治疗久痹、顽痹尤为适宜,符合叶天士"宿邪宜缓攻"之旨。二药合用,祛风除湿止痛之力相得益彰,适用于风湿痹痛、筋脉拘急、肢体麻木、疼痛及半身不遂等。

[用量用法] 海风藤 9~15g,鸡血藤 15~30g,水煎服。

[用药心得] 临床用海风藤、鸡血藤治疗风寒湿痹痛,每与羌活、独活、桂枝、白芍、当归等相配。偏于风盛者,常与辛味重,善治风疾之青风藤配伍;偏于寒湿者,常重用苦味重,善祛湿邪之海风藤;若风湿化热,全身游走性疼痛,可用苦寒之络石藤与秦艽相配,以寒热平调,祛风除湿。治中风手足麻木、疼痛,常配伍益气活血通络药,如黄芪、丹参、当归、地龙、乌梢蛇等。治疗跌打损伤瘀肿疼痛,可与三七粉、地鳖虫、红花、苏木等配伍。风寒湿痹兼血瘀之月经不调、痛经、闭经者,可配伍当归、川芎、香附、益母草等,以活血化瘀,调经止痛;兼血虚月经不调、痛经、闭经者,则配当归、熟地黄、白芍等,以补血活血。

3. 巴戟天、肉苁蓉

[单味功用] 巴戟天味辛、甘,性微温,归肝、肾经,功能补肾阳,强筋骨,祛风湿,对肾阳虚兼风湿之证尤为适宜。《本草备要》曰:"巴戟天,补肾益精,治五劳七伤,辛温散风湿,治风湿脚气水肿。"肉苁蓉味甘、咸,性温,质润,归肾、大肠经,味甘能补,甘温助阳,质润滋养,咸以入肾,为补肾益精之良药,能补肾助阳、润肠通便,用于肾阳亏虚、精血不足、肠燥津枯便秘等。

[配伍功用] 巴戟天辛甘而温,温阳助火力胜,兼有祛风除湿之力。肉苁蓉甘咸而温,质地滋腻,性柔而不燥,补肾壮阳之中还兼有润燥益精之

功。二药合用，可增强温肾壮阳，祛风除湿，强筋健骨之力，且二者润燥相宜，具有补火而无燥水之妙，临床常用于治疗肾阳虚衰之腰膝酸冷、筋骨痿软、便秘等症。

［**用量用法**］巴戟天 10~15g，肉苁蓉 10~20g，水煎服。

［**用药心得**］巴戟天与肉苁蓉相伍，补肾阳，益精血，温而不燥，临床颇为常用。对年老体弱，肾阳亏虚的高血压、习惯性便秘、慢性腰腿痛、风湿寒痹，少腹冷痛，小便不禁，及男子性功能衰退，女子月经不调、不孕者皆为适宜。此外，二药适量，泡茶或泡酒作为食疗方，长期规律饮用，对延缓衰老，提高免疫力亦颇有效验。但脾虚便溏，实热便结或阴虚火旺者不宜。

4. 白附子、附子

［**单味功用**］白附子味辛、甘，性温，有毒，归胃、肝经。本品辛温燥烈，其性上达，善除头面、经络风痰湿邪，为治疗风寒湿痰阻滞经络，口眼㖞斜及偏正头痛之要药。附子味辛，性热，有毒，归心、脾、肾经。本品辛热燥烈，补火散寒，上助心阳，中温脾阳，下暖肾阳，可达表入里，温通周身之阳气。《本草备要》曰："附子，补肾命火，主风寒湿。"

［**配伍功用**］白附子辛甘而热，长于散寒逐湿，除痹止痛，用治风寒湿痰所致的筋骨痹痛。附子气雄性悍，走而不守，能温通经络，逐经络中风寒湿邪，有较强的散寒除痹止痛的功效。二药相须为用，可增强其温阳散寒逐湿之功。

［**用量用法**］白附子 3~6g，制附子 3~15g。附子入汤剂应先煎 60 分钟，以口尝无麻辣感为度。附子亦可与干姜、炙甘草同用，以减缓其毒性。

［**用药心得**］白附子与附子同用，逐寒湿、祛风痰、止痉痛之力倍增，并能引药上行。临床治疗风痰阻滞经络之口眼㖞斜，常与半夏白术天麻汤合用；治疗阳虚寒凝之头痛、偏头痛，则与桂枝汤合方。治疗阳虚血瘀之头痛、偏头痛，宜与牵正散相配。白附子配羌活，可治疗脓耳；白附子伍升麻，治疗风寒相搏之牙痛。制附子与黄连合用，治疗冠心病、心悸、心律失常证属寒热错杂者。附子、黄连一寒一热，一补一泄，相互制约，相

互为用，辛开苦降，俾温阳而不助热，泻火而不伤阳。

5. 白芍、川乌头

[**单味功用**] 白芍味苦、酸、甘，性微寒，归肝、脾经。功能养血敛阴，柔肝抑阳，缓急止痛。张锡纯谓其"能补能泻，能收能散，能柔能疏，能敛能利，能治坚积、血痹、久痛、大小便不利"。现代药理研究表明，白芍对中枢神经有镇静作用，对骨骼肌有抗痉挛作用，对平滑肌有降低张力和抑制运动作用，同时有抑制中枢和脊髓反射弧兴奋的作用。川乌头味辛、苦，性热，有大毒，归心、肝、脾、肾经，功能温经散寒，祛风除湿，尤长于除痹止痛。

[**配伍功用**] 白芍养血柔肝而止痛，经配伍后可用于多种痛证。川乌头辛散温通，善于逐风邪、除寒湿，故能温经止痛，可散在表之风邪、逐在里之寒湿，经配伍可用治风、寒、湿、热、瘀、痰等邪所致的筋骨关节痹痛麻木，尤以治寒湿偏甚者为擅长。二者是治疗风湿痹痛的常用传统药对，也是现代治疗风湿性关节炎、类风湿关节炎等疾病的常用配伍药对。二药一阴一阳，一寒一热，一收一散，相反相成。《医宗金鉴》谓："古人用辛散必用酸收，所以防其峻厉，犹兵家之节制也。"

[**用量用法**] 白芍 15~30g，水煎服。川乌头 3~12g，必须经过炮制，入汤剂应先煎 60 分钟。

[**用药心得**] 白芍用于解痉止痛时，必须超大剂量应用，剂量可用至 30g 以上，且需配炙甘草，以缓急止痛。白芍味酸，得木之气最纯；炙甘草味甘，得土之气最厚。二药配伍治疗气血不和，筋脉失养，所致的下肢无力、拘挛、疼痛、腹痛、血虚头痛、三叉神经痛，以及胃气不降，腑气不行，中焦郁结而致胃脘痛。

6. 白术、麻黄

[**单味功用**] 白术味甘、苦，性温，归脾、胃经，甘温益气，苦温燥湿，止汗安胎，用于脾气虚证，胎动不安，风湿痹痛。麻黄味辛、微苦，性温，归肺、膀胱经，外散风寒，内平喘咳，下通水道，能发汗解表，宣肺平喘，利水消肿，止痛。

[**配伍功用**] 白术苦甘性缓, 补脾益气, 以健脾燥湿为主要作用, 为"健脾祛湿第一要药"。麻黄辛温, 既发汗解表, 又宣肺利水, 二药相配, 一外一内, 一散一补, 一肺一脾, 麻黄引白术走表行湿, 取"湿亦非暴汗可散, 使其微汗"之意, 不致形成虽汗出寒去而湿滞不解; 白术制麻黄发汗峻猛, 而无大汗伤正之弊。肺脾同治, 补散得宜, 运化内外之湿, 则水湿下行而风去肿消。故用于治疗寒湿在表, 湿留肌肉所致的身体疼痛, 独擅其长。

[**用量用法**] 麻黄 6~12g, 白术 10~15g。先煮麻黄, 去上沫, 纳诸药。麻黄发汗解表宜生用, 白术治湿困肌表时宜生用, 健脾止泻宜炒用。

[**用药心得**] 麻黄配白术治疗寒湿在表, 湿留肌肉之痹病、颈椎病、头痛、皮肤瘙痒等杂病, 皆可收佳效。此类病证大多病程较长, 对其治疗, 既要祛邪又要扶正, 宜缓缓收功。可与玉屏风散合用, 以补益脾肺之气, 亦可酌加当归、川芎, 以养血活血; 湿邪盛者, 可易白术为苍术; 患者一身尽疼, 发热, 日晡所剧者, 可与麻黄杏仁薏苡甘草汤相配; 风湿相搏, 骨节烦痛, 汗出短气, 小便不利, 恶风不欲去衣, 或身微肿者, 合甘草附子汤主之; 荨麻疹以湿客肌表为主要表现者, 当与平胃散相伍, 并加蝉蜕、徐长卿, 往往可收佳效。麻黄为治痹病要药, 仲景之乌头汤、桂枝芍药知母汤、麻黄加术汤等治痹名方都用麻黄。麻黄的剂量一般用 9g, 但需因时、因地、因人、因证而异, 儿童酌减。麻黄毕竟属于温燥发散之品, 一般应中病即止, 不宜久服。外感时病用麻黄, 得汗即须停用; 咳、喘等内伤病须用炙麻黄, 若需较长时期使用者, 一般不宜大量, 而宜获效后减量。《张氏医通》用白术祛湿强调必生用, 如谓: "用麻黄汤开发肌表, 不得白术健运脾气, 则湿热虽以汗泄, 而水谷之气依然复为痰湿, 流薄中外矣。然术必生用, 若经炒焙, 但有健脾之能而无祛湿之力矣。"

7. 阿胶、艾叶

[**单味功用**] 阿胶味甘, 性平, 归肺、肝、肾经, 功能补血, 止血, 滋阴, 清肺润燥, 用于血虚诸症, 及肺阴虚燥咳, 心烦失眠等。《神农本草经》谓其"主……腰腹痛, 四肢酸疼, 女子下血, 安胎"。艾叶味苦、辛,

性温而芳香，归肝、脾、肾经，功能温经止血、调经安胎、散寒止痛，用于月经不调、痛经、胎漏下血、胎动不安等。

[**配伍功用**] 阿胶甘平，质地滋润，为补血、止血、滋阴要药；艾叶芳香味辛，温可散寒，能温煦气血，透达经络，逐寒湿，止冷痛。二药相配，一温一补，能增强温经止血、安胎的功效。

[**用量用法**] 阿胶 6~12g，烊化或黄酒化服。艾叶 6~12g，水煎服。

[**用药心得**] 用阿胶配艾叶治疗气血亏虚之月经过多，疗效可靠。同时服用时间尤为关键，于月经期第二日开始服药，待经净后再服 2~3 剂，然后停服，下次月经期服用时间同前，一般服用 2~3 个月经周期可愈。用其治疗各种出血证，心阴不足之心悸、怔忡，以及脱力劳伤，宜配伍仙鹤草。现代药理研究表明，仙鹤草有收缩内脏血管，升高血压，强心，兴奋呼吸等作用。阿胶以养心补血，调整心律为要，二药参合，补心强心，调整心律作用增强。

8. 乳香、没药

[**单味功用**] 乳香味辛、苦，性温，归心、肝、脾经。本品辛散苦泄，芳香走窜，行气活血兼能舒筋，通经活络而止痛。没药味苦性平，也归心、肝、脾经，擅散瘀而活血，消肿定痛。

[**配伍功用**] 二药均能活血止痛，消肿生肌，但乳香辛温香润，能于血中行气，舒筋活络，消肿止痛；没药苦涩力强，功擅活血化瘀，偏于活血，两药参合，气血兼顾，共奏宣通脏腑、流通经络、活血祛瘀、消肿止痛、敛疮生肌之功。可泛治外伤痈肿之疼痛，瘀血之胃脘痛、心绞痛、风湿痹痛、经闭、痛经、癥瘕等。

[**用量用法**] 乳香 6~12g，没药 6~12g，煎汤服用。也可研细末温酒调服，每次 3g。二药味苦，入煎剂汤液浑浊，胃弱者多服易致呕吐，故用量不宜过多，胃弱者慎用，孕妇、疮疡已溃者均忌用。

[**用药心得**] 临床常以二药为基础，与其他药物配伍运用，泛治以瘀滞为主的诸痛。如配伍儿茶治疗跌打损伤、瘀滞肿痛，伤口溃而不愈者。儿茶性涩味苦，既能活血散瘀，又能收敛止血，有较好的行血止血效果，但

注意内服需包煎；配伍川乌头、片姜黄治疗痹证、跌打损伤等瘀滞疼痛，川乌头其气锋锐，通经络，利关节，寻蹊达径而直达病所，入煎剂宜先煎、久煎；片姜黄辛散温通苦泄，既入血分，又入气分，为血中气药，外散风寒湿邪，内行气血瘀滞，温经通络，尤长于行肢臂而止肩臂疼痛；配伍穿山甲治疗跌打损伤，瘀滞疼痛者，取穿山甲性专辛散，散瘀走窜，既能活血化瘀，又能通经消癥，伍用乳香、没药，则活血散瘀之力更强；治疗鹤膝风时，常配伍地骨皮，取"五圣散"之意，该药苦寒散湿，可用于治疗腰腿疼痛，筋骨痹痛；伍用制马钱子治疗风湿顽痹、四肢不遂及一切疮疡肿痛、跌打损伤等；配伍人工麝香治疗风寒湿痹，筋骨关节疼痛，顽固不愈，取麝香辛香，开通走散，使气行血活，脉通络畅，引药透达，即《本草述》所云"即虚而病于壅结痹者，亦必借之为先导"；配伍土鳖虫治疗瘀滞肿痛，土鳖虫味咸性寒入血，性善走窜，功擅破血逐瘀、续筋接骨。临床治疗多种痛证时，常配伍醋延胡索，该药辛润走散，既入血分，又入气分，《本草纲目》云："延胡索能行血中气滞，气中血滞，故专治一身上下诸痛。用之中的，妙不可言。"《本草求真》谓延胡索："跌仆损伤，不论是血是气，积而不散者，服此力能通达……以其性温，则于气血能行能畅；味辛，则于气血能润能散……盖延胡索能活血行气，第一品药也。"用醋制可加强其止痛之功。

9. 三棱、莪术

[单味功用] 三棱味苦辛，性平，归肝、脾经。本品味苦开泄，行散力猛，既入血分，又入气分，长于破血行气止痛，消积散结，用于血滞经闭或产后瘀滞腹痛，癥瘕积聚以及食积饱胀气滞、腹痛较甚之症，尤多用于治疗气血凝结所致的腹部肿块。据现代药理研究，三棱能改善血液流变性，具有抗凝血、抗血栓形成作用，还有抗癌作用。莪术味苦辛，性温，归肝、脾经，本品温通之力较大，功专行气破血、消积散结，用于治疗血瘀气滞所致的癥瘕积聚、心腹胀痛、血滞经闭、产后瘀阻等，又能治疗饮食积滞、胸腹满闷作痛、跌打肿痛等。现代药理研究表明，莪术油可增强瘤细胞的免疫性，从而起到抗肿瘤作用。

[**配伍功用**] 三棱味苦能降泄，为强有力的破血行气药，长于破血中之气，为血中气药，以破血消积；莪术辛温行散，苦温降泄，为气中血药，善破气中之血，以破气消积。二药合用，气血双施，活血化瘀，行气止痛，化积消癥力彰，主治瘀血癥瘕诸症。《医学衷中参西录》云："三棱，气味俱淡，微有辛意。莪术，味微苦，气微香，亦微有辛意。性皆微温，为化瘀血之要药……若细核二药之区别，化血之力三棱优于莪术，理气之力莪术优于三棱。"

[**用量用法**] 三棱 6~12g，莪术 6~12g，水煎服，醋制可加强止痛作用。

[**用药心得**] 三棱、莪术伍用，出自《经验良方》三棱丸，用于治疗血滞经闭腹痛。临床上以此二药配伍，可治疗气血瘀滞诸痛、癥瘕等。由于二药皆入肝经，既能活血，又能行气，故尤以治疗胁痛为常用。胁痛病程较短者，与四逆散合用，则柔肝理气、活血止痛之力倍增；病程较长者，或胁下有癥块，可与逍遥散相配，以补消兼施；胁下癥块坚硬，正气大伤者，当与四君子汤相伍，以健脾益气，复加醋鳖甲以软坚消积；兼湿热者，可合用茵陈蒿汤，以清肝利胆。治疗风湿痹痛时合用片姜黄，该药味辛、苦，性温，辛散温通苦泄，入肝、脾经，既能入血分活血祛瘀，又能入气分行散滞气，以活血行气止痛。治疗妇科癥瘕，常与桂枝茯苓丸合用，每收消癥止痛之效。张锡纯有"三棱、莪术，若治陡然腹胁疼痛，由于气血凝滞者，可单用三棱、莪术，不必以补药佐之；若治瘀血积久过坚者，原非数剂所能愈，必以补药佐之，方能久服无弊"之训，但三棱、莪术毕竟属于破血行气之品，易于耗气伤正，临床可视病程之长短，体质之强弱，适当配伍健脾益气药，俾攻伐而不伤正，补气以助气血畅行。

10. 蒲黄、五灵脂

[**单味功用**] 蒲黄味甘、辛，性凉，入肝、心包、脾经。本品生用、炒用均能止血，止血多炒用，因炒后性涩收敛，能增强止血作用，常用于外伤出血（外敷）及各种内出血。生用性滑，又能消瘀，用于多种血瘀证，可起到瘀去而痛止之效。五灵脂味苦、甘，性温，归肝经，苦泄温通，甘缓止痛，独入肝经，专行血分，长于止痛。《本草述》载本品可"主损伤

接骨"，用于瘀血阻滞所致的经闭、痛经、产后腹痛、胃脘痛及一切血滞作痛。

[配伍功用] 蒲黄辛香行散，专入血分，功善化瘀止血、祛瘀止痛；五灵脂味甘性温，入肝经血分，能通利血脉而散瘀止痛，止痛之力较强。二药合用，具有行气通经、祛瘀散结、芳香避秽之功效，临床适用于因气滞血瘀、邪闭所致的痛证。

[用量用法] 蒲黄内服 6~12g，须包煎，外用适量，研粉撒或调敷，化瘀止痛多生用，止血需炒用；五灵脂内服 6~15g，包煎，外用适量，研粉酒调敷。醋炒五灵脂可增强化瘀止痛作用。血虚无瘀及孕妇慎用。

[用药心得] 蒲黄、五灵脂伍用，名曰失笑散。本方出自宋代《太平惠民和剂局方》，用其治疗痛证疗效可靠。古人谓用本方后，痛者每在不觉之中诸痛悉除，不禁欣然失笑，故名失笑散。现代药理研究证明五灵脂能够缓解平滑肌痉挛，蒲黄可缩短凝血时间。蒲黄、五灵脂皆可活血化瘀，但蒲黄甘辛性凉，活血化瘀兼能止血，生用凉血止血、炒用收涩则功专止血；五灵脂苦甘性温，生用行气活血、化瘀止痛，炒用则化瘀止血。二药生用有通利血脉、化瘀止痛之功，经适当配伍，可用于治疗气滞血瘀之心腹疼痛、胸胁刺痛、痛经、闭经、月经不调、产后腹痛、恶露不绝等，亦可治疗跌打损伤之肿胀疼痛。如胸痹心痛属气滞血瘀者，配伍长于活血化瘀、行气止痛之降香，其化瘀止痛功效更加显著；如属于痰瘀互结者，伍瓜蒌薤白半夏汤，以化瘀通脉、宽胸化痰、降逆散结。失笑散配伍三棱、莪术，长于治疗气滞血瘀胁痛、胃脘痛；失笑散配高良姜、香附，治疗寒凝血滞所致之胃脘痛、痛经，收效多速；失笑散配伍生化汤，治疗妇人产后瘀血不下腹痛，功专力宏。二药炒炭用功专化瘀止血，用于治疗瘀血失血诸症。用失笑散止痛、止血，多属于"急则治其标"的权宜之计，还当依据辨证全面权衡遣方用药，或待病情缓解后从本论治。

11. 桃仁、红花

[单味功用] 桃仁味苦、甘，性平，入心、肝、大肠经，有破血祛瘀、润燥通便之功。本品苦能泻血滞，为破血祛瘀要药，善于治疗瘀血积滞之

经闭、痛经；又治腹中包块、产后瘀血腹痛、蓄血发狂、跌打损伤、瘀滞作痛、肺痈、肠痈诸症。又因其体润多脂，有润燥滑肠之效，用于肠燥便秘。红花味辛，性温，入心、肝经。《本草求真》云："红花辛苦而温，色红入血，为通瘀活血要剂。"本品善活血通经，祛瘀消肿止痛，用于治疗血瘀心胸疼痛、经闭、痛经、产后恶露不尽、瘀血积滞、小腹胀痛，还可用于治疗跌打损伤、瘀血肿痛以及关节酸痛等症。随着使用剂量的不同，红花具有和血、活血、破血的不同功效。

[**配伍功用**] 桃仁药性缓和而纯，无峻利克伐之弊，质重沉降，走下焦，达脏腑，长于破在下、在脏腑有形之瘀血；红花辛散温通，质轻升浮，走上焦，通经络，善于祛在上、在经络之瘀血。二药合用，相互促进，可化瘀血、通经闭、祛瘀生新、消肿止痛，治疗瘀血胸痛、腹痛、经闭、痈肿、瘀血肿痛等。

[**用量用法**] 桃仁 6~12g，红花 6~12g，水煎服。注意桃仁中的苦杏仁苷有呼吸麻痹副作用，故用量不宜过大。

[**用药心得**] 桃仁、红花的运用极其广泛，其配伍形式以《医宗金鉴》的桃红四物汤为代表。该方由四物汤加味桃仁、红花而成，其以养血活血的四物汤为基础，以化瘀而不峻猛的桃仁、红花为主药。现代药理研究表明，桃红四物汤具有扩张血管、抗炎、抗疲劳、抗休克、调节免疫功能、降脂、补充微量元素、抗过敏等作用。其可泛治内、外、妇、儿、眼、耳鼻喉、肿瘤等科以瘀血为主的疾病，如功能性子宫出血、痛经、偏头痛、癫痫、糖尿病周围神经病变、冠心病、慢性肾小球肾炎、血栓闭塞性脉管炎、小儿血小板减少性紫癜、荨麻疹、眼底出血等。如本方加入大剂量黄芪及适量地龙，即为补阳还五汤，用于治疗脑梗死疗效可靠；对偏头痛、面神经麻痹的治疗，则与牵正散合方，兼风痰阻滞者，再合入半夏白术天麻汤，屡用屡验；桃红四物汤与黄芪桂枝五物汤相配，为治疗糖尿病周围神经病变的基础方，兼烦渴多饮，多食易饥者，加玄参、天花粉、黄连，手足麻木甚者，加蜈蚣、地龙；桃红四物汤与地肤子、白鲜皮、白蒺藜、炒乌梅相伍，治疗皮肤瘙痒症，颇为灵验；本方与桂枝汤合用，可治疗皮

肤色素沉着；用本方合失笑散系治疗痛经的常用方，兼气滞者加柴胡、香附、青皮，兼寒凝者加小茴香、肉桂，痛剧者加醋玄胡索，兼血虚者加阿胶，兼气虚者加黄芪。

12. 乌贼骨、茜草

[**单味功用**] 乌贼骨、茜草对药始见于《黄帝内经》，二药配以雀卵、鲍鱼汁治疗血枯经闭，称"四乌鲗骨一藘茹丸"。乌鲗骨即乌贼骨，藘茹即茜草。乌贼骨味咸、涩，性微温，归肝、肾经，长于收敛止血、固精止带，又能制酸止痛，用于治疗胃和十二指肠溃疡之反酸烧心、胃脘痛等，还能研末外用以祛湿敛疮。茜草味苦，性寒，归肝经，功能凉血化瘀、止血通经，用于血热夹瘀之出血证、跌打损伤，及风湿热痹等。

[**配伍功用**] 乌贼骨禀水中阳气，有收敛止泻止血、固精止带、制酸止痛之功，以收为主；茜草凉血止血，行瘀通经，以行为要。二药伍用，一涩一散，一止一行，以补涩为主，涩中寓通，相反相成，共奏止血不留瘀、活血不耗血之妙，多用于治疗慢性胃炎、胃溃疡、多种妇科病等。雀卵（无麻雀卵可用鹌鹑蛋代替）为补益精血之妙品；鲍鱼能通血脉，益精气。精血得以滋填，化源不绝，冲任脉盛，则月事应期而潮。

[**用量用法**] 乌贼骨 10~30g，茜草 10~15g，水煎服。茜草止血炒用或炙用，活血通经生用或酒炒用。

[**用药心得**] 乌贼骨与茜草配伍，内服外用均可，临床运用广泛。如用于胃痞、胃脘痛烧心吐酸者，每与浙贝母、煅瓦楞子同用，效果较著，但乌贼骨多服久服易致便秘，需适当配伍润肠药；用于湿疮、湿疹溃烂者配黄连、苦参，以清热燥湿、泻火解毒；用于遗精、滑精、带下淋漓者，伍桑螵蛸、益智仁，助肾阳固肾气，以治其本，涩敛止遗、固精止带以治其标；二药用于不同证型的崩漏皆有可靠疗效，尤宜用于肾虚不固者。

月经过多或尿血不止者，茜草、乌贼骨合用，一凉血止血，一收敛止血，用于热迫血分证，颇为合拍；气不摄血而月经过多者，加党参、黄芪、阿胶、当归，以补气摄血养血。乌贼骨与桑螵蛸均可固涩，但同中有异。前者味咸涩，性微温，虽无补益之功，但善收敛止遗；后者甘咸性平，补肝肾、固肾气而涩精止带。

13. 栀子、淡豆豉

[单味功用] 栀子味苦，性寒，入心、肝、肺、胃、三焦经，本品生用泻火，炒黑止血，姜汁炒止呕。它既能清泻三焦之火而除烦，治疗肝热目赤肿痛等症，还能清利湿热，治疗湿热黄疸、疼痛、发热、纳呆、尿频色黄等症，兼能凉血止血，治疗血热妄行所致的吐血、衄血、尿血等症。淡豆豉味辛、甘、微苦，性平，入肺、脾经，既能发散表邪，透邪外达，用于治疗感冒、发热等症，又能散郁清热除烦，用于治疗热病后期的余热未尽，胸中烦闷、虚烦不眠等症。

[配伍功用] 栀子色赤入心，苦寒清降，通利下行，善导心肺三焦之热下行而利小便，有良好的清热除烦、解毒除湿之功。本品炒后入药，既能走血分以清血分之热，又能出于气分，以清气分之热，可谓气血两清；淡豆豉色黑，能发汗开腠理，宣透表邪，散郁除烦。栀子偏于清，淡豆豉偏于解，二药伍用，一清一解，发汗解肌，宣透表邪，清泄里热，解郁除烦甚妙。

[用量用法] 栀子 3~10g；淡豆豉 10~30g，水煎服。栀子清热解毒宜生用，凉血止血宜炒用。

[用药心得] 栀子、淡豆豉伍用，出自《伤寒论》栀子豉汤，用于治疗伤寒汗、吐、下后虚烦不得眠，心中懊恼。临床常用于治疗妇女更年期综合征所出现的心烦不得眠等，并且根据患者的临床表现，结合舌象、脉象，权衡郁热在气在血的主次，而决定二药的剂量。

14. 僵蚕、全蝎、蝉蜕

[单味功用] 僵蚕味咸、辛，性微寒，归肝、肺经，外能祛风定痛，内能息风止痉，可用于多种肝风及风热诸证，还能化痰散结，用于治疗痰核瘰疬等。现代药理研究表明，僵蚕有催眠、抗惊厥、降血糖、抗肿瘤作用。全蝎味辛性平，有毒，主入肝经，为治肝经风痰要药，长于息肝风、止惊搐，兼有祛风通络止痛之功，主要用于肝风内动、风湿顽痹之症。蝉蜕味甘，性寒，归肺、肝经，其甘寒清热，质轻疏散，外能疏散风热以解表，

内能平息肝风以止痉，为风热诸证及肝风内动所常用。蝉蜕退热以头脚为强，全蝉蜕次之，蝉蜕身为差。

[配伍功用] 僵蚕得清化之气，僵而不腐，其气味俱薄，轻浮而升，能祛风解痉、化痰散结、通络止痛；全蝎平肝息风解痉，祛风通络止痛，解毒散结消肿；蝉蜕为土木余气所化，质轻性浮能达表，其气清虚，味甘性寒能凉散风热，又善清肝经风热，祛风定惊解痉。三药配伍，外能疏风清热，内能息风止痉、通络止痛，其力倍增。

[用量用法] 僵蚕 3~10g 水煎服，研末每次 1~1.5g，日 2 次；全蝎 2~5g 水煎服，亦可研为细末，每次服 1~1.5g，日 2 次。本品有毒，不可用量过大。蝉蜕 3~10g 水煎服。

[用药心得] 僵蚕与全蝎、蝉蜕同用出自五虎追风散，该方为治疗破伤风初期的常用方。三药配伍，具有祛风止痛、化痰通络、凉肝息风、解痉安神之功，是治疗肝风内动、痰瘀互结头痛的主药。蚕食桑而生长，故得桑叶凉散走泄、肃杀清降之性，而长于行散走窜，以散风热、清头目、利肝气、镇肝风；蝉蜕甘寒清热，质轻上浮，长于疏散风热，既能疏散肝经风热，又可凉肝息风止痉；全蝎无清热之力，其在疏风清热的基础上，以搜风通络定痛，为治标之用。三药相伍，其散风通络、解痉镇痛之功弥增，经合理配伍可适用于多种头痛。《中医方剂大辞典》共收集治疗头痛处方500 余首，除去重复及外用方，实得用虫类药方剂 81 首，全蝎、僵蚕同用方 19 首，可见全蝎、僵蚕是治疗头痛方剂中最常用的虫类对药。若用于治疗痰热头痛，当与生石膏、胆南星合用，以清热化痰、降逆通窍，使清泄与通络并重。虚证头痛用虫类药宜慎，必要时需酌情与益气养血等扶正药配伍。此外，以僵蚕、全蝎、蝉蜕为主，经适当配伍，运用范围较广。如治疗风热攻目、脾虚肝旺之儿童眨眼症，每获显效；用其治疗风痰阻络而致的功能性面神经麻痹、三叉神经痛，可与半夏白术天麻汤、白附子同用；各型颈椎病兼有"风痰入络"之象者，与三味药配伍多可提高疗效；治疗风寒湿顽痹之筋脉拘挛、肢体关节疼痛等症，以僵蚕、全蝎与制川乌同用，可收息风舒筋、蠲痹止痛之功效。

15. 石菖蒲、远志

[**单味功用**] 石菖蒲味辛，性温，主入心、胃经，既能除痰利心窍，治疗痰湿蒙闭、清阳不升而引起的神识不清、耳聋目昏、精神迟钝以及癫痫、痴呆等症，又能化湿以和中，用于湿困脾胃所致的胸脘胀闷、腹痛等症，还可治疗和痰有关的某些病证，如癫证、狂证等。远志味苦、辛，性温，归心、肺、肾经，有苦泄辛散温行之效，能交通心肾而安神，用于治疗思虑过度、情志抑郁所致的心神不安、失眠、健忘等；又可豁痰开窍，治疗痰阻心窍所致的神志不安、癫痫、咳嗽痰多等。

[**配伍功用**] 石菖蒲辛散温通，利气通窍，辟浊化湿，理气化痰；远志芳香清冽，辛温行散，宁心安神。远志通于肾交于心，石菖蒲开窍启闭宁神，二药伍用，通心窍、交心肾、益肾健脑聪智、开窍启闭宁神之力增强，治疗头脑不清、心神不稳、心烦意乱、失眠、记忆力减退，甚或痴呆等。

[**用量用法**] 石菖蒲 9~15g，远志 9~15g，水煎服。

[**用药心得**] 石菖蒲、远志伍用，名曰远志汤，出自《圣济总录》，用于治疗久心痛。《千金要方》加入龟板、龙骨，谓之孔圣枕中丹，用于治疗心血虚弱、精神恍惚、心神不安、健忘、失眠等。临证时往往以二药伍用温胆汤，治疗中风失语、痰蒙心窍，收效甚佳。治疗心肾不交之心神不宁、失眠健忘、遗精等，往往以二药联合龙骨、牡蛎等甘涩质重之品，以下入肾经，固涩精液，收敛阳气，使精气秘而不泄，从而使水火相济，生化无穷。

16. 木瓜、桑枝

[**单味功用**] 木瓜味酸，性温，入肝、脾经，《本草正义》载："木瓜，用此者用其敛酸，酸能走筋，敛能固脱，得木味之正，故尤专入肝，益筋走血。疗腰膝乏力、脚气，引经所不可缺，气滞能和，气脱能固。"木瓜入肝经能益血舒筋而活络，为治疗风寒湿痹、筋脉拘挛之要药；入脾经能化湿调中而和胃，治疗湿浊伤中，吐泻转筋，脚气水肿。桑枝味苦性平，归肝经，主要作用祛风通络，而苦寒又能清热，主治风湿痹痛，尤其是热痹，偏于上肢痹痛尤为适宜。

[**配伍功用**] 木瓜味酸入肝，善于舒筋活络、和血益筋、祛湿除痹，为治疗筋骨风寒湿痹、筋脉拘挛之要药；桑枝祛风湿而善达四肢经络，通利筋脉关节，二药相合，祛风湿，利关节，痹证无论新久、寒热均可应用。

[**用量用法**] 木瓜 15~30g；桑枝 15~30g，水煎服。

[**用药心得**] 临床以二药配伍治疗风湿痹痛以上肢痹痛明显者效果甚佳，若治疗下肢痹痛明显的可伍用牛膝。临床治疗高尿酸血症或痛风时，往往以二药联合，配合山慈菇、土茯苓、萆薢、蚤休，并以白茅根水煎代茶饮频服，可收到降尿酸的效果。若兼小腿抽筋、疼痛难忍者，可加入大剂薏苡仁、白芍，以渗湿通痹、柔筋缓急。

17. 防风、乌梅

[**单味功用**] 防风味辛、甘，性微温，入膀胱、肝、脾经。本品辛散祛风，微温不燥，甘缓不峻，前人称之为风药中润剂，善走上焦，通治诸风，不论外风内风均可应用，功能祛风解表、祛湿止痛、息风解痉，用于治疗外感风寒表证、风湿痹痛及破伤风等。据现代药理研究，防风煎剂有解热、抗惊厥作用。乌梅味酸，性平，归肝、脾、肺、大肠经。本品酸涩，功善收敛，上能敛肺气，下能涩大肠，入胃能生津、安蛔，凡久咳、久泻、蛔虫腹痛及内热消渴等证，均为常用。乌梅煎剂有促进胆汁分泌和排泄、抗过敏、增强机体免疫力作用。

[**配伍功用**] 防风系治疗风邪为患之主药，辛温祛全身之风；乌梅酸涩，清凉生津，敛肺和胃。防风以升散祛风为主，乌梅以酸敛肺胃为要，二药配伍，一散一收，相互制约，相互为用，祛风抗过敏之力增强，为治疗荨麻疹、过敏性鼻炎、湿疹等的常用对药。

[**用量用法**] 防风 6~12g；乌梅肉 9~15g，大剂量可用 25~50g，水煎服。

[**用药心得**] 乌梅、防风配伍，能祛风胜热，补血敛阴，临床治疗过敏性疾病，收效甚佳。药理研究表明乌梅、甘草、大枣均有抗过敏作用，防风对关节有镇痛作用。在防风祛风胜热、乌梅酸收敛阴的基础上，合用生甘草之清热解毒、大枣之补血养血，以提高疗效。脾肺气虚，营卫不和者，合黄芪桂枝五物汤；皮肤紫癜鲜红，舌质红者，配水牛角粉、生石膏、鲜

生地黄、紫草；阴虚内热者加六味地黄丸或大补阴丸。据报道乌梅有增强抗凝效果，大剂量联用时易发生出血性不良反应。

18. 大黄、制附子

[单味功用] 大黄味苦，性寒，入脾、胃、肝、大肠、心经。本品苦寒沉降，走而不守，既善荡涤胃肠实热积滞以通便，又泻血分热毒而破瘀，治疗便秘腑实证、产后瘀血腹痛、血瘀经闭以及跌打损伤、湿热黄疸等。制附子味辛，性大热，有毒，归心、脾、肾经。本品辛热燥烈，纯阳有毒，其性走而不守，上助心阳，中温脾阳，下暖肾阳，为"回阳救逆第一品"，用于治疗阳气衰微、阴寒内盛或因大汗、大吐、大下所致的四肢厥逆、冷汗自出、脉微欲绝的亡阳虚脱证。本品辛甘温煦，功能峻补下焦元阳，归十二经补一身之阳气，用于心、脾、肾诸脏阳气不足之证。借其纯阳燥烈，善行之性，能散一身风寒湿邪、温经通络散寒止痛，用于风寒湿痹、寒湿较盛、周身骨节疼痛之症。《本草备要》曰："附子，补肾命火，主风寒湿。"

[配伍功用] 大黄与制附子相伍，是临床常用的温下对药。大黄苦寒泻下，其性沉而不浮，其用走而不守，故号称"将军"，功专通腑导滞、祛瘀解毒、推陈出新、泻下体内蓄积浊邪；附子大辛大热，走而不守，功专温脾暖肾，治疗寒气生于内，卫阳虚于外。二药温清并用，温而不燥，清而不凝，补泻兼顾，治疗寒积内停效彰。

[用量用法] 大黄 5~10g，泻下宜生用，后下；制附子 5~15g，先煎 60分钟，至口尝无麻辣感为度。

[用药心得] 附子上温心阳以通脉，中温脾阳以助健运，下温肾阳以益火，温经散寒止痛。大黄荡涤胃肠积滞而泄浊，泻血分实热，清热解毒，祛血热瘀滞。二药寒温并用，温清合施，补泻兼顾，清热无伤阳之弊，温阳无劫阴之害，温阳之中具有导滞之功，通而拔邪，推陈出新。清代医家徐灵胎指出"附子补火以温积寒，大黄通闭以除结热。寒热各制而合服之，是偶方中反佐之奇法也"。临床常用二药伍用蒲公英治疗肾功能不全失代偿期及尿毒症，疗效可靠。尿毒症与中医"关格"一证相类似，即如《伤寒论》所云："关则不得小便，格则吐逆。"其多因脾肾阳衰，气化功能不足，

使湿蕴成浊，升降失司，浊阴不降而在体内蓄积，故治疗应以固护肾气、通下泄浊为基本治法。方用附子温补以治本，大黄泻浊以治标，宣清导浊，标本兼顾，二药合用，共奏温脾益肾、泻浊祛瘀之功。还可用制附子、生大黄为主保留灌肠，以提高疗效。可加蒲公英清热解毒，降低肠道毒素，抑制肠道细菌的繁殖；加生牡蛎镇惊安神，益阴潜阳，并能制约大黄泻下太过。

19. 龙骨、牡蛎

[**单味功用**] 龙骨味甘、涩，性平，入心、肝、肾经。本品质重，黏涩，能镇惊安神、平降肝阳、收敛固涩，用于治疗阴虚阳亢证之烦躁易怒、头晕目眩等，又能治疗神志不安、心悸、失眠以及惊痫、癫狂等。牡蛎味咸、涩，性微寒，入肝、胆、肾经，本品既能平肝潜阳，用于治疗阴虚阳亢证之烦躁不安、心神不宁、心悸怔忡、失眠、头晕耳鸣等，又能软坚散结，用于治疗痰火郁结所致的瘰疬、痰核、瘿瘤，以及气血不活所致的肝脾肿大等。

[**配伍功用**] 龙骨质体重坠，为化石之属，功专平肝潜阳、镇静安神、敛汗固精、止血涩肠；牡蛎质体沉重，为贝壳之类，功善敛阴潜阳、涩精、止汗止带、化痰软坚。二药参合，相互促进，益阴潜阳、镇静安神、软坚散结、涩精止血止带作用增强，治疗心神不宁、惊悸、健忘、失眠、虚汗遗精、久痢久泻、崩漏、白带及虚阳上越之头昏目眩，以及胁下胀痛、咯血、吐血久不愈者。

[**用量用法**] 生龙骨 15~30g，生牡蛎 15~30g，打碎先煎，二药煅用可收湿敛疮。

[**用药心得**] 龙骨、牡蛎伍用，出自《伤寒论》桂枝甘草龙骨牡蛎汤，治疗火逆下后加烧针，心阳受损而烦躁不安。近代著名医家张锡纯善用龙骨、牡蛎，常获奇效，值得借鉴。其所著《医学衷中参西录》认为："龙骨、牡蛎敛正气而不敛邪气，凡心气耗散、肺气息贲、肝气浮越、肾气滑脱，用之皆有捷效。即证兼瘀、兼疼或兼外感，放胆用之，毫无妨碍。"临证受其启发，用二药相伍治疗更年期综合征、心因性疾病等，并可治疗由心阳

虚损所引起的其他一些病证。如凡心虚怔忡、惊悸不寐者，用其治疗，有补心养神、镇惊安魂之妙，实为安魂强魄之良药。若治疗营卫不和之自汗证，可用桂枝加龙骨牡蛎汤；治疗妇人脏阴不足，致精神恍惚，悲伤欲哭，不能自主之"脏躁"证，则合用甘麦大枣汤，以养心安神、补脾益气。

20. 防风、防己

[**单味功用**] 防风味辛、甘，性微温，入膀胱、肝、脾经，微温不燥，甘缓不峻，前人称之为风药中润剂。功能祛风解表，祛湿止痛，祛风解痉，用于治疗外感风寒表证、风湿痹痛及破伤风等。《本草汇言》曰："防风，散风寒湿之药也，故主诸风周身不遂，骨节酸痛，四肢挛急，痿痹痫痉等证。"防己味苦、辛，性寒，归膀胱、肺、胃经。本品苦寒清降，味辛发散，外能祛风除湿，内能利水消肿，用于风湿痹痛、水肿、小便不利、脚气而兼有热象者。汉防己利水消肿作用较强，木防己祛风湿止痛作用较好。据现代药理研究，汉防己有抗炎、降压、抗心律失常作用，木防己有镇静、镇痛作用。

[**配伍功用**] 防风气薄性升，不缓不燥，外可祛肌肉筋骨之湿，内可胜脾胃之湿，能祛风则去外湿之力更强，为较常用的祛风湿、止痹痛药物。防己辛苦性寒，宣通上下，祛风除湿，宣壅滞，通经络，善走下行，利水饮之邪，清湿热而利大小便，使水气、湿热之邪从下而去，为治水气之要药。二药相合，一散一利，宣行表里水湿之功增，祛风湿通经络止痹痛之力强。

[**用量用法**] 防风 6~12g；防己 6~15g，水煎服。临床运用防己，凡水肿、腹水、脚气浮肿之实证，宜生用；若属虚证，则炒用；治湿热痹痛，应生用；治寒湿痹痛，宜酒炒用。

[**用药心得**] 汉防己、木防己均有祛风湿止痛、利水消肿之功，用于风湿痹证及水肿、小便不利等症。然二者各有所长，汉防己主水气，而长于利水消肿，治下半身水肿、湿脚气多用；木防己主风气，而偏于祛风湿止痛，多用于风湿痹痛及上半身水肿等症。正如《本草求真》所言："治风须用木防己，治水须用汉防己。"《金匮要略》用防己治水病的方剂有防己

黄芪汤、防己茯苓汤;用防己治痰饮病的有木防己汤、木防己去石膏加茯苓芒硝汤。《千金要方》治遗尿,小便涩,有三物防己汤。这些方剂皆运用了防己通气行水的功效。防己用量不可过大,以免引起恶心、呕吐、震颤、呼吸麻痹、窒息等中毒症状。防风善走上焦,通治诸风,不但外风内风均可应用,治疗内伤杂病亦可运用。如脾虚湿盛泄泻用防风,意在风药胜湿;中气下陷用防风,可随补气诸药升举阳气;因肝脾不和所致泄泻者,防风可辛散肝郁,疏理脾气,又为脾经引经之药,并能胜湿以助止泻;若属中气下陷崩漏者,防风升举阳气,气上则血上,更何况防风炒黑止血尤妙,可生、炒两用,但用量皆宜小,取其轻者升散,若用量重则成发散,反致不利。防己与防风同用,还可治疗面目四肢浮肿,若小便不利者加黄芪、茯苓,以甘温补中,益气升阳行水。黄芪与防己相配,外宣内达,通行诸经,益气利水而不伤正;防风配黄芪,还可走表行水,以加强祛风除湿之效;茯苓淡渗健脾利水,与防己相合,健脾利水消肿作用得以增强。

21. 羌活、独活

[**单味功用**] 羌活味辛、苦,性温,归膀胱、肾经。本品辛温发散,苦温除湿,既能除肌表风寒之邪,又能祛经络寒湿痹阻,擅长治疗上部疼痛。独活味辛、苦,性温,归肝、肾、膀胱经。本品辛散苦燥,祛风除湿,功擅治疗偏于下、偏于里之风湿痹痛、腰膝部疼痛等。

[**配伍功用**] 羌活发散力强,主散肌表之游风及寒湿,故风寒在表之头痛、身痛及人体上部之风寒湿痹多用之;独活辛散力缓,善祛在里之伏风,又可除湿,故多用于人体下部腰膝筋骨间风湿痹痛,兼治伏风头痛。二药合用,一上一下,擅治肩、臂或一身尽痛,属于风寒湿痹者。

[**用量用法**] 羌活6~12g,独活9~15g,水煎服。

[**用药心得**] 羌活、独活,为临床常用对药,皆能逐风胜湿,通利关节,常可用于风寒湿痹,及风寒兼湿的外感表证。但临床运用又不尽相同,羌活气味雄烈,燥散性大,还主入足太阳膀胱经,其发散解表力强,能直达巅顶,横行肢臂,以除上部头项肩背之痛见长,故病邪在上在表者宜用之,如风寒湿表证、太阳经头痛及项背强痛。而独活气味淡薄,性亦和缓,

主入足少阴肾经，性善下行而入里，长于祛腰膝筋骨间风湿及少阴伏风头痛，且祛风湿力强，是治风湿痹痛之常用要药，但解表之力不如羌活。若一身尽痛，则二者可配伍同用，以提高疗效。用羌活治疗上肢、肩、臂疼痛，宜与片姜黄、桂枝、葛根相配；治疗风寒夹湿，头痛如裹者，与苍术、荆芥、防风、川芎相伍，可获奇效；颈椎病肩臂麻木、疼痛，久治不愈，属风湿伏于足太阳膀胱经、血瘀脉络者，常需重用羌活，并合用葛根、鹿角霜、乌梢蛇、地龙，以升太阳经和督脉经之阳，通络止痛。用独活治疗腰腿痛独擅其长，偏于寒湿者，与制川乌头、薏苡仁、川木瓜、苍术同用；偏于肝肾亏虚者，与桑寄生、川续断、杜仲、川牛膝相配；偏于血瘀者，伍桃仁、红花、川牛膝、蜈蚣。

22. 防风、白术

[**单味功用**] 防风味辛、甘，性微温，入膀胱、肝、脾经。本品辛散祛风，微温不燥，甘缓不峻，前人称之为风药中润剂，善走上焦，通治诸风，不论外风内风均可应用，功能疏风解表、祛湿止痛、祛风解痉，用于治疗外感风寒表证、风湿痹痛及破伤风等。《本草汇言》曰："防风，散风寒湿之药也，故主诸风周身不遂，骨节酸痛，四肢挛急，痿痹痫痉等证。"白术味甘、苦，性温，归脾、胃经，以健脾燥湿为主要作用，被誉为"补气健脾第一要药"。本品既长于补气以复脾运，又能燥湿、利尿以除湿邪。

[**配伍功用**] 防风辛温散风，甘缓不峻，为治风通用之药，且能胜湿，又有解痉作用；白术甘苦性温，功能健脾益气，兼能燥湿、止汗安胎，用于脾胃气虚、胎动不安、风湿痹痛。二药参合，攻补兼施，外解表邪，内补中气，治疗太阴脾虚、肌表不固、感受风寒、内外交困、恶风、头痛、自汗、食少泄泻等症。

[**用量用法**] 防风 6~12g；白术 9~15g，水煎服。白术燥湿利水生用，补气健脾炒用，健脾止泻炒焦用。

[**用药心得**] 防风、白术与黄芪合用即玉屏风散，具有益气固表止汗之功，主治表虚汗出恶风，面色㿠白，舌质淡，苔薄白，脉浮虚。亦治虚人腠理不固，易感风邪。临床常用于治疗或预防反复上呼吸道感染、肾小

球肾炎易于因伤风感冒而诱致病情反复者，以及过敏性鼻炎、慢性荨麻疹、支气管哮喘等每因感受风邪而致反复发作的过敏性疾病。白术甘苦温，健脾益气，助黄芪以加强益气固表之功；防风辛温走表而散风邪，且黄芪得防风，固表而不致留邪；防风得黄芪，祛邪而不伤正，补中寓疏，散中寓补，相得益彰。若汗出较多，可加浮小麦、煅牡蛎等，以加强固表止汗之功；若兼风寒袭表，可与桂枝汤合用，以益气固表、调和营卫；急慢性鼻炎、鼻窦炎及过敏性鼻炎等病，鼻流浊涕不止，证属风邪所致者，可配伍苍耳子、辛夷、白芷、川芎，以疏风解表、通利鼻窍。急性肠炎、慢性结肠炎、肠易激综合征等病，症见泄泻肠鸣、泻必腹痛、泻后痛缓，属于脾虚肝旺所致者，可与白芍、陈皮相配，即合痛泻要方，以土中泻木，共奏健脾柔肝、祛湿止泻之功。防风为理脾引经要药，取其"风能胜湿"之意，有利于祛湿止泻；防风与疏肝药合用，可助疏肝解郁之力；与健脾药相伍，能鼓舞脾胃清阳，使清阳升、湿气化，脾自健而泻自止。白术苦燥湿，甘补脾，温和中，炒焦用尤能燥湿醒脾以止泻。药物用量应随证变化，以腹痛为主者，责之肝强，宜重用白芍；以泄泻为主者，责之脾虚，宜重用焦白术。久泄者，加炒升麻以升阳止泻；腹胀、纳呆者，加焦山楂、炙鸡内金以消积导滞；大便夹有黏液，舌苔黄腻者，可加黄连、煨木香，以清热燥湿、理气止泻；泄泻如注者，加茯苓、车前子，以利湿止泻。倦怠乏力者，加党参、炒山药，以健脾益气。同时，治疗肝脾失调泄泻，发作期以抑肝扶脾、调和肠胃治标为主；缓解期以健脾益气治本为重，以恢复胃肠正常的受纳、传导功能，防止腹痛泄泻复发。若属于溃疡性结肠炎者，每因情志失调而发作，要重视调畅情志，治疗要持之以恒，善于守方守法。

23. 郁金、合欢花

[单味功用] 郁金味苦、辛，性微寒，入心、肺、肝、胆经。本品辛散苦泄能祛血中瘀滞，可行气解郁，活血祛瘀，用于肝郁气滞所致的胸腹胁肋诸痛、痛经及跌打损伤等；又能凉血清心，利胆退黄，用于惊痫癫狂、痰热蒙窍，以及肝胆湿热或郁热所致的黄疸、胁肋疼痛；还能凉血止血、祛瘀生新，用于治疗热邪伤于络脉而引起的吐血、衄血、尿血等症而兼有

瘀滞证候者。合欢花味甘，性平，入心、肝经，功能养心安神、解郁活血，用于烦躁失眠等。

[**配伍功用**] 郁金既入气分，又入血分，行气解郁，祛瘀止痛，凉血清心，利胆退黄；合欢花疏肝解郁安神。二药合用，气血并治，行气活血，解郁止痛之力增强，用于治疗肝郁气滞、气血不和所致的胁肋胀痛、心烦失眠等。

[**用量用法**] 郁金 6~12g，合欢花 10~15g，水煎服。

[**用药心得**] 郁金、合欢花配伍，可广泛用治所欲不遂、气血不和、心神不宁所致的心烦失眠等，临证每以解郁合欢汤为代表方化裁，获效多良。该方出自《证类本草》卷十引《本草图经》，名见《赤水玄珠》卷九，由合欢花、郁金、当归、白芍、丹参、柏子仁、栀子、柴胡、薄荷、茯神、红枣、沉香、橘饼组成，具有解郁清热、养血安神之功。若病程日久，肝郁化火伤阴，症见情绪不宁、口渴喜饮、多食易饥、烦躁易怒、心烦口苦、溲赤便秘，舌质红，舌苔黄或少苔，脉弦数者，减沉香、橘饼，加生地黄、牡丹皮、地骨皮、枸杞子，以疏肝理气、滋阴清热；女子因情志内伤而月经量少，色黯，甚或闭经，兼性情忧郁，心烦失眠，口干咽燥，大便干结，舌苔薄白，舌质黯红、脉弦细者，证属阴虚血瘀、肝郁气滞，宜加入紫丹参、紫参（石见穿）、紫石英、淮小麦、琥珀，"三紫"相伍，上能定志除烦，下能养血通经；淮小麦与柏子仁相配，养心安神，润燥养营，属疗神志之要药；琥珀功擅重镇安神，且本品主降，善走血分，消气滞，逐瘀血，通经脉，和气血。神经衰弱之失眠多梦，兼头胀痛、眩晕，或口苦面红，舌质红苔少，脉弦细数者，证属肝阴不足，肝阳上亢，宜与石决明、桑寄生、枸杞子、菊花同用，以平肝潜阳、养阴安神。

传略与专访

韦绪性传略
——专访全国名老中医、著名中医疼痛学家韦绪性教授

痴心研修（岐黄），学博思精，被誉为"今日'韦编三绝'"；躬身临床，佛心仙技，被患者亲切地称为"韦一趟"；传承岐黄，言传身教，桃李不言，下自成蹊；勤于著述，著作等身，是国内公认的中医疼痛学创始人、著名中医疼痛学家……人的一生若能在某个领域取得成就已属不易，若在多个领域取得成就更属不易。他学贯古今，识通天人，取精用宏，集医疗、教学、科研、医院管理诸多成就于一身，荣获国家、省、市多项殊荣，饮誉国内。他就是二级主任中医师、国家中医药管理局韦绪性全国名老中医传承工作室指导老师、第五批全国老中医药专家学术经验继承工作指导老师、博士研究生导师（师承）、全国知识型职工先进个人、省管优秀专家、河南省首批名中医韦绪性教授。笔者多次采访他曾被反复婉拒，当问及其故时，他说"明代医家裴一中提出的学贯今古，识通天人，才近仙，心近佛四条从医标准，我虽难达如此境界，但'佛者，慈爱为怀，普济众生；仙者，才智出众，技艺超群'是我从医的基本追求。所憾者，我在医德医术的修炼上，距前贤佛心、仙技的要求距离甚远，唯恐愧对你们的盛情"。由此，笔者进一步感悟到韦老师取得非凡成就的真谛。

一、名师垂范，志存高远

"学医之路多艰辛，幸得良师教诲，尤其是三位恩师对我影响最为深远。"在韦绪性老师的从医之路上，他终生不忘三位恩师的厚爱和言传身教。出生于中医世家的韦绪性老师，自幼随其父韦献贵先生学习中医，对岐黄之道情有独钟，并立志长大从医，造福一方。他说："家父亦儒亦医，乐善好施，其终生不仅深研岐黄之道，躬身临床实践，学验俱丰，而且通晓儒、道、释之学，并对书法有较深造诣。"在父亲的指导下，他勤求古训，博采新知，自幼年即开始背诵药性赋、汤头歌、脉诀等必备的中医知识，并逐渐接受临床实践的锻炼。读初中时，他利用寒暑假参加县里的专业培训班，并能独立诊治常见病、多发病。尤其令他终生难忘的是，1969年秋乙脑疫疾大流行，16岁的他被抽调到公社卫生院帮助工作，通宵达旦地救治患儿，练就了抢救危重病人及"腰椎穿刺"等基本功。这一年，16岁的他正式步入了中医临床殿堂，开始了他对中医学长达半个世纪的执着追求。在韦老师心里，父亲既是慈父，又是严师，他满怀深情地说："先父韦献贵仙逝30多年了，每忆起他老人家的音容笑貌和谆谆教诲，都会给我信心和力量。50年前，我跟随父亲抄方，侍诊其左右，得以初入中医门径，渐窥中医堂奥。他那厚重的学识、儒雅的修养、严谨的学风与独特的诊疗特点，一直渗透入我的身心之中。"

1972年春季，带着对中医知识和诊疗技术的渴望及未来远大目标的追求，韦绪性老师被录取到河南中医学院中医专业学习，他倍加珍惜这次难得的学习机遇，他像一只辛勤的蜜蜂，抓住点滴时间，拼命地从中医学宝库中汲取营养。他入校学习期间，在教室内，认真聆听各位师长的谆谆教诲；在病房里，他经常受到带教老师的指点；在图书馆里，他就像一头刚刚卸犁的春牛忘情地汲取着知识的营养。三年半的时间里，他记下了近百万字的读书笔记，并以优异的成绩毕业。尤其是他有幸经常聆听河南中医学院原院长、我国当今国医大师李振华教授的授课，并在临床上受到李教授的指导，李教授那深厚的中医专业功底和严谨治学的精神，深深影响了韦老师一生的从医之路。更令韦老师难以忘怀的是，李教授不但精心指导、传授中医真谛，而且还在科研上给任务、压担子，促使其尽快出成绩。如早在20世纪90年代，韦老师协助李教授编写《中国传统脾胃病学》时，李教授在多名资深教授任编委的情况下，毅然决定由韦绪性任副主编，在学术上给予他很高的评价，支持他克服种种困难出色地完成了编写任务。大学毕业40余年来，他向恩师的求教从不间断，而恩师对他则提出了"重修德，出精品"的严格要求。

1982~1984年，韦老师在中国中医研究院（今中国中医科学院）全国中医研究班学习期间，既系统研读了中医四大经典原著、科研方法等课程，也随师临床研修。在理论学习上，诸多全国著名中医大家应邀亲自授课，不但学习了理论知识，也学到了他们珍贵的临床经验、治学方法，使其眼界大开，理论素养、诊疗水平和科研能力日增。其间有幸随全国著名中医学家董建华、赵绍琴、刘渡舟、方药中、姜春华、何任、时振声、万友生、王琦、于天星等教授课堂、临床学习，受益匪浅。尤其当今国医大师王琦教授对韦老师关爱备至，带教指导颇多，韦老师尽得恩师真传。恩师在繁重的教学、诊疗、科研情况下，常常于周末之夜约韦老师到其书斋促膝长谈，谆谆教诲。就修身、治学、临床、科研之道，每每给予点拨，令其茅塞顿开，激情满怀，自然使其受益终生。每忆及此，韦老师感恩之情油然而生。30余年来，他恪守"医人者仁医，仁医者医人"师训，向恩师的求教与日俱增，并多次参与恩师赐予的论著编写和重大学术活动，系统地师承了王琦教授中医体质学学术特长，为自身的学术创新和发展汲取了源头活水。

二、韦编三绝，厚积薄发

韦绪性老师在半个世纪的中医医疗、教学、科研工作实践中，以惊人的毅力，持之以恒，顽强拼搏，学验俱丰，所出版的60余部学术专著和发表的50余篇学术论文，学术理论研究广博，见解独特新颖，较集中地体现了其学术思想。其中《中医痛证诊疗大全》《中西医临床疼痛学》等专著填补国内学术空白，有的用几种文字在国内外发行。并主编全国"十二五"中医高等职业教育规划教材《中医内科学》等4部。韦老师作为我国中西医结合巨著《现代中西医诊疗丛书》（21部）的第一副主编（时任卫生部部长张文康任总主编），为创建和完善我国现代中西医结合诊疗体系做出了积极贡献。每当谈及他取得的成绩，他总是语重心长地说："父亲尝谓，必须厚积才能薄发，书读百遍其义自现，积厚了、读熟了方有根底，经过临床后再回头看，每看一遍都会有新的提高。"受父亲教诲的影响，韦老师对中医学的理论与临床研究几近痴迷，他以荀子的名言"锲而不舍，金石可镂"为座右铭，时刻激励自己不断进取。在韦老师看来，中医学是传统文化的重要组成部分，其理论源于实践，同时又能指导、服务于实践。古代医家为学，提倡"大医必大儒""读万卷书，行万里路"，俗话说"秀才学医，笼中捉鸡"，就是说没有文化，此业难立，没有实践，学术无源。所以他坚持精读与博览并重，所谓精读，就是对中医经典著作进行深入细致的阅读、理解、研究，以深得其要旨，掌握其实质；所谓博览，就是不但要重视儒、道、释等文化素养的修炼，对古汉语、现代汉语、文献学、医学心理学、医学伦理学、医学社会学、医学史、行为科学、医学气象、医学法律、医学天文、未来学、养生学等都要涉及，借以拓宽视野，启迪思维。

韦老师治学，始终以国学大师王国维《人间词话》中的三种境界严格要求自己。"昨夜西风凋碧树，独上高楼，望尽天涯路"为第一境界，即要有一种登高望远的精神，执着的追求和明确的目标，关注学科的发展和社会进步的趋势，在精勤的实践中勇于创新；"衣带渐宽终不悔，为伊消得人憔悴"为第二境界，要有人"瘦"带"宽"也不后悔的志向，更要有脚踏实地、孜孜以求的韧劲，以厚积薄发的积累，不断撷取成功的果实；"众里寻他千百度，蓦然回首，那人却在灯火阑珊处"为第三境界，这就要"千百度"地下足功夫，才能有所领悟，豁然通达，更要经得起挫折、失败的考验，不能急功近利，浅尝辄止。他是这样说的，更是这样做的。其读书与著述，"时间多安排在夜晚，此时不受诊务及其他干扰，可以专心致志解决实际问题"。看"新闻联播"是他唯一的业余爱好，每天看完后他便扎进书房，与医书和青灯为伴，常常三更灯火五更鸡，抱着书本伏案而睡更是常事。《史记·孔子世家》载："孔子晚而喜《易》……读《易》，韦编三绝。"而韦老师几十年如一日，研读经典，广阅博览，笔耕不止，孜孜不倦。因此，《安阳日报》于1992年在头版配发编者按，以"今日'韦编三绝'"为题，报道其勤奋治学所取得的丰厚成绩，社会反响强烈。青年时期的他，就被安阳市人民政府授予"有突出贡献的青年科技新星"称号，并重奖5000元；共青团安阳市委授予他"新长征突击手标兵"称号。据其学生介绍，即使过春节韦老师也很少休息，在没有电脑的年代，每写一本书，光是草稿纸就能装一麻袋。正是这种强烈的事业心和严谨的治学精神，在七十年代初期，他先后攻读了《黄帝内经》《伤寒论》《金匮要略》《温病条辨》《本草纲目》等中医学典籍，深得传统医著之精髓。

韦绪性老师长期人"瘦"带"宽"地治学，引起了他在安阳地区卫校教学时一位副校长邻居的高度关注，见其长年累月通宵达旦地拼搏，倍感惊讶和怜惜，数次劝其妻对韦绪性的作息时间要严格约束。其妻子李巧凤主任医师系其大学同学，不但在生活上对吾师悉心照顾，在事业上更是鼎力相助，每谈及此，韦老师总是激动地说"我的成绩有她的一半"。"寒暑无间，痴心研修，成绩斐然"。其恩师国医大师王琦教授曾如此高度评价，并谓其"医名大振，仍孜孜不倦，勤于著述，被誉为'今日韦编三绝'"（《全国名老中医韦绪性辨治疼痛病经验·序》），言辞之间满溢恩师对弟子的赞赏和关爱之情。弹指已三十多年，韦老师对其恩师的请教不断，感情历久弥深。韦老师惜时如金，他曾不无感叹地说："不论医疗、教学、医院管理任务多么繁重，业余时间我总是及时抛弃世俗烦恼，转换角色，快速进入科研状态。"除了利用夜读笔耕，探究学术理论，总结临床经验，他还充分利用出差途中、候车等点滴时间，见缝插针，广阅博览，从而使学术、临床水平不断提高，并为实现创建中医疼痛学新学科目标奠定了坚实基础。

三、笑痛克难，创建学科

韦绪性老师在长期的医疗、教学实践中，深感疼痛是一个广涉临床各科、人体各部、危害严重的病症。鉴于中医学对其理论研究尚未形成学术体系，临床诊疗亦未形成独立学科，为填补这一重大学科空白，他以强烈的社会责任感和高度的历史使命感，从20世纪70年代末就踏上了"中医疼痛学"的探索之路。

欲完成这一涵盖多学科的系统工程，涉及文献类别范围之广泛，临床资料积累之艰巨，"爬格子"之艰辛，可以想见。他清醒地认识到，不仅要有上下求索的毅力，也不能仅仅局限于疼痛自身的研究，而要有深厚的文化、理论、临床经验的积淀，以及掌握多学科知识，视野要宽，思维要广，要善于博采众长，融汇古今，取精求新。一句话，就是要具备创新发展疼痛学科的信念和能力，从而开启中医疼痛学研究之门，也为自己打开一个更为广阔的发展天地。为此，韦老师数十余年如一日，深入临床观察，寒暑不辍，笔耕不止，在系统总结大量临床资料和学术理论的基础上，于20世纪90年代初相继主编了我国首部疼痛学专著《中医痛证诊疗大全》和《中西医临床疼痛学》，皆由中国中医药出版社列入重点书目出版发行，并被医药卫生界评价为中医疼痛学的奠基之作。这标志着我国中医疼痛学新学科的创建，填补了国内中医疼痛学研究的空白。《中国中医药报·学人访谈》对此予以了高度评价："中医学对此（疼痛）尚无明确的学科划分。为弥补这一空白，韦绪性相继主编出版了《中医痛证诊疗大全》《中西医临床疼痛学》，构建了中医疼痛学的理论框架和诊疗规律，突破中医'见痛休止痛'等传统观点，率先提出'辨主症，务在止痛'的诊疗观，创'论治步骤'新格局，充分代表了当今中医痛证研究的较高水平。"国内著名中医学家赞誉尤多，如中国工程院院士、全国人大常委董建华教授盛赞此书"实从古未有之奇编"。中国科学院资深院士、中国中西医结合学会会长陈可冀教授高度评价："该书对疼痛临床的150余种疾病，从基础理论到临床诊疗，作了很系统的阐述，融汇了中医、西医及中西医结合对疼痛的诊疗经验，不仅实用性强，且颇多创建，弥足珍贵。"河南中医学院原院长、国医大师李振华教授称该书："顺应了临床之急需，填补了国内空白……其从整体上构建了疼痛学理论框架和诊疗规律，见解独到，观点新颖，颇多新见。"

依据其创建疼痛新学科的优势，在省级疼痛学会尚未建立的情况下，他于2000年在安阳市率先发起创建了全省首家疼痛学会，韦老师当选为主任委员。同时他不遗余力，还创建了疼痛医院和疼痛诊疗中心。所有这些，对加强疼痛医疗、科研、药品开发、人才培养，及对外开放、整体带动等发挥了重要作用。中医疼痛学作为一门新的学科正在深入发展，疼痛专科门诊也在不断涌现。尽管韦老师对于中医疼痛学的研究成绩斐然，他还是谦虚地说，"不过是站在前人肩膀上，做了一点开头工作而已"。

四、躬身临床，佛心仙技

韦绪性老师不仅中医理论功底深厚，而且临床医术精湛，尤擅疼痛与内科疑难杂症诊疗。他从医50余年来，始终躬身临床实践，恪守"佛心仙技"理念。他认为，做人是中国传统文化最关注的核心问题，即所谓"未做事，先做人"。中国传统文化注重人们思想境界的提高和道德素质的培养。儒学名著《大学》开篇强调，"大学之道，在明明德"，"格物致知，正心诚意"，"自天子以至于庶人，一是皆以修身为本"。修身是为人、做事的根本，修身不成则一事无成。健康人格的塑造，高尚道德操守的养成是应该倾其毕生精力完成。因此，不论教学、科研和医院管理工作多么繁忙，他始终坚持"医生不离病人，理论研究不离临床实践"的信条，以满足患者需要为准则，认真、热情、诚恳地对待每一位患者，常年坚持按时出专家门诊和查房，中午12点前很少按时下班，往往在下午1点左右才能看完病人，门诊量总是位居医院前茅。由于疗效显著，被患者亲切地称为"韦一趟"，以至于闹出许多患者慕名到医院挂"韦一趟"专家号的笑话。多年来，韦老师坚持义诊和公益讲学，到危重患者家中出诊，不计任何报酬，并坚持免收挂号费、诊察费，每年免费达40余万元。同时，还编写了《养生小顾问》科普著作，免费向社会各界发放3万余册。所有这些，均是其"佛心仙技"的真实写照。随着就诊患者的日益增多，韦老师在退休多年的情况下，诚邀几位朋友的支持，在其创办的安阳市笑痛中医研究所门诊部基础上，扩建成高起点、高标准的安阳笑痛中医医院，以缓解患者看病难的尴尬局面。该院系以治疗疼痛病、疑难病为特色的综合医院，以"笑痛孝老，医养合一"为院训，开诊不到半年即患者盈门，赢得了社会的广泛赞誉。《中国医院院长杂志》以"笑痛中医院：以特色发展赢取市场"为题，报道了该院的办院经验。其强烈的社会责任感和老而弥坚的执着追求，因此可见一斑。韦老师的临床疗效称奇，得益于其坚持中医思维，和扎实的临床基本功。他对齐·褚澄《褚氏遗书·辨书》提出的"博涉知病，多诊识脉，屡用达药"极为推崇，认为这是深入临床研究的重要方法，必识其真要，且行且思，临证能力方能日增，乃至至善。所谓"博涉知病"，即要求医者的理论与实践，都应广泛涉猎。理论上既要熟谙经典，又要融汇新知，从而坚实理论基础；实践上，更要广事临证，多诊患者，才能深刻认识疾病及其演变，掌握理、法、方、药规律。只要博涉，使自己见多识广，则诊治疾病自无偏颇，少见疾病也能知，多发疾病更能晓。所谓"多诊识脉"，即大量、多次的诊察脉象，准确地认识脉象，才能确切地通晓脉理，也是确切认识脉象的关键。所谓"屡用达药"，即通达药性及其机理，只有长期反复地使用（屡用）各种药物，方能真正做到"达药"的层次和水平。

随着韦老师对疼痛临床研究的日益深入，以其学术继承人为主，将有关学术见解和临床经验整理编写成《全国名老中医韦绪性辨治疼痛病精要》一书出版发行，并确立为"韦氏中医疼痛学"。书中完善了中医疼痛学的理论框架，其中以历代中医文献为据，结合临床实际，将痛证的病机系统总结为"痛证病机五论"，即"不通则痛论""不荣则痛论""不通不荣相关论""诸痛属心论""久痛入络论"，分别予以深入阐发，从而为疼痛的辨证论治奠定了坚实的理论基础。韦老师对疼痛的辨治经验颇多独到之处，如他针对卒痛、久痛的病机和临床特点，创立了抓主症，从标止痛；辨病性，从本治痛；防复发，杂合以治的"痛证论治步骤"新格局。其首创的"中医疼痛靶向疗法"，包括非药物靶向治疗、药物靶向治疗、针灸靶向治疗，被广泛运用，具有定向精确、治疗针对性强等特点，可以多环节、多靶点治疗各种疼痛。疼痛类病—主症—主方诊疗模式系韦老师诊疗疼痛的经验总结，具有类病同证同治、辨病辨证结合、诊断准确、有利于提高疗效等特点。所创制的笑痛系列方剂，系治疗疼痛的专方，由笑痛主方和笑痛类方组成，包括通天笑痛方、通脉笑痛方、蠲痹笑痛方、强督笑痛方、月舒笑痛方五大系列，共30余首，广泛治疗诸多痛证，且病证结合，具有类病同治、异病同治等优势。如针对关节顽固疼痛"正虚邪伏"的病机特点，率先提出"伏邪痹病"学术主张，总结出"蠲痹笑痛"系列方，屡用屡验。开展原发性骨质疏松症临床研究，提出肾精亏虚、络脉瘀阻为其病机特点，据此确立了骨质疏松症的中医防治原则，总结出疗效高、副作用小、作用广泛的"壮骨通络宝"经验方，为骨质疏松症的早期防治初步探索了一条有效、安全、经济的新途径。对腰椎间盘突出症的辨证论治，根据肾气不足、督脉失和、瘀血阻络的病机特点，总结出"补肾为先，兼调肝脾；活血化瘀，贵在权变；调理经络，贯穿始终"的论治规律，并据此研制出"强督笑痛方"，疗效可靠。所研制的通天笑痛方，是防治顽固难愈偏头痛的安全、可靠、有效经验方，对解除偏头痛患者的痛苦，提高其生活质量，意义重大。韦老师把治疗疼痛的系列经验方剂命名为"笑痛"寓有深意，所谓"笑痛"，系针对疼痛多惨烈，患者身心易受其害的临床特点而提出的，表明了医者"笑对疼痛"，进而克痛的社会责任感，突出了"笑"的含义，意在给患者增加一丝温馨和面对疼痛的勇气，有助于从心理上缓解疼痛。舒心的笑，可视为防治疼痛的自然疗法，并含有"笑复痛必止""痛止笑复来"之辩证关系。由此可见，《全国名老中医韦绪性辨治疼痛病精要》的出版发行，凝聚着吾师刻苦砥砺，好学深思，勤于总结之心血结晶，散发出沁人心脾的芳香，是对其所创建的中医疼痛学的不断完善和发展，标志着其理论联系实际、学以致用所取得的又一学术成果。

对于疑难病的学术与临床研究，辨证论治既是中医学认识疾病和治疗疾病的基本原则，又是诊断和防治疑难病的基本方法，是中医学术特点的集中体现。故立专题从系统的角度，对诊察、辨证、论治三项核心内容的构成要素，及其方法和步骤发皇古义，融汇新知，予以全面、系统的研究，突破了长期以来对"辨证论治"的纲领式简约概括，较好地体现了这一临证基本程序的科学性、创新性、实用性，也是韦老师长期研究辨证论治理论、方法的心得集成。其基本内容 2 万余字，被编入全国"十二五"中医高等职业教育规划教材《中医内科学》，在全国推广运用。以其学术继承人为主编写整理的《全国名老中医韦绪性辨治疑难病精要》一书，由中国中医药出版社出版发行。书中在创新辨治疑难病理论框架的基础上，以其"辨治疑难病，识'杂'是关键"学术思想为指导，率先提出辨识疑难病首在明"杂致"，论治疑难病贵在从"杂治"的诊疗观。系统阐发了"杂治"之要，在于"和中"；"杂合以治"，必"顾胃气"的临床思路和方法。所遴选的 74 则医案，以"术"类"案"，以"案"明"术"，融临证思维、学术观点、医案于一体，颇多学术建树。

韦老师从脾胃论治疑难病的经验颇为独到，如对于慢性泄泻的治疗，根据其先父韦献贵"久泻亦肠间病，肠为腑属阳，腑病多滞多实，故久泻多有滞，滞不除则泻不止"学术观点，临床论治立足于一个"通"字，祛邪务尽，以防宿积未净，新邪又生。俟便次大减，余邪俱除，始佐入补气益胃之品，俾祛邪而不伤正，扶正而不恋邪。对痹病顽固难愈者，提出"伏邪顽痹"病名，认为"正虚邪伏"是伏邪顽痹的基本病机，正气亏虚为本，伏邪痹络为标，两者相互影响，互为因果，正虚以脾气亏虚为主，络痹有痰浊、血瘀之别。故临床论治"伏邪顽痹"，主张"扶正祛邪"，扶正重视补脾气，通络重在痰、浊、瘀，临床据此立法遣药，每获佳效。韦老师对中风病的临床诊疗，突破传统的中经络、中脏腑证候分类诊断模式，确立了五种证候分类诊断法，对指导中风病诊治有重要临床价值。有关观点和经验载入他主编的《中风病防治新编》一书。用其经验方开发出的"脑乐新"纯中药制剂，用于中风病治疗 20 余年，经临床数万例患者的推广应用，疗效显著，获重大社会效益和经济效益。他还研制出治疗Ⅱ型糖尿病及防治其血管病变的"糖泰克Ⅰ号"，研究成果获地厅级科技进步奖，达国内先进水平。

五、岐黄传承，甘为人梯

韦绪性老师在长达50年的从医生涯中，从事高等中医教育工作即达20余年，主讲《中医内科学》，兼及《黄帝内经》《伤寒论》《医古文》《中医学基础》《中医儿科学》等教学，并在临床工作中承担临床教学，积累了丰富的中医教学经验。他认为教师是"传道、授业、解惑"者，自己有一桶水才能给学生一杯水，因此要给自己不断加"水"。所谓加"水"，就是要不断地更新、优化、丰富自己的知识结构。尤其是在科学技术日新月异的今天，知识更新的周期日趋缩短，各学科之间相互渗透，边缘科学、横向科学不断涌现，中医教师必须具备知识密集型的头脑与横向通才——既具有坚实的中医基础和多学科知识，又要坚持临床实践，以丰富、"活化"教学内容，使教学水平与时代同步。他严格遵循中医教育规律，理论教学与临床实践紧密结合，尤其注重学生临床能力的培养，主张早临床、多临床。这是中医学作为一门应用学科的特性所决定的，中医学源于临床，中医的生命力也在于临床，没有临床疗效中医学就不复存在，故要培养合格的中医人才，临证能力是首要的目标。历史上的中医大家，尽管建树不尽相同，但有一点是共同的，就是表现在他们卓有成效的临床上。换句话说，就是临床造就了代代名医。因此，韦老师在教学工作中，不仅毫无保留地将临床经验和学术思想悉心传给学生，也注重高尚医德、人文精神的传授，为中医事业的传承和发展倾尽心力。十年树木，百年树人，现在他的学生遍布全国各地，很多学生成为医疗卫生界的领导、专家、学者，部分学生成为著名的博士、硕士研究生导师。每当重大节日，他总能收到来自全国各地学生们雪片般的贺卡和问候。

韦老师步入花甲之年，被评选为全国名老中医，并聘请其为博士研究生导师，承担起培养学术继承人的重任。旨在通过3年的跟师学习和临床实践，使继承人能够掌握、继承老中医药专家的学术思想、临床经验和技术专长，并有所创新，培养造就热爱中医药、医德高尚、理论功底扎实、实践能力较强的高层次中医临床骨干。为此，他根据教学要求，制订了严格的教学计划。在理论教学方面，以《黄帝内经》《伤寒论》《金匮要略》《神农本草经》及温病学等中医经典著作为主，体现了"万变不离其宗"之"宗"，从而指导临床实践。在临床教学方面，以中医疼痛学、疑难病临床与基础研究为重点，突出新的理论见解和观点的阐发；诊疗经验、思维方式、用药心得的总结提炼；治病医人、传道授业的人生感悟等。据此，韦老师对继承人悉心临床带教指导，要求十分严格。不仅要求学习和继承老师的临床经验等"有形"知识，还要注重为人之道、治学之道、治医之道等更深层次"无形"知识和学术思想的学习和体悟。提倡读书、临证要在"化"字上下功夫，要内化于心，外化于形，并将医道、文道、人道熔于一炉。最重要的是学以致用，取精用宏，对老师的学术、临床特长深入研究，以期发扬光大。

达尔文曾经说过："科学就是整理事实，从中发现规律，做出结论。"通过师徒朝夕相处，长期地潜移默化，沉潜往复，认真体悟，使继承人不仅提炼、挖掘出导师带有规律性的理性认识，实现了在继承中创新，在创新中传承，也使导师许多只可意会不可言传，难以写入著作或教材的个人经验和体会得到传承。一分耕耘一分收获，在韦老师的带教指导下，学生将其临床经验、学术思想认真总结整理出 9 篇论文，在国家级或核心期刊上发表，并且以学术继承人为主，编写出《全国名老中医韦绪性辨治疼痛病精要》《全国名老中医韦绪性辨治疑难病精要》两部经验集，由中国中医药出版社出版发行。通过国家中医药管理局专家考核组的考核，学术继承人以优异成绩完成学业。由于培养学术继承人取得的突出成绩，韦老师于2016 年又被遴选为国家中医药管理局全国名老中医药专家传承工作室导师，经过严格的组织评审，为其遴选出 11 名优秀学术继承人，多具有高级职称，部分具有硕士学位，形成了一支高层次学术团队，肩负起传承、创新中医学的重任。他们以强烈的时代使命感和社会责任感，仅在半年内即整理出 100 余则医案、多篇论文和部分书稿，为韦老师学术的继承和发展奠定了一定的基础。

当问及培养高层次中医临床骨干人才的体会时，韦老师不无感叹地说：

"中医界目前后继乏人，加之本来为数不多的老专家年事已高，故从中青年中医人员中培养造就一大批骨干力量，就显得尤为紧迫和重要，老师的责任就是要甘当人梯，培养学生超过自己。"唐朝诗人杨巨源有一首诗说："诗家清景在新春，绿柳才黄半未匀。若待上林花似锦，出门俱是看花人。"诗人主张识才拔贤当于"绿柳才黄"之时，这样才能保持新春。"青竹高于老竹枝，全凭老干来扶持，明年更有新发者，十里龙孙绕凤池"。韦老师热切地期望中医队伍永远保持旺盛的生机，不断开创中医学术的新局面。

（孙治安）

今日"韦编三绝"

《辞海》曰："古代用竹简写书，用熟牛皮条把竹简编联起来叫'韦编'。《史记·孔子世家》：'孔子晚而喜《易》……读《易》，韦编三绝。'"在古之殷都，今之安阳，一位卓越的青年学者潜心医道，苦读勤耕，经年不辍，被誉为——今日"韦编三绝"。

39岁，在一般岗位上已是老马识途，但在中医界只能算个晚辈，中国拥有众多的中医名家。可是，正值此龄的韦绪性，近年来却一再引起医界同仁的注目，声名鹊起。这位安阳地区卫校中医内科讲师兼主治医师，长期潜心中医学术研究，锲而不舍，终有所成。他从26岁发表第一篇学术论文起，迄今已有30余篇论文问世，近5年来，韦绪性不顾教学、诊疗之繁忙，以惊人的毅力和胆识，主编和撰写了10部、共计600余万字的学术专著，可谓著作等身。其中，洋洋百余万字的《中医痛证诊疗大全》，被中国中医药出版社列为1991年度重点书；《国际针灸交流手册》一书，被同时用英、日和汉字繁简体等多种文字在国内外印刷发行；《久泻证治若干问题的思考》一文，在首届中华儿女传统医学国际学术交流会上获优秀论文奖。他对痛证、中风、脾胃及肾系疾病等的诊疗经验，被载入多种书刊，有关科研成果已通过省级鉴定。1991 年，韦绪性入载国家级学苑出版社出版的《中国当代中医名人志》。

"推动你的事业，不要让事业推动你！"不知这格言出处何在，韦绪性将其书于案头，表明了情有独钟。

深邃的目光，宽阔的额头，适中的身材，韦绪性身上透射出青年学者特有的睿智和干练。"我不过运气好罢了！"他淡淡地说。韦绪性祖籍内黄县高堤乡草坡村，父亲韦献贵早先是当地有名的走方郎中，悬壶 60 余载，学验俱丰。绪性未满 10 岁时，便遵从父命，课余侍诊学医。每日晨起，读记《汤头歌诀》《药性赋》《濒湖脉学》等，久而久之，竟能成诵。就这样，他秉承家传，步入杏林。

韦绪性常听父亲说：人生一世，不为良相，便为良医。他记得最清的是父亲讲授《大医精诚》时的情景。《大医精诚》系唐代著名医学家孙思邈所著《千金要方》的卷首篇，文中论述了有关医家修养的两个问题：一是"精"，即医术要深湛，"博极医源，精勤不倦"；二是"诚"，即医德要高尚，确立"普救含灵之苦"的志向，并讲求"精""诚"的结合。韦老先生告诫儿子："大医，是医道的最高境界，尔等或许永远也难以达到，但仍要将其视为毕生追求之目标。"

1972 年，已从医 3 年的韦绪性，被河南中医学院中医系录取。在师长们的培育下，他苦读精思，饱饮知识的琼浆。当时学院内科教研室主任，后来的院长李振华教授，看到这个老中医的后代学有根底，朴实用功，非常赏识，经常关照他。从李教授那里，韦绪性逐渐明白了做学问不仅仅是读书，还要勤积累，善思考，求新意，注意各学科之间的联系。

1982 年，韦绪性又以优异的成绩，被录入中国中医研究院研究生班，赴京深造。此前，他已在安阳地区卫校执教从医 7 年，颇得上下内外好评。置身于中医学术的最高殿堂，韦绪性有幸聆听方药中、董建华、任应秋、姜春华、刘渡舟等著名前辈的教诲，结识了活跃于医坛的一批同龄学者。自此，他不仅学业大进，视野大开，且对医学模式演变，中医发展的动态及治学、科研方法等，都有了新的认识。

法国一位思想家认为："对任何人来说，如果没有扎实基础和远大目标作支撑，要想成就一番事业是不可能的，除非发生历史的误会。"经过京城两度寒暑的陶冶，韦绪性不再满足于成功的课堂教学和单纯的临床疗效，决定走医教研结合之路，著书立说，力争在学术上有所建树。

"推动你的事业，不要让事业推动你！"不知从何时起，韦绪性的案头添了这则座右铭。

陆游云："哦诗不睡月满船，清寒入骨我欲仙。"这是写实？还是诗家的一种浪漫呢？

中医药学，是祖国灿烂文化中的瑰宝，源远流长，博大精深。古代医学资料淹没在道、儒、医、史、兵、阴阳、杂家诸多书籍中，当代医学文献也浩如烟海。进行学术研究，编撰中医著述，非深谙医理、博览群书、长于概括而精于取舍者，难以胜任。

为此，韦绪性注重不断充实、更新、优化自己的知识结构。多年来，他"耽嗜典籍，若啖蔗饴"，除研读《黄帝内经》《难经》《伤寒论》《本草纲目》《金匮要略》等几十本经典名著和众多医案外，举凡哲学、医学史、医学心理学、医学伦理学、文献学、古汉语、现代汉语、养生学等无不涉猎，并订阅了多种专业杂志，记了大量的学习笔记，摘抄制作了5万余张资料卡片。

1988年冬，李振华院长访日归来时心脏病突发，经抢救脱险后不久，便把韦绪性唤来。寒暄之后，老院长拉着学生的手，动情地说："我搞了一辈子脾胃病研究，平时忙昏了头，眼看到现在还未将其整理成专著。这次险些把这点儿东西全都带走，真不甘心哪！"

"我理解您的心情，李老！可眼下您的身体……还是先养病吧！""不！不行！"李院长略一停顿说："我想立即着手编一部脾胃方面的书，请你参加，当副主编，怎么样？"太突然了，韦绪性一时不知该说什么。他的心里亦喜亦疑：喜的是，与恩师合作乃求之不得的学习良机；疑的是，李老的同事、学生有那么多，其中不乏经纶高手，为何偏偏选中自己呢？面对长者憔悴的面容和殷切的目光，他来不及再多想，遵从了。

李振华不愧为慧眼识英才。在他的学术思想指导下，韦绪性不辱使命，承担起了主要编撰工作，使80万字的《中国传统脾胃病学》顺利成书出版。

韦绪性思维敏达，易悟事理。平时，他总是随身携有两个小本子，一个是"备忘录"，专门记载日程安排和需办杂务之类；另一本叫"灵感录"，用于随时记录有关科研方向、观点和设想的思维"火花"。

经过长期临床体验和悉心研究，韦绪性发现，痛证对大众的身心健康危害甚大，其不仅泛见于临床各科和人体各部，且往往难于诊治。而中医学对痛证的认识和诊疗历史悠久，涵容极广，优势颇多。尤其是70年代初我国公布了"针刺麻醉"的研究成果后，中医痛证的独特理论和治疗成就不断被人们揭示和重视，并日益引起世界各国医学界的广泛关注。但是，有关痛证的资料皆散见于历代医籍和诸多文献之中，尚未形成一部全面、系统的中医痛证诊疗学专著。

他决定在此一展身手，填补这一学术专著与学科的空白，遂开始搜集资料，草拟编写大纲。在构思书稿结构时，韦绪性反反复复设计了多种方案，均不理想。他食不甘味，席不暇暖，整日冥思苦索，却仍不得要领，一时陷入了"江郎才尽"的窘境。他的妻子李巧凤说："那几天，眼瞅着他人都瘦了一圈。"

一天晚上，韦绪性破例早早地上了床，脑子仍在寻思着，翻来覆去。不知捱了多久，他觉得心火上窜，口干舌燥，看见前边有一泓清泉，便奔了过去，"扑通……"醒了。是梦。

韦绪性坐起来，半倚着床头，似睡非睡。忽然，他身上打过一个激灵："泉……全……写成大全，不正切合'融古冶今，理法并重'的意旨吗？"久蓄的写作构想刹那间被贯通了。韦绪性禁不住浑身颤抖，两目放光，赤脚冲到桌前，急速抽出纸笔，寻着刚才的思路，一口气拟就了书稿目录和体例要点。当他搁笔瘫坐在藤椅内时，心里真比饮了泉水还痛快。

自此，韦绪性的才思若狂涛决谷，大江出峡，一发而不可收。

作为主编，韦绪性既要完成书中重点章目的撰写，又要负责全部文稿的审核润色，工作量之大是可想而知的。因此，他每天的生活内容变得极简单，节奏却大大加快了。他把几乎所有自己可以支配的时间都"关"进了书房，"填"入了那似乎永远也填不满的纸格里。

不论工作多忙多累，只要回家往书桌前一坐，他总是英姿勃发。手衔书卷，擒笔着墨，与张仲景、李时珍、叶天士诸先哲对语，令思绪追风逐电，奔逸绝尘，是何等的心旷神怡。

为赶进度，暑假里韦绪性夜以继日地审改稿件，连续几天几夜不曾合过一眼。"冬天熬夜写稿是不能卡钟点儿的，'表'就在腰上。到下半夜，寒气由脚顺腿逐渐上行，一旦侵到腰部，就无论如何也坐不住了。那种冷的滋味真是铭心刻骨，局外人是难以体验的。"

由于长期超负荷运转和用脑过度，韦绪性开始大把大把地脱发，不到40岁的人，头发已明显稀疏了；接着，患了神经性皮炎，阵阵奇痒不时袭来，入夜尤甚，手一搔便渗血，其内衣总是血渍斑斑；不久，他每因劳累，即冒虚汗，出现胸闷，经心电图检查，提示心肌缺血。

作为医生，韦绪性正在探寻祛病救人的良策妙方，却不惜以损害自身健康为代价。尽管对自己的病况十分清楚，但此时的他已完全进入一种忘我的境界，向着既定目标高速冲刺。何为殚精竭虑？何为呕心沥血？这哪里是简单的物化劳动，乃是严格而神圣的人格修炼。

星移斗转，晨昏交替。韦绪性主编的《中医痛证诊疗大全》历时1年，数易其稿，终于完成了。这部鸿篇巨制共130余万字，文稿用去164本8开稿纸，堆起像一座碑。

接着，他的其他医著相继问世，多篇学术论文也先后发表。

"求异思维"赢得了"韦编三绝"的赞誉，韦绪性对此诚惶诚恐，认为师长意在提携后人，褒奖有加。

在韦绪性看来，当前中医学术研究本身存在两个问题：一是个别人的"短期行为"，急功近利，追求所谓"轰动效应"；二是惯性思维，盲目崇拜。特别是后者，似乎古人的话都对，名家说的句句正确，故言必称家，文必引经，以引证代替论证，实际上把研究工作引入"空玄"。因此，他在学术上一向坚持"求异思维"，做到师古不泥，尊师不迷，前人没有涉足的"禁区"敢闯，名家已有定论的也要打上几个问号，多换几个视角，力求创新。

纵览韦绪性的著述，在整体上呈现出三大特色：观点新颖；体例灵活；注重实用。中国中医研究院王琦教授活用典故，将之誉为"今日'韦编三绝'"。对此，韦绪性诚惶诚恐，认为师长褒奖有加，意在提携后人。

医学界同仁认为，韦绪性主编的《中风病防治新编》，突破了中风病传统的中经络、中脏腑的证候分类模式，确立了中风先兆、中经络、中脏、中腑、中风后遗症等5种证候分类法；《中医心病诊疗学》一书，则从总体上构建了中医心病的理论框架和证治体系。所参编的《中国医学预防法大全》的出版，填补了中医无预防学专著的空白；他对慢性泄泻的理论研究亦颇见新意，突破"久泻必虚"传统观点，确立"久泻实证"观，并揭示了其病机和诊疗规律。

特别是韦绪性的代表作《中医痛证诊疗大全》，不囿于中医"见痛休止痛"等传统认识，率先提出"辨主症，务在止痛"的诊疗观，创"论治步骤"新格局。他说，传统中医对痛证有许多简便易行的疗法，如针灸、脐疗、熨、敷、捏脊、刮痧和各种药物疗法等，可每获手（药）到痛除之功效。而当今中医临床对此继承挖掘不够，不论患者疼痛的程度和病情的缓急，临床大多沿袭望、闻、问、切的诊病程序，令病人疼痛难捱，苦不堪言。鉴于痛证多急和剧痛易于生变致危等特点，韦绪性提出，除个别痛证（如某些急腹症）外，一般均应精选速效、高效、简便易用的疗法和方药，首予"应急治疗"，俟疼痛缓解，继予"审因治疗"，以根除病灶，防止复发。如此论治步骤，始能尽快减轻病人痛苦和提高疗效。

年逾七旬的全国人大常委、院士、北京中医学院董建华教授，对《中医痛证诊疗大全》的学术创见十分赞赏。董老在赐序中称："是书发前人之秘蕴，得斯道之真传……实从古未有之奇编。其所以济世救人者，功德弗能胜量，询可传世而行远矣。"

对于论著体例的构思、设计，韦绪性注重在保持和发扬中医特色的前提下，积极融汇、借鉴包括西医在内的现代科学的方法和成果，以期扬长避短，力传中医学术精髓。其《中医痛证诊疗大全》的核心部分《证治篇》，就是以疼痛部位分章，每章以中医病名为纲，以西医病名为目，系统介绍了临床各科135种疼痛疾病的辨证论治，条理分明，次第井然，博而不杂，详而有要。他主编的多部论著及论文，在体例上总是随题而设，灵活多变，每有创新。

在选择研究课题时，韦绪性注重贴近社会，追踪时代，以加强著述的实用性。近几十年来，随着社会文明程度的提高和人口老龄化的加剧，心脑血管病的发病率、死亡率、致残率越来越高，在我国人群疾病谱和死亡谱中已取代传染病、寄生虫病而跃居首位。鉴于此，韦绪性以高度的职业责任感，认真研究其学术理论，积极探寻其防治对策，连续主编了关于中风病、心病防治的两部学术著作。他所著医书，往往融病证为一体，汇诊疗于一览，内容丰富，切合临床，颇能适应时代的新需求。

成就不仅仅与艰辛相连，在现实生活中也常常跟世事的纷繁相伴。

成功，除了需要天赋、勤奋、机遇之外，奋斗者的良心和责任感是不可或缺的。因为，成就不仅仅与艰辛相连，在现实生活中它也常常跟世事的纷繁相伴。

对韦绪性来说，治学求经的最大困难不在学术本身，周围的舆论、世俗的烦恼时时困扰着他，有时自身实在难以排解。

韦绪性为人之师，从不误人子弟。他深知，今天耽误学生，就等于明天耽误病人。不论著书熬夜多深，只要白天一登上讲台，韦绪性从不向自己的学生流露出一丝倦容。相反，他在吃透教材的基础上，结合科研所得，将中医发展的最新信息融入教学内容。阴阳五行、脏腑经络、气血营卫等晦涩难懂的中医理论，从他的口中讲出来是那么的形象、生动、明了、透彻。韦绪性所在的中医内科教研室原来有5位教师，后陆续调离了3人，授课任务愈加繁重。他除完成本职工作中医内科学的讲授外，历年来还跨学科讲了7门其他课程，并多次应邀外出讲学，历次教学评估成绩优秀。他担任班主任的班级，曾两次夺得全省中专卫校统考第一名。

韦绪性认为，中医学是一门实践性很强的科学。中医学术研究欲取得真知，重要的一点就是理论离不开实践，研究离不开临床。因此，他无论教学、科研工作多么繁忙，总是乐于课余时间诊疗，或到附属医院坐班应诊，潜心临床系统观察和总结，使一些危重、疑难病患者得以康复。尤其他对痛证、脑病、脾胃和肾系疾病的诊疗独辟蹊径，经验丰富，疗效显著。

丰厚的学术素养是韦绪性临床诊疗的坚实基础，给他不断注入了新的思维活力，而长期大量的临床实践，成为其医学理论不断升华的源泉。从他十几年来先后发表的涉及多科病种的临床论著中，可见其深广的临床功力。韦绪性参与研制的用于治疗骨质增生的"回春骨刺膏"，经临床验证总有效率达94.7%，临床治愈率为31.3%。近年来，他由博返约，致力于中风病的临床研究，所研制的系列中药方剂"脑乐新"1~6号，用于治疗高血压、中风先兆、中风后遗症等，疗效明显优于传统方剂。

韦绪性整天忙于事业，难于从事必要的社会交往，落下不少埋怨。儿子念初中，正需精心栽培，他却很少有空儿过问。好在妻子李巧凤理解和支持他。她是安阳卫校讲授眼科学的讲师，也是丈夫事业上的好帮手。"在家里，她连一块手绢都没让我洗过。"

早在1988年，韦绪性即乔迁新居。几年过去了，同楼的邻居们大都装修了住房，可他家连厨房里的炉灶都没空儿去垒，至今仍在一个铁皮炉子上烧饭；搬家前买的准备做家具的木材，至今还静静地躺在一旁喂虫子呢！

近几年，韦绪性家中连遭变故，父母相继逝世。1989年，久染沉疴的八旬老母病危，他刚赶回老家，出版社催稿的电报却连连飞来。实在出于无奈，这个出名的孝子头一回在家人面前撒了谎，借故返回安阳。"我知道母亲将不久于人世，在这种时候自己却难以尽孝，搞什么枯燥的学问，真是……"连续3天时间，韦绪性内心强忍痛苦，在不断地自责中逐章逐段审完了书稿。当他再返回内黄县医院，老母已神情恍惚，认不出自己的儿子了。

对职称晋升中的论资排辈现象，好友用半是教训、半是规劝的口吻说：

"你呀，还是好好保养身体吧！等熬够年头，职称自然而然就解决了。"韦绪性无言以对。

韦绪性编写的那几本医著，所需费用大多是由他东借西凑垫支的，亲友都被他求遍了，所获稿酬能把投资收回来就不错了。他家里也就是书多，精装的不少，其他设施极一般。唯一那套有点现代味道的沙发，还是一位亲戚看他迎来送往没个坐的地方，替他寒碜，硬拉来塞给他的。

处在一个知识的两极分化和财富的两极分化成反比的社会空间，韦绪性像中国大多数知识分子一样，仍保持着"重义寡利"的清高禀性。医道神圣，事业崇高。当韦绪性背负着塞满书稿的编织袋，与那些手提密码箱、出手数十万的书商们擦肩而过时，这种信念使他守住了心灵的平衡。

医学犹如浩瀚无际的大海，无论个人取得了多么大的成绩，在这片跳动着无数问号的世界面前，都只不过是沧海一粟。韦绪性深知光阴的宝贵，无暇回顾自己得到了什么或失去了什么，因为要探索和追求的还太多太多。

（赵光辉）

中医药治疗疼痛五大优势——访韦绪性

可以说，每个人都有疼痛的亲身体验。殊不知，研究疼痛也是一门学问。中医疼痛学研究专家、河南省安阳市灯塔医院主任中医师韦绪性就疼痛学的一些问题接受了记者的采访。

自古以来，人类在生活、劳动、战争中，由于自然灾害、禽兽伤害或创伤、疾病而感到疼痛，并予以防治。随着生活水平的提高，疼痛的发病率也在持续上升，如腰背痛占成年人的50%~80%，而恶性肿瘤中70%以上的晚期病人以疼痛为主要症状。韦绪性说，中医学对疼痛的认识和诊疗源远流长，经验丰富。但由于历史原因，疼痛相关理论和经验，皆散在于历代医籍和诸多文献之中。中医学对此尚无明确的学科划分。为弥补这一空白，韦绪性自 20 世纪 90 年代初以来，相继主编出版了《中医痛证诊疗大全》《中西医临床疼痛学》，构建了中医疼痛学的理论框架和诊疗规律，突破中医"见痛休止痛"等传统观点，率先提出"辨主症，务在止痛"的诊疗观，创"论治步骤"的新格局，充分代表了当今中医痛证研究的较高水平。

韦绪性说，疼痛广涉临床各科、人体各部，发病率极高。不仅病因复杂，病种繁多，而且由于患者所处环境不一，体质各异，年龄有别，故临床表现颇为复杂。中医药治疗疼痛不仅经验丰富，而且疗效显著，安全简便，毒副作用少，具有五大优势：一是高效性，文献报道止痛总有效率约为 90%。二是多样性，如内服药物、针灸、推拿、捏脊、按摩、气功、牵引、脐疗、刮痧、敷贴、耳压、熏洗、含漱、嚼化、热烘、垫药、火罐、埋线等疗法各具疗效和特点。尤其小针刀疗法、硬膜外腔中药注射疗法、中药离子导入疗法，以及各种治疗仪的研制及推广应用，丰富了中医治疗学的内容，促进了临床疗效的提高。三是可补性，对于选用西药或手术治疗失败或疗效不佳的病例，中医药往往可以补救，部分病例可有显著效果。四是安全性，中药治痛很少有毒副作用，非药物疗法中除推拿时需严格掌握手法指征、小针刀疗法需规范操作外，其他疗法均无损伤性。五是持续性，根据顽固性疼痛易反复发作的特点，运用中药长期治疗巩固疗效，并可寓防于治，使预防、治疗和康复统一于一体。在治疗方药的运用上，多依据辨证分型选方，或用基本方通治各型。谈到疼痛学科今后的发展，韦绪性说，尽管疼痛学科取得较大进展，但在疼痛机理的研究，在细胞、分子生物水平探讨有效方的药效机理以及临床研究方面，需有更多的发现和突破。

（本文原载 2000 年 9 月 27 日《中国中医药报》）

"痛笑"源于"笑痛"

　　数以万计疼痛难忍的患者，经用该院院长韦绪性主任中医师研制的"笑痛"系列方治疗后恢复了微笑。"笑痛方"使"痛者笑"的医疗、科研实践，记载着他从医33年来的不懈追求，也从一个侧面反映出其治疼痛学的精深造诣和"笑痛"胆识。

　　走进该院的疼痛专家门诊，在拥挤的患者群中，记者目睹了韦绪性诊病的场景。一位姓李的中年妇女患双侧头痛14年余，每逢经期必痛，痛不可忍，每欲轻生，痛作时伴恶心欲吐，经多家大医院诊治未愈。面对记者的提问，该患者激动地说："这么多年了，看了很多医生，没谁说我是偏头痛，经韦院长诊断为偏头痛，吃了他开的'笑痛胶囊Ⅰ号'一天后，头痛明显减轻，连续吃了五天药，至今疼痛未再发作。"随韦绪性学习的该院医务科长杨洁大夫边翻阅着一大摞门诊病历一边告诉记者："类似这样的病例不胜枚举，'笑痛'系列方治痛广泛，对颈肩腰腿痛、关节痛、头痛、三叉神经痛、心绞痛、痛经等皆有独特的疗效。"

　　韦绪性出身于中医世家，1969年从医，先后就读于河南中医学院和中国中医研究院研究生班。他在长期的临床诊疗和高等中医教学实践中，潜心诊疗经验的总结、积累和理论探究，取得了突出成就。先后出版学术专著48部，其中任主编21部，副主编22部，多为国家级出版社的重点书，有多部填补国内空白，有的用几种文字在国内外发行。发表学术论文50余篇，其中国家级7篇，国际学术会议获奖1篇。取得省、市科技进步奖3项。研制开发出治疗疼痛、中风、糖尿病的三个系列中药制剂。尤其是他在长期从事疼痛临床、学术研究的基础上，于1992年、1996年先后主编出版《中医痛证诊疗大全》《中西医临床疼痛学》，填补国内空白，为中医疼痛学的奠基之作。为发展疼痛新学科，其在安阳市发起成立了全省首家疼痛学会，并当选为主任委员。所有这些，对加强疼痛医疗、科研、药品开发、人才培养，及对外开放、整体带动等，皆发挥了重要作用。全国著名中医学家、中国工程院院士董建华教授及全国著名中医学家、中国科学院院士陈可冀教授在序文中盛赞此两部疼痛著作"实从古未有之奇编""不仅实用性强，且颇多创建，弥足珍贵"。《中国中医药报》的《学人访谈》专栏 2000 年 9 月 27 日载记者专访说："中医学对此（疼痛）尚无明确的学科划分，为弥补这一空白，韦绪性主编出版了《中医痛证诊疗大全》《中西医临床疼痛学》构建了中医疼痛学的理论框架和诊疗规律，充分代表了当今中医痛证研究的较高水平。"其创造性贡献在于：①构建中医疼痛学理论框架和诊治规律，突破"见痛休止痛"等传统观点，提出"抓主症，务在止痛"的新观点，创"论治步骤"新格局。②揭示中医、中西医结合诊治疼痛的思路、规律和学术精髓。③融汇最新临床、科研成果，展示时代学术特征，反映临床诊疗水平。韦绪性所取得的医疗、科研成就，对中医疼痛新学科的创建及中医内科某些急重、疑难病的理论创建和诊疗技术的改进做出了突出贡献，国家、省、市多家媒体相继报道。韦绪性相继荣获安阳市"有突出贡献的青年科技新星"、"新长征突击手标兵"、河南省优秀专家等称号。兼任河南省疼痛学会委员，安阳市疼痛学会主任委员，安阳市老年学会医学分会副会长，安阳市科学技术协会常委，安阳市政府科技进步奖评审委员会委员，安阳市人大代表及文峰区人大常委等职。其业绩被载入《今日中国·东方赤子风采录》《中国当代科技专家大典》《中国当代中医名人志》等。

"笑痛"和"痛笑"还分别喻指韦绪性的治院方略和该院由乱到治的突出成效。他所领导的医院是安阳市唯一的区属城市二级综合医院，身处全市 13 家市级医院竞争的夹缝之中。他出任院长后，面对基础薄弱、人才匮乏、设备陈旧、包袱沉重（离退休职工逾在职职工的 1/3）等困难，带领院领导班子和广大干部职工，在大胆改革、强化管理和内涵建设的同时，确立了"治痛治瘫，全国争先"的主攻目标，推行了"院有特色、科有重点、人有专长"的"三有"业务发展战略，并通过制定"医心慈、医术精、医纪严、医风正"的十二字院训和"精医济世，厚德致远"的灯塔理念等措施，打造灯塔品牌，在创新上做文章，从而在激烈的医疗市场竞争中站稳了脚跟，取得了快速发展。尤其是韦绪性院长借鉴日本丰田汽车公司的"精益生产"方式所创立的独特医院管理模式——"精益服务方式"，对推动医院改革与发展发挥了重要作用。其内容包括总体目标和医德医风建设、基础质量控制、护理工作、后勤工作等方面的精益规则和监督、检查、考核制度，涉及全院职工和各个岗位。并将其汇编、印制成《精益服务手册》，人手一册，严格考核，奖优罚劣。其核心是"以患者需要"拉动医疗服务工作，以"患者满意"作为衡量医疗质量的尺度，永无止境地追求准时、准确、尽善尽美的服务。

桃李缤纷花盈园，庭院深深香满路。在改革大潮中，"灯塔人"以"四两拨千斤"之势，在短短几年内，即迎来了"竞争气象新"的可喜局面。尤其是高效率、高效益促进了内涵建设，近几年来，该院的医疗设备总值增长了 20 余倍；门诊人次、住院人次、业务收入稳步增长；安装了医院微机管理系统，实现了规范、科学的医院管理，登上了全国医疗信息高速公路；扩建、改造了门诊楼，改造、美化了医疗环境；新增了救护车辆和 ICU 病房；以丰硕的科研成果和制剂开发，跻身于科研先进行列；培育了疗效、服务、价格、环境四大优势。逐步使医院成为功能齐全，设备先进，技术过硬，环境幽雅，以医治脑血管病和各种疼痛为医疗特色的二级综合医院。先后荣获市级文明单位、市思想政治工作先进单位、市消费者信得过单位、市庭院绿化先进单位，区级物价信得过单位、计量信得过单位、先进党组织、文峰创业人，连续六年保持先进单位及文明单位标兵称号。韦绪性作为著名疼痛专家和医院管理中的强者，把目光推向高远，在未知领域中倾尽心力，取精求新，描绘着创造"无痛世界"和医院发展的宏伟蓝图。

（刘西仲，高海生）

笃学厚德，铺就名医路

翻翻他的一部部中医专著，看看他诊室里水泄不通的病人，你也许就可把二者联系起来：笃学求新，厚德修身，铺就了他的名医之路。就是凭着这种笃学厚德的精神，他不仅著作等身，在学术和临床上做出了卓越贡献，而且在领导岗位上也取得了不俗成绩。他从医近40年来，相继出版学术专著40余部，并先后担任市灯塔医院和市眼科医院的院长，在他任职期间，这两家医院分别被授予"全国百姓放心医院""全国模范职工之家""河南省临床特色专科医院"和"河南省行风评议先进单位"等荣誉称号。日前，他又被评为"全国知识型职工先进个人"。

他叫韦绪性，出身于中医世家，现任安阳市眼科医院院长、主任中医师、国家及省医院管理学会会员、市疼痛学会主任委员、市科协常委。由于在医疗、教学、科研、医院管理等方面皆取得了突出成就，他被河南省委、省政府命名为"省管优秀专家"。

韦绪性既是笃学厚德理念的倡导者，也是率先垂范的实践者。他几十年如一日，惜时如金，发奋学习，勤于笔耕，坚持医疗和科研并重，潜心临床观察总结，勤勤恳恳地工作在临床一线，奠定了坚实的理论功底，积累了丰富的临床经验。他擅长疼痛及中医内科疑难杂症的诊疗，常以独特的方药医沉疴、治顽疾。随其坐诊的主任中医师齐翠英，从案头堆积的病历中随意抽取了几份向记者介绍：内黄患者赵某42岁，患头痛20余年，四处求医多方诊治未愈。在服过韦绪性研制的"笑痛散"20余天后，他便痊愈。市人口计生委的一位老干部患痛风，左足痛不可忍，足背红肿，反复发作。经过韦绪性的诊治，他仅服药10余剂，便肿消痛止……如此典型病例不胜枚举，因而韦绪性被患者亲切地称为"韦一趟"。他强调理论研究不离实践，医生不离病人，尤其要有仁爱之心，以其实际行动在全院树立了笃学厚德的典范。

1975年，韦绪性从河南中医学院毕业后，先后在安阳地区卫校、市灯塔医院、市眼科医院从事医疗、教学、科研工作，1982 年至 1984 年在中国中医研究院研究生班学习。他先后出版学术专著 40 余部，其中有多部填补国内空白，有的用几种文字在国内外发行。他已发表学术论文 40 余篇，其中国家级论文 7 篇，在国际学术会议上获奖的论文 1 篇。这些论著和科研成果，对中医疼痛新学科的创建及中医内科某些急重疑难病的理论创建和诊疗技术的改进做出了突出贡献。他还研制开发出治疗疼痛、中风、糖尿病的 3 个系列纯中药制剂，疗效独特，获得显著的社会效益及经济效益。韦绪性在长期从事疼痛临床、学术研究的基础上，主编的大型学术专著《中医痛证诊疗大全》《中西医临床疼痛学》，填补了国内空白，成为中医疼痛学的奠基之作，在医学界引起巨大反响。全国著名中医学家董建华教授、中国科学院院士陈可冀教授分别作序，盛赞这两部著作"实从古未有之奇编"，"不仅实用性强，且颇多创建，弥足珍贵"。此外，他还与北京同仁医院共同承担了国家"十一五"重大科技攻关课题一项，主持承担市级重大科技攻关课题两项，已获得市科技进步三等奖两项。

近几年来，在韦绪性的倡导下，市眼科医院加快了构建学习型医院的进程，制订了学习计划。一是以自学为主，开展学习竞赛和评比活动，不断提高全员的整体素质；二是丰富学习形式，开展医护技能竞赛和病历书写质量展评；三是建立激励和约束相结合的机制，营造了促进学习和工作的浓厚氛围。他尤其重视高尚医德的修养，廉洁行医与优质服务并重，以其人品的吸引力、行为的亲和力和语言的感召力赢得了患者的信赖与尊敬。由于在构建学习型医院和职业道德建设等方面成绩突出，市眼科医院荣获"全国模范职工之家"等荣誉称号。

（林永顺）

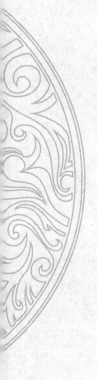

医案篇

肺系病案

一、支气管炎案

案 1　陈某，男，73 岁。2018 年 9 月 22 日初诊。

主诉：患"慢性支气管炎"10 年余，咳嗽加重 1 月余。

病史：1 个月前患咳嗽 3 天后，经在某医院住院治疗半月咳嗽基本消失，出院 7 日后不慎感寒而咳嗽加重，遂坚持门诊治疗 10 天，未见显效。刻诊：咳嗽活动后尤甚，咳吐白黏痰，伴气短，纳差，倦怠乏力，畏风自汗，二便调，脉沉迟略滑，舌质淡，苔薄白腻。查 DR 胸片示：慢性支气管炎合并肺部感染。西医诊断：慢性支气管炎。中医诊断：喘证。证属脾肺气虚，痰湿阻肺。治宜健脾益肺，宣肺化痰。予玉屏风散合华盖散加减。

处方：黄芪 30g，白术 15g，防风 6g，党参 20g，茯苓 20g，炙麻黄 9g，炒杏仁 12g，陈皮 12g，清半夏 12g，炒紫苏子 12g，炙款冬花 15g，桑白皮 12g，炙甘草 3g。每日 1 剂，水煎 400mL，分 2 次温服。

二诊：服药 7 剂，咳嗽好转，咳痰减少，食欲稍增，守方继续服用。

三诊：服药 21 剂，咳嗽消失，上方减炙麻黄，继服 7 剂，以巩固疗效。

按：本案咳喘 10 年余，加重 1 个月，活动后尤甚，咳吐白黏痰，纳差，倦怠乏力，畏风自汗，乃脾肺气虚，痰湿阻肺而发病，故治宜健脾益肺、宣肺化痰。方中玉屏风散加党参，内可补脾肺之气，外可固表止汗；华盖散中炙麻黄、炒杏仁一升一降，宣肺止咳；炒紫苏子、陈皮与茯苓合用，以健脾化痰，使湿去脾旺，痰无由生；桑白皮与炙款冬花、清半夏相配，以增强降气化痰之功。全方健脾益肺与祛痰药并用，以除痰湿致病之源，宣肺药与降气药合施，以复肺气之宣发肃降，共奏止咳之功。

案2 袁某，男，59岁。2019年5月29日初诊。

主诉：咳嗽，咳痰两月余。

病史：患者自述吸烟史20余年，两月前患"感冒"，经治疗恶寒、发热、咽痛、鼻塞、流稠涕等症状消失，但仍咳嗽。诊见：咳嗽气急，咳吐黄色黏痰，量少，咳吐不爽，倦怠乏力，口干咽燥，声音嘶哑，小便黄，大便不爽，舌质红，舌苔薄白腻微黄，脉沉细略数。西医诊断：慢性支气管炎。中医诊断：咳嗽。证属痰热恋肺，肺气阴两虚。治宜清热化痰，益气滋阴止咳。予清金化痰汤合沙参麦冬汤出入。

处方：太子参25g，北沙参15g，麦冬12g，玉竹12g，桑白皮12g，川贝母12g，知母12g，炒杏仁12g，桔梗12g，陈皮12g，茯苓15g，瓜蒌仁15g，炙甘草3g。每日1剂，水煎400mL，分2次温服。

二诊：服上方7剂，咳嗽好转，气急大减，痰易咳出，效不更方，守方再投。

三诊：服上方14剂，咳嗽、咳吐黄黏痰悉除，倦怠乏力、口干咽燥、声音嘶哑等症明显好转。继服麦味地黄丸，以善其后。

按：肺为娇脏，居于高位，为五脏之华盖，故肺最易感受外邪。该患者咳嗽初期，因外感风热之邪，病程日久，迁延失治，由表入里，以致肺热灼津为痰，渐致肺阴伤气耗，肃降失常，而气逆作咳。治当清热化痰，益气滋阴止咳。方中太子参、茯苓、炙甘草合用，健脾益气，培土以生金；沙参与麦冬、玉竹相配，滋阴润肺以止咳；桑白皮与杏仁、桔梗相伍，泄热宣肺以止咳；陈皮理气化痰，使气顺则痰降；茯苓健脾利湿，湿去则痰自消；更以瓜蒌仁、川贝母、知母清热化痰，宽胸开结。三诊时痰热去，而肺之气阴尚未尽复，故改服麦味地黄丸，以收全功。

案3 李某，女，38岁。2018年2月22日初诊。

主诉：咳嗽两月余，鼻塞流涕5天。

病史：自述于两月前感冒后，咳嗽至今不愈，曾自服清热解毒口服液、止咳敏、罗红霉素等药治疗，效果均不明显。刻诊：咳嗽阵作，咳痰色白质稀量多，咳甚汗出，夜间加剧，气短乏力，稍感胸闷痛不适。5天前感寒后，随即鼻塞流清涕，喉痒，夜寐欠安，咽部充血，扁桃体不肿大，舌质淡略黯，苔薄白润，寸口脉弦紧。查血常规示：无异常。胸部DR片示：支气管炎。西医诊断：支气管炎，鼻炎。中医诊断：咳嗽，鼻渊。证属脾肺虚寒，外寒内饮。治宜温补脾肺，散寒化饮。方用小青龙汤合苍耳子散加减。

处方：党参20g，黄芪30g，白术15g，干姜12g，麻黄12g，桂枝15g，清半夏15g，白芍15g，细辛9g，五味子9g，苍耳子20g，辛夷12g（后下），炙甘草6g。每日1剂，水煎400mL，分2次温服。

二诊：服药7剂后咳嗽次数减少，胸痛、咽痒、气短乏力均好转，继服7剂，诸症悉除。

按：患者咳嗽日久，加之过用苦寒药物，致脾肺虚寒，脾阳虚则运化失健，寒饮内生；肺气虚则卫外不固，易为邪犯，且托邪无力，以致肺失宣肃，邪滞鼻窍而发病。方选小青龙汤外解风寒，内化水饮，其中五味子与芍药配伍，既可增强止咳平喘之功，又可制约诸药辛散温燥太过之弊；以苍耳子、辛夷辛温升散，宣肺开窍。诸药合用，散中有收，开中有阖，使风寒解，水饮去，宣降复，则诸症自平。

案4 邢某，女，46岁。2018年4月18日初诊。

主诉：咳嗽2个月余。

病史：患咳嗽2个月来，经用蛇胆川贝液、清热解毒口服液等药治疗，仍咳嗽不止。刻诊：咳嗽频繁，咳声重浊，痰多，痰黏稠色白不易咳出，痰出则咳缓，纳差，脘腹胀满，倦怠乏力，大便时溏，无发热、恶寒，脉沉细略滑，舌质淡，苔白厚腻。西医诊断：支气管炎。中医诊断：咳嗽。证属脾肺气虚，痰湿壅肺。治当补益脾肺，燥湿化痰，宣肺止咳。予玉屏风散合麻杏二三汤加减。

处方：黄芪15g，炒白术15g，防风9g，炙麻黄12g，炒杏仁12g，陈皮15g，清半夏12g，茯苓25g，炒紫苏子15g，炒莱菔子25g，炒白芥子

9g，桔梗 12g，炙甘草 6g。每日 1 剂，水煎 400mL，分 2 次温服。

二诊：服上方 7 剂，咳嗽好转，继服 7 剂，咳痰明显减少，咳嗽大减，遂改予六君子汤，以巩固疗效。

按：本案患者咳嗽初起即过用清热化痰等药，以致寒中败胃，脾肺气虚，脾失健运，肺失清肃，湿聚为痰，故久咳不止，即所谓"肺为贮痰之器，脾为生痰之源"。治当补益脾肺与燥湿化痰并重，方中用玉屏风散健脾益气，培土生金，以绝生痰之源，诚如《证治准绳》所谓"治痰宜先补脾，脾复健运之常，而痰自化矣"；麻杏二三汤出自焦树德教授《用药心得十讲》，为二陈汤、三子养亲汤加炙麻黄、炒杏仁化裁而成。方中炙麻黄配杏仁一宣一降，以宣肺止咳；白芥子伍炒紫苏子、炒莱菔子，系温肺化痰、降气化痰并用之法；半夏、陈皮合用，不仅增强燥湿化痰之力，而且体现治痰先理气，气顺则痰消之意；桔梗引诸药上行，宣肺止咳，尤擅排痰。全方合用，药证相符，以愈其疾。

二、肺炎案

孙某，女，67 岁。2017 年 11 月 12 日初诊。

主诉：间断咳喘 6 年余，加重 1 个月余。

病史：患者每年秋季玉米成熟季节闻其气味，咳喘易发作，近 1 个月来咳喘频作，经抗生素及化痰止咳药治疗无效。刻诊：闻异味则喉痒，胸闷咳嗽，气喘，咳痰稀薄色白，夜间尤甚，面色㿠白，鼻塞流清涕，纳可，二便调，脉略弦，舌质淡略黯，苔薄白多津。胸部 DR 摄片示：未见明显异常。西医诊断：过敏性肺炎。中医诊断：哮病。证属肺卫气虚，痰饮犯肺。治当益气固表，疏风祛邪，温化痰饮。予玉屏风散合小青龙汤加减。

处方：黄芪 30g，白术 15g，防风 9g，干姜 12g，麻黄 10g，桂枝 12g，白芍 12g，细辛 9g，制半夏 12g，醋五味子 9g，蝉蜕 9g，地龙 12g，炙甘草 3g。每日 1 剂，水煎 400mL，分 2 次温服。

二诊：服药 5 剂，咳嗽气喘减半，咳稀薄痰减少，仍鼻塞流清涕，上方加炒苍耳子 15g，辛夷 12g，以加强疏风祛邪、宣肺通窍之力。

三诊：服上方7剂，咳嗽及鼻塞流清涕消失，起居不慎时气喘偶作，吐少量白黏痰，上方以炙麻黄9g易麻黄，减细辛、地龙，加党参20g，茯苓20g，大枣6枚，陈皮12g，以培土生金，燥湿化痰。服药20剂，诸症悉除。随访半年，咳喘未作。

按：过敏性肺炎大抵属于"哮病""风咳"之范畴，其发病多与特禀质有关，每因风邪入侵，或异气刺激，咽喉首先受累，肺失清肃，肺气上逆，引动伏饮，而发为喉痒咳嗽、气喘。在急性发作期，治当以疏风祛邪、温化痰饮治标为主，方中小清龙汤，外祛风寒，内化痰饮，亦含"病痰饮者当以温药和之"之意；更加蝉蜕、地龙，以祛风止痒、解痉缓急；俟咳嗽、气喘缓解，予玉屏风散补肺益气、固护卫气治本为主，复加党参、茯苓、大枣，以培土生金，巩固疗效。全方补敛兼顾，散降合施，且遣药精当，而愈顽疾。

三、慢性阻塞性肺病案

杨某，女，70岁。2018年3月10日初诊。

主诉：慢性阻塞性肺病10余年，咳喘加重3天。

病史：患者慢性咳喘病史10余年，反复发作，每于冬季严重。刻诊：3天前因天气寒冷受凉后咳嗽气喘加重，张口抬肩，倚息不能平卧，胸满气短，咳声低怯，黄痰难出，形寒汗出，面色萎黄，神疲，纳差，腹胀，大便数日未解，脉滑，重按无力，舌体胖，舌质黯淡，边尖红，苔薄黄少津。西医诊断：慢性阻塞性肺病急性加重期。中医诊断：肺胀。证属脾肾气虚，痰瘀闭肺，阳明腑实。治宜补肺纳肾，降气平喘，化瘀通腑。予参蛤散合苏子降气汤、小承气汤加减。

处方：蛤蚧1对，红参20g，五味子12g，炒紫苏子15g，清半夏12g，油当归25g，前胡12g，肉桂2g，大黄9g（后下），炒枳实15g，厚朴15g，莱菔子25g，丹参30g，川芎15g。每日1剂，水煎400mL，分2次温服。蛤蚧去头足研粉，每日2次，每次2g，开水送服。

二诊：服药3剂，大便软溏，日1行，腹胀减轻，咳嗽、气喘好转，效不更方，守方再服 5 剂。

三诊：服药 5 剂，大便已畅，腹胀消失，咳嗽气喘明显好转，仍黄痰难出，上方减小承气汤，加瓜蒌 15g，葶苈子 15g，桔梗 12g，知母 12g，以泻肺排痰。继服 10 剂，咳吐少许白色黏痰，原方减葶苈子、知母，再投 10 剂，诸症悉平。改服固本咳喘片，以巩固疗效。

按：肺胀是慢性肺系疾病迁延，反复感邪，导致肺管不利，肺气不能宣降，清气难入，浊气难出，气壅于胸，痰留于肺的病变。其病位在肺，继则影响及肾，证属本虚标实，虚实兼夹，互为影响，故成为迁延难愈的病证。肺气虚则宣降失常，肾气虚则气失摄纳，加之痰瘀互结，阻滞肺络，以致病情日渐加重。方中参蛤散与五味子相配，补肺纳肾以平喘，实验研究表明，蛤蚧还具有增强免疫力，及抗衰老、抗过敏、解痉平喘等作用；合紫苏子降气汤，以行气消痰、降逆平喘；伍丹参、川芎、当归，以活血化瘀；肉桂以增强温补下元、纳气平喘之效；"肺与大肠相表里"，肺气虚则大肠传导无力，腑气不通，而肺气肃降失常益甚，故用小承气汤，行气通腑，推荡积滞，脏腑合治。

四、肺癌案

案 1 王某，男，59 岁。2018 年 12 月 4 日初诊。

主诉："左肺下叶腺癌"术后 1 年，左肩背部疼痛 2 个月余。

病史：患者左肺下叶腺癌切除 1 年后，近 2 个月出现左肩背部沉重疼痛，时轻时重。PET 检查示：左支气管远端肿物，与降主动脉分界不清，考虑复发。刻诊：左肩背部沉重疼痛，肩部活动无受限，胸闷气短，动则尤甚，咳嗽，吐白黏痰，声音嘶哑，纳差，小便调，大便溏，日 1~2 次，脉略弦，舌体略胖，舌质黯淡，苔薄白腻。西医诊断：肺癌（术后）。中医诊断：肺积（术后）。证属脾肺气虚，痰瘀互结。治宜健脾益气，化瘀通络，宣肺化痰。予黄芪桂枝五物汤、二陈汤合活络效灵丹加减。

处方：黄芪 30g，桂枝 15g，白芍 15g，白术 15g，清半夏 12g，陈皮 12g，茯苓 30g，当归 15g，丹参 20g，乳香 12g，没药 12g，桔梗 12g，炒紫

苏子 15g，炙甘草 9g。每日 1 剂，水煎 400mL，分 2 次温服。

二诊：服药 14 剂，肩背部疼痛明显减轻，胸闷气短有所改善，咳痰减少，仍纳差、大便溏，上方减乳香、没药，加砂仁 12g，焦山楂 15g，继续服用。

三诊：服上方 7 剂，疼痛消失，饮食增加，大便调，咳嗽偶作，吐少许白黏痰，继服上方 10 剂，以巩固疗效。

按：肺癌多由正气虚损，阴阳失调，邪毒乘虚入肺，导致肺气宣降失司，津聚为痰，痰凝血瘀，日久形成积块，故其具有全身属虚，局部属实的病理特点。本案之虚以气虚为主，实则重在血瘀、痰凝、毒聚，正虚与邪实互为因果，终致痰瘀浊毒痹阻胸肺，加之手术损伤脉络，而发为肩背部疼痛。故其治法重在健脾益气，化瘀通络，宣肺化痰。方中以黄芪桂枝五物汤为主，其中黄芪与桂枝相配，益气温阳，和血通经；白芍与炙甘草相伍，以缓急止痛；活络效灵丹既用当归、丹参养血化瘀，又伍乳香、没药化瘀止痛；二陈汤与黄芪合用，健脾益气，燥湿化痰。全方邪正兼顾，扶正而不留邪，祛邪而不伤正。

案 2 李某，男，72 岁。2018 年 8 月 16 日初诊。

主诉："肺癌"合并左下肢疼痛 2 年，疼痛加重 1 个月。

病史：患者 2 年前无明显诱因出现左下肢疼痛，影响夜间睡眠，经相关检查，确诊为左肺腺癌伴左股骨转移，给予"化疗"2 个周期，因出现骨髓抑制而终止后续治疗，改为口服靶向药物治疗后，患者肺部肿瘤得到控制，左下肢疼痛缓解，不影响夜间睡眠，间断口服止痛药物。一个月前患者肺部肿块增大，左下肢疼痛加重，经多方治疗疼痛仍作。刻诊：左股骨疼痛难忍，痛有定处，夜间为重，遇寒加重，得热痛减，形体消瘦，畏寒肢冷，脘闷纳差，舌质淡黯，苔薄白，脉沉紧。西医诊断：肺癌骨转移。中医诊断：肺积，骨痹。证属脾肾阳虚，寒凝血脉。治宜温补脾肾，养血通脉。以附子理中汤合桂枝汤加减。

处方：制附子 12g（先煎），红参 12g（另煎、兑），黄芪 30g，白术 15g，茯苓 15g，干姜 12g，桂枝 15g，白芍 25g，当归 15g，蜈蚣 1 条，大枣

8枚，炙甘草9g。每天1剂，水煎400mL，分2次温服。

二诊：服上方10剂，疼痛有所缓解，继以骨碎补15g易附子再投，以防附子蓄积中毒之弊。

三诊：继服上方15剂，疼痛明显缓解，体力增加，遂改用丸剂缓图。

按：《诸病源候论》曰："积者阴气，五脏所生，其痛不离其部。"临床观察也表明，癌痛的发生多与阴寒之邪有关。本例患者左股骨疼痛与畏寒肢冷等脾肾阳虚之症并见，故当以温阳、养血、通络止痛为法。方中以理中汤温补脾肾为基础，重用大辛大热之附子，以补火生土，使全方温阳祛寒之力倍增。诚如《医理真传》所云："余谓先后并补之方，因附子之功在先天，理中之功在后天也……非附子不能挽欲绝之真阳，非姜、术不足以培中宫之土气。"桂枝汤中重用白芍，重在养营通脉以止痛，桂枝与理中汤合用为桂枝人参汤，有温通表里，宣达内外之功；桂枝与炙甘草合用，寓有桂枝甘草汤之意，能温振上焦心肺之阳气，兼具缓急止痛之功；桂枝还具生发之性，能疏达阳气，调畅气机，以加强止痛之效。黄芪益气固表，升阳通痹，既可助附子、桂枝、干姜温经止痛，又可防其过于发散；当归活血通络兼养血之功；稍佐蜈蚣，以加强通络止痛之效。桂枝汤与附子理中汤合用，温补脾肾，养营通脉，相得益彰，不止痛而痛自止。

案3 于某，男，66岁。2017年7月1日初诊。

主诉：咳嗽胸闷气短1年余。

病史：2016年2月患咳嗽，经抗生素、镇咳药等治疗10余天乏效，自认为与近期吸烟过多有关（烟龄40余年），于是减少吸烟，未予治疗。咳嗽持续1月后，又感胸闷气短，经某县医院胸部DR检查示：右肺腺癌并纵隔淋巴结转移，右侧肋膈角钝。刻诊：咳嗽阵作，遇冷空气或特殊异味加剧，胸闷气短，夜间不能平卧，活动后喘促，痰黄稠量多，不易咳出，偶带血丝，喉间痰鸣，入夜尤甚，纳谷乏味，胃脘痞满，大便先干后溏，形体消瘦，面色萎黄，语声低微，脉略滑数，舌质淡略黯红，苔白厚腻微黄。西医诊断：肺癌。中医诊断：肺积，虚劳。证属肺脾气虚，瘀毒胶结。治宜补益脾肺，清热化痰，佐以化瘀。予六君子汤合千金苇茎汤、葶苈大枣泻肺汤加减。

处方：党参25g，黄芪30g，白术15g，茯苓20g，陈皮12g，清半夏12g，冬瓜子30g，芦根30g，薏苡仁30g，桃仁12g，藕节15g，葶苈子18g，大枣6枚，半枝莲30g，仙鹤草30g，炙甘草3g。每日1剂，水煎400mL，分2次温服。嘱其立即禁烟，并消除其恐惧心理。

二诊：服上方10剂，咳嗽，胸闷气短均减轻，痰中血丝消失，饮食增加，胃脘痞满好转，上方以鱼腥草30g易仙鹤草，继续服用。

三诊：服上方14剂，咳嗽及胸闷气短明显好转，夜间已能平卧，黄稠痰减少，上方减藕节、冬瓜子、芦根，葶苈子减至12g，加当归15g，再投。

四诊：服上方20剂，咳嗽消失，胸闷气短偶作，随访半年病情稳定。

按：患者长期吸烟，致使浊毒蓄积于肺脏，羁留肺窍，肺气宣发肃降失常，进而痰湿瘀毒胶结，日久形成瘤块。肺癌乃因虚致实，正气虚弱，邪毒方可乘虚入肺，其是全身属虚，局部属实的疾病，虚者多属脾肺气虚，实者不外血瘀、痰凝、毒聚。因此，其治疗始终以六君子汤健脾益气，培土生金为主；合千金苇茎汤，以清热化瘀，利湿排痰，清上彻下，肃降肺气；配葶苈大枣泻肺汤，泻肺中之水气，泻肺而不伤脾。俟痰热壅肺之标实已缓，则逐渐减少清热化瘀，泻肺排痰药，以免耗伐正气之虞。

五、内伤发热案

肖某，男，62岁。2017年12月16日初诊。

主诉：中风4个月余，低热20余天。

病史：患"脑干梗死"4个月余，因合并"压疮"后出现低热，体温在37.2~38℃之间，经用头孢哌酮舒巴坦、左氧氟沙星液等治疗无效。刻诊：体温37.5℃，四肢软瘫，口舌㖞斜，口角流涎，言语謇涩，神志时清时寐，面色无华，喉间痰鸣，自汗，食少便溏，唇甲色黯，脉沉缓，舌质黯淡有瘀点，苔薄白腻。查血、尿常规正常，血培养和尿培养未见明显致病菌。西医诊断：发热原因待查。中医诊断：内伤发热。证属气血亏虚，痰瘀互结。治宜补中益气，燥湿豁痰，活血化瘀。方用补中益气汤合血府逐瘀汤、导痰汤化裁。

处方：黄芪 60g，炒白术 20g，陈皮 12g，柴胡 12g，升麻 9g，当归 15g，胆南星 12g，清半夏 12g，茯苓 25g，炒枳壳 12g，川芎 15g，赤芍 15g，桃仁 12g，红花 12g，白薇 12g，牡丹皮 12g。每日 1 剂，水煎 400mL，分 2 次鼻饲。

二诊：服上方 7 剂，体温 37.2℃，神志好转，呼之能应，效不更方，予原方再投。

三诊：服上方 14 剂，体温正常，改用补阳还五汤，以巩固疗效。

按：内伤发热多系功能性发热，病因不明，治疗十分棘手。本案患者为脑梗死合并低热，其四肢软瘫，面色无华，食少便溏，为气血亏虚之象，唇甲色黯，舌质黯淡有瘀点与喉间痰鸣、舌苔薄白腻并见，为痰瘀互结之征。中气不足，阴火内生，及瘀血阻滞经络，气血不畅，壅遏不通为主要病机。此瘀阻生热与阴火生热，皆非因热邪所致，不可误投寒凉清热之药，以免遏其经脉气血，加重发热之虞。遵"劳者温之""虚者补之"原则，并受《医门法律·虚劳论》"血痹则新血不生，并素有之血，亦瘀积不行，血瘀则荣虚，荣虚则发热"之说的启发，治以补中益气为主，佐以燥湿豁痰、活血化瘀。方中以大剂黄芪与白术、炙甘草相配，益气升陷，甘温除热；升麻、柴胡既能升举清阳，又能透达郁热；当归与川芎相伍，以养血活血；桃仁、红花与川芎合用，以活血祛瘀；白薇配牡丹皮，长于透达阴分伏热；加入导痰汤，以燥湿豁痰开窍。全方标本兼顾，俾血足阳平，而低热自退。

心系病案

一、冠心病案

案1 许某，女，55岁。2017年11月6日初诊。

主诉：阵发性心悸、胸闷气短2个月余。

病史：患者2个月前因劳累出现心悸、胸闷气短，伴乏力，在某医院诊断为"冠状动脉粥样硬化性心脏病、频发室性早搏"，给予倍他乐克、单硝酸异山梨酯片、稳心颗粒等药物治疗，仍有发作。刻诊：心悸，遇劳即加重，胸闷气短偶作，倦怠乏力，食欲不振，畏寒，二便调，脉沉细而代，舌质淡略黯，苔薄白。心电图示：频发室性早搏，心肌缺血改变。西医诊断：冠心病，频发室性早搏。中医诊断：胸痹，心悸。证属心肾阳虚，寒凝血瘀，治以温通心肾、益气化瘀。方用麻黄附子细辛汤合冠心Ⅱ号方加减。

处方：麻黄10g，制附子15g（先煎），细辛9g，人参15g（另煎），赤芍15g，红花12g，川芎15g，丹参30g，三七粉3g（冲），降香12g，薤白15g，干姜12g，炙甘草12g。日1剂，水煎400mL，分2次温服。

二诊：服上方5剂后，患者心悸、胸闷气短无明显改善，予上方加龙骨30g，牡蛎30g，继续服用。

三诊：守方服14剂，心悸未作，胸闷气短发作次数已明显减少，上方减麻黄、细辛、三七粉，人参减至9g，制附子减至9g，再进21剂。复查心电图示：窦性心律。随访3个月，病情稳定。

按：本病病机主要为心脾肾阳虚，以肾阳虚为本，以血瘀、寒凝为标，此即胸痹"阳微阴弦"之病机。温通心肾是其治疗大法，以麻黄附子细辛汤为基础方加减，对心肾阳虚兼寒凝、血瘀者疗效可靠。其中麻黄、细辛不但表寒证可用，里寒证只要有寒凝血瘀之征也可用；人参大补元气，善治诸种虚证，其与大辛大热之制附子合用，具有上助心阳，下补肾阳，中健脾阳之妙用。《删补名医方论》曰："补后天之气无如人参，补先天之气无如附子，二药相须，用之得当，则能瞬息化气于乌有之方，顷刻升阳于命门之内。"薤白通阳宽胸，理气散结；冠心Ⅱ号方活血化瘀，通脉止痛，为改善心肌缺血之专方；牡蛎与龙骨合用，以重镇安神、宁心定悸。诸药合用，标本兼顾，气血并调，俾阳气复，心脉畅，则诸症自平。

案2 张某，女，68岁。2017年1月13日初诊。

主诉：心悸，胸痛气短反复发作1年余，加重3天。

病史：患者1年前自觉胸闷不适、心悸阵作，近3天诸症加重。刻诊：心悸气短，心前区憋闷疼痛彻背，经舌下含化冠心苏合香丸心痛仍然发作，失眠，倦怠乏力，畏寒肢冷，纳差，大便溏而不爽，2~3天1行，脉沉迟，舌体胖，舌质黯淡有瘀斑，苔薄白。血压：105/50mmHg。心电图提示：心率52次/分，心肌缺血。西医诊断：冠心病心绞痛，病窦综合征。中医诊断：胸痹，心悸。证属于心阳亏虚，寒凝心脉。治宜温心逐寒，通脉止痛。予自拟三粉通脉笑痛方加减。

处方：制川乌12g，制附子12g，红参粉4g，干姜12g，桂枝15g，白芍12g，川芎15g，赤石脂15g，参三七粉3g，水蛭粉3g，炙甘草9g。日1剂，用文火先煎制川乌、制附子1小时后，再纳入余药同煎30分钟，第二遍煎20分钟，共取药液400mL，每天分3次凉服。红参粉、参三七粉、水蛭粉冲服。

二诊：服药14剂胸闷痛明显减轻，再服7剂诸症消失，嘱患者继服红参粉、参三七粉、水蛭粉，以巩固疗效。

按：《素问·调经论》云："血气者，喜温而恶寒，寒则泣不能流，温则消而去之。"《金匮要略》对胸痹心痛则以温通散寒、宣痹宽胸为治疗大法，至今仍为临床所宗。因此，治疗寒凝心脉证，当以温心逐寒、通脉止痛为法。但应分清标本主次，权衡轻重缓急，或补中寓通，或通中寓补，通补兼施。本案心阳不足是"本"，寒凝心脉是"标"，故治以温通心阳为主，俾心阳得复，阴寒痼结得散，而心脉自畅。治此证，若遣方用药动辄以活血化瘀法为主，则有舍本逐末之虞。

案3 尚某，女，55岁，2018年3月23日初诊。

患者口苦心烦，胁肋胀痛1个月余，伴胸闷疼痛阵作3天。患者平素情志抑郁，1个月前因与人口角后，胁肋胀痛，伴嗳气纳差，数日后出现口苦心烦，自服"开胸顺气丸"罔效。3天前复因恼怒，胸憋闷疼痛辄作，经当地医院诊治，口服硝酸甘油后胸痛缓解，但仍时作时止，发作时多次查心电图均为ST段压低，诊为"冠心病"。刻诊：心前区憋闷疼痛间断发作，与情绪相关，伴眩晕，心烦易怒，失眠，口苦咽干，不欲食，胁肋胀痛，舌质紫黯，舌下脉络紫黯，苔薄白而干，脉弦略数。西医诊断：冠心病。中医诊断：胸痹。证属少阳郁热，气滞血瘀，心脉痹阻。治宜和解郁热，理气化瘀，通脉止痛。拟小柴胡汤合冠心Ⅱ号方化裁。

处方：醋柴胡12g，黄芩12g，白芍12g，党参18g，清半夏12g，生姜9g，大枣8枚，赤芍15g，生地黄15g，川芎12g，红花12g，丹参30g，降香12g，炙甘草9g。每日1剂，水煎400mL，分2次温服。

二诊：服上方1剂，胸憋闷、疼痛即明显缓解，当晚即安然入眠。效不更方，原方继用。

三诊：继服上方10剂，胸痛、胁肋胀痛终至平复，余症亦失，复查心电图正常。嘱其继服逍遥丸、复方丹参片善后调理，追访半年胸闷、疼痛未作。

按：柴胡证初病在气，久必入络，且情志久郁，必致热化。治此若单投小柴胡原方，则党参、生姜、大枣温补助阳，反令血愈伤而热愈结，热结则少阳枢机不利，而内火益炽，立竭其阴而肝风易动矣。故予小柴胡汤合冠心Ⅱ号方并用，以柴胡入经和气，川芎入络和血，妙在佐以当归、地黄、白芍之养血敛阴，冠心Ⅱ号方诸药宽胸通脉止痛，半夏、党参、生姜、大枣、甘草益气和胃，助少阳生发之气。俾阴阳和，气血畅而疼痛自止。如此配伍，实为治疗少阳郁热与瘀血互结胸痹之良方。

案4 李某，女，52岁。2019年1月15日初诊。

主诉：阵发性胸闷胸痛，气短乏力半年，加重半个月。

病史：半年前，患者于劳累后胸闷，心悸，气短乏力，自认为系劳累所致，未予治疗。刻诊：近半月来，胸闷或胸痛，心悸，气短乏力时作时止，形体肥胖，胃脘痞闷，畏寒，手足逆冷，大便溏，脉沉迟无力，舌质黯淡，苔薄白腻。西医诊断：冠心病。中医诊断：胸痹。证属心肾阳虚，痰瘀痹阻证。治宜温通心肾，豁痰化瘀。予枳实薤白桂枝汤合冠心Ⅱ号方加减。

处方：枳实12g，薤白15g，桂枝15g，炮附子20g（先煎），干姜15g，厚朴15g，瓜蒌15g，制半夏12g，陈皮12g，茯苓25g，丹参15g，赤芍15g，川芎15g，红花12g，降香12g，炙甘草3g。每日1剂，水煎400mL，分2次温服。嘱其避寒冷，调情志，节饮食。

二诊：服上方7剂，胸闷、胸痛未作，心悸、气短等症减轻，效不更方，继续服用。

三诊：服药14剂，畏寒、手足逆冷及胃脘痞闷皆好转，大便溏依然，上方加土白术20g，炮附子减至15g，干姜减至12g，再投。

四诊：大便转常，畏寒、手足逆冷及胃脘痞闷悉除。

按：胸阳不振，津液不布，聚而成痰，痰浊痹阻血脉，渐而血瘀，是本例的病理基础。日久脾虚及肾，脾肾阳虚，则阳虚血瘀互为因果而发病。治当温通心肾，豁痰化瘀。方中炮附子与干姜合用，温脾肾，化寒凝；瓜蒌涤痰散结，开胸通痹；薤白合桂枝，以通阳散结、化痰散寒，能散胸中凝滞之阴寒，化上焦结聚之痰浊，宣胸中阳气以宽胸，乃治疗胸痹之要药；枳实下气破结，消痞除满；厚朴燥湿化痰，下气除满；赤芍与川芎相配，以养血活血，丹参与红花、降香相伍，以理气化瘀、通脉止痛。

二、心力衰竭案

侯某，男，81岁。2018年3月7日初诊。

主诉：胸闷气喘，双下肢水肿2个月余，加重7天。

病史：2个月前双下肢水肿，胸闷气喘，一周前因活动量稍大而病情加重。刻诊：胸闷气喘，动则尤甚，难以平卧，心悸，双下肢凹陷性水肿，尿少，咳嗽吐清稀泡沫痰，时头汗出，纳差，面色㿠白，口唇轻度紫绀，手足逆冷，畏寒，脉沉细数无力，舌质淡略黯，舌体胖，苔薄白水滑。查体：端坐呼吸，颈静脉怒张，两肺满布湿性啰音，心率103次／分，律齐，血压150/110mmHg。DR胸片示：双胸腔积液（约800mL）。既往有糖尿病、冠心病、高血压病史，经用呋塞米片、单硝酸异山梨酯片等治疗，无明显好转。西医诊断：心力衰竭Ⅱ度，心源性胸腔积液。中医诊断：喘证，水肿。证属心肾阳虚，血瘀水泛。治宜温阳利水，养血化瘀。方用真武汤合十枣汤、桃红四物汤加减。

处方：制附片20g，人参20g，生姜15g，白芍12g，炒白术15g，茯苓30g，泽泻20g，葶苈子25g，大枣8枚，制半夏12g，桃仁12g，红花12g，当归20g，川芎12g。制附片先煎，人参另煎分次兑服。日1剂，水煎400mL，分早、中、晚3次温服。

二诊：服上方3剂，尿量显著增加，每日达1500mL，胸闷气喘好转，已能平卧，无心悸汗出，下肢水肿好转，原方继投。

三诊：服上方14剂水肿消失，心率87次／分，口唇紫绀消失，胸闷气喘好转，咳痰黏稠，不易咳出，上方人参、制附片、葶苈子均减至15g，加入陈皮12g，炒紫苏子12g，以降气化痰。

四诊：再服10剂后，咳痰明显减少，心率82次／分，下床活动后仍感胸闷气喘，DR胸片示：双胸腔积液消失，余症皆好转，脉较前有力，舌质淡，苔薄白。上方减桃仁、红花，制附片、生姜、茯苓用量皆减半，服药1周，诸症悉除。

按：本案以胸闷气喘、下肢水肿，伴心悸、口唇紫绀、手足逆冷、畏寒为特征，以心肾阳虚、血瘀水泛为主要病机，且血不利则为水，水蓄则血不行，故血瘀水泛互为因果。水饮凌心射肺，瘀阻心脉，故胸闷气喘；肾阳虚不能化气行水，则小便不利，水泛四肢而水肿。然必以心肾阳虚为本，血瘀水泛为标，故其治疗当以温阳利水为主。真武汤中之附子温肾助阳，以化气行水，兼暖脾土，温运水湿；人参大补元气而固脱；白术、茯苓、泽泻补益中州利水消肿；生姜温散水气；桃仁、红花、当归、川芎，养血活血以通脉；葶苈子、大枣泻肺利水而强心；半夏降气化痰；白芍敛阴和阳。全方温心肾以助阳气，利小便以祛水邪，兼能养血活血，颇合病机，故收良效。

脑病案

一、脑梗死案

案1 张某，男，65岁。2018年11月5日初诊。

主诉： 言语不利，右侧肢体无力1个月余。

病史： 患者1个月前突发口舌偏㖞，言语不利，同时出现右侧肢体无力，在某医院诊断为"脑梗死"，经住院治疗病情平稳后出院，出院后仍有舌强语謇，右侧肢体无力。刻诊：右侧肢体肌力3级，肌张力增高，右手不能持物，右肩关节活动时疼痛，右侧肢体肿胀，舌强语謇，头晕胀不适，颜面油腻，夜间鼾声如雷，呼吸有间断，形体肥胖，纳可，二便调。脉弦滑，舌体胖，舌质黯淡，苔白厚腻，舌下脉络迂曲色黯。血压160/100mmHg。西医诊断：脑梗死。中医诊断：中风病——中经络。证属风痰上扰，瘀阻脉络。治宜息风化痰，活血通络。予半夏白术天麻汤合通窍活血汤加减。

处方： 清半夏15g，白术15g，天麻12g，苍术15g，陈皮12g，茯苓25g，炒紫苏子15g，炒莱菔子20g，地龙12g，川牛膝20g，全蝎5g，僵蚕12g，赤芍15g，川芎15g，桃仁12g，红花12g。黄酒10mL为引，日1剂，水煎400mL，分2次温服。全蝎焙干研粉冲服。将药渣加入艾叶、花椒各20g，封包蒸热，敷患肢，每天热敷2次。

二诊： 服上方14剂，患侧肿胀渐消，在一人搀扶下可短距离行走，右手指可轻度屈伸，右肩关节疼痛减轻，血压平稳，未诉头晕头胀，脉舌象同前，效不更方。

三诊：服上方 28 剂，患者可扶杖行走，夜间鼾声明显好转，呼吸间断消失，言语转清，右上肢近端肌力 4 级，远端肌力 3 级，可持汤匙进食，脉略弦，舌质略黯淡，苔薄白腻，血压正常。嘱其坚持康复锻炼，口服脑栓通胶囊善后。

按：本患者形体肥胖、患肢肿胀、舌强语謇、头晕头胀、颜面油腻、打鼾、苔白厚腻、脉滑等，均为痰湿阻络、风痰上扰之征；半身不遂，肩关节疼痛，舌质黯，舌下脉络迂曲色黯均为瘀阻之象。证属风痰上扰，瘀阻脉络，故治以息风化痰、活血通络。方选半夏白术天麻汤以息风化痰；苍术、陈皮与茯苓、炒紫苏子、炒莱菔子相配，以燥湿化痰；川芎、桃仁、红花与川牛膝、赤芍相伍，以活血化瘀、通络止痛。中风急性期过后，死血、顽痰痹阻经络为主要病机，且痰瘀胶结，必须合用僵蚕、全蝎等虫类药，对偏瘫肢体及语言的恢复才能提高疗效。同时患肢配合药物热敷及功能锻炼，以促进恢复。

案 2 张某，男，37 岁。2018 年 3 月 3 日初诊。

代主诉：昏睡、右侧肢体无力 3 小时。

病史：患者 3 天前因"昏睡，右侧肢体无力 3 小时"住院，入院后数小时渐呈昏迷状态。刻诊：昏迷状态，被动体位，右侧肢体软瘫，喉间痰鸣，形体肥胖，口臭，大便 3 天未排，平素性情急躁，嗜食肥甘厚味，"高血压""糖尿病"病史数年，未规律治疗，脉弦有力，舌体胖大，有齿痕，舌质黯淡，苔白厚腻微黄。MRI 示"小脑、脑干大面积梗死"。空腹血糖 9.5mmol/L。血压 175/110mmhg。西医诊断：脑梗死。中医诊断：中风——中脏腑。证属痰热腑实，瘀血阻络。治宜涤痰通腑开窍，化瘀通络。予星蒌承气汤加减。

处方：全瓜蒌 15g，胆南星 12g，大黄 9g，芒硝 9g，枳实 12g，厚朴 15g，石菖蒲 15g，地龙 12g，丹参 30g，郁金 12g，红花 12g，桃仁 12g。每日 1 剂，水煎 350mL，分 2 次鼻饲。

二诊：鼻饲 3 剂后意识好转，刺激后有躲避，泻下大便稀薄，日 3 次。原方减芒硝，加地龙 12g，继续服用。

三诊：鼻饲 5 剂，意识转为嗜睡状态，呼之能应，由于出现频繁呃逆，将鼻饲改为保留灌肠。操作方法：将上药煮取药液 150mL，经双层纱布过滤，药液温度维持在 37℃左右，以 80 滴 / 分的速度滴注灌肠，每日治疗一次。

四诊：如此治疗 3 天，患者意识逐渐转清，已能少量进食，右侧肢体刺激后躲避，仍为泻下大便稀薄，日 3 次，呃逆及喉间痰鸣消失，脉略弦，舌体胖大，有齿痕，舌质黯淡，苔薄白腻。空腹血糖 7.5mmol/L。血压 145/85mmHg。此为痰热腑实已除，转为气虚血瘀证。治宜健脾益气、化瘀通络，予补阳还五汤加减。

处方：黄芪 60g，炒白术 15g，当归 15g，川芎 15g，赤芍 12g，桃仁 12g，红花 12g，地龙 12，全蝎 5g，制半夏 12g，茯苓 25g，石菖蒲 15g，郁金 12g，远志 15g。每日 1 剂，水煎 400mL，少量频服。

五诊：服上方 7 剂，肢体软瘫好转，经人搀扶可站立，大便转常，继服 30 剂，已能扶杖行走，再服 15 剂，以巩固疗效。

按：脑梗死急性期之痰热腑实证，运用泻下通腑法，具有祛瘀、泄热、醒神开窍等作用，使大便通畅，痰热下泄，则神志可清，危象可解，根据兼证不同，随症加减用药，方能取效。方中瓜蒌、胆南星清热化痰；大黄荡涤肠胃，通腑泄热；芒硝咸寒软坚；枳实与厚朴相配，以行气导滞；地龙与丹参、郁金、红花、桃仁合用，以化瘀通络；四诊时痰热腑实已除，转为气虚血瘀证，遂改为健脾益气、化瘀通络法，予补阳还五汤加减，而收全功。诸药合而用之，则痰热清，脉络通，而诸症向愈。

二、焦虑症案

卢某，女，39 岁。2018 年 3 月 4 日初诊。

主诉：失眠多梦 3 年余。

病史：3 年前因家庭琐事与家人口角后，逐渐入睡困难，入睡则多梦易醒，经多方诊治，病情仍时轻时重。刻诊：失眠，多梦，坐立不安，时有面部潮热、潮红，汗出，口干，恐惧、眩晕，心悸，尿频尿急，脉细数，舌质红，苔少。西医诊断：焦虑症。中医诊断：不寐。证属水亏火旺，心肾不交。治宜滋阴降火，交通心肾，重镇安神。方用黄连阿胶汤合交泰丸加减。

处方：黄连 10g，黄芩 9g，白芍 12g，阿胶 12g（烊化），鸡子黄 2 枚，肉桂 1.5g，莲子心 10g，五味子 12g，生龙骨 30g，生牡蛎 30g，炙甘草 3g。水煎 400mL，去滓，纳鸡子黄搅匀，日 1 剂，分 2 次温服。

二诊：服药 5 剂，夜间能入睡 4~5 小时，梦少，舌脉同前，效不更方。

三诊：再服 7 剂，已能安然入眠，无明显不适，遂改服天王补心丹，以善其后。

按：本案失眠多梦 3 年余，观其脉证，汗出，口干，眩晕，尿频尿急，脉细数，舌质红，苔少，一派水亏火旺、心肾不交之象，故用黄连阿胶汤以泻心火、滋肾阴。方中重用黄连、黄芩泻心火，正所谓"阳有余，以苦除之"；轻用肉桂，引火归原，肉桂与黄连合用，清中有温，以清为主，使寒而不遏；"阴不足，以甘补之"，故配伍血肉有情之品之阿胶、鸡子黄，以滋肾阴，使肾水上济于心；五味子与白芍、炙甘草相配，以酸甘化阴；加龙骨、牡蛎，重镇潜阳，以加强安神之效。本方苦寒与咸寒并进，滋阴与降火兼施，使心肾相交，水火既济，则心神自安，不寐自除。

脾胃病案

一、十二指肠球部溃疡案

魏某，女，20岁。2017年6月12日初诊。

主诉：胃脘隐痛2年余，加重5天。

病史：患者2年前参加高考时，饥而不欲食，渐致胃脘隐痛，近5天疼痛加重。刻诊：早餐后1~3小时胃脘隐隐作痛，喜暖喜按，饥而不欲食，得食痛缓，入夜痛甚，口淡无味，倦怠乏力，手足不温，大便溏薄，日2~3次，脉沉缓，舌质黯淡，苔白厚腻。电子胃镜检查示：十二指肠球部隆起性病变，表面糜烂，边界清。西医诊断：十二指肠球部溃疡。中医诊断：胃脘痛。证属脾胃虚寒，湿瘀互结。治宜温中健脾，化湿通络。予黄芪建中汤合平胃散、丹参饮加减。

处方：黄芪25g，桂枝12g，白芍20g，大枣6枚，生姜3片，茯苓20g，苍术15g，厚朴15g，陈皮12g，丹参20g，砂仁12g（后下），檀香9g（后下），醋延胡索12g，炙甘草9g。每日1剂，水煎400mL，分2次温服。嘱其饮食清淡并注重规律。

二诊：服药7剂，胃脘痛明显好转，稍遇寒即痛增，以干姜12g易生姜，加吴茱萸6g，继续服用。

三诊：服药7剂，胃脘痛未作，仍纳差、便溏，遂改用香砂六君子汤合平胃散加减，以健脾化湿、理气和胃。

处方：党参20g，炒白术15g，茯苓25g，陈皮12g，清半夏12g，苍术12g，厚朴12g，砂仁（后下）12g，薏苡仁30g，焦山楂15g，炙甘草6g。

煎服法同前。守方服用 10 剂，诸症悉除。

按：脾为太阴湿土，居中州而主运化，其性喜燥恶湿。患者思虑过度，复因饮食失调，以致脾阳不足，健运失常，湿邪内生，且气机受阻，使胃失温养，气血失和，胃痛由作。本方所选之黄芪建中汤，为张仲景治疗"虚劳里急，诸不足"所创，方中黄芪补中益气，小建中汤温脾散寒、和中缓急止痛。患者入夜痛甚，舌质黯淡，乃"久痛入络"之征，故用丹参饮化瘀通络、行气止痛。平胃散为治疗湿滞脾胃的要方，方中苍术辛香苦温，功擅燥湿健脾，使脾健则湿邪得化；厚朴长于行气除满，且可化湿；陈皮理气和胃、燥湿醒脾，以助苍术、厚朴之力。综观全方，温中与燥湿并用，理气与化瘀合施，俾脾健湿去，气血调和，而胃痛自愈。

二、慢性浅表性胃炎案

案 1　杜某，女，49 岁。2018 年 11 月 12 日初诊。

主诉：胃痛时作时止 3 年余，加重 10 天。

病史：3 年来脘腹部饱胀疼痛时作时止，常因吃生冷食物而疼痛加重，痛如针刺，食欲不振，嗳气，形体消瘦，面色萎黄，手足不温，大便秘结，3~5 日 1 行，月经量少，色黯，有血块，经期 1 ~ 2 日，脉沉弦细，舌体略胖，舌质黯淡，苔薄白。C14 检查示（＋）。西医诊断：慢性浅表性胃炎。中医诊断：胃脘痛。脾胃虚寒，瘀血阻络。治宜温中止痛，活血化瘀。予黄芪建中汤合丹参饮加减。

处方：黄芪 25g，桂枝 15g，白芍 20g，大枣 6 枚，丹参 30g，砂仁 12g（后下），高良姜 12g，醋延胡索 15g，油当归 25g，姜厚朴 12g，白术 15g，炙甘草 9g。每日 1 剂，水前 400mL，分 2 次温服。

二诊：服药 7 剂，腹脘疼痛减轻，仍大便秘结，上方加炒莱菔子 25g，炒枳实 15g，继续服用。

三诊：服药 14 剂，胃腹痛未作，大便转常，偶有胃脘不适，饮食增加。1 个月后电话随访，无复发。

按：患者脘腹部饱胀疼痛时作时止 3 年余，痛如针刺，月经量少，色黯，有血块，舌质黯淡，为久痛入络、瘀血作痛之征。食欲不振，形体消瘦，面色萎黄，手足不温，脉沉弦细，系脾胃虚寒之象，证属本虚标实，不通则痛与不荣则痛相关。治当温中益气以治本，活血化瘀以治标。方用黄芪建中汤温中益气，缓急止痛，加入白术、炙甘草，以增强健脾益气之功；丹参饮与醋延胡索、油当归合用，则理气和胃、和络止痛；高良姜辛散温通，为温中止痛之要药；大剂油当归与厚朴同用，旨在理气润肠以通便；二诊时大便仍未通，故加炒莱菔子、炒枳实，以助润肠导滞之效。全方标本兼治，补泻合施，补而不壅，泻不伤正，且守法守方而愈顽疾。

案2 徐某，女，54岁。2019年3月9日初诊。

主诉：胃脘痛，纳差半年，加重2个月。

病史：患者体质素弱，加之半年前复因女儿婚姻变故而烦躁易怒，而胸胁胀满，闷闷不乐，不欲饮食，当时未予重视，渐致不欲饮食，稍事家务即感气短乏力，曾到多处医院诊治乏效。刻诊：近2个月来，患者胃脘胀痛，神疲乏力，纳差，喜食热食，畏寒肢冷，胃脘冷痛，大便溏而不爽，小便清长，脉沉弦迟，舌体胖有齿痕，舌质黯淡，舌苔薄白腻。胃镜检查示：胃黏膜水肿，色淡。西医诊断：慢性浅表性胃炎。中医诊断：胃痛。证属脾肾阳虚，肝胃不和。治宜温补脾肾，疏肝和胃。予附子理中丸合逍遥散加减。

处方：制附子15g（先煎），党参25g，白术15g，干姜15g，山药25g，茯苓25g，醋延胡索15g，丹参30g，砂仁12g（后下），白檀香12g（后下），柴胡12g，白芍15g，当归15g，生麦芽15g，炙甘草10g，生姜3片，大枣6枚。每日1剂，水煎400mL，分2次温服。

二诊：服上方7剂，胃脘痛及神疲乏力皆好转，二便调，大便转常，脉、舌象同前，效不更方，予原方再投。

三诊：服上方14剂，胃脘痛消失，神疲乏力，食欲明显好转。上方减醋延胡索、丹参，继续服用。

四诊：服上方25剂，畏寒肢冷、胃脘部冷痛、神疲乏力等症悉除，继服附子理中丸，以善其后。随访半年，未见复发。

按：胃脘痛的病位在脾胃，与肝脾肾关系密切。其病机特点为胃气阻滞，胃失和降，不通则痛。病程短者多为实证，本例胃脘痛与胸胁胀满、烦躁易怒、神疲乏力、纳差、喜食热食、畏寒肢冷并见，显属脾肾阳虚，肝胃不和，虚实夹杂。故治当温补脾肾，疏肝和胃。方中附子、干姜合用，以温阳祛寒；党参与白术、茯苓相配，以健脾燥湿。逍遥散中既用柴胡疏肝解郁，使肝气得以条达，又用当归、白芍养血和血、柔肝缓急以止痛；且当归、白芍与柴胡同用，补肝体而助肝用，血和则肝和，血充则肝柔。诸药合用，气血兼顾，体用并调，肝脾肾同治，故获佳效。

三、胃癌案

徐某，女，44岁。2017年6月23日初诊。

主诉："胃癌"术后2个月，化疗半月余。

病史：自述患"胃溃疡"7年余，于2016年4月在北京某医院确诊为胃癌，行胃全切及淋巴清扫术，术后化疗半月余，因体倦乏力日甚，转中医诊治。刻诊：胃脘隐痛，胀满不适，纳差，恶心，呕吐痰涎，食后嗳气，气短乏力，面色萎黄，大便干，3~5日1行，脉沉缓无力，舌体略胖，舌质淡略黯，苔白厚腻。血常规检查：白细胞计数 2.3×10^9/L。西医诊断：胃癌术后。中医诊断：胃脘痛，虚劳。证属脾胃气虚，癌毒内蕴，痰瘀互结。治当健脾益气，解毒化痰，祛瘀和络。予六君子汤合桃红四物汤加减。

处方：党参25g，白术20g，茯苓20g，陈皮12g，制半夏12g，炒枳实12g，桃仁12g，红花12g，油当归25g，川芎12g，白芍12g，醋莪术15g，炒露蜂房10g，半枝莲25g，炙甘草5g。每日1剂，水煎400mL，分2次温服。嘱其少食油腻食物，调畅情志。

二诊：服上方15剂，胃脘痛减轻，饮食增加，恶心消失，呕吐痰涎减少，予原方再投。

三诊：服上方20剂，胃脘痛消失，食后仍嗳气，大便偏干，1~2日一行，遂加炒莱菔子25g，以理气导滞、润肠通便；减炒露蜂房之解毒祛瘀，以防久用伤正。

四诊：服上方 15 剂，体力增加，饮食如常，嗳气消失，大便转常，血常规检查：白细胞计数 5.3×10⁹/L。嘱其改服香砂养胃丸，以巩固疗效，随访半年，病情稳定。

按：胃癌的发生与饮食不节、忧思过度、脾胃损伤、气结痰凝、癌毒内蕴有关，其基本病机以脾胃气虚为本，气滞、痰浊、血瘀、癌毒为标。故其治疗应始终重视顾护脾胃，勿损正气，以扶正为主，祛邪为辅。这一治疗原则对中晚期患者和放、化疗患者更为重要，只有脾胃之气得充，气血方能生化有源，从而助药以祛邪。方中以党参、白术、茯苓健脾益气治本为主；陈皮、半夏功专燥湿行气祛痰；大剂白术、油当归与炒枳实相配，以益气润肠、导滞通便；用桃红四物汤，意在以养血活血的四物汤为基础，以化瘀而不峻猛的桃仁、红花为主药，俾瘀血祛而正不伤；半枝莲与炒露蜂房相伍，解毒祛瘀之力功倍。诸药合用，扶正与祛邪结合而以扶正为主，使正气复而癌毒可消，痰瘀得蠲，而胃脘胀痛可除。

四、直肠癌案

案 1 杨某，男，67 岁。2017 年 12 月 20 日初诊。

主诉："直肠癌"术后 3 个月，化疗后纳差、乏力 1 个月余。

病史：患者于 3 个月前因腹泻、便血诊断为"直肠癌"，手术治疗 2 个月后，静脉注射和口服化疗药物 4 个疗程，逐渐出现食欲下降、腹泻、倦怠乏力、形体消瘦。刻诊：便血量较多，色黯红，面色无华，神疲乏力，食欲不振，心悸气短，脉弱，舌质淡，苔薄白。查肝功能：总胆红素 36μmol/L，血红蛋白 106g/L，血小板 36×10⁹/L。西医诊断：直肠癌。中医诊断：直肠岩。证属脾胃气虚，气不摄血。治宜健脾摄血，收涩止血。予归脾汤合赤石脂禹余粮汤加减。

处方：黄芪 30g，党参 25g，炒白术 20g，当归 12g，阿胶 12g（烊化），茯神 15g，木香 12g，赤石脂 25g，禹余粮 25g，薏苡仁 30g，仙鹤草 30g，炙甘草 6g。每日 1 剂，水煎 400mL，分 2 次温服。

二诊：服上方 7 剂，食欲增加，腹泻减轻，便血明显减少，方守继续服用。

三诊：服上方14剂，神疲乏力好转，未再便血，复查血常规示：血小板 68×10^9/L，改服归脾丸，以巩固疗效。

按：本案虚实错杂，但脾气虚弱贯穿病程始终，以致气不摄血，血溢脉外，而出血不止，故应注重健脾摄血以治本，收涩止血以治标。方中党参与黄芪、白术合用，以健脾益气，使气血生化有源；当归与阿胶、仙鹤草相配，以养血止血；白术与薏苡仁相伍，以健脾渗湿；木香配党参、黄芪，以行气消食，使其补而不滞；合用赤石脂禹余粮汤，以收涩止血。诸药合用，益气与化瘀并用，养血与止血并举，而诸恙自愈。

案2　冯某，男，57岁。2018年12月18日初诊。

主诉："直肠癌"术后，泄泻每日10余次。

病史：患者便秘与泄泻交替出现，经当地县中医院用参苓白术散等药治疗乏效，继而有时呈黏液血便，伴形体消瘦，倦怠乏力，遂到某市医院检查，诊为直肠癌。住院后行手术治疗，术后建议化疗，患者婉拒出院。诊见：面色萎黄，形体消瘦，神疲乏力，畏寒，不欲饮食，小腹下坠，小便调，大便溏薄，日10余次，脉弱，舌体胖有齿痕，舌质淡，苔薄白。西医诊断：直肠癌。中医诊断：肠覃。证属脾肾阳虚，中气下陷。治宜温补脾肾，升阳止泻。予四神丸合补中益气汤加减。

处方：补骨脂15g，吴茱萸12g，煨肉豆蔻15g，五味子12g，黄芪30g，党参15g，土白术20g，当归15g，柴胡12g，升麻9g，陈皮12g，薏苡仁30g，焦山楂30g，生姜3片，大枣6枚，炙甘草3g。每日1剂，水煎400mL，分2次温服。

二诊：服上方10剂，大便每日减至3~5次，食欲增加，效不更方，予原方再投。

三诊：服上方7继后，大便转常，畏寒消失，形体消瘦及神疲乏力明显好转，继服补中益气丸，以善其后。

按：患者术后泄泻，加之手术损伤，正气益损，以致脾虚及肾，气虚不摄。治当温补脾肾，升阳止泻。方中补骨脂补命火，散寒邪；吴茱萸温中散寒；肉豆蔻与五味子合用，以温补脾胃、涩肠止泻；黄芪与党参、白术、薏苡仁相配，以补中益气，兼能渗湿；柴胡、升麻相伍，轻清升散，可助党参、白术升举下陷之清阳；陈皮行气燥湿，兼防补药之壅滞；当归善于补血，以利中气化生；大枣、炙甘草相合，以助补中益气之功。诸药相配，温补兼升，使中气得健，清阳得升，共奏温补脾肾、升阳举陷之功。

五、贲门癌术后

闫某，女，67岁。2019年5月7日初诊。

主诉： 自述"贲门癌"术后，心悸，乏力2周。

病史： 1年前，患者自觉疲乏无力，做轻微家务即有劳累感，持续至2019年5月，自觉胃脘部不适，饮食减少，渐致胃脘痛，并且大便色黑，随即到某市医院就诊，经食管镜检查，诊断为贲门癌，随即住院手术治疗。术后标本病理学检查示：贲门低分化腺癌，淋巴结可见癌转移。术后2周，医院建议继续化学药物治疗，但患者家属考虑其体力不支，遂到我院就诊。刻诊：患者心悸气短，倦怠乏力，面容痛苦，形体消瘦，行动迟缓，纳差，吐白色泡沫痰较多，小便调，大便干，2～3日1行，脉沉细略数，舌质黯淡，舌苔白厚腻。西医诊断：贲门癌术后，贫血。中医诊断：噎膈术后，虚劳。证属气血两虚，痰瘀互结。治宜补益气血，佐以理气化痰，活血化瘀。予六君子汤合膈下逐瘀汤加减。

处方： 黄芪25g，党参20g，白术15g，茯苓20g，清半夏12g，陈皮12g，砂仁12g（后下），炒莱菔子25g，桃仁12g，红花12g，莪术12g，川芎12g，油当归25g，熟地黄15g，炙甘草3g。每日1剂，水煎400mL，分2次温服。

二诊： 服上方10剂，饮食略增，心悸气短，倦怠乏力好转，大便转畅。上方减炒莱菔子，以当归15g易油当归25g，再投。

三诊： 服上方20剂，患者吐白色泡沫痰消失，饮食如常，上方减清半夏、陈皮、莪术，继续服15剂后，无明显不适。遂建议患者到原做手术医院配合化学药物治疗。

按：本患者年高体衰，术后气血大伤，且痰瘀互结，故治当以补益气血，扶正为主，佐以理气化痰，活血化瘀，慎用攻伐之品。方中黄芪、党参与白术、茯苓合用，健脾益气以生血，并寓"有形之阴血不能自生，必生于无形之气"之意；熟地黄与当归、川芎相配，以养血补血；陈皮、清半夏与砂仁相伍，以燥湿化痰、理气和胃；佐桃仁、红花、莪术，以活血化瘀。诸药合用，燥湿而不伤阴，滋阴而不助湿，标本兼顾，祛邪而不伤正，共达患者与肿瘤和平相处之图。

六、急性肠炎案

王某，男，69岁。2018年11月7日初诊。

主诉：泄泻清稀，伴恶寒，肢体酸痛2天。

病史：患者平素脘闷食少，2天前于野外作业时不慎感寒，且饮食不温，随即恶寒，肢体酸痛，泄泻，日5次，自服银翘解毒丸后，泄泻清稀，日10余次，腹痛肠鸣，小便不利，倦怠乏力，手足不温，脉沉缓，舌质淡，苔白厚腻。西医诊断：急性肠炎。中医诊断：泄泻。证属脾肾阳虚，寒湿停滞。治宜温补脾肾，解表散寒，化气利湿。方用附子理中汤合胃苓汤加减。

处方：熟附片12g（先煎），党参25g，麸炒白术15g，茯苓30g，苍术15g，姜厚朴15g，陈皮15g，泽泻15g，猪苓15g，防风12g，桂枝15g，木香12g，焦山楂15g，炙甘草4g。每日1剂，水煎400mL，分2次温服。

二诊：服药5剂，大便溏薄，日3~5次，恶寒，肢体酸痛消失，上方减防风，继续服用。

三诊：继服药5剂，大便转常，倦怠乏力、手足不温好转，嘱其改服附子理中丸，以巩固疗效。

按：患者偶感风寒，虽然误服"银翘解毒丸"，有损伤脾阳之弊，但不至于泄泻清稀，日10余次，显然外感风寒与误服清热药只是诱因，脾肾阳虚，火不温土，乃发病之病理基础。外湿最易伤脾，脾虚又易生湿，以致升降失调，清浊不分，水谷杂下发为泄泻，即所谓"无湿不成泄"。治此"当利其小便",以分利肠中湿邪,即所谓"急开支河"之法。方中以平胃散燥湿运脾、行气和胃;以五苓散健脾化气利水,其中桂枝与防风合用,以解表散寒。附子理中汤中以附子、干姜温补脾肾,党参健脾益气,白术健脾燥湿,甘草和中补土。诸药配伍,标本兼顾,补泻合施,共奏温补脾肾、化气利水之功。

七、溃疡性结肠炎案

案1 李某,女,45岁。2018年7月2日初诊。

主诉:脓血便时发时止5年余。

病史:患者10年前不明原因大便次数增多,带脓和黏液,在当地医院诊为"溃疡性结肠炎",经用美沙拉嗪等药治疗,未获显效。刻诊:大便黏滞不爽,间夹脓和黏液,白多赤少,日3~6次,时发时止,里急后重,腹痛,便后痛减,畏寒,手足逆冷,纳可,脉沉缓,舌质淡,苔白腻微黄。电子结肠镜示:溃疡性结肠炎(活动期)。西医诊断:溃疡性结肠炎。中医诊断:休息痢。证属脾肾阳虚,湿热留恋。治宜清肠化湿,调气行血,佐以温补脾肾。予乌梅丸合芍药汤加减。

处方:炒乌梅15g,大黄6g,黄连12g,黄柏9g,干姜12g,桂枝12g,制附片12g(先煎),党参15g,当归15g,白芍12g,木香12g,炒槟榔12g,焦山楂15g,炙甘草6g。每日1剂,水煎400mL,分2次温服。

二诊:服药7剂,大便溏,脓血、黏液减少,上方减大黄,加醋没药12g,继续服用。

三诊:服药7剂,大便溏,日3~5次,兼少许黏液脓血,畏寒,手足不温,脉沉缓,舌质淡,苔薄白腻,上方减黄柏,加炒白术15g。

四诊:服药14剂,大便减至日3次,仍兼少许黏液脓血,腹隐隐作痛,上方制附片加至15g,以肉桂2g代桂枝,继续服用。

五诊:腹痛未作,大便溏,黏液脓血便基本消失,每遇劳累时偶兼少许黏液,仍畏寒,手足不温,此乃脾肾阳虚,湿热分消而湿邪留恋。治当以温补脾肾治本为主,佐以调气行血,遂转予四神丸合理中汤、芍药汤加减。

处方：补骨脂15g，吴茱萸12g，煨肉豆蔻12g，醋五味子12g，党参20g，炒白术15g，茯苓20g，炒乌梅15g，赤石脂20g，白芍15g，当归12g，炒槟榔12g，木香12g，醋没药12g，焦山楂15g。每日1剂，水煎400mL，分2次温服。

五诊：服药21剂，大便黏液、脓血消失，诸症悉除。

按：本病病程较久，长达5年余，时发时止，证属脾肾阳虚，湿热留恋，肠道脂膜血络受伤，腐败化为脓血，而发为本病。故以乌梅丸合芍药汤加减，以清肠化湿、调气行血，佐以温补脾肾。方中用苦寒之黄连、黄柏清热祛湿而厚肠胃；干姜、桂枝、制附片温补脾肾而通阳化湿，使辛散温通无劫阴之弊，苦寒降泄无伤阳碍湿之虞，相反相成而湿热分解；党参、白芍、当归相配，以健脾益气、养血行血；乌梅与黄连、黄柏相伍，酸苦以泄热。如此寒热兼顾，标本并治，气血同调，而收全功。

案2 李某，男，28岁。2018年9月26日初诊。

主诉：脓血便时发时止半年余。

病史：患者半年前，因食油腻食物过量，恶心欲吐，脘腹胀痛，经自购保和丸治疗，脘腹胀痛好转，但大便次数增多，便中带有赤白黏液。刻诊：脓血便时发时止，白多赤少，日6~10次，每因饮食不当而加重，伴腹胀，食欲不振，肛门下坠感，脉略滑，舌体略胖，舌质淡，苔白厚腻微黄。电子肠镜示：溃疡性结肠炎。西医诊断：溃疡性结肠炎。中医诊断：休息痢。证属脾虚夹滞，湿热留恋。治宜调气化滞，清利湿热，佐以健脾。予枳实导滞丸加减。

处方：大黄9g，炒枳实12g，炒槟榔12g，黄连12g，黄芩9g，茯苓25g，炒白术15g，木香12g，当归15g，焦山楂15g，焦神曲15g，炙甘草6g。每日1剂，水煎400mL，分2次温服。

二诊：服药7剂，脓血便减少，日3~5次，腹胀痛好转，上方减槟榔、黄芩，继续服用。

三诊：服药10剂，大便溏，日2~3次，间夹少许黏液，腹无所苦，脉沉缓，舌体略胖，舌质淡，苔白厚腻。此乃食滞、湿热之邪尚未尽除，而脾胃之气日伤，遂于上方将黄连、当归各减至9g，加党参20g，醋没药12g，以益气活血、去腐生肌敛溃。

四诊：服药14剂，大便次数减少，日1~2次，未见黏液，腹无所苦，纳可。

按：患者过食油腻食物，以致积滞于肠间，大肠传导失常，壅滞气血，肠道脂膜血络受伤，腐败化为脓血，随着病程的延长，脾气受损，而时发时止形成休息痢。故其治疗以调气化滞为治本之法，只有通导积滞，通因通用，才能避免腑气之壅滞和脂膜血络之损伤。方中大黄、枳实合用，导滞泄热，使积热从大便而下，加槟榔以增强消积导滞之功；黄连、黄芩清热燥湿，厚肠止痢；白术、茯苓健脾渗湿，俾攻积而不伤正；焦神曲、焦山楂消食化滞，使食消而脾胃和；木香、当归相配，调气行血以除脓血，即所谓"调气则后重自除，行血则便脓自愈"。诸药相伍，使积去滞消，湿化热清，而诸症自解。

肝胆病案

一、自身免疫性肝炎案

徐某，女，65岁。2017年9月14日初诊。

主诉：自述患"自身免疫性肝炎"1年余。

病史：患者1年前健康体检时，发现肝功能异常，经某肝病专科医院进一步做生化检查，排除甲型肝炎、丙型肝炎等传染性肝炎，诊断为"自身免疫性肝炎"，经中、西药治疗1个月肝功能检查指标无明显改善。刻诊：患者素体消瘦，面色萎黄，纳差，因忧病难愈，而渐致右胁肋由不适而胀痛，伴善叹息，口苦，胃脘不适，每因闻异味而胁肋胀痛加重，倦怠乏力，大便溏，日1~2次，小便调，脉略弦，舌体略胖，舌质淡略黯，苔薄白腻微黄。生化检查示：谷草转氨酶140.5U/L，谷丙转氨酶190.2U/L，碱性磷酸酶503.3U/L，γ-谷氨酰转移酶338U/L。彩超诊断：肝损伤。西医诊断：自身免疫性肝炎。中医诊断：胁痛。证属脾虚肝郁，气血郁滞，湿郁化热。治宜健脾疏肝、养血行血，佐以清利湿热。方用四君子汤合逍遥散加减。

处方：党参25g，麸炒白术15g，柴胡12g，白芍12g，当归15g，茯苓25g，麸炒枳壳12g，醋三棱12g，醋莪术12g，茵陈15g，败酱草15g，炒鸡内金15g，炙甘草6g。每日1剂，水煎400mL，分2次温服。嘱其适寒温，调情志。

二诊：服上方14剂，右胁肋胀痛减轻，善叹息消失，食欲增加，仍倦怠乏力、大便溏，上方加黄芪25g，麸炒白术增至20g，继续服用。

三诊：继服 14 剂，右胁肋胀痛偶作，大便转常，倦怠乏力好转，上方减醋三棱、醋莪术，麸炒白术减至 15g，守方再投。

四诊：服上方 10 剂，右胁肋胀痛未作，脉沉缓，舌体略胖，舌质淡，舌苔由薄白腻微黄转为薄白腻，生化检查示：谷草转氨酶 36.5U/L，谷丙转氨酶 40.7U/L，碱性磷酸酶 53.3U/L，γ-谷氨酰转移酶 47U/L。遂于上方减茵陈、败酱草，继服 15 剂，以善其后。随访半年，病情稳定。

按：自身免疫性肝炎，是一种病因不明的肝脏慢性炎症，大抵属中医学"胁痛"之范畴。本例患者素体消瘦，面色萎黄，纳差，加之因忧病难愈，而渐致胁肋胀痛，显属土壅木郁，即脾胃气虚，运化失常，湿聚中焦，阻滞气机，肝失疏泄条达而发病。脾胃为后天之本，气血生化之源，土壅木郁则木郁乘土，而加重脾虚，气血生化乏源，肝脉失养，不荣则痛。故其治疗以健脾疏肝、养血行血为主，佐以清利湿热，且健脾益气一法需运用于病程始终。方中用四君子汤甘温益气，健脾燥湿，加黄芪以增强益气助运之力；合逍遥散以养血疏肝，兼能健脾益气；加入半夏、鸡内金，以和胃降逆、消食健胃；醋三棱与醋莪术相配，以疏肝理气、活血止痛；茵陈清利肝胆湿热；败酱草清热解毒，现代药理研究证实，其具有促进肝细胞再生、防止肝细胞变性、改善肝功能的作用。全方以健脾益气、养血疏肝为主，补而不峻，温而不燥，且守方守法，而收全功。

二、高血压病案

案 1　王某，女，37 岁。2018 年 11 月 13 日初诊。

主诉：眩晕半年余，加重 3 天。

病史：半年前患眩晕，时作时止，经某医院诊为高血压，未予治疗。刻诊：近 3 天因家务劳累，眩晕加重，全身乏力，心悸气短，脘胁胀满，嗳气泛恶，纳谷无味，大便不爽，月经后期，行经 3 天，色黯有块，伴痛经，脉沉略弦，舌质黯淡，苔薄白腻。血压：155/95mmHg。西医诊断：高血压。中医诊断：眩晕。证属脾虚肝旺，痰瘀互结，风痰上扰。治宜健脾祛湿，息风化痰，活血化瘀。予半夏白术天麻汤合当归芍药散加减。

处方：清半夏 12g，白术 15g，天麻 12g，陈皮 12g，茯苓 25g，当归 15g，白芍 20g，川芎 15g，泽泻 20g，川牛膝 15g，葛根 15g，炙甘草 9g，生姜 3g，大枣 6 枚。每日 1 剂，水煎 400mL，分 2 次温服。

二诊：共服药 21 剂，眩晕消失，月经期无不适，血压：125/75mmHg，继以天麻丸巩固疗效，随访 3 个月无复发。

按：临床论治眩晕，多宗《黄帝内经》"诸风掉眩，皆属于肝"之训，然本案缘于脾胃气虚，聚湿生痰，土壅木郁，引动肝风，风痰上扰清窍所致。木郁乘土，则加重脾虚湿盛，进而血行不畅，瘀阻经络，故脘胁胀满、痛经。治当健脾祛湿，息风化痰，活血化瘀。方中半夏白术天麻汤为治风痰眩晕之妙方，诚如《脾胃论》所云："足太阴痰厥头痛，非半夏不能疗；眼黑头眩，风虚内作，非天麻不能除。"方中重用白芍以柔肝平肝；当归养血活血，川芎行气活血；白术、茯苓健运脾气，俾气血盛则易流通，不生壅滞，合泽泻淡渗利湿。诸药合用，风痰并治，肝脾两调，标本兼顾，共奏宁眩止痛之功。

案 2 牛某，女，63 岁。2018 年 11 月 3 日初诊。

主诉：眩晕伴头、目胀痛半月余。

病史：患者患高血压 1 年余，因平时无不适未予治疗，半月前因恼怒而眩晕辄作，心烦，失眠多梦，下肢酸软无力，口苦面红，胃脘痞闷，纳可，二便调，脉弦略数，舌质淡红，苔薄白腻。血压：165/95mmHg。西医诊断：高血压。中医诊断：眩晕。证属肝肾亏虚，风痰上扰。治宜息风化痰，滋补肝肾。予天麻钩藤饮合半夏白术天麻汤加减。

处方：天麻 15g，钩藤 12g（后下），石决明 25g，黄芩 9g，川牛膝 15g，益母草 30g，桑寄生 25g，怀牛膝 20g，夜交藤 25g，朱茯神 12g，清半夏 12g，白术 15g，炙甘草 3g。每日 1 剂，水煎 400mL，分 2 次温服。

二诊：服药 7 剂，眩晕及头、目胀痛好转，心烦消失，上方减黄芩，继续服用。

三诊：继服 14 剂，眩晕时作，头、目胀痛悉除，血压：135/80mmHg，继服 7 剂，以善其后。

按：肝为风木之脏，体阴而用阳。本案患者患高血压病1年余，复因恼怒而病情加重，显系肝肾阴虚，肝阳偏亢，加之脾湿生痰，湿痰壅遏，引动肝风，风痰上扰清窍，发为本病。证属本虚标实，而以标实为主，故治以息风化痰为主，佐以补益肝肾之法。方中天麻、钩藤与半夏合用，息风化痰以治标；石决明咸寒质重，以加强平肝潜阳之力；黄芩清肝降火，以折其亢阳；桑寄生、怀牛膝补益肝肾以治本；川牛膝引血下行，并能活血利水；白术健脾祛湿，以绝生痰之源。诸药合用，标本兼治而以治标为主，俾风息痰化，而渐收佳效。

案3 陈某，男，74岁。2018年10月10日初诊。

主诉：患"高血压"头痛40余年，头痛加重1周。

病史：患者40余年来，坚持服硝苯地平缓释片等降压药，血压控制尚可。近1周来因情志刺激而头痛加重，血压升高，最高可达180/110mmHg，头痛以双颞侧、巅顶胀痛为主，晨起及夜间明显，头痛伴有头胀头昏，视物昏花，午后有心烦面热，腰膝酸软，口干口苦，畏寒，夜尿多，大便干，脉沉弦，舌体胖，舌质黯淡，苔薄白。西医诊断：高血压3级。中医诊断：头痛。证属肾阴阳亏虚，痰瘀互结，风痰上扰。治宜滋肾阴，温肾阳，息风化痰通络。予羚附通天笑痛方加减。

处方：羚羊角粉3g（冲），制附子9g（先煎），白附子6g，僵蚕10g，全蝎4g，川芎9g，白芍30g，泽泻25g，生白术20g，龟板20g（先煎），桑寄生25g，山萸肉15g，炙甘草9g。日1剂，水煎400mL，分2次温服。将全蝎焙干研粉，用药液送服。

二诊：服上方10剂，头痛头昏大减，腰膝酸软、心烦面热、口干口苦症状缓解，血压正常，夜尿多，大便调。上方去泽泻、白术，加桑螵蛸10g，益智仁20g，以固肾缩尿。

三诊：服上方7剂，未再头痛，仍感腰膝酸软，嘱其用菊花水送服右归丸，善后调理。

按：患者年过七旬，肾之阴阳日衰，肝阳偏亢，偶因恼怒，肝风引动停积之痰上扰清窍，而致头痛，舌质黯淡为兼瘀血之象。其病机总属本虚标实，肾阴阳亏虚为本，风、痰、瘀为标，治当标本兼顾。治疗此证，临床用药颇以为难，往往得失参半，遂用自拟方羚附通天笑痛方治之。方中羚羊角粉咸寒，归心、肝经，有息风止痉、平肝潜阳之功；附子辛热，归脾、肾经，具有温肾回阳之效，两药相配，一寒一温，取附子温肾助阳之功而无燥热伤阴之弊，羚羊角平肝息风潜阳而无寒凉损阳之害，阴阳互济，相得益彰；白附子、僵蚕、全蝎为牵正散组方，具有息风化痰、解痉止痛之功；泽泻、白术即为泽泻汤，具有健脾化痰祛湿之功，治疗"其人苦冒眩"；龟板、桑寄生、山萸肉滋补肝肾，且能强腰膝；益智仁、桑螵蛸即缩泉丸，有固精缩尿之效。终以菊花清肝疏风、右归丸温补肾阳善后，而获全功。

案4 葛某，女，48岁。2018年7月31日初诊。

主诉：头痛伴血压波动半年余，加重3天。

病史：患者月经周期紊乱1年，停经半年，停经后出现阵发性头痛，头痛时血压波动大，收缩压在150~170mmHg之间，舒张压正常。头痛与血压不稳及绝经诸症有关，即每有烘热汗出、心烦时血压均高，待症状消失血压即转为正常。刻诊：头胀痛阵作加重3天，心烦易怒，面部潮红潮热，汗乍出乍止，汗出后畏寒，口干口苦，耳鸣，健忘，四末不温，脉沉细，舌体胖，舌质淡略黯，边尖红，苔薄白腻微黄。西医诊断：更年期高血压。中医诊断：头痛。证属肝肾亏虚，阴阳失调。治宜补益肝肾，燮理阴阳。予二仙汤合当归芍药散加减。

处方：仙茅12g，淫羊藿15g，当归15g，黄柏9g，白芍20g，川芎12g，益母草30g，炒白术15g，茯苓15g，泽泻12g，生牡蛎30g，怀牛膝20g，山萸肉30g，仙鹤草60g，桑寄生25g，炙甘草12g。日1剂，水煎400mL，分2次温服。

二诊：服上方14剂，头痛、心烦、汗出、面部烘热、口干口苦明显好转，血压偶有轻度升高，仍耳鸣健忘，手足不温，舌苔转为薄白，舌质淡略黯，脉沉细。继服上方21剂，诸症悉平。

按：《素问·阴阳应象大论》曰："年四十，而阴气自半也，起居衰矣。"

患者年近七七，肝肾不足，天癸竭，冲任不通故停经。肝体阴而用阳，肾主骨生髓，肝肾不足，则"脑转耳鸣，胫酸眩冒"。肝肾同源，肾阴虚不能养肝，则肝阳易动，虚风上扰则头痛，血压升高。阴虚火旺则心烦易怒，潮热汗出，口干口苦。肾阳不足则耳鸣健忘，四末不温，畏寒。舌体胖，舌质淡略黯，边尖红，苔薄白腻，为兼湿瘀互结之象。肾阴阳失调乃病机之要，故以二仙汤与怀牛膝、山萸肉、桑寄生相配，以燮理肾之阴阳，其中淫羊藿有类雌激素样作用；大剂白芍、炙甘草合用，以缓急止痛；大剂山萸肉与生牡蛎相伍，育阴潜阳敛汗之力功倍；仙鹤草味苦涩，性平，为强壮性收敛止血药，大剂用于止汗每多奇效；合用当归芍药散，以化瘀利湿。其症虽繁杂，然立法谨严，遣药独到，故获佳效。

案5 郭某，女，50岁。2018年7月30日初诊。

主诉：闭经2年余，伴眩晕3个月。

病史：患者2年前闭经后，发现血压偏高，用硝苯地平缓释片等药治疗乏效。刻诊：近3个月眩晕频繁发作，眠差多梦，面部烘热，阵汗，善急易怒，口燥咽干，腰膝酸软，两足欠温，时或怕冷，脉沉弦细，舌质淡，有轻齿痕，舌苔薄白。血压：145/90mmHg。西医诊断：更年期高血压。中医诊断：绝经前后诸症。证属脾虚肝旺，肾阴阳失衡，冲任不调。治宜燮理肾阴肾阳，柔肝健脾，调和冲任。予逍遥散合二仙汤加减。

处方：仙茅12g，淫羊藿20g，当归15g，黄柏12g，当归15g，白芍12g，柴胡12g，茯苓15g，白术15g，石菖蒲15g，远志15g，天麻15g，川牛膝20g，白蒺藜30g，炙甘草3g。日1剂，水煎400mL，分2次温服。

二诊：服上方20剂，眩晕及失眠明显好转，继服10剂诸症悉平，嘱其改服知柏地黄丸，以巩固疗效。

按：患者七七之年，肾气渐衰，天癸渐竭，冲任二脉逐渐亏虚，肾之阴阳失调，每易波及肝、脾，其本在肾，治当燮理肾阴肾阳、柔肝健脾、调和冲任。方中仙茅、淫羊藿温肾阳，补肾精；当归养血柔肝而充血海，以助"二仙"（即仙茅、淫羊藿）调补冲任之功；黄柏滋肾阴而泻虚火，又可缓解仙茅、淫羊藿的辛热猛烈；柴胡与白芍相配，疏肝柔肝解郁，使肝气得以条达；当归与白芍相伍，养血敛阴，补肝体而助肝用；白术与茯苓、炙甘草合用，以健脾去湿，使运化有权，气血有源。全方燮理肾阴肾阳并用，温补而不燥烈，滋肾柔肝而不寒凉滋腻，配伍严谨，主次分明，共奏温补肾阳、滋阴降火、调理冲任之功。

三、慢性低血压案

案 1 唐某，女，53 岁。2018 年 11 月 21 日初诊。

主诉：眩晕时轻时重，伴倦怠乏力 20 余日。

病史：患者自述"低血压"病史，平时伴倦怠乏力，20 天前因劳累过度，随感眩晕，时轻时重，伴失眠、心悸、耳鸣、眠差、脘痞纳呆、嗳气、大便偏干，脉沉缓无力，舌质淡，苔薄白。血压：85/50mmHg，心电图示窦性心动过缓 65 次 / 分。西医诊断：慢性低血压。中医诊断：眩晕。证属脾胃气虚，清阳不升。治宜补中益气，升阳举陷。予益气聪明汤加减。

处方：党参 25g，黄芪 25g，白术 15g，茯苓 25g，炒蔓荆子 12g，升麻 9g，葛根 15g，炒莱菔子 25g，石菖蒲 15g，远志 15g，炒酸枣仁 20g，白芍 12g，油当归 15g，炙甘草 3g。每日 1 剂，水煎 400mL，分 2 次温服。

二诊：服药 14 剂，眩晕、睡眠好转，嗳气偶作，纳可，大便调，上方减莱菔子，继续服用。

三诊：守方继服 21 剂，眩晕、失眠、心悸皆消失，仍耳鸣，血压：110/65mmHg。继服补中益气丸，以巩固疗效。

按：《灵枢·口问》曰："上气不足，脑为之不满，耳为之苦鸣，头为之苦倾，目为之眩。"本例由劳累过度，损伤脾胃，中气下陷，营卫气血生化乏源，清阳不能上行头目所致。治当补中益气，升阳举陷。方中黄芪、党参与少量炒蔓荆子、升麻、葛根相配，补中益气，升阳举陷；伍白术、茯苓以健脾化湿；当归、白芍合用，以养血和营；加石菖蒲、远志，旨在安神定志开窍。诸药配伍，补气升阳举陷，兼能养血，且补而不滞，故缓缓收功。

案2 景某，女，51岁。2018年5月26日初诊。

主诉：眩晕时轻时重，伴头昏沉20余天。

病史：患者自述素患"低血压"，且喜食甘甜食品，平时眩晕时轻时重，于20余天前因参加聚会过食肥甘之品，眩晕复作。刻诊：眩晕时轻时重，伴头昏沉，形体肥胖，疲乏无力，面色萎黄，失眠，不欲饮食，大便不爽，恶心欲吐，脉沉缓略滑，舌体略胖，舌质淡，苔白厚腻。血压：80/55mmHg。西医诊断：慢性低血压。中医诊断：眩晕。证属气血亏虚，痰湿蒙窍。治宜补益气血，燥湿开窍。方用何人饮合导痰汤加减。

处方：蒸何首乌15g，党参25g，白术15g，茯苓25g，当归15g，陈皮15g，制半夏15g，生姜3片，胆南星15g，枳实12g，陈皮12g，石菖蒲15g，远志15g，炙甘草3g。每日1剂，水煎400mL，分2次温服。

二诊：服药15剂，眩晕基本消失，恶心欲吐好转，大便溏薄，上方减胆南星、枳实，加薏苡仁30g，继续服用。

三诊：服药21剂，眩晕未作，恶心欲吐消失，饮食增加，余无不适，血压：110/65mmHg。随访3个月，未见复发。

按：眩晕为患，不外虚实两端，虚证大抵以脾胃亏虚、气血不足为主。实证多责之风、火、痰、瘀，而尤以痰湿为多，即朱丹溪所谓"无痰不作眩"。本案眩晕伴头昏沉、疲乏无力、面色萎黄、舌质淡、苔白厚腻等症，显系气血亏虚，不能充养头目，复因清窍被痰湿所蒙，而发为眩晕。方中之何人饮具有益气养血，理气和中，补而不腻之长。治痰之方，有导痰、涤痰、温胆、二陈等方之别，然痰之为患，湿痰多而热痰少，本案用导痰汤于病机更为合拍。方中胆南星燥湿化痰，而无峻烈伤阴之弊；枳实辛苦微寒，降气导滞，化痰和胃；陈皮辛苦温，理气行滞，燥湿化痰；陈皮与枳实相合，一温一凉，而理气化痰之力倍增。半夏功专燥湿祛痰，和胃止呕；茯苓与党参、白术相配，健脾渗湿，以绝生痰之源；石菖蒲、远志相伍，以开窍安神；生姜与半夏合用，以和胃止呕，且能兼制半夏之毒。全方共奏益气养血，化痰开窍之功。

案3 刘某，女，21岁。2019年5月11日初诊。

主诉：耳鸣2个月余，加重5天。

病史：患者因终年伏案工作，近2个月来逐渐感觉耳鸣，影响睡眠，并伴眩晕、头沉痛如裹、面色萎黄，倦怠乏力，纳差，大便溏，日1~2次，5天前因劳累耳鸣、眩晕加重。其平素情志抑郁，加之近2个月来耳鸣经治疗乏效，而伴见胸闷胁胀、善叹息、脉沉缓无力、舌质淡、苔薄白。血压85/45mmHg。西医诊断：慢性低血压。中医诊断：耳鸣。证属肝郁脾虚，清阳不升，清窍失养。治宜补中益气、升阳举陷，佐以疏肝解郁。予益气聪明汤合四逆散加减。

处方：黄芪25g，党参20g，升麻9g，葛根9g，蔓荆子9g，蝉蜕6g，石菖蒲15g，远志15g，炒酸枣仁15g，当归15g，白芍12g，柴胡12g，炒枳壳12g，炙甘草3g。日1剂，水煎400mL，分2次温服。

二诊：服药7剂，诸症无明显好转，予原方继服。

三诊：服药14剂，耳鸣、失眠好转，血压110/70mmHg，诸恙悉除。继服补中益气丸，以善其后。

按：患者耳鸣2个月余，遇劳加重，伴眩晕，面色萎黄，倦怠乏力，纳差，大便溏，正合《素问·举痛论》"劳则气耗"之说。《灵枢·口问》亦谓："上气不足，脑为之不满，耳为之苦鸣，头为之苦倾，目为之眩。"故用益气聪明汤加入石菖蒲、蝉蜕，以升清举陷、益气通窍；炒酸枣仁与远志、当归相配，以养血安神；合四逆散，既可疏肝解郁，又可防木郁乘土，而加重脾虚。两方合用，则中气得补，清阳得升，肝气条达，耳窍通利，故耳聪而眩晕停。

案4 闫某，女，36岁。2018年3月12日初诊。

主诉：眩晕2年余。

病史：患者形体瘦弱，2年前不明原因眩晕，夏季较甚，长期服用"眩晕停"等药乏效，伴眠差多梦，睡后易醒，耳鸣，面色萎黄，神疲倦怠，脘闷纳差，嗳气，小便调，大便干，1~2日一行，脉沉缓，舌质淡，苔薄白。血压85/50mmHg。西医诊断：慢性低血压。中医诊断：眩晕。证属脾胃气虚，清气不升，元神失养。治宜健脾益气，升阳安神。予益气聪明汤加减。

处方：黄芪 25g，党参 20g，白术 15g，升麻 9g，葛根 15g，蔓荆子 12g，厚朴 15g，陈皮 12g，白芍 12g，炒莱菔子 25g，炒酸枣仁 20g，石菖蒲 15g，远志 15g，炙甘草 3g。日 1 剂，水煎 400mL，分 2 次温服。

二诊：服上方 7 剂，仍眩晕、耳鸣，眠差多梦及神疲倦怠好转，大便转常，效不更方，继续服用。

三诊：服上方 20 剂，眩晕基本消失，已能安然入眠，血压 110/70mmHg，继服补中益气丸，以善其后。

按：慢性低血压属于"眩晕"之范畴，本例患者形体瘦弱，眩晕伴眠差多梦、耳鸣、面色萎黄、神疲倦怠、脘闷、纳差、脉沉缓、舌质淡，显属脾胃气虚、清阳不升、脑神失养。治当健脾益气，升阳安神。方中黄芪、党参甘温以补脾胃；葛根、蔓荆子、升麻，轻扬升发，归足阳明经，以鼓舞胃气，升发清阳上行头目；白芍敛阴和血。诸药合用，中气得补，清阳得升，元神得养，而眩晕自宁。

四、梅尼埃病案

案 1 陈某，男，58 岁。2018 年 6 月 8 日初诊。

主诉：旋转性眩晕 1 天，伴阵发性胸闷气短。

病史：1 天前突然剧烈眩晕，有旋转感、恶心、呕吐、面色苍白、耳鸣，汗出。自述患阵发性胸闷气短 7 年余，刻下胸闷气短活动后尤甚，倦怠乏力，纳差，脉弦，舌质黯淡，苔白腻。血压：125/80mmHg；心电图示：T 波低平。西医诊断：梅尼埃病；冠状动脉粥样硬化性心脏病。中医诊断：眩晕；胸痹。证属肝脾失调，痰瘀互结，风痰上扰。治宜息风化痰，宽胸通脉。予半夏白术天麻汤合瓜蒌薤白半夏汤、冠心 II 号方加减。

处方：半夏 12g，白术 20g，天麻 15g，瓜蒌 15g，薤白 15g，茯苓 30g，陈皮 12g，泽泻 30g，丹参 25g，赤芍 12g，川芎 15g，红花 12g，降香 12g，生姜 3 片。每日 1 剂，水煎 400mL，分 2 次温服。嘱其忌食生冷、辛辣之品。

二诊：服上方 3 剂，眩晕、恶心呕吐及胸闷气短消失，仍倦怠乏力，纳差。继以上方将泽泻减至 15g，加党参 25g，再服 5 剂，以巩固疗效。

按：患者旋转性眩晕 1 天，与阵发性胸闷气短并见，且脉弦，舌质黯淡，苔白腻，证属肝脾失调、痰瘀互结、风痰上扰当无疑义。肝郁脾虚，痰阻经络，清阳不升，浊阴不降，加之肝风夹痰上扰清窍，而作眩晕。痰瘀互结，胸阳不展，心脉失畅，故胸闷气短。治当以半夏白术天麻汤息风化痰为主，配大剂泽泻利水渗湿，导水湿下行；陈皮理气化痰，气顺则痰消；生姜与半夏合用，以降逆止呕；用瓜蒌薤白半夏汤合冠心 Ⅱ 号方加减，以豁痰宽胸、活血通脉。三方合用，配伍严谨，紧扣病机，而眩晕止，心脉畅。

案 2　毕某，女，46 岁。2018 年 12 月 24 日初诊。

主诉：旋转性眩晕反复发作 3 个月余，复发 5 日。

病史：患者 3 个月前凌晨睡眠中突发眩晕，视物旋转，恶心呕吐、多汗，无耳鸣、耳聋、听力下降等，血压尚可，自述外院耳鼻喉科检查耳部未见明显异常，给予对症处理后症状缓解，仍有反复发作，时轻时重。刻诊：眩晕再次发作 5 日，如坐舟船，头位或体位改变眩晕加重，闭目症状不能缓解，经休息有所减轻，伴恶心、呕吐、眠差、头昏沉、畏寒、脉略弦细、舌质淡略黯、苔薄白腻。彩超示：双侧颈部血管未见明显异常。西医诊断：梅尼埃病。中医诊断：眩晕。证属肝脾失调，湿瘀互结，风痰上扰。治宜柔肝健脾，息风化痰，祛湿通络。予半夏白术天麻汤合泽泻汤、当归芍药散加减。

处方：白术 30g，制半夏 12g，天麻 15g，泽泻 30g，当归 15g，白芍 20g，川芎 15g，茯苓 30g，川牛膝 20g，石菖蒲 15g，远志 15g，炒白蒺藜 25g，生姜 3 片，炙甘草 3g。日 1 剂，水煎 400mL，分 2 次温服。

二诊：服上方 5 剂后，眩晕好转，旋转感消失，继续服 7 剂后，诸症悉平。

按：眩晕的病因病机复杂，其发病以内伤为多，病位多责之于肝脾肾三脏。临床所见证型多为虚实夹杂，本虚标实，发作期以风、火、痰为主，缓解期以脾肾亏虚为要，肝脾失调，风痰上扰证临床最为多见。本案患者为女性，年过四旬，加之平素脾胃虚弱，脾失健运，聚湿生痰，土壅木郁，引动肝风，风痰上扰而发眩晕。故治疗以半夏白术天麻汤健脾燥湿化痰、平肝息风，加入白蒺藜助天麻平肝息风；重用白芍以柔肝敛肝；泽泻汤利水泻浊，健脾祛湿，且所用剂量大而猛，故收效迅捷；生姜、半夏相配，以和胃降逆止呕；石菖蒲化湿醒脾开窍；当归、川芎、川牛膝养血活血。诸药合用，肝脾两调，重在利水，兼健脾以制水，且补而不腻，使眩晕自平。

肾膀胱病案

一、肾病综合征案

案1 韩某，男，44岁。2018年11月7日初诊。

主诉： 双下肢及面部水肿1年余，伴小便泡沫多半月余。

病史： 患者自述患"肾病综合征"1年余，运用波尼松（40mg/d）等药物治疗，仍时轻时重。刻诊：双下肢水肿，按之如泥，近半月来小便泡沫增多，每天尿量约600mL，伴阴囊水肿，腰酸，面色㿠白，满月脸，倦怠乏力，精神萎靡，纳差，大便调，脉略弦细，舌体胖，舌质黯淡有细小裂纹，边尖红，苔薄白少。血生化检查示：血浆白蛋白23g/L；总胆固醇11.50mmol/L，甘油三酯5.10mmol/L，低密度脂蛋白6.25mmol/L。尿常规检查示：潜血（+++），蛋白（++++）。血压135/80mmHg。西医诊断：肾病综合征，一期膜性肾病。中医诊断：水肿。证属脾肾气阴两虚，水瘀互结。治宜补益脾肾，活血利水。予参芪地黄汤合当归芍药散加减。

处方： 黄芪100g，党参25g，熟地黄15g，山药25g，山萸肉15g，牡丹皮12g，白术15g，茯苓30g，泽泻15g，猪苓12g，川牛膝20g，当归15g，川芎15g，白芍12g。每日1剂，水煎400mL，分2次温服。

二诊： 服药14剂，纳差及倦怠乏力好转，双下肢水肿及腰酸等症依然，黄芪增至120g，以增强补气活血利水之功。

三诊： 服药至30剂，双下肢水肿及阴囊水肿略好转，复查尿常规：潜血（++），蛋白（++++），遂于上方加金樱子15g，芡实20g，以阳中求阴、益肾固摄。

四诊：守方服至 45 剂，水肿消失，尿量如常，诸症悉除。

按：肾病综合征的治疗颇为棘手，其症状错综复杂。本案的病机以气虚、血瘀、水泛为特点，气虚、水停尤为明显。故首诊、二诊以参芪地黄汤合当归芍药散为主方，补益脾肾，活血利水；三诊以善补阴者必于阳中求阴的原则，在补阴的基础上补阳，以阴中求阳，益肾固摄；治疗此证单利水而水不能化，不补气则水不能行，故全方始终以大剂量黄芪为主药，辅以党参补气；临床观察表明，大剂量黄芪治疗肾病综合征之蛋白尿，尤为本方之关键；合当归芍药散以健脾益气，活血利水。全方补益脾肾兼施，活血利水并举，不失为治疗肾病综合征脾肾气阴两虚、水瘀互结之良方。

案 2 李某，男，28 岁。2018 年 5 月 12 日初诊。

主诉：颜面及双下肢水肿 3 年，加重 1 个月。

病史：自述颜面及双下肢水肿 3 年，在多家医院就诊，皆诊为"慢性肾炎"。1 个月前患"感冒"后水肿加重，经用强的松、环磷酰胺、氢氯噻嗪等药治疗，未获显效。刻诊：颜面轻度水肿，双下肢水肿，按之如泥，面色萎黄，神疲乏力，食欲不振，口咽干燥，不欲饮水，腰膝酸软无力，小便量少，大便黏滞不爽，3 日 1 行，脉细弱，舌质黯淡，边尖红，舌苔白腻微黄。血压：160/100mmHg。实验室检查：潜血（++++），尿蛋白（+++），总胆固醇 6.69mmol/L，甘油三酯 6.03mmol/L，血浆白蛋白 23g/L，血肌酐 147μmmol/L。西医诊断：肾病综合征。中医诊断：水肿。证属脾肾气阴两虚，水瘀互结。治宜补益脾肾气阴，化瘀利水。予参芪地黄汤合桃红四物汤加减。

处方：黄芪 120g，党参 25g，熟地黄 15g，山药 25g，山萸肉 15g，牡丹皮 12g，茯苓 30g，泽泻 20g，猪苓 12g，桃仁 12g，红花 12g，川芎 12g，当归 15g，川牛膝 20g，炒枳壳 12g，大黄 6g。每日 1 剂，水煎 400mL，分 2 次温服。

二诊：服上方 30 剂，颜面浮肿消失，尿量增加，大便已畅，上方减大黄，泽泻、川牛膝各减至 15g，加白术 15g，继续服用。

三诊：服上方 40 剂，双下肢水肿好转，仍感神疲乏力，口咽干燥，效不更方，予原方再投。

四诊：守方服至25剂，双下肢水肿消失，诸症悉除，尿常规检查未见异常。继服济生肾气丸，以巩固疗效。

按：本例以脾肾气阴两虚之本虚为主，以水瘀互结之标实为辅。脾虚则水液的输布与精微的摄取失常；肾气虚则开阖失司，水失气化，精气不固。水湿内停，阻滞气机，则血行不畅，而瘀毒自生，以致水肿缠绵难愈。治当权衡主次，补泻兼施，灵活权变。方中黄芪益气以育阴，化气以行水，重用方可固摄精微；黄芪与党参、茯苓、山药合用，以增强健脾祛湿之效；熟地黄与山萸肉合用，滋阴补肾，填精益髓，并能涩精；配泽泻、猪苓，以利湿泻浊，并防熟地黄之滋腻恋邪；伍牡丹皮以泻相火，清虚热；配伍大黄、炒枳壳，以化瘀泻浊；川芎、当归相配，以养血行血；桃仁、红花与川牛膝相伍，以活血化瘀。诸药合用，气阴兼顾，湿热两清，且守方守法，而收全功。

二、慢性肾盂肾炎案

赵某，女，42岁。2017年9月21日初诊。

主诉：尿频，尿急，尿痛及腰痛反复发作5年余，加重3天。

病史：患者5年前无明显诱因间断尿频、尿急、尿痛，腰痛时作，先后用龙胆泻肝丸、知柏地黄丸治疗乏效，3天前因劳作而加重。刻诊：尿频，日20余次，尿急，小腹坠胀，尿道涩痛，双下肢轻度浮肿，伴腰痛，倦怠乏力，面色萎黄，纳差，小便黄且浑浊，大便调。镜检红细胞（++），白细胞（++），蛋白（++）。血压150/96mmHg。脉沉细无力，舌质淡，苔薄白腻微黄。西医诊断：慢性肾盂肾炎。中医诊断：劳淋。证属脾胃气虚，中气下陷，湿郁化热。治宜补中益气，升阳举陷，佐以清利湿热。予补中益气汤合八正散加减。

处方：黄芪30g，党参25g，白术15g，山药20g，陈皮12g，茯苓25g，升麻9g，柴胡12g，当归15g，车前子15g（包），萹蓄25g，瞿麦25g，滑石30g，甘草6g。每日1剂，水煎400mL，分2次温服。

二诊：服药 7 剂，小便次数大减，日 12 次左右，腰痛减轻，小便仍浑浊，此乃脾湿下流、清浊不分之象，遂加入萆薢 15g，土茯苓 30g，以分清泌浊。

三诊：服上方 20 剂，小便恢复正常，腰痛及双下肢浮肿消失，尿常规检查未见异常，诸症基本痊愈，继服补中益气丸与四妙丸，以善其后。

按：本例患慢性肾盂肾炎 5 年，反复发作，加之劳作过度及长期服用寒凉药物，损伤脾胃之气，以致中气下陷，脾湿下流，郁而化热，湿热蕴积下焦，发为本病。治当以补中益气，升举下陷之中气为主，佐以清利湿热，如一味清利湿热，耗伐正气，鲜能获效。方中党参、黄芪与白术合用，补中益气以固其本；陈皮理脾行气；柴胡配升麻，以升阳举陷；滑石功擅滑利窍道，清热渗湿，利水通淋，《药品化义》谓其"体滑主利窍，味淡主渗热"；萹蓄、瞿麦、车前子，均为清热利水通淋之常用品，使湿热之邪从小便而去；甘草调和诸药，兼能清热。诸药合用，使脾气健运，清阳得升，湿热得祛，其病自愈。

杂病案

一、糖尿病案

案1 肖某，男，39岁。2018年11月17日初诊。

主诉：患"糖尿病"5年余，尿频量多2个月余。

病史：5年前体检发现空腹血糖12.17mmol/L，经服"消渴丸"等药物治疗空腹血糖未正常。刻诊：尿频量多且混浊，腰膝酸软，倦怠乏力，口干唇燥，形体消瘦，大便调，舌质红有细小裂纹，苔薄黄腻，脉细数。空腹血糖9.17mmol/L，血压150/100mmHg。西医诊断：糖尿病。中医诊断：消渴。证属脾肾气阴两虚，湿热蕴结。治宜补益脾肾气阴，清化湿热。予参芪地黄汤加减。

处方：党参25g，黄芪30g，熟地黄15g，山萸肉15g，山药25g，牡丹皮12g，茯苓20g，泽泻12g，葛根20g，黄连20g，黄柏12g，干姜6g，天花粉30g。每日1剂，水煎400mL，分2次温服。

二诊：服药14剂，尿量有所减少，上方继续服用。

三诊：服药21剂，口干唇燥消失，尿频量多、混浊明显好转，空腹血糖7.16mmol/L，血压130/90mmHg。上方减黄柏，继续服用。1个月后电话随访，诸症消失。

按：患者病程日久，燥热伤阴，阴损气耗，致气阴两虚，此为贯穿消渴发病始终的重要病机，而以阴虚为本，燥热为标，两者互为因果，阴愈虚则燥热愈盛，燥热愈盛则阴愈虚。肾阴亏虚则开阖固摄失权，水谷精微直趋下泄，随小便而排出体外，故尿频量多且混浊。《景岳全书》曰："凡治消之法，最当先辨虚实……若由真水不足，则悉属阴虚，无论上、中、下，急宜治肾，必使阴气渐充，精血渐复，则病必自愈。"故治宜补益脾肾气阴，清化湿热。予参芪地黄汤加减。方中熟地黄、山萸肉为主药，以滋阴补肾、固肾缩泉；山药滋补脾阴、固摄精微；黄柏与黄连合用，清利下焦湿热，配干姜以防其寒中败胃；天花粉味甘气微寒，功擅清热生津；党参、黄芪与茯苓相伍，以健脾益气、淡渗利湿。诸药配伍严谨，终使血糖、血压稳步下降，而诸症自愈。

案2 魏某，男，57岁。2018年7月16日初诊。

主诉：患"糖尿病"1年余，伴口渴，多食3个月余。

病史：1年来体重渐减，平时空腹血糖12.5mmol/L左右，近3个月来，心烦，渴欲冷饮，多食易饥，形体消瘦，大便秘结，3日未行，小便调，喜食辛辣及嗜酒，脉大而无力，舌质红，苔黄燥。血压110/80mmHg。西医诊断：糖尿病。中医诊断：消渴。证属胃热炽盛，津气两伤。治宜清胃泻火，益气养阴。予白虎加人参汤加减。

处方：生石膏30g，黄连25g，干姜9g，生山药30g，西洋参15g（另煎），大黄9g，枳实12g，天花粉25g，炙甘草3g。每日1剂，水煎1000mL，分3次温服。

二诊：服药7剂，大便调，心烦，渴欲冷饮，多食易饥好转，上方减大黄、枳实，继续服用。

三诊：服上方14剂，心烦，渴欲冷饮，多食易饥明显好转，脉略弦，舌质红，苔薄黄，舌中无苔，上方黄连减至15g，干姜减至6g，加熟地黄15g，山萸肉15g，牡丹皮12g，以滋补肾阴。

四诊：服药21剂，心烦消失，渴欲冷饮好转，饮食转常，空腹血糖8.4mmol/L，血压115/75mmHg。此乃胃热炽盛大减，遂改予补益气阴为主，兼清余热。予用参芪地黄汤加减。

处方：党参20g，黄芪25g，熟地黄15g，山药25g，山萸肉15g，牡丹皮12g，茯苓15g，泽泻12g，黄连15g，干姜6g，天花粉25g。每日1剂，水煎400mL，分2次温服。服药1个月，血糖稳定在7mmol/L左右。

按：患者喜食辛辣及嗜酒，以致胃肠热结，化燥伤津，消谷耗液，发为消渴。即《素问·奇病论》所谓："此肥美之所发也，此人必数食甘美而多肥也，肥者令人内热，甘者令人中满，故其气上溢，转为消渴。"本案的病机主要在于胃热炽盛，津气两伤。《金匮要略·消渴小便不利淋病脉证并治》曰"若渴欲饮水，口干舌燥者，白虎加人参汤主之"，至今为临床所宗。故治宜清胃泻火，益气养阴，予白虎加人参汤加减。方中石膏辛寒质重，善清阳明气分之热；用黄连代知母，以清泻胃热，临床观察表明，大剂黄连为降血糖之要药，其与干姜相配，清热而不寒中败胃；炙甘草、山药益气和中，使泻火而不伤脾胃；人参益气生津，因其性温，故用有益气生津作用的西洋参代替。俟病情得到控制，转予滋补肾阴为主，以巩固疗效。

案3　李某，男，56岁。2018年6月12日初诊。

主诉：自述患"高血糖"10年余，伴口渴，多饮3个月。

病史：患者10余年来，空腹血糖在8mmol/L，因无明显不适，未坚持治疗。刻诊：近3个月来，口渴，多饮，口干唇燥，尿频量多，视物渐模糊，神疲乏力，少气懒言，食量增多，由形体偏胖逐渐消瘦，脉细数无力，舌质黯红有瘀点，苔薄白少。血压130/80mmHg。生化检查示：空腹血糖10mmol/L，餐后2小时血糖18.1mmol/L，糖化血红蛋白8.5%，肝及肾功能正常；尿常规检查示：尿糖（+++）。西医诊断：糖尿病。中医诊断：消渴。证属脾肾气阴两虚，燥热内积，瘀血阻络。治宜健脾固肾，益气养阴，佐以活血化瘀。予玉液汤合参芪地黄汤加减。

处方：知母9g，葛根15g，五味子12g，天花粉20g，党参20g，黄芪30g，熟地黄15g，山药30g，山萸肉20g，牡丹皮12g，泽泻12g，麦冬15g，玄参12g，丹参20g，葛根15g，水蛭6g。每日1剂，水煎400mL，每次200mL，分早晚饭后温服。嘱其控制饮食，加强运动。

二诊：服上方30剂后，神疲乏力、口渴、多饮、尿频明显好转，食量较前减少。上方减知母、玄参，以防久服寒中败胃。

三诊：再进30剂后，已无明显不适，舌质淡，苔薄白，脉沉缓。空腹血糖 6.7mmol/L，餐后 2 小时血糖 9.2mmol/L，糖化血红蛋白 6.5%，尿糖（－），血脂、肝肾功能均正常。

按：患者病延日久，脾肾气阴两伤，脾虚则运化失职，津液失于输布，加之燥热内积，化燥伤津，消谷耗液，故口渴、多饮、口干唇燥、神疲乏力。肾虚失于固摄，膀胱失约，精津下泄，则尿频量多。肾阴不足，肝失滋养，阴血不能上荣于目，则视物渐模糊。舌质黯红有瘀点，为兼瘀血之征。治宜益气生津、固肾止渴为主，佐以活血化瘀。玉液汤中之山药、黄芪用量较重，取其健脾益气生津之功；知母、天花粉与五味子合用，以滋阴清热、润燥止渴；葛根助黄芪升发脾胃清阳，输布津液；参芪地黄汤既能滋阴补肾；又能助玉液汤益气生津使肾气固，封藏精微以缩尿；加入适量丹参、水蛭，以化瘀通络，兼寓预防并发症之意。本方配伍之长，在于脾肾同治，标本兼顾，共奏益气生津、固肾缩尿之效。

案 4　张某，女，65 岁。2018 年 11 月 1 日初诊。

主诉：患"糖尿病"10 年余，伴双下肢麻木 1 个月余。

病史：患糖尿病 10 年，1 个月前受凉后出现双下肢逆冷、麻木，时有蚁行感，行走如踩棉，皮肤偶有灼热感，右下肢大腿内侧阵发性抽掣样疼痛，双下肢肌肉萎缩，行走失衡，左足第 2、3 趾屈伸功能障碍，双足趾甲增厚，生长缓慢，纳可，眠差，夜尿增多，大便调，脉沉细，舌质黯淡，苔薄白。彩超示双下肢动脉硬化斑块。空腹血糖示 10.06mmol/L。西医诊断：2 型糖尿病，糖尿病周围神经病变。中医诊断：消渴痹证。证属阳虚寒凝，瘀阻脉络，筋脉失养。治宜温阳补血，散寒通脉。方选黄芪桂枝五物汤合当归四逆汤加减。

处方：黄芪 30g，党参 25g，干姜 12g，桂枝 15g，白芍 12g，当归 15g，细辛 6g，通草 6g，川牛膝 15g，地龙 12g，大枣 8 枚，炙甘草 9g。每日 1 剂，水煎 400mL，分 2 次温服。

二诊：服上方 10 剂后，双下肢逆冷有所缓解，仍有麻木感，但行走较前稳健，左下肢蚁行感明显改善，右大腿内侧抽掣样疼痛减轻，效不更方。

三诊：继服上方 14 剂后，双下肢逆冷基本消失，麻木感及蚁行感明显减轻，行走稳健，第2、3趾可自由屈伸，但受凉后仍显僵硬，夜尿仍较多。遂于上方加益智仁15g，桑螵蛸15g，再投10剂。

四诊：服药后，夜尿减少，睡眠安好，患肢逆冷、麻木消失，行走如常。

按：患者年逾花甲，阳气渐衰，复感寒邪，寒凝脉络，阳气不能达于四肢末端，营血不能充盈血脉，故发本病。遵《伤寒论》"手足厥寒，脉细欲绝者，当归四逆汤主之"之训，故用桂枝、干姜配细辛、通草，以散寒通阳；当归、白芍补血而养营气，又防桂枝、细辛燥烈太过，伤及阴血；川牛膝、地龙通脉止痛，引药下行；大枣伍炙甘草益其中，补其不足；黄芪桂枝五物汤长于治疗气血虚弱，感受风寒，凝涩血脉所致肌肤麻木不仁之血痹。两方合用，温阳与散寒兼顾，养血与通脉合施，标本同治，且温而不燥，补而不滞，故愈痼疾。

案5 王某，男，60岁。2017年12月1日初诊。

主诉：患"糖尿病"6年余，排便困难1年余。

病史：1年来大便不爽，艰涩难下，便后有不尽之感，经常用清热泻下类中成药及"开塞露"治疗稍效，移时如故。刻诊：大便不甚坚硬，2~5日一行，腹胀，形体消瘦，倦怠乏力，纳可，口干喜饮，眠差多梦，小便调，脉弦略数，舌体略胖，舌质淡略黯红，有少许裂纹，苔薄白花剥。空腹血糖控制在7~8mmol/L。西医诊断：糖尿病并肠轻瘫。中医诊断：消渴，便秘。证属脾肾气阴两虚，瘀血阻络。治宜益气养阴，化瘀润肠。予参芪地黄汤合小承气汤加减。

处方：党参20g，黄芪60g，熟地黄15g，山药20g，山萸肉15g，牡丹皮12g，茯苓15g，生白术15g，油当归30g，桃仁12g，炒枳实15g，厚朴15g，大黄6g，黄连15g，干姜6g。每日1剂，水煎400mL，分2次温服。嘱其少食肥甘之品，多食蔬菜。

二诊：服上方14剂，大便排出较前顺利，每3日1行，矢气转多，生白术增加至20g，以增强其益气生津润肠之功。

三诊：继服20剂，大便每日1行，体力增加，余症悉除，遂将上方减枳实、大黄，再服 10 剂，以巩固疗效，随访 1 年无复发。

按：糖尿病并肠轻瘫大抵属于"便秘"等病之范畴，本例患糖尿病达 6 年之久，虽便秘而大便不甚坚硬，且伴倦怠乏力，口干喜饮，舌质淡略黯红，有少许裂纹等症，显属脾肾气阴两伤，兼瘀血阻络。脾肾气阴两虚，肠胃失其濡养，中焦运化无力，升降功能失调是其病机特点。故治疗原发病，控制其病情发展，即为治疗糖尿病便秘的关键。方中用参芪地黄汤，补益脾肾之气阴以治本，其中大剂黄芪、生白术益气生津润肠为取效的关键；小承气汤与油当归合用，以导滞通腑、养血润肠；桃仁与油当归相配，以化瘀通络；黄连伍干姜，意在"辛开苦降"，为降血糖常用药对，黄连虽属苦寒之品，干姜制其苦寒之性，而无寒凉伤中之弊。全方标本兼治，攻补兼施，以补为主，契合病机，而收全功。

二、再生障碍性贫血案

张某，女，27 岁。2017 年 4 月 11 日初诊。

主诉："再生障碍性贫血" 1 年余，伴心悸气短乏力，多汗 1 周。

病史：患者 1 年前在当地医院诊断为"再生障碍性贫血"，长期服用激素治疗，1 周前因劳累而心悸气短乏力加重。诊见双下肢皮肤散在瘀斑，面部油垢，伴散在黯红色痤疮，腰膝酸软，心悸气短，眩晕，形体时冷时热，手足心热，自汗，盗汗，脉略滑，舌体略胖，舌质黯淡，边尖红，舌下脉络偏紫，苔白厚腻微黄。查血常规示：全血细胞减少，血小板为 90×10^9/L。西医诊断：慢性再生障碍性贫血。中医诊断：慢髓劳。证属肾阴阳两虚，湿热瘀血互结。治宜温肾滋阴生髓，佐以清化湿热通络。予左归丸合右归丸加减。

处方：熟地黄 15g，山萸肉 15g，枸杞子 15g，川牛膝 15g，阿胶 12g（烊化），制附子 12g（先煎），鹿角胶 15g（烊化），菟丝子 20g，杜仲 15g，怀山药 25g，黄芪 30g，黄柏 12g，当归 15g，炙甘草 12g。日 1 剂，水煎 400mL，分早晚饭后温服。

二诊：服上方 7 剂，颜面痤疮减少，乏力、头晕、形体时冷时热减轻，予原方再投。

三诊：守方服至 28 剂，皮肤瘀斑及眩晕、自汗、盗汗消失，心悸气短，乏力，腰膝酸软明显好转，遂改服参芪桂附地黄丸缓图，以善其后。

按：肾主骨藏精生髓，"精血同源"，肾虚则精少髓枯，血不得生。本案患者久病不愈，因虚致损，阳损及阴，阴损及阳，以致出现眩晕、形体时冷时热、手足心热、自汗、盗汗等肾阴阳两虚之候。舌质黯淡，舌下脉络偏紫，为瘀血之象。面部油垢、痤疮黯红、舌苔白厚腻微黄等"湿热瘀结"之象，为长期运用激素的副作用，非病机之主流。故临床论治本病从肾阴阳两虚入手，以补益肾阴肾阳为主，且温而不燥。全方以六味地黄丸为基础滋补肾阴，又配以制附子、菟丝子、杜仲温补肾阳，"益火之源，以消阴翳"。诸药相配，既补肾阴，又补肾阳，阴阳互生；尤其与阿胶、鹿角胶血肉有情之品相伍，填精补髓功专力宏，现代药理学研究亦表明，其具有刺激血细胞生长作用；川牛膝与当归合用，共奏养血活血之效；加入黄柏一味，以清化湿热，不可肆用苦寒。如此立法遣药，且守方守法，故获佳效。

三、特发性血小板减少性紫癜案

郭某，男，48 岁。2017 年 11 月 1 日初诊。

主诉：皮肤反复出现紫癜，血小板减少半年余。

病史：患者半年前出现皮肤紫癜，时隐时现，经长期服泼尼松治疗后好转，目前减至每天 30mg，但仍稍劳即发紫癜。刻诊：皮肤瘀斑、瘀点，下肢尤甚，伴齿衄，面色萎黄且胖，神疲乏力，形寒肢冷，腰背酸痛，眠差，纳可，尿频，大便调，脉沉缓，舌体胖，舌质黯淡，苔薄白腻。血常规：血小板计数 36×10^9/L。西医诊断：特发性血小板减少性紫癜。中医诊断：血证——肌衄。证属脾肾阳虚，气不摄血，湿瘀互结。治宜温补脾肾，填精养血，佐以祛瘀生新。予右归丸合归脾汤加减。

处方：熟地黄 15g，山萸肉 15g，菟丝子 20g，枸杞子 15g，盐杜仲12g，党参 25g，黄芪 35g，麸炒白术 15g，远志 15g，炒酸枣仁 18g，桃仁

12g, 藕节 15g, 阿胶 12g（烊化），鹿角胶 12g（烊化），当归 15g，炙甘草 3g。

二诊：自述上方服至 7 剂，齿衄消失，服至 14 剂，皮肤瘀斑、瘀点减少，神疲乏力，形寒肢冷，腰背酸痛好转，二便调。复查血常规示：血小板计数 116×10^9/L。

三诊：继服上方 28 剂诸症悉除，血常规示：血小板计数 253×10^9/L，舌质淡，苔薄白，脉沉缓有力。遂改服固本统血颗粒，以善其后。并嘱其参加体育活动，以增强体质。

按：韦师认为，本病久延难愈者，多因先天禀赋不足，或饮食不节，思虑过度，或劳倦太过等，以致脏腑气血虚损，其中以脾肾两虚、气不摄血为多发。临床表现往往虚实相兼，对其辨证要根据其紫癜的颜色、部位、多少及发病的缓急、病程长短等综合分析，权衡虚实主次。本患者既有皮肤紫癜日久，遇劳即发，且神疲乏力、形寒肢冷、腰背酸痛等脾肾阳虚之本虚，又有面色黄胖、舌质黯淡、苔薄白腻等湿瘀互结等标实，故以右归丸温补肾阳，填精养血；用归脾汤以益气摄血，兼能祛湿；瘀血既是出血的病理产物，又使血不循经而加重出血，同时瘀血内结，新血不生，故用黄芪、党参与当归、阿胶、桃仁、藕节相配，益气养血，祛瘀生新，旨在祛瘀不伤正，扶正不留瘀。

四、甲状腺功能亢进案

案1 张某，女，39 岁。2018 年 4 月 11 日初诊。

主诉：患颈部瘿瘤 7 年余。

病史：近 1 个月来，患者颈部瘿瘤略显增大，伴消谷善饥，体重日减，乏力，多汗，心悸，失眠，善急易怒，眼裂增大，小便黄，大便调，月经先期，经期 5 日，量少，色黯有块，脉弦略数，舌质偏红，苔薄白腻微黄。甲状腺功能检查：T_3 15.1nmol/L，T_4 78.97nmol/L。西医诊断：甲状腺功能亢进。中医诊断：瘿瘤。证属痰瘀互结，胃热偏盛。治宜化痰软坚，理气散结，清胃泄热。方用海藻玉壶汤加减。

处方：海藻 25g，昆布 15g，知母 12g，土贝母 15g，制半夏 12g，醋三棱 12g，陈皮 12g，黄芪 15g，当归 20g，赤芍 15g，山慈菇 15g，夏枯草 12g，牡蛎 30g。每日 1 剂，水煎 400mL，分 2 次温服。

二诊：服药 14 剂，心悸、善急易怒未作，失眠、消谷善饥好转，兼见痰滞咽喉感，上方加姜厚朴 15g，炒紫苏子 15g，继续服用。

三诊：服药 21 剂，颈部瘿瘤明显减小，未述不适，原方减知母、夏枯草、赤芍，继服 14 剂，以巩固疗效。随访半年，病情稳定。

按：《外科正宗·瘿瘤论》云："夫人生瘿瘤之症，非阴阳正气结肿，乃五脏瘀血、浊气、痰滞而成。"说明瘿瘤的病机特点为痰瘀互结，而消谷善饥为胃热偏盛之征。加之患者病程长达 7 年，耗伤气血，故见体重日减、乏力等正虚之象。治当以化痰软坚、理气散结为主，辅以清胃泄热。海藻玉壶汤系《外科正宗》治疗瘿瘤之名方，方中海藻、昆布、土贝母、制半夏化痰散结、软坚消瘿；加入山慈菇、牡蛎，以增强其软坚散结之力；原方海藻配甘草属"十八反"配伍，意在相反相成，大破痰瘀，但患者体质虚弱，为避免气血过耗，故本方去甘草；陈皮与醋三棱、赤芍合用，以行气化瘀；知母长于清胃泄热，夏枯草长于清热散结，二者相配则清热散结之力功倍；黄芪与当归相配，益气养血以扶正。诸药相配，使痰消湿除，气血通畅而瘿瘤渐消。

案 2　张某，女，41 岁。2017 年 4 月 11 日初诊。

主诉："甲状腺功能亢进" 5 年余，伴心悸，消谷善饥 1 个月余。

病史：颈部瘿瘤肿大，眼裂增大 5 年余，伴心悸、消谷善饥 1 个月余，情绪易激动，口苦，小便黄，大便秘结，3~5 天 1 行，月经先期，经期 5 日，量少，色黯，脉弦数，舌质略红，苔薄黄腻。甲状腺功能检查：T3 6.2nmol/L，T4 175nmol/L，FT4 37.0pmol/L。西医诊断：甲状腺功能亢进。中医诊断：瘿瘤。证属肝胃积热，灼津成痰。治宜清泻肝胃，软坚散结。予栀子清肝汤合藻药散加减。

处方：栀子 12g，牡丹皮 12g，柴胡 12g，白芍 15，当归 15，川芎 12g，茯苓 25g，海藻 25g，昆布 15g，白术 15g，山慈菇 15g，大黄 6g，土贝母

15g，黄药子 6g，夏枯草 12g，牡蛎 30g。每日 1 剂，水煎 400mL，分 2 次温服。嘱其避免辛辣饮食，忌恼怒。

二诊：服上方 7 剂，口苦消失，二便转常，上方减大黄，继续服用。

三诊：服上方 14 剂，颈部瘿瘤较前减小，心悸基本消失，饮食如常，上方减夏枯草，栀子减至 6g，再投。

四诊：服上方 14 剂，颈部瘿瘤明显减小，脉弦，舌质略红，苔薄黄而少，此乃肝胃积热大减，而阴液已伤，遂于上方减栀子、牡丹皮、黄药子，加麦冬 12g，玄参 15g，继续服用。

五诊：服上方 30 剂，颈部瘿瘤略显肿大，余无不适，复查甲状腺功能 3 项皆在正常范围。

按：《外科正宗·瘿瘤论》指出"夫人生瘿瘤之症，非阴阳正气结肿，乃五脏瘀血、浊气、痰滞而成"，说明瘿瘤多由痰浊结聚所致，本例系肝胃积热、灼津成痰而发病。故其治疗首选栀子清肝汤加大黄，以清泻肝胃之热；藻药散既能助栀子清肝汤清热，又能软坚散结；昆布、山慈菇、土贝母、夏枯草、牡蛎皆长于软坚散结，兼能清热；白术与茯苓相配，健脾利湿，以绝生痰之源。诸药合用，气血并调，补泻兼顾，以清热、软坚散结治标为主，以健脾利湿治本为辅，用药次第井然，故获显效。

五、白塞病案

案 1　冯某，女，34 岁。2018 年 10 月 30 日初诊。

主诉：外阴与口腔反复溃疡 8 年余。

病史：患者自述 8 年前发现外阴红肿溃疡，伴舌、下唇内溃疡，反复发作，疼痛较甚，影响进食，伴烦躁失眠，双膝、踝关节疼痛，胃脘痞满，纳差，白带量多色黄，月经调，脉略滑，舌质淡红，苔白厚腻微黄。西医诊断：白塞氏综合征。中医诊断：狐惑病。证属脾虚湿盛，浊毒蕴结。治宜健脾利湿，泻浊解毒。予甘草泻心汤加减。

处方：炙甘草 15g，黄连 12g，黄芩 12g，干姜 9g，白花蛇舌草 30g，党参 20g，黄芪 40g，制半夏 12g，土茯苓 35g，薏苡仁 30g，苦参 15g，厚朴 12g，醋乳香 12g，醋没药 12g，大枣 6 枚。每日 1 剂，水煎 400mL，频频呷服。同时配合外治法：苍术 30g，黄柏 20g，苦参 20g，蛇床子 15g。每日 1 剂，水煎 500mL，先熏后洗外阴部，每日 2 次。

二诊：按上方内外兼治 10 天，外阴与口腔溃疡、疼痛好转，已能正常进食，上方减黄芩，黄芪减至 25g。

三诊：继续治疗 14 天，外阴、口腔溃疡皆愈，疼痛消失，饮食如常，守上述内服方继服 7 剂，以巩固疗效。

按：本病大抵属于狐惑病之范畴，即《金匮要略》所谓："蚀于喉为惑，蚀于阴为狐。"其临床特点系口腔、外阴及眼部的溃疡等症，而热毒蕴结为其病机特点，湿热留恋不去，以致蕴为浊毒，且胶结不解，上犯于口，下侵会阴，发为本病。方用甘草泻心汤加减，以大剂量炙甘草、黄芪、党参之甘温补气；干姜、白术等温中燥湿；黄芩、黄连、苦参等清热燥湿；白花蛇舌草为治疗疖肿疮疡之要药，并有增强免疫力之功；乳香、没药活血化瘀，敛溃止痛。如此内外并用，标本兼治，使正复邪去，脾健湿除，湿去热孤，故得佳效。

案 2 窦某，男，45 岁。2017 年 10 月 25 日初诊。

主诉："白塞病" 3 年余。

病史：自述 3 年前患口腔溃疡，自服"三黄片""黄连上清丸"等药皆不效。经某市医院诊断为"白塞氏综合征"，先后用抗生素、激素等治疗效果不佳。刻诊：下口唇内及舌两侧有多处豆瓣样溃疡，反复发作，色黯周围红晕，灼热疼痛，影响进食，二目充血，畏光，口苦咽干，下唇皲裂，外阴溃疡疼痛伴瘙痒，有脓性分泌物，小便黄，大便溏，日 1~3 次，倦怠乏力，脉略滑，舌质黯红，苔薄白腻微黄。西医诊断：白塞病。中医诊断：狐惑病。证属脾虚湿盛，浊毒内蕴。治宜健脾除湿，泻浊解毒。予甘草泻心汤合升降散加减。

处方：炙甘草 20g，黄连 9g，黄芩 6g，制半夏 12g，干姜 9g，黄芪 60g，麸炒僵蚕 12g，蝉蜕 9g，片姜黄 12g，大黄 6g，党参 15g，土茯苓 45g，当归 15g，赤芍 20g，地肤子 12g，麸炒白术 15g。每日 1 剂，水煎

400mL，分2次温服。

二诊：服药至15剂，口腔及外阴溃疡好转，大便溏薄，日3~5次，上方干姜增加至12g，麸炒白术增加至20g。

三诊：服药20剂，口腔溃疡愈合，阴部溃疡及下唇皲裂好转，二便调。继服15剂，以巩固疗效，随访半年未复发。

按：《金匮要略·百合狐惑阴阳毒病证治》曰："狐惑之为病，状如伤寒，默默欲眠，目不得闭，卧起不安，蚀于喉为惑，蚀于阴为狐……甘草泻心汤主之。"仲景所创立的甘草泻心汤具有辛开苦降、健脾和胃之功，用于治疗本病多有效验，为临床所习用。方中重用炙甘草，并加入大剂黄芪，以健脾益气、托毒生肌，促进溃疡面愈合，尤其是炙甘草被认为是修复黏膜之要药，用于治疗口腔溃疡疗效可靠；合用升降散，以升清降浊、泄热化瘀；土茯苓解毒利湿，为治疗阴部湿热病变之特效药；当归、赤芍相配，养血活血，凉血止痛；白术与地肤子相伍，健脾燥湿除痒。全方以健脾扶正为基础，以泻浊解毒为主药，契合病机，故获良效。

疼痛科病案

一、头痛案

案1 张某，男，47岁。2017年1月10日初诊。

主诉：头痛26年余，加重1个月。

病史：头右侧疼痛26年余，痛甚时右眼流泪，季节交替时尤甚，时轻时重，曾长期服用止痛片，乏效，痛甚时吸氧可缓。刻诊：近1个月来头痛难忍，固定于右侧眼及眼眶周围，数分钟后迅速发展为剧烈胀痛或如钻痛，痛无定时，伴右眼白睛充血，流泪，眠差多梦，纳可，小便调，大便干，脉弦略数，舌体胖，舌质黯淡，舌尖红，苔白厚腻微黄。血压135/75mmHg。西医诊断：丛集性头痛。中医诊断：头痛。证属肝脾失调，痰热瘀血互结，风痰上扰清窍。治宜清热化痰，平肝息风，化瘀通络。予以通天笑痛方合黄连温胆汤、芍药甘草汤加减。

处方：白附子10g，僵蚕12g，全蝎6g，川芎15g，白芍25g，当归15g，赤芍15g，黄连12g，胆南星12g，陈皮12g，茯苓20g，枳壳12g，清半夏12g，天麻12g，大黄6g，炒酸枣仁20g，炙甘草12g。每日1剂，水煎400mL，分2次温服。嘱其清淡饮食，避免情志刺激。

二诊：服上方7剂，头痛、失眠明显好转，白睛充血，流泪消失，大便转常，脉、舌象同前，上方减大黄，黄连减至6g，继续服用。

三诊：服上方14剂，白天头痛基本消失，夜间仍头痛隐隐，口干，心烦，遂改用杞菊地黄丸，以滋补肝肾、清肝明目。

按：本例头痛26年余，与头痛难忍、白睛充血、大便干、脉弦略数、舌尖红、苔白厚腻微黄并见，显属肝脾失调、痰热瘀血互结、风痰上扰清窍所致，故以清热化痰、平肝息风、化瘀通络为法。通天笑痛方为治疗顽固性头痛之效方，但方中所用药物偏于温燥，对痰郁化热者虽属不宜，然通过与清热药相配仍获捷效。方中为白附子与僵蚕、全蝎相伍，息风解痉止痛之力功倍，加天麻以助息风化痰之功；黄连温胆汤清热燥湿，理气化痰，和胃利胆；大黄与枳壳合用，以通腑泄热，导热外出；大剂白芍与炙甘草相伍，为芍药甘草汤，以柔肝缓急止痛；加炒酸枣仁，以养血安神。侍头痛大减，改用杞菊地黄丸，滋补肝肾，以善其后。全方气血同治，补散合施，共奏清热息风、化痰通络、缓急止痛之功。

案2 周某，女，31岁。2018年11月1日就诊。

主诉：头痛3年余，加重1个月。

病史：3年来头痛时轻时重，以巅顶部、头两侧疼痛为甚，经"止痛药"治疗头痛可缓，但仍反复发作。刻诊：头部呈持续性钝痛，头有束带感，伴情志抑郁，失眠多梦，经期3天，量少，色黯，有小血块，纳可，二便调，脉弦细，舌质黯淡，苔薄白。西医诊断：紧张型头痛。中医诊断：头痛。证属肝郁脾虚，痰瘀互结，风痰上扰。治宜疏肝健脾，息风化痰，通络止痛。予通天笑痛方合逍遥散、半夏白术天麻汤加减。

处方：白附子9g，白僵蚕10g，全蝎5g，川芎15g，当归15g，白芍25g，柴胡12g，炒白术15g，天麻12g，法半夏12g，炒酸枣仁20g，石菖蒲15g，醋香附12g，桃仁12g，红花12g，炙甘草12g。每日1剂，水煎400mL，分2次温服。嘱其调畅情志，注意休息。

二诊：服上方7剂，头痛未作，情志抑郁好转，诸症消失。上方减白附子、白僵蚕、全蝎，继服7剂，以巩固疗效。随访3个月无复发。

按：本例头痛逾3年，头部呈持续性钝痛，伴情志抑郁，失眠多梦，脉弦细，舌质黯淡，且月经量少，色黯，显属肝郁脾虚，痰瘀互结，风痰上扰。其病位在肝，情志内伤为发病之主因，故当"从肝论治"。此时疏肝解郁，固然是当务之急，而养血柔肝，亦是不可偏废之法。逍遥散中用柴胡疏肝解郁，使肝气得以条达；当归与白芍相配，养血敛阴，柔肝缓急；

白术与茯苓、炙甘草相伍，以健脾祛湿；通天笑痛方中之白附子辛温燥烈，能升能散，善引药上行而止痛；"久痛入络"者，必借僵蚕、全蝎之走窜通络，方可从速蠲痛；川芎辛香走窜，善上行头目，能散风邪，行气活血，为治头痛之要药；合半夏白术天麻汤，以息风化痰。全方刚柔相济，肝脾同治，使肝郁得疏，脾虚得复，气血调和，而头痛自止。

案3 赵某，女，61岁。2017年7月31日初诊。

主诉：右侧头痛反复发作30余年，复发6天。

病史：患者30年前每因情志不畅、劳累，或月经期即出现头右侧跳痛，疼痛牵及眼眶周围，疼痛程度多剧烈，时发时止，自服止痛片可缓解。6天前再次发作头痛，仍为头右侧跳痛，痛不可忍，伴头皮触痛，失眠多梦，间断恶心、呕吐白黏条，质稠。伴形体肥胖，胃脘胀痛，大便稀溏，泻后痛减，脉沉弦细，舌质黯淡，舌中苔白厚腻。彩超示：双侧颈动脉未见明显异常。西医诊断：偏头痛。中医诊断：偏头风。证属肝脾失调，痰瘀互结，风痰上扰。治宜息风化痰，健脾燥湿，化瘀通络。予通天笑痛方合半夏白术天麻汤加减。

处方：白附子10g，僵蚕12g，全蝎5g，丹参30g，川芎15g，白芍20g，清半夏12g，炒白术15g，天麻12g，苍术15g，厚朴12g，陈皮12g，生姜3片，远志15g，炒酸枣仁20g，炙甘草6g。日1剂，水煎400mL，分早晚饭后温服。将全蝎焙干研粉，用药液冲服。

二诊：服上方5剂后头痛明显减轻，失眠多梦好转，予守方再投。

三诊：继服7剂，诸症未作。嘱其避恼怒，清淡饮食，作息规律，以防病情反复。

按：头为诸阳之会，清阳之府，髓海之所居。患者平素情志不畅，加之体质肥胖，胃脘胀痛，大便稀溏，泻后痛减，脉沉弦细，舌质黯淡，舌中苔白厚腻，显属肝脾失调、痰瘀互结、风痰上扰所致。治当息风化痰，健脾燥湿，化瘀通络。方中所用通天笑痛方为治疗偏头痛之习用方，功擅化瘀通络、缓急止痛，其中白附子辛温，长于祛头面部之游风；僵蚕、全蝎与丹参、川芎相配，以活血化瘀、解痉止痛；白芍与炙甘草相伍，以缓急止痛；半夏白术天麻汤，以平肝息风化痰、降逆和胃，为治疗风痰头痛之要药，诚如《脾胃论》所云："足太阴痰厥头痛，非半夏不能疗；眼黑头眩，风虚内作，非天麻不能除。"白术、苍术健脾燥湿，以绝生痰之源；陈皮、厚朴理气化痰，俾气顺则痰消。诸药合用，风痰瘀同治，肝脾并调，而竟全功。

二、三叉神经痛案

案1 谷某，男，30岁，2017年8月12日初诊。

主诉：左侧耳前及下颌部电击样疼痛20余日。

病史：患者20余日前暴怒后，左侧耳前及下颌部电击样疼痛，西医诊断为"三叉神经痛"，予口服卡马西平及针灸治疗，疗效欠佳。诊见：左侧耳前及下颌部电击样疼痛，左侧面部灼痛不适，刷牙、洗脸均可诱发疼痛，每次持续5秒钟左右，1日发作数十次，遇热加重，夜寐不安，心烦易怒，眩晕，腹胀纳差，小便色黄，大便干结，3日未行，平素牙龈肿痛，无龋齿，口苦口干喜饮，舌质红，苔黄燥，脉弦数。西医诊断：三叉神经痛。中医诊断：面痛。证属阳明积热，肝胆郁热，阳亢风动。治宜清胃泻胆，平肝息风，通络止痛。予大黄黄连泻心汤合羚角钩藤汤加减。

处方：大黄9g，黄连12g，黄芩12g，炒枳实12g，羚羊角粉3g（冲服），钩藤12g，茯神15g，滁菊花12g，柴胡12g，升麻6g，白芍25g，霜桑叶9g，淡竹茹15g，生甘草6g。每日1剂，水煎400mL，分2次温服。嘱其忌食辛辣、油腻之品，并注意调畅情志。

二诊：服药1剂，大便即通，疼痛得缓。遂减大黄、枳实，加草决明、珍珠母、鲜生地黄，易通腑泄热为平肝柔肝，以治其本。

三诊：服药5剂，疼痛次数及持续时间均明显减轻，夜寐能安，仍感眩晕，心烦，口干喜饮，舌质红，苔薄黄，脉弦细数。证属热未尽去，肝肾之阴已伤，而肝阳上亢，继以羚角钩藤汤加减，滋补肝肾，平肝潜阳，以善其后。

处方：羚羊角粉3g（冲服），钩藤12g，茯神15g，枸杞子20g，滁菊花 12g, 柴胡 9g, 白芍 15g, 知母 9g, 熟地黄 18g, 牡丹皮 9g, 山茱萸 12g, 枳壳 9g。日 1 剂, 水煎 400mL, 分 2 次温服。

四诊: 上方共服 17 剂, 疼痛消失, 余无明显不适, 随访半年未再复发。

按:《证治准绳》曰:"面痛属火, 盖诸阳之会, 皆在于面, 而火阳类也。"而风主厥阴, 燥主阳明, 肝胆与胃热内炽, 循经上炎, 气血壅滞足少阳、阳明经络, 引动肝风, 壅滞气血, 不通则痛, 故耳前及下颌灼热疼痛。口苦、易怒等均为肝火旺盛之象; 大便干结, 牙龈肿痛乃胃热内炽之征。方用大黄黄连泻心汤, 取方中黄芩泻上焦之火, 黄连泻中焦之火, 大黄泻下焦之火, 以顿挫其亢逆之势。胃为阳土, 喜润而恶燥, 其病则易成燥热之害, 胃阴每多受伤。故运用苦寒泻火之剂, 以祛除实热燥结为度, 以免化燥伤阴。同时予羚角钩藤汤减川贝母, 以平肝潜阳、息风止痉, 兼有养阴柔肝之能。柴胡、升麻合用, 既可升举脾胃清气, 又为引经之药, 引诸药上行头面, 直达病所。终以滋补肝肾、平肝潜阳法善后, 药证相合, 而收全功。

案2 苗某, 女, 49 岁。2018 年 3 月 5 日初诊。

主诉: 左侧面部阵发性电击样疼痛 4 年余。

病史: 患者 4 年前左侧面部电击样疼痛, 在某医院诊断为"三叉神经痛", 经口服卡马西平片等药治疗, 疼痛略好转, 仍有发作。刻诊: 左面部发作性剧烈疼痛, 呈电击、刀割样, 进食、说话、刷牙、咀嚼可诱发及加重, 伴有心烦, 眩晕, 头胀, 形体偏胖, 喜食肥甘, 脉弦, 舌体胖, 舌质黯, 苔薄白腻。西医诊断: 三叉神经痛。中医诊断: 面痛。证属痰瘀互结, 风痰阻络。治宜息风化痰, 化瘀通络止痛。予半夏白术天麻汤合通天笑痛方加减。

处方: 清半夏 12g, 白术 15g, 天麻 15g, 制白附子 10g, 僵蚕 12g, 全蝎 6g, 白芍 30g, 当归 15g, 川芎 18g, 醋延胡索 15g, 茯苓 25g, 炙甘草 12g, 大枣 8 枚。每日 1 剂, 水煎 400mL, 分 2 次温服。将全蝎焙干研粉, 用药液送服, 停服卡马西平片。

二诊：服上方 10 剂，左面痛减轻，发作次数减少，仍心烦、眩晕、头胀，上方加钩藤（后下）12g，知母 12g，以清肝息风。

三诊：服上方 20 剂，面痛及心烦、眩晕消失，左面部皮肤干燥脱屑，晨起面部郁胀感，舌质略黯，苔薄白腻，脉弦细。遂改用半夏白术天麻汤合补阳还五汤加减，共服 10 剂，以善其后。

按：患者形体肥胖，喜食肥甘，聚湿生痰，且痛处固定，痛势较剧，病程较长，其证属痰瘀互结、风痰阻络，故治以息风化痰、祛瘀通络。所用自拟通天笑痛方，由牵正散合芍药甘草汤加川芎、大枣而成，临证屡用屡验。牵正散方中之三味药均为"治风之专药"，具有解痉止痛之功，其中白附子辛温燥烈，能升能散，善引药上行而止痛；僵蚕、全蝎等虫类药具有搜风剔络之效，善剔除入络之瘀血；加入之川芎辛温香窜，为血中之气药，善上行头面，散风邪，行血气，通血脉，为治疗头面痛之要药，故有"头痛不离川芎"之说，外感内伤之头面痛均可重用；白芍酸收苦泄，甘草甘温和中，其用量以 3 ∶ 1 为宜，两药相伍，缓急止痛，功专力宏，且酸甘化阴，能防温燥药耗阴伤津之弊；大枣、甘草合用以健中州；半夏白术天麻汤化痰息风，健脾祛湿，方中半夏燥湿化痰、降逆和胃；天麻平肝息风，而止眩晕，两者合用，为治风痰阻滞头面痛之要药；白术、茯苓健脾祛湿，以绝生痰之源；陈皮理气化痰，俾气顺则痰消。三诊时面痛及心烦、眩晕消失，而患侧面部皮肤干燥脱屑，脉弦细，乃久用温燥药，耗伤阴血之象，遂改用半夏白术天麻汤合补阳还五汤加减，益气养血，佐以息风化痰。全方刚柔相济，气血同治，补散兼施，共奏息风化痰、通络止痛之功。

三、枕大神经痛案

李某，男，43 岁，2017 年 11 月 2 日初诊。

主诉：右颈项强痛 1 个月余。

病史：患者 1 个月前无明显诱因出现右侧颈项强直疼痛，颈椎 CT 检查：未见异常，自服去痛片疼痛可暂时缓解，旋即复发。诊见：右颈项强直疼痛，连及背部，右臂抬举受限，胸闷善太息，口苦咽干，脘痞纳差，恶心欲呕，二便调，舌质淡，苔薄白微黄，脉弦。西医诊断：枕大神经痛。中医诊断：颈项痛。证属邪客太阳少阳经脉，枢机不利，气血郁滞。治当太少并治，解表和里，调和营卫。予柴胡桂枝汤加减。

处方：柴胡12g，黄芩12g，清半夏12g，党参15g，桂枝15g，白芍15g，川芎12g，葛根20g，伸筋草30g，炙甘草6g，生姜6g，大枣6枚。每日1剂，水煎400mL，分2次温服。

二诊：服上方5剂，右颈项强痛大减，手臂抬举自如，饮食增加，口苦咽干，恶心欲呕消失。继服3剂，诸症皆愈。

按：本案患者系太阳病久延不愈，一则邪入少阳，枢机不利，郁热上扰；二则郁热伤津，筋脉失养，枢机不利。证属表证未解，营卫不和，邪犯少阳，枢机不利，筋脉失养。治宜解表和里，调和营卫。故以柴胡桂枝汤宣畅枢机，清泄郁热，调和营卫，太阳、少阳表里双解；合桂枝加葛根汤以加强发表解肌、宣通经气之力，并缓经脉之拘急；川芎与伸筋草合用，行气活血，通络止痛，其中川芎为少阳引经之药，能上行头目。诸药合用，药证相应，故获良效。

四、肩关节周围炎案

李某，女，52岁，2017年12月16日初诊。

主诉：左肩部疼痛伴活动受限1个月余。

病史：患者体质素弱，1个月前因睡时露肩，晨起即感左肩部疼痛，入夜痛甚，屡经针灸、推拿治疗乏效。刻诊：左肩部疼痛无肿胀，左上肢活动受限，影响睡眠，痛处喜温畏寒，手足厥寒，面色萎黄，口淡不渴，舌质淡，苔薄白，脉沉细无力。DR片示：左肩部骨质未见异常。西医诊断：肩关节周围炎。中医诊断：漏肩风。证属营血虚弱，寒凝经脉，血行不利。治当温经散寒，养血通脉。予当归四逆汤加减。

处方：当归15g，桂枝15g，白芍15g，细辛9g，通草6g，大枣8枚，伸筋草30g，鸡血藤30g，炙甘草6g。每日1剂，水煎400mL，分2次温服。同时合用局部热敷疗法：伸筋草、透骨草、桂枝、羌活各40g，麻黄、生草乌各 15g，马钱子 6g，木防己、威灵仙、川芎、赤芍、红花各 20g。水煎 1000mL，加入高度白酒 100mL，热敷患处，每天 1~2 次，每次 30 分钟。

二诊：守上方服用 10 剂，诸症消失，肩关节活动恢复正常，随访半年无复发。

按：患者年逾五旬，营血素弱，时值隆冬，复因起居不慎，感受寒邪，凝滞气血，阳气不能达于四肢末端，营血不能充盈血脉，筋脉拘挛而发病。即《黄帝内经》所云："寒气客于脉外则寒，脉寒则缩蜷，缩蜷则脉细急，细急则外引小络，故猝然而痛，得炅则痛立止，因重中于寒，则痛久矣。"治疗当遵"寒则温之"原则，当归四逆汤系桂枝汤去生姜，倍大枣，加当归、通草、细辛组成。方中当归甘温，养血和血；桂枝辛温，温经散寒，温通血脉，为君药；细辛温经散寒，助桂枝温通血脉；白芍养血和营，助当归补益营血，共为臣药；通草通经脉，以助血行；大枣、甘草益气健脾养血，共为佐药；重用大枣，既合当归、白芍以补营血，又防桂枝、细辛燥烈太过，伤及阴血；甘草兼调药性而为使药。细辛为辛温之品，止痛之力尤强，因其有小毒，古有"细辛不过钱"之说，然韦师根据临床观察，细辛在煎煮 30 分钟后毒性大减，有止痛之功而无中毒之弊，实为治疗疼痛之良药。加入伸筋草，功善祛风通络；鸡血藤长于活血养血，舒筋活络。全方温阳与散寒并用，养血与通脉兼施，温而不燥，补而不滞，故获良效。

五、强直性脊柱炎案

李某，男，29 岁。2019 年 1 月 8 日初诊。

主诉：反复腰骶部疼痛 5 年，加重半个月。

病史：患者 5 年前受凉后出现腰骶疼痛，自行局部热敷后疼痛缓解，其后疼痛反复不愈，劳累、受寒易诱发，未予诊治。半个月前劳累后腰骶疼痛加重，经休息不能缓解，活动后减轻。刻诊：腰及腰骶部疼痛反复发作，有按压痛，活动不受限，腰骶部僵硬感，早晨明显，背部略畏寒，倦怠乏力，小便调，大便溏薄，日 1~2 次，脉沉弦，舌体胖，舌质黯淡，苔白厚腻。CT 示骶髂关节间隙变窄，可见部分融合。HLA-27 阳性，血沉

39mm/h，C-反应蛋白76mg/L。西医诊断：强直性脊柱炎。中医诊断：大偻。证属脾肾阳虚，寒湿痹阻督脉，久痛入络。治宜温肾强督，散寒燥湿，通经活络。予姜术强督笑痛方加减。

处方：人参9g，鹿茸3g，菟丝子25g，独活15g，地龙12g，乌梢蛇12g，制马钱子0.9g，川木瓜25g，当归15g，狗脊20g，鸡血藤30g，干姜10g，白术15g，薏苡仁30g，炙甘草6g。制马钱子研末分3次冲服，连服7天后停服。日1剂，水煎400mL，分2次温服。人参用文火煎50分钟兑服。

二诊：服上方14剂，腰及腰骶部疼痛缓解，局部有酸胀感，效不更方。

三诊：守方继服14剂，腰及腰骶部疼痛未作，未诉不适，复查血沉及C-反应蛋白，皆在正常范围。遂改服参桂鹿茸丸，以巩固疗效。

按：督脉为阳脉之海，腰为肾之府。本患者肾阳不足，督脉失充，腰府失养故不荣则痛；寒湿痹阻，气血失和，久则入络为瘀，不通则痛。背部畏寒，易疲劳，便溏为脾肾阳虚之象。治以温肾强督，散寒燥湿，通络止痛。方中鹿茸强壮肾阳，通督脉，强筋骨，宜小剂量使用以免生风动血；人参大补元气，益肾健脾；狗脊、菟丝子温肾阳，强腰膝，与独活并用，祛风湿强腰膝之力倍增；干姜温中散寒，与白术相伍温化寒湿，杜绝寒湿之源；薏苡仁健脾渗湿，川木瓜化湿舒筋，两药合用化湿通络止痛；乌梢蛇搜风通络，为治疗顽痹之要药，其与地龙、制马钱子配伍，通络止痛之力倍增；当归、鸡血藤养血活血，则督脉通而痛止。治疗本病的规律应注重"五要"：一是补肾尚需兼健脾益气，以化生气血，使肾气充足，筋脉得以濡养，而腰痛易愈；二是强督应权衡"不通则痛"和"不荣则痛"的主次而用药；三是需杂合以治，配合针灸、药浴、熏洗等疗法，以促进康复；四是重视藤类药物的选用，此类药物长于通经活络，舒筋止痛；五是肾虚者应重视血肉有情之品的运用，以提高疗效。

六、带状疱疹后遗神经痛案

案1　赵某，男，42岁，2018年3月13日初诊。

主诉：自述患"带状疱疹"1个月余。

病史：1个月前左侧腰腹部出现淡红色疱疹，疼痛不甚，经某医院诊为"带状疱疹"，经中、西药物（药名不详）治疗后疱疹结痂。患者形体素弱，于疲劳时易头晕目眩，10天前气温骤降，原疱疹处疼痛逐渐加重，予六神丸、元胡止痛片、针灸等治疗未见显效。刻诊：左腰腹部疼痛如灼，触之不热，视之不红，入夜痛甚，手足厥寒，倦怠乏力，口淡不渴，面白无华，纳食尚可，二便调，舌质淡略黯，苔薄白润，脉沉细。西医诊断：带状疱疹后遗神经痛。中医诊断：缠腰火丹（后期）。证属营血虚弱，余邪蕴结，寒凝经脉，不荣则痛与不通则痛并存，虚实错杂。治宜温经散寒，养血通脉，标本同治。方以当归四逆汤加减。

处方：当归18g，桂枝20g，白芍15g，细辛6g，通草6g，黄芪20g，全蝎3g，蜈蚣1条，大枣12枚，炙甘草9g。每日1剂，水煎400mL，分2次温服。全蝎研粉冲服，外予雄黄蜈蚣药酒（雄黄10g，蜈蚣5条研粉纱布包，浸泡于高度白酒100mL内12小时即可），涂抹于患处，每天3次。

二诊：服药5剂，疼痛明显减轻，手足厥寒、倦怠乏力等症均好转。效不更方，继服原方7剂，疼痛消失。

按：患者血虚之体，患本病后，余邪蕴结，复因感受寒邪，凝滞气血，阳气不能达于四肢末端，营血不能充盈于血脉，随之疼痛，手足厥寒。其疼痛如灼，为带状疱疹后期疼痛之特点，然触之不热，视之不红，不可误以为热，当仍属寒凝血脉、营血郁闭所为。故予当归四逆汤温经散寒，养血通脉。方中当归养血和血，白芍养血和营，助当归补益营血，以荣养肌肤筋脉；重用桂枝温经散寒，温通血脉，合细辛以温经散寒，并助桂枝温通血脉；通草通行经脉，以畅血行；大枣、炙甘草益气健脾养血，其中重用大枣，既合当归、白芍以补营血，又防桂枝、细辛燥烈太过，耗伤阴血之虞；加入黄芪意在补气生血，兼取其托毒外出之效；复加小剂量全蝎、蜈蚣，借其走窜之性，以通经达络、攻毒散结止痛。诸药合用，温经与养血兼顾，治标与治本并举，使营血通达，而疼痛自止。

案2 陈某，女，67岁。2018年10月10日初诊。

主诉：左胁肋带状疱疹消退后，继发疼痛9个月余。

病史：患者9个月前左侧胁肋部患带状疱疹，经当地某医院治疗，疱疹消退后，患侧局部仍有烧灼样疼痛，间断用维生素 B_1、甲钴胺、布洛芬等药物治疗乏效。刻诊：左侧胁肋部烧灼样疼痛难以忍受，入夜尤甚，彻夜失眠，纳可，二便调，脉弦，舌体略胖，舌质淡黯，苔薄白腻。西医诊断：带状疱疹后遗神经痛。中医诊断：蛇丹痛。证属脾肺气虚，营卫不和，浊毒瘀血内结。治宜补益脾肺，调和营卫，通络泻浊。予黄芪桂枝五物汤、升降散合活络效灵丹加减。

处方：黄芪30g，桂枝15g，白芍30g，白术15g，苍术15g，麸炒僵蚕12g，蝉蜕9g，片姜黄12g，酒大黄9g，土茯苓30g，醋乳香12g，醋没药12g，醋延胡索15g，丹参25g，炙甘草12g。日1剂，水煎400mL，分2次温服。

二诊：服上方14剂，疼痛无明显减轻，上方加全蝎（研粉冲服）6g，醋乳香、醋没药皆增至15g，以加强通络止痛之效。

三诊：上方服至21剂，疼痛大减，纳差，大便溏，日1~2次。上方减大黄、全蝎、乳香、没药，白芍减至20g，连服21剂，疼痛消失。

按：本病多见于老年人，急性期多与感受湿热毒邪或肝胆火炽有关。该患者为老年女性，素体脾肺气虚，加之病程久延，更伤正气，以致驱邪无力，余邪留滞脉络，不通则痛。脾胃气虚，气血生化乏源，复因瘀血阻络，新血不生，而致气血亏虚不荣则痛。本案属于虚实夹杂，对其治疗需注意培补正气，故用黄芪桂枝五物汤益气养血，调和营卫，扶正以治本；升降散中之僵蚕、蝉蜕升阳中之清阳，姜黄、大黄降阴中之浊阴，一升一降，使内外通和；活络效灵丹长于活血化瘀，通络止痛。本方以益气养血、缓急止痛为基础，以虫类药搜剔通络止痛为主药，且守方守法，而愈顽疾。

案3 陈某，女，73岁。2018年10月10日初诊。

主诉：患"带状疱疹后遗神经痛"1年余。

病史：左胁肋患带状疱疹，经龙胆泻肝汤治疗1个月后疱疹消失，后遗局部疼痛1年余，屡用内治、外治罔效。刻诊：左胁肋痛如针刺，影响睡眠，入夜痛甚，畏寒，手足逆冷，脘腹胀满，纳差，嗳气，口淡无味，大便溏而不爽，3~5天一行，脉略弦，舌体胖，舌苔白厚腻，舌质黯淡。西医诊断：带状疱疹后遗神经痛。中医诊断：蛇丹痛。证属脾肾阳虚，毒邪瘀血互结。治宜温补脾肾，行气燥湿，通络止痛。予平胃散合阳和汤、升降散加减。

处方：苍术20g，白术15g，厚朴15g，陈皮12g，桂枝15g，白芍25g，麻黄10g，鹿角胶12g（烊化），白芥子12g，干姜15g，僵蚕12g，蝉蜕9g，姜黄12g，大黄6g，制没药15g，炙甘草12g。每日1剂，水煎400mL，分2次温服。

二诊：服上方25剂，疼痛减轻、次数减少，失眠好转，仍大便溏，量少，3天1行，上方白术增至20g，继续服用。

三诊：服药14剂，胁肋疼痛基本消失，上方减麻黄、白芥子，白芍减至15g，炙甘草减至3g，继服10剂诸症悉除。

按：本例年高体弱，加之久服龙胆泻肝丸，以致脾肾阳虚，湿毒瘀血互结，胁肋疼痛迁延难愈。痛如针刺，入夜痛甚，舌质黯淡，为瘀血阻络之象，畏寒，手足逆冷，脘腹胀满，大便不爽，3~5天1行，为脾肾阳虚之征。证属本虚标实，既有不荣则痛之本虚，又有毒邪阻滞络脉、湿瘀互结不通则痛之标实，而以标实为主。因此其治疗当遵叶天士"久病当以缓攻，不可致重损"的原则，即祛邪以通，扶正以荣。方中平胃散行气以除湿，燥湿以运脾，使滞气得行，而湿浊得去，且与白术相配，以增强益气健脾和中之力；阳和汤补血与温阳并用，化痰与通络相伍，化寒凝，通经络，温阳补血以治本，化痰通络以治标，用桂枝易肉桂，旨在加强温通血脉、和营通滞之功，本方用于阳虚寒凝、毒邪瘀血互结之疼痛颇为合拍；升降散与制没药合用，升清降浊、通络止痛之功倍增。综合全方，温补脾肾兼顾，燥湿与行气并举，使气复血荣，湿去瘀消，脉络畅通，故疼痛得止。

案4 王某，女，65岁。2018年6月13日初诊。

主诉：右胁肋带状疱疹1个月余，后遗神经痛4个月余。

病史：1个月前患右胁肋带状疱疹，剧烈疼痛，经治疗疱疹基本消失，唯局部疼痛不缓解。刻诊：右胁肋烧灼疼痛，痛如刀割，表情痛苦，心烦失眠，纳差，大便干，3~5天一行，脉弦细，舌质黯有瘀斑，苔薄白。西医诊断：带状疱疹后遗神经痛。中医诊断：蛇丹毒。证属阴血亏虚，脉络瘀阻。治宜滋阴养血，通络止痛。予复原活血汤加减。

处方：柴胡12g，酒大黄12g，红花12g，桃仁12g，黄芪25g，天花粉25g，油当归25g，白芍25g，川芎15g，火麻仁30g，醋延胡索15g，醋乳香15g，醋没药15g，炙甘草12g。日1剂，水煎400mL，分2次温服。配合针刺夹脊穴治疗，取患侧胸8~胸12夹脊穴、足临泣、太冲、阿是穴、带脉、章门穴，以4cm长毫针针刺，留针0.5小时/次，1次/天。

二诊：针药并施治疗14天，疼痛间隔时间延长，大便调畅，日一行，上方减火麻仁、大黄至6g。继续针药并施治疗。

三诊：继续针药并施治疗10天，疼痛明显减轻，心烦失眠好转，效不更方，继续服用。

四诊：停止针灸治疗，继续服用上方14剂，疼痛消失，诸症悉除。

按：带状疱疹属"蛇丹痛"范畴，系皮肤科顽疾之一，尤其好发于老年人。其病理机制为邪毒入侵，以及情志不畅，肝郁化火，灼伤脉络，不通则痛。病程日久，热毒伤及阴血，脉络失养，不荣则痛，如此互为因果，故致疼痛不止。加之痛久入络，瘀血阻滞，而缠绵难愈。治当滋阴养血，通络止痛。方中白芍与当归、川芎相配，以养血活血；大剂白芍、炙甘草相伍，以缓急止痛；酒大黄与柴胡合用，一升一降，引诸药入肝经，以攻散胁下之瘀滞；桃仁、红花配醋延胡索、醋乳、醋没药，以活血祛瘀、通络止痛；天花粉既能入血分消瘀散结，又可清热润燥。配合针刺疗法，以增强调和气血、通经止痛之效。诸药配伍，活中寓养，升降同施，活血化瘀而不耗伤阴血，俾瘀祛新生，气行络通，而胁痛自平。

七、胆石症案

郭某，女，40岁。2017年11月12日初诊。

主诉：右脘胁不适5个月余，疼痛11天。

病史：患者自述患"胃炎"5个月余，平时右上腹不适，纳差，饮食稍多则呕吐。常服胃复康、香砂养胃丸等药治疗，仍然时轻时重。10天前在外出途中饮食寒凉，随感右上腹疼痛，经某县医院做腹部B超检查，诊为胆囊炎并胆囊结石，经用"胆石通""利胆片"等药治疗，疼痛仍作。刻诊：右脘胁疼痛拒按，食后痛甚，遇寒痛增，得暖则稍舒，脘闷纳差，畏寒，手足逆冷，大便5日未行，舌质黯淡有瘀斑，舌苔薄白而干，脉弦紧。证属脾肾阳虚，食滞瘀血互结，胆腑不通。急当温下通腑，化瘀导滞，以求速效。方用大黄附子汤合桃核承气汤加减。

处方：制附子15g（先煎），大黄12g，桃仁12g，枳实15g，厚朴15g，细辛6g，芒硝9g，桂枝12g，干姜15g，白术15g，鸡内金20g，酒白芍12g。每日1剂，水煎400mL，去滓纳芒硝，分2次温服。鸡内金文火焙干，粉碎为细粉，沸水调服。嘱其忌油腻生冷食物，避免受凉及劳累。

二诊：服药2剂，泻下黏稠粪便，日2次，疼痛明显减轻，上方减芒硝，大黄减至9g，继续服用。

三诊：服药3剂，大便溏薄，日2次，疼痛未作，畏寒、手足逆冷亦渐好转。证属寒实结滞标实已除，脾肾阳虚未复，转予温补脾肾，以治本为主。方选附子理中汤加减。

处方：制附子9g（先煎），党参25g，白术12g，干姜15g，茯苓20g，三棱12g，莪术12g，当归15g，酒白芍12g，砂仁12g（后下），鸡内金15g，炙甘草6g。每日1剂，煎服法同前。继服10剂，诸症悉除，随访半年无复发。

按：本案患胆结石5个多月，脾肾阳虚之体，于寒冬外出途中感寒，复为冷食所伤，以致寒实瘀血互结，胆腑不通，而引发疼痛。宗《金匮要略·腹满寒疝宿食病脉证治》"胁下偏寒，发热，其脉弦紧，此寒也，以温药下之，宜大黄附子汤"之旨，治以温下化瘀为主。方用大黄附子汤而重用附子、大黄，温散寒凝，苦辛通降，合成温下之剂；细辛辛温宣通，散寒止痛，助附子温里散寒；大黄与附子、细辛相配，其寒性被制而泻下之功犹存，为去性取用之法；合桃核承气汤意在取其逐瘀通腑，且芒硝软坚长于化石；桂枝与芒硝、大黄同用，相反相成，温通而不助热；附子与干姜、白术相伍，以温补脾肾之阳，干姜又能防附子之毒害；鸡内金与芒硝合用，则化石消积之力倍增；白芍酒制行经，治中寒胁痛。诸药合用，治石于常法之外，共奏温下逐瘀之功，使邪有出路，而诸恙自平。

八、慢性阑尾炎案

王某，女，22岁。2018年12月31日初诊。

主诉：右少腹疼痛14日。

病史：患者14日前以"胃脘部疼痛，渐致右少腹疼痛"为主诉，经某医院诊断为急性阑尾炎，给予抗生素治疗后，疼痛好转。刻诊：右少腹疼痛，腹软，按之痛甚，得温熨痛减，手足不温，纳可，大便溏薄，日3~4次，脉沉略弦，舌质淡略黯，苔白厚腻。西医诊断：慢性阑尾炎。中医诊断：肠痈。证属脾胃阳虚，寒湿阻滞，气血瘀滞。治宜温化寒湿，化瘀消肿。予薏苡附子败酱散合平胃散加减。

处方：熟附片9g（先煎），干姜12g，薏苡仁60g，败酱草25g，炒苍术15g，陈皮12g，厚朴15g，茯苓25g，川芎15g，桃仁12g，红花12g，木香12g，炙甘草6g。每日1剂，水煎400mL，分2次温服。嘱其局部热敷。

二诊：服上方5剂，右少腹疼痛明显好转，大便调，继服7剂，诸症悉除。

按：慢性阑尾炎，常可迁延不愈或反复发作，其急性期多为热积不散，气血蕴结，可用大黄牡丹皮汤下其瘀热。而本例经治疗后，结热已去，而脾胃阳虚，寒湿留着，气血滞瘀，则非下法所宜。《金匮要略》云："肠痈之为病，其身甲错，腹皮急，按之濡，如肿状，腹无积聚，身无热，脉数，此为腹内有痈脓，薏苡附子败酱散主之。"宗其旨意，以薏苡附子败酱散重用薏苡仁，以利湿排脓；轻用附子扶助阳气，以散寒湿；佐以败酱草破瘀排脓；加川芎、桃仁、红花、木香，以理气化瘀；合用平胃散诸药，以增强行气燥湿之功。

九、肠梗阻案

张某，男，52 岁。2018 年 6 月 5 日初诊。

主诉：腹痛，呕吐，便秘，无矢气 2 天。

病史：患者 2 天前无明显诱因腹痛，脐周疼痛，呈阵发性绞痛，伴有肠鸣，恶心呕吐，呕吐物为胃内容物，便秘，无矢气。腹部 DR 提示：中上腹部肠腔内充气，可见多个液平，诊断为急性完全性肠梗阻，因患者惧怕手术治疗，留住 ICU 观察。嘱患者绝对禁食，实施胃肠减压，进行全肠外营养支持和药物治疗。刻诊：体温 37.1℃，脉搏 100 次 / 分，痛苦面容，腹部膨隆，腹肌紧张，脐周可见肠型，压痛，反跳痛，肠鸣音活跃。舌质红，苔黄厚，脉细数。西医诊断：肠梗阻。中医诊断：肠结。证属气滞血瘀，热结肠腑。治宜通里攻下，清热化瘀。予大承气汤加味。同时给予抗炎、支持治疗、胃肠减压及纠正水电解质平衡等常规基础治疗。

处方：大黄 40g，枳实 15g，厚朴 15g，芒硝 20g，炒莱菔子 40g，赤芍 15g，丹参 30g，败酱草 40g。水煎 300mL，去滓纳芒硝，分 2 次灌肠，药液温度控制在 37℃左右，保留 30~60 分钟。

二诊：灌肠 2 次后，患者排出大量水样便，腹痛腹胀明显减轻，腹部变平变软，舌质红，苔黄厚转为薄黄。

二诊：将生大黄减至 20g，余药同前，再灌肠 2 次。嘱患者适当活动，并顺时针轻柔按摩腹部，诸症消失。

按：肠梗阻系常见的急腹症，以呕、痛、胀、闭为临床特征。肠为传化之府，以通降为顺，举凡食积、热结、寒凝、虫阻或术后气血瘀滞等因素，均可造成肠腑传导失常，壅塞不通，发为"肠结"。故其治疗应以通里攻下为主，用药宁单纯不复杂，以单刀直入为要。承气汤中大黄荡涤肠腑，泄热祛瘀；芒硝软坚消积，并助大黄泄热通便；厚朴、枳实行气导滞。该方泻下峻猛，易伤正气，应中病即止，并严密观察病情变化。中药保留灌肠，能充分发挥中药的局部治疗作用，取效较捷，而收全功。

十、类风湿关节炎案

案1 姜某，女，38岁。2017年4月11日初诊。

主诉：双手指、腕关节肿痛1年余，加重1周。

病史：患者1年前出现四肢关节疼痛，以双手、腕关节疼痛明显，在某医院诊断为"类风湿关节炎"，间断口服甲泼尼龙片和芬必得缓释片治疗，疼痛好转。刻诊：1周前受凉诱发双手指、腕关节肿痛，双手指关节畸形，晨僵，半小时可缓解，手足有透明疱疹，伴痒感，畏风，周身酸困不适，平素饮食稍有不慎即易泄泻，脉滑，舌体胖，舌质黯边尖红，苔白腻。血液生化检验示：抗链球菌溶血素"O"270U/mL，类风湿因子90.8U/mL，抗环瓜氨酸肽抗体测定（CCP）"阳性"，血沉69mm/h，C-反应蛋白103mg/L。西医诊断：类风湿关节炎。中医诊断：尪痹。证属脾肺气虚，湿毒瘀血互结。治宜补益脾肺，清热除湿，通络止痛。予桂枝芍药知母汤加减。

处方：桂枝18g，白芍15g，白术15g，知母12g，薏苡仁30g，羌活15g，制川乌12g（先煎），当归15g，川芎15g，忍冬藤30g，炒蜂房12g，蜈蚣2条，威灵仙15g，黄芪30g，炙甘草12g。日1剂，水煎400mL，分早晚饭后温服。

二诊：服上方7剂，双手关节疼痛明显好转，早晚手指关节胀痛，诉口干口渴，舌脉同前，上方去羌活再投。

三诊：服上方14剂，双手关节疼痛肿胀及晨僵均明显缓解，血沉及C-反应蛋白降至正常。嘱其服用通痹止痛丸以巩固疗效。

按：类风湿关节炎初期以邪实为主，病位尚浅，位于肢体皮肉；病程较长者则为正虚邪实，病位较深，位于筋骨脏腑。正虚多为肝脾肾亏虚，邪实为痰、瘀。本案病程长达1年，以致久痛入络，痰瘀互结，浸淫筋骨关节，出现指关节僵硬肿大畸形。如此认识病机，与《杂证总诀·痹症》所谓"正虚湿痰浊血凝涩脉络"颇为一致。在治疗上，以"初病在经治气，久痛入络治血，末期损骨治肾"为原则，立疏风散寒除湿、祛痰化瘀、补益肝肾等治法。患者关节肿胀、手足水疱、平素易泄泻、畏风、舌体胖，均为脾肺气虚、痰湿内阻、卫外不固之候；舌边尖红，脉滑，为长期运用激素治疗，以致痰湿化热之象；指关节晨僵、肿胀疼痛、舌黯为瘀血痹阻经络之征。故治以桂枝芍药知母汤，以补益脾肺、清热除湿、通络止痛。方中用露蜂房、蜈蚣，为治小关节疼痛之要药；大剂量炙甘草、黄芪合用有类激素样作用，炙甘草还可制约川乌之毒；忍冬藤、知母均长于清经络之热，忍冬藤尤长于通络止痛，其与擅治寒痹疼痛的制川乌合用，逐寒无助热之弊，清热无伤阳之害，相得益彰。患者口干口渴，提示久服风药有伤阴化燥之虞，故去羌活。如此立法遣药，丝丝入扣，而邪除痛止。

案2 胡某，女，55岁。2018年5月12日初诊。

主诉：双手指关节肿胀疼痛8年余。

病史：自述患"类风湿关节炎"8年余，经治疗好转，但遇劳或感寒仍反复发作。刻诊：8年前劳累后出现双手指关节肿胀疼痛，晨起僵硬，渐致关节畸形，屈伸不利，畏寒，神疲乏力，脉沉弦，舌质黯淡，苔薄白腻。查类风湿因子阳性，血沉28mm/h。西医诊断：类风湿关节炎。中医诊断：尪痹。证属肾阳亏虚，痰瘀痹阻。治宜温肾散寒，化痰祛瘀，通络止痛。予乌头汤合身痛逐瘀汤、三子养亲汤加减。

处方：制附片15g，制川乌15g，麻黄10g，羌活15g，白芍15g，黄芪20g，炒露蜂房10g，当归12g，川芎15g，桃仁12g，红花12g，制没药15g，白芥子12g，炒莱菔子25g，炙甘草15g。每日1剂，水煎400mL，分2次温服。制附片、制川乌文火先煎1小时，兑入。

二诊：服上方7剂，关节肿胀疼痛减轻，晨僵好转，效不更方，予原方再投。

三诊：服上方14剂，关节肿胀疼痛明显减轻，屈伸自如，晨僵消失，畏寒及神疲乏力悉除，复查类风湿因子仍为阳性，血沉20mm/h。上方减制附片、麻黄、炒蜂房，制川乌减至9g，黄芪加至30g，加白术15g，继服10剂，以巩固疗效。

按：本例患痹证日久，正虚邪恋，邪气深入筋骨，气血凝滞不行，而变生痰湿瘀血。痰瘀相关，同出一源，痰瘀既成，则胶着于关节，闭阻于经络，遂致关节肿痛，僵硬畸形，屈伸不利，病程迁延且反复发作。诚如《类证治裁·痹证论治》所说："痹久不愈必有湿痰败血瘀滞经络。"治当温肾散寒，化痰祛瘀，通络止痛，方中乌头味辛苦性热，其力猛气锐，内达外散，能通经络，利关节，长于温经散寒止痛；附子辛热，其性走而不守，偏于温补肾阳，兼能散寒除湿；麻黄与羌活相配，外能宣表达邪，内可透发寒凝，羌活还兼具上肢引经之能；白芍与炙甘草相伍，以宣痹而通血脉，缓急止痛，且大剂炙甘草可解川乌、附子之毒；黄芪益气固卫，助麻黄、乌头温经止痛；白芍与当归合用，以养血活血，并防诸辛燥药伤阴耗血，殊有相辅相成之用；痛久必入络，故合用露蜂房，以搜剔络道，散肿定痛，其治疗尪痹之小关节痛确有卓效；桃仁、红花与川芎、制没药同用，以加强化瘀止痛之功；白芥子善开滞消痰，炒莱菔子长于行气祛痰，两者相合，则行气蠲痰之力功倍。诸药相伍，使阳气复而气血通，切中病机，故起沉疴。

十一、风湿性关节炎案

案1 董某，男，32岁。2017年11月13日初诊。

主诉：双膝关节疼痛2年余，加重20余天。

病史：患者2年前阴雨中劳累汗出后，出现全身疼痛，膝关节尤重，经多方治疗全身疼痛消失，膝关节疼痛仍时轻时重，20天前不明原因双膝关节疼痛加重。刻诊：膝关节灼热肿痛，遇寒加重，活动受限，恶风，畏寒，肢体沉重无力，口黏口干，喜热饮，小便黄，大便调，舌质黯淡有瘀斑，舌边略红，苔薄白腻微黄，脉弦紧。实验室检查：类风湿因子（－），抗"O"（＋），血沉45mm/h。西医诊断：风湿性关节炎。中医诊断：痹证。证属邪伏脉络，寒热错杂，湿热瘀血互结。治以祛风散寒，清热除湿，通阳化瘀。方用桂枝芍药知母汤合四妙散加减。

处方：桂枝20g，白芍15g，知母12g，制附子15g，麻黄12g，炒白术

15g，防风12g，独活15g，苍术15g，黄柏6g，薏苡仁30g，川牛膝20g，鸡血藤30g，炙甘草12g。每日1剂，用文火先煎附子1小时，共取药液400mL，分2次温服。

二诊：服上方7剂，全身微微汗出，恶风消失，畏寒亦减，膝关节灼热肿痛稍缓，予原方再投。

三诊：服药10剂，膝关节灼热肿痛均明显减轻，但仍下肢沉重无力，全身乏力，遂改为养血祛风、健脾除湿为主，佐以通阳化瘀调治。

处方：白芍15g，当归15g，川芎15g，鸡血藤25g，防风12g，独活15g，汉防己15g，络石藤20g，黄芪25g，炒白术15g，苍术15g，薏苡仁30g，炙甘草3g。共服15剂，诸症悉除。

按：患者既有膝关节灼热肿痛、口黏口干、小便黄等热象，又有遇寒加重、畏寒、喜热饮等寒象，显属邪伏脉络之寒热错杂证。而用药多属辛温燥热之品，而获良效，提示此证系本寒标热，其热为寒湿郁遏而成。方选桂枝芍药知母汤加减，既用桂枝、附子温散寒湿于表，助阳除湿于内，又用白芍、知母护阴清热于里，兼防温热药化燥伤阴；由于寒重于热，故重用桂枝、附子，以温阳散寒通络；用川牛膝、鸡血藤，以养血活血、通络除痹；合用四妙散，以加强清热除湿、通痹消肿之力。首诊以驱邪通络为主，兼以扶正，三诊时，寒湿得化，经络气血得通，膝关节灼热肿痛明显减轻，遂改为养血祛风、健脾除湿为主，佐以通阳化瘀。如此药证合拍，则疼痛自止。

案2 李某，女，37岁。2017年7月5日初诊。

主诉：全身肢节疼痛1个月余。

病史：全身肢节疼痛，以上肢大关节为甚，阴雨天易作，肢体酸困重着，晨起双手郁胀，头昏沉，倦怠乏力，畏风自汗，纳可，二便调，脉沉略弦，舌体胖有齿痕，舌质淡略黯，苔白厚腻。西医诊断：风湿性关节炎。中医诊断：痹证。证属脾肺气虚，营卫失和，寒湿阻络。治宜益气固表，温化寒湿。予黄芪防己汤合黄芪桂枝五物汤加减。

处方：黄芪25g，汉防己15g，炒白术15g，桂枝15g，白芍15g，干姜

12g，制川乌 12g（先煎），茯苓 20g，薏苡仁 30g，威灵仙 15g，羌活 15g，鸡血藤 30g，当归 15g，川芎 15g，炙甘草 12g。每日 1 剂，水煎 400mL，分2 次温服。嘱患者注意保暖，避免受凉。

二诊： 服上方 7 剂，全身肢节疼痛及头昏沉好转，予原方再投。

三诊： 服上方 14 剂，疼痛基本消失，阴雨天疼痛偶作，提重物指节疼痛，活动后踝关节不适。上方减制川乌，加木瓜 30g。

四诊： 服上方 7 剂，全身肢节疼痛未作，诸症悉除，随访半年未见复发。

按： 本案全身肢节疼痛，阴雨天加重，伴倦怠乏力，畏风自汗，舌质淡略黯，苔白厚腻，显然属于脾肺气虚，营卫失和，寒湿阻络。治宜益气固表与温化寒湿并施，方用黄芪防己汤益气祛风，健脾利湿；黄芪桂枝五物汤益气固表，祛风散寒。其中，桂枝得黄芪益气而振奋卫阳，黄芪得桂枝，固表而不致留邪；汉防己祛风化湿，黄芪益气固表，兼可利水，两者相合，祛风除湿而不伤正，益气固表而不恋邪；白术健脾祛湿，既助防己祛湿，又增黄芪益气固表之功；白术与干姜、茯苓、薏苡仁相配，温中化湿之力倍增；桂枝与威灵仙、羌活相伍，以祛风除湿、通经活络；鸡血藤与当归、川芎合用，以养血活血、通络止痛。诸药相伍，祛风与除湿并用，扶正与祛邪兼顾，使风湿俱去，而诸症自除。

十二、痛风案

案 1 申某，男，40 岁。2018 年 11 月 11 日初诊。

主诉： 膝关节疼痛半年余。

病史： 左右膝关节交替疼痛，疼痛时作时止，膝关节屈伸不利，伴形体消瘦，腰膝酸软，倦怠乏力，眠差，不欲饮食，口苦，小便黄，大便黏滞不爽，日 1~2 次，双耳轮散在粟粒样结节，脉略滑，舌质淡红，苔白腻微黄。血液生化检查示：血尿酸 463μmol/L。西医诊断：痛风性关节炎。中医诊断：痹证。证属肝肾亏虚，湿热蕴结。治宜补益肝肾，佐以清利湿热。方用独活寄生汤合四妙散加减。

处方：独活 20g，桑寄生 20g，白芍 20g，熟地黄 20g，怀牛膝 20g，黄芪 30g，苍术 20g，秦皮 12g，山慈菇 15g，土茯苓 35g，薏苡仁 30g，木瓜 30g，当归 15g，炙甘草 3g。每日 1 剂，水煎 400mL，分 2 次温服。嘱其低嘌呤饮食，适量多饮水。

二诊：服药 7 剂，关节疼痛未作，纳可，小便黄，大便软溏，日 2 次，效不更方，予原方再投。

三诊：服药 14 剂，诸症悉除，复查血尿酸：340μmol/L。

按：本例虽属痛风急性发作期，但患者素体虚弱，呈现一派肝肾亏虚之象，且湿热蕴结，痹阻气血，不通则痛。故治当补益肝肾，以治本为主，合用清利湿热以治标。方中桑寄生与白芍、熟地黄、怀牛膝相配，补益肝肾功倍；木瓜舒筋活络化湿，长于治疗腰、膝关节酸重疼痛；黄芪与当归相伍，补益气血，以助气血生化之源；独活辛苦而微温，功擅通痹止痛，为治疗下肢痹痛之要药；四妙散中以秦皮代黄柏，以清利湿热，兼有降血尿酸之能；山慈菇配土茯苓，功专清热解毒，通利关节，并可加强降血尿酸之效。

案2 孟某，男，53 岁。2018 年 12 月 4 日初诊。

主诉："高尿酸血症" 1 年余，右足第 4 趾肿痛 1 个月余。

病史：患者 1 年前体检发现高尿酸血症后，坚持低嘌呤饮食控制。1 个月来右足第 4 趾肿痛伴足跟部间歇性疼痛，双耳轮粟粒样结节，平素嗜酒，眠差，梦多，腰酸，小便短黄，大便调，脉略弦，舌质黯，边尖红，苔薄白腻微黄。查血尿酸：657μmol/L。西医诊断：痛风性关节炎。中医诊断：痛风；痹证。辨证：肝肾阴虚，浊毒入络。治法：滋补肝肾，泻浊解毒，化瘀通络。方用知柏地黄丸合四妙散加减。

处方：熟地黄 15g，山萸肉 15g，山药 25g，茯苓 20g，泽泻 12g，牡丹皮 12g，苍术 15g，黄柏 6g，川牛膝 20g，薏苡仁 30g，山慈菇 15g，土茯苓 45g，萆薢 15g，重楼 15g，秦皮 12g，鸡血藤 30g。每日 1 剂，水煎服 400mL，分 2 次温服。嘱其多饮水，忌高嘌呤饮食。

二诊：服上方 7 剂，足趾疼痛减轻，舌、脉象同前，上方减黄柏、秦皮，再投。

三诊：服上方14剂，足趾疼痛未作，腰酸好转，复查血尿酸：413μmol/L。遂改服济生肾气丸，以巩固疗效。

按：患者平素嗜酒，助湿生热，日久蕴为浊毒，流注于关节，而致足趾肿痛。湿热浊毒久羁，既可损伤肝肾之阴，又可阻遏血行，以致浊毒入络，而缠绵难愈。治疗此证，以四妙散与土茯苓、萆薢、秦皮、重楼、山慈菇等合用，对于泻浊毒、降尿酸有可靠疗效，其中土茯苓"利湿祛热，能入络，搜剔湿热之蕴毒"（《本草正义》），故予重用；知柏地黄丸以滋补肝肾为主，兼能清热利湿，补中寓泻；川牛膝与鸡血藤相配，以化瘀通络止痛。终以济生肾气丸善后，该方既能补益肝肾，又能清热利湿，妙在佐肉桂、附子以温阳化气，乃"阴中求阳"之意。病证相宜，故获佳效。

案3 申某，男，43岁。2017年4月22日初诊。

主诉：左足第一跖趾关节疼痛反复发作1年余，加重7天。

病史：患者1年前左足第一跖趾关节肿痛，经服秋水仙碱治疗疼痛可缓解，但仍反复发作，7天前因劳累疼痛加重，遂来我院就诊。刻诊：左足第一跖趾关节红肿疼痛，腰膝酸软，倦怠乏力，纳可，小便黄，大便不爽，脉滑略数，舌质黯，边尖略红，苔薄白腻微黄。实验室检查：血尿酸537μmol/L。西医诊断：痛风性关节炎。中医诊断：历节风。证属肝肾亏虚，湿热瘀血互结，脉络痹阻。治宜补益肝肾，燥湿清热，化瘀通络。予独活寄生汤合桃红四物汤、四妙散加减。

处方：独活15g，桑寄生25g，川芎12g，赤芍20g，当归15g，桃仁12g，红花12g，苍术15g，黄柏12g，薏苡仁40g，川牛膝30g，蚤休15g，山慈菇18g，土茯苓60g，地龙12g，忍冬藤30g。每日1剂，水煎500mL，分2次温服。嘱其低嘌呤饮食，并适量多饮水。

二诊：服上方7剂，左足第一跖趾关节红肿疼痛明显好转，效不更方，予原方再投。

三诊：继服14剂后，肿痛消失，腰膝酸软，倦怠乏力依然，遂于上方减苍术、黄柏、忍冬藤，加山萸肉15g，黄芪20g，再投10剂以固其本，随访半年疼痛未作。

按：本案跖趾关节疼痛反复发作 1 年余，且关节红肿疼痛，腰膝酸软，倦怠乏力，脉滑略数，舌质黯，边尖略红，苔薄白腻微黄，显系肝肾亏虚，湿热瘀血互结，脉络痹阻，不通则痛。证属本虚标实而以标实为主，故其治疗重在燥湿清热、化瘀通络以治本，补益肝肾以治标。方用四妙散合土茯苓、山慈菇、忍冬藤、地龙，以分消湿热、化瘀通络；蚤休、山慈菇乃治疗痛风急性期之要药，临床观察表明，其降血尿酸疗效可靠；独活寄生汤既补益肝肾气血，又善治伏风，除久痹，且性善下行，以治疗下肢痹痛；当归、川芎、赤芍，以养血和血，寓"治风先治血，血行风自灭"之意；川芎、赤芍与当归、桃仁、红花合用，活血化瘀，通络止痛。诸药合用，标本兼顾，清利湿热与活血化瘀合施，而收全功。

案 4 刘某，男，39 岁。2017 年 5 月 22 日初诊。

主诉：自述患痛风 3 年余，右踝关节红肿热痛 12 天。

病史：12 天前患者右踝关节红肿热痛，反复发作，时轻时重，平素喜食肥甘厚味，自服"布洛芬"等药物，疗效欠佳。刻诊：右踝关节红肿热痛，双耳轮有散在粟粒样结节，眩晕耳鸣，伴腰膝酸软，心烦失眠，口燥舌干，纳可，大便干，小便黄，脉弦细，舌质红，有少许裂纹，苔黄腻。彩超示：肾多发结石。实验室检查：血尿酸 668μmol/L。西医诊断：痛风性关节炎。中医诊断：历节风。证属肝肾阴虚，湿热蕴结。治宜滋补肝肾，清化湿热。予左归丸合四妙散加减。嘱其低嘌呤饮食，并适量多饮水。

处方：熟地黄 15g，山药 20g，枸杞子 15g，山萸肉 15g，川牛膝 20，菟丝子 25g，龟板胶 12g（烊化），苍术 15g，黄柏 12g，独活 15g，鸡血藤 30g，蚤休 15g，山慈菇 15g，土茯苓 40g，地龙 12g。每日 1 剂，水煎500mL，分 2 次温服。嘱其低嘌呤饮食，并适量多饮水。

二诊：服上方 14 剂后，疼痛好转，红肿消失，此乃湿浊得化，络脉复畅，效不更方，予原方再投。

三诊：服上方 20 剂，疼痛消失，复查血尿酸：392μmol/L，上方减独活、苍术、黄柏，加金钱草 25g，海金沙 15g，王不留行 15g，继续服 10

剂，诸症悉除。

按：患者嗜食肥甘厚味，以致湿热下注，病久屡发。其既有右踝关节红肿热痛，又有眩晕耳鸣、腰膝酸软、心烦失眠、口燥舌干，证属肝肾阴虚，湿热蕴结，痹阻脉络，本虚标实。治当滋补肝肾，清化湿热。方中熟地黄与枸杞子、山萸肉相配，以补肾益精、养肝明目；龟板胶为血肉有情之品，偏于补肾阴，菟丝子甘温，归肝、肾经，偏于补肾阳，两者相伍，以峻补精髓，在补阴之中配伍补阳药，意在"阳中求阴"；用四妙散加土茯苓、山慈菇、蚤休，以清热利湿、泻浊解毒；鸡血藤与川牛膝、地龙合用，以活血化瘀、通络止痛；山慈菇含秋水仙碱，可清热解毒、泻浊散结；诸药合用，共奏标本兼治、补肝肾、清湿热、通络止痛之效。

案5 宋某，男，59岁。2018年1月10日初诊。

主诉：右踇趾、右踝关节红肿疼痛半月余。

病史：自述患"痛风"4年余，半月前过量喝啤酒后，右踇趾、右踝关节疼痛复作，伴形体肥胖，腰膝酸软，倦怠乏力，手足心热，多汗，纳可，小便黄，大便调，双耳轮散在粟粒样结节，脉弦细，舌质黯红，中间纵向裂纹较深，苔白厚腻微黄。血液生化检查示：血尿酸550 μ mol/L。西医诊断：痛风性关节炎。中医诊断：痹证。证属脾肾气阴两虚，浊毒瘀血互结。治宜益气养阴，泻浊解毒，祛瘀通络。方用参芪地黄汤合四妙散加减。嘱其低嘌呤饮食，并适量多饮水。

处方：党参20g，黄芪25g，熟地黄15g，山茱萸15g，山药25g，牡丹皮15g，茯苓25g，苍术15g，薏苡仁30g，川牛膝20g，山慈菇15g，土茯苓35g，重楼12g，地龙15g，炙甘草3g。每日1剂，水煎500mL，分2次温服。

二诊：服药7剂，关节疼痛及倦怠乏力好转，大便溏，日3次，上方加炒白术15g，继续服用。

三诊：服药14剂，腰膝酸软、手足心热消失。上方减山慈菇、土茯苓，加桑寄生25g，女贞子25g，继服10剂，关节疼痛未作。

按：本病属本虚标实之证，治疗应分发作期、缓解期论治。本例在发作期，以标实为主。故重在泻浊解毒、祛瘀通络以治标，益气养阴以治本。方中四妙散以重楼、秦皮代黄柏，化浊解毒功专力宏，临床观察表明，重楼、秦皮降血尿酸疗效可靠；山慈菇与土茯苓合用，以助化浊解毒之功；川牛膝与地龙、牡丹皮相配，以凉血化瘀、通络止痛；党参与黄芪、山药相伍，以健脾益气；熟地黄配山萸肉，以滋肾阴、填肾精。侍关节疼痛得止，转予滋补肾阴为主，以收全功。

案6 孙某，男，33 岁。2017 年 4 月 22 日初诊。

主诉：患"痛风"2 年，左足掌趾关节肿痛 7 天。

病史：2 年前体检时，血尿酸 473 μmol/L，因无明显不适，未予治疗。近 7 天来，左足掌趾关节肿痛，遂来就诊。刻诊：左足掌趾关节红肿疼痛，纳可，大便溏，日 3 次，脉沉缓，舌体胖，舌质淡，边尖略红，苔白厚腻微黄。实验室检查：血尿酸 537 μmol/L。西医诊断：痛风性关节炎。中医诊断：历节风。证属湿热蕴结，络脉痹阻。治宜清热除湿，舒筋通络。予草薢渗湿汤合四妙散加减。

处方：草薢 15g，薏苡仁 30g，牡丹皮 12g，泽泻 12g，通草 6g，滑石 30g，苍术 15g，黄柏 12g，川牛膝 20g，蚤休 15g，山慈菇 15g，土茯苓 35g，独活 15g，地龙 12g，鸡血藤 30g。每日 1 剂，水煎 400mL，分 2 次温服。嘱其限制高嘌呤饮食，适量多饮水。

二诊：服上方 14 剂，左足掌趾关节红肿疼痛好转，效不更方，予原方再投。

三诊：继服 20 剂，关节红肿疼痛消失，诸症悉除，复查血尿酸：394 μmol/L。

按：本例患痛风 2 年余，失于及时治疗，以致湿与热相并，滞留经络关节，痹阻气血，发为本病。治当清热除湿，舒筋通络。方中草薢与山慈菇、土茯苓、薏苡仁合用，以渗湿利水、分清化浊；泽泻与滑石、通草相配，以泄热利水，使下焦湿热自小便排出；牡丹皮凉血化瘀；苍术配黄柏燥湿清热，使湿祛热除；川牛膝伍鸡血藤、地龙，以活血化瘀、通络止痛；蚤休清热解毒，消肿止痛；独活祛风除湿，擅治下肢痹痛。诸药合用，俾

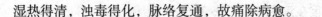

湿热得清，浊毒得化，脉络复通，故痛除病愈。

案 7 高某，女，60 岁。2018 年 4 月 18 日初诊。

主诉：右足第一跖趾关节间断肿痛 3 年余，加重 5 天。

病史：患者 3 年前受凉后，右足第一跖趾关节红肿热痛，经治疗仍反复发作。刻诊：右足第一跖趾关节疼痛加重 5 天，局部红肿灼热，昼轻夜重，伴右踝、膝关节周围漫肿疼痛，按之灼热，活动受限，平时喜食肥甘，形体肥胖，腰膝酸软，两颧潮红，口干，小便黄，大便调，双耳轮有散在米粒样结节，脉弦细数，舌质黯红有瘀斑，舌苔薄黄腻。血尿酸 500μmol/L。血沉 59mm/h，C-反应蛋白 78mg/L。西医诊断：痛风性关节炎。中医诊断：痛痹。证属脾肾气阴两虚，浊毒瘀血痹阻脉络。治宜益气养阴，泻浊解毒，化瘀通络。予参芪地黄汤合桃红四物汤、四妙散加减。

处方：黄芪 45g，山萸肉 15g，熟地黄 15g，山药 25g，牡丹皮 15g，茯苓 25g，苍术 15g，重楼 15g，薏苡仁 30g，川牛膝 20g，山慈菇 15g，土茯苓 45g，桃仁 12g，红花 12g，当归 15g，川芎 15g。每日 1 剂，水煎 500mL，分 2 次温服。嘱其低嘌呤饮食，适量多饮水。

二诊：服上方 7 剂，局部红肿热痛减轻，脉、舌象同前，效不更方，守方再投。

三诊：服上方 14 剂，诸关节红肿热痛悉除，腰膝酸软、两颧潮红、口干明显好转，复查血尿酸、血沉、C-反应蛋白均正常。继以知柏地黄丸善后调理。

按：患者年逾六旬，平素喜食肥甘，腻滞脾胃，助湿生热，湿热痹阻日久，气血运行不畅日甚，则痰浊瘀血交结于经络，而致关节红肿热痛。湿重脾必困，热重阴必伤，致使脾肾气阴两虚，本虚标实，病情缠绵难愈。然在急性发作期毕竟以湿热、浊毒、瘀血互结为病机关键，故当急则治其标，以清热泻浊、通络止痛为主。方中之四妙散为治下焦湿热的专方，其中川牛膝活血止痛，又可引药下行，直达病所，其与桃红四物汤合用，以加强活血止痛之效；独活善治伏风，除久痹；山慈菇、土茯苓、萆薢、重楼合用，以泻浊解毒、通络止痛。现代药理研究表明，山慈菇含秋水仙碱，长于泻浊消肿散结；土茯苓甘淡平，解毒除湿，通利关节，《本草再新》谓其"祛湿热，利筋骨"，张山雷谓其"利湿祛热，能入络搜剔湿热之蕴毒"；萆薢分清别浊，祛湿解毒。辅以参芪地黄汤，以培补脾肾、益气养阴，兼治其本，俾祛邪而不伤正。诸药合用，既可清热泻浊、通络止痛，又可健脾补肾，而达标本兼顾之效。

案8 赵某，男，48岁。2018年10月20日初诊。

主诉：右踝关节肿痛反复发作4年余，加重3小时。

病史：诊见形体肥胖，右踝关节肿痛，痛苦面容，心烦失眠，手足心热，颧红，盗汗，口燥咽干，眩晕耳鸣，小便黄，脉细滑，舌质红少苔，苔黄腻。查血尿酸：560μmol/L。西医诊断：痛风性关节炎。中医诊断：历节风。证属肝肾阴虚，湿热浊毒，瘀血阻络。治宜滋补肝肾，清热利湿。予知柏地黄丸合四妙散、当归芍药散加减。

处方：知母12g，蚤休15g，熟地黄15g，山药25g，山萸肉15g，牡丹皮12g，白术15g，茯苓25g，泽泻15g，苍术15g，薏苡仁30g，川牛膝20g，土茯苓35g，当归15g，白芍15g，山慈菇15g。每日1剂，水煎400mL，分2次温服。嘱限制高嘌呤饮食，适当多饮水。

二诊：服上方14剂，右踝关节肿痛疼痛明显好转，心烦失眠及眩晕消失，予原方再投。

三诊：服上方20剂，诸症悉除，继服知柏地黄丸，以巩固疗效。

按：本例总属本虚标实，以肝肾阴虚、筋骨筋脉失养为本，湿热浊毒、瘀血痹阻为标。故以滋补肝肾为主，佐以清热利湿化浊。方中熟地黄与山萸肉相配，以补肾养肝；山药、茯苓、薏苡仁相伍，以健脾渗湿；配伍泽泻与牡丹皮，以泻湿降浊；知母与蚤休合用，滋润肾阴，清泻相火以坚阴；蚤休与苍术、土茯苓、萆薢、山慈菇相配，以解毒消肿、通利关节；川牛膝活血化瘀，功擅引药下行，其与当归芍药散合用，以增强化瘀止痛之效。诸药相合，补泻并用，共奏清利湿热、补益肝肾、化瘀通络之功。

案9 刘某，男，39岁。2017年5月22日初诊。

主诉：右足掌趾关节疼痛7天。

病史：自述患痛风3年余，反复发作，时轻时重，尿酸稳定在640μmol/L左右，外院彩超示：右肾多发结石。平素喜食肥甘厚味，1周前右足掌趾关节红肿疼痛，自服"布洛芬"等药疗效欠佳。刻诊：右足掌趾红肿、疼痛、关节变形，眩晕时作，伴腰膝酸软，盗汗，心烦失眠，舌质黯淡，舌尖略红，少苔，脉弦细数。查体：右耳3处粟粒样结节。实验室检查：血尿酸668μmol/L。彩超示：脂肪肝，胆脾胰未见异常。西医诊断：痛风性关节炎。中医诊断：历节风。辨属肝肾阴虚，浊瘀化热。治宜滋补肝肾，清热利湿化浊。予左归丸合四妙散加减。

处方：熟地黄15g，山萸肉15g，山药25g，枸杞子15g，龟板胶12g（烊化），鹿角胶12g（烊化），菟丝子25g，川牛膝20g，苍术15g，蚤休15g，薏苡仁30g，山慈菇15g，土茯苓40g，萆薢15g，地龙12g。每日1剂，水煎500mL，分2次温服。嘱其限制高嘌呤饮食，适当多饮水。

二诊：服上方7剂，疼痛好转，肿胀消失，效不更方，予原方再投。

三诊：服上方14剂，诸症悉除。血液生化示：血尿酸427μmol/L，随访半年疼痛未作。

按：患者病久屡发，肝肾阴虚，筋脉拘急，加之饮食不节，脾失健运，湿浊内生，郁而化热，浊毒痹阻经络，属本虚标实之证。方用左归丸合四妙散，以滋补肝肾、清热利湿化浊；山慈菇与土茯苓、萆薢合用，以清热利湿、泻浊解毒；枸杞子补肾益精，养肝明目；龟板胶、鹿角胶二胶，为血肉有情之品，峻补精髓，龟板胶偏于补阴，鹿角胶偏于补阳，在补阴之中配伍补阳药，取"阳中求阴"之意；菟丝子、川牛膝，益肝肾，强腰膝，健筋骨。诸药合用，标本兼治，共奏补肝肾、化浊毒、清湿热、通络止痛之效。

十三、颈椎病案

孟某，女，44岁。2017年4月26日就诊。

主诉：双上肢麻木2个月余，加重3天。

病史：患者双肘关节至手指麻木2个月余，3天前因汗出当风双上肢麻木加重。刻诊：双肘关节至手指麻木，双手指酸胀，颜面虚浮，倦怠乏力，颈项拘急不适，鼻塞，二目畏光流泪，小便调，大便溏，日2~3次，月经行经5天，量可，色黯，有块，脉弦细，舌体略胖有轻痕，舌质淡略黯，苔薄白腻。DR片示：颈椎生理曲度变直，颈椎骨质增生，椎间隙狭窄。西医诊断：颈椎病（神经根型）。中医诊断：项痹。证属营卫不足，湿瘀互结。治宜益气温经，活血祛湿。予黄芪桂枝五物汤加减。

处方：黄芪25g，桂枝20g，白芍15g，生姜3片，大枣6枚，葛根30g，羌活15g，鸡血藤30g，当归15g，川芎15g，炒白术20g，茯苓25g，炙甘草6g。每日1剂，水煎400mL，分2次温服。

二诊：服上方7剂，双上肢麻木及双手指酸胀明显好转，颈项拘急不适及鼻塞、二目畏光流泪消失，上方去羌活，葛根减至15g，继续服用。

三诊：服上方14剂，诸症悉除，嘱其注意防寒保暖，防止颈部过劳，以防复发。

按：《素问·逆调论》云："营气虚则不仁，卫气虚则不用，营卫俱虚，则不仁且不用。"说明营虚则血少失养，而肌肤麻木不仁；卫虚则气少不用，则肢体不能随意运动。《金匮要略》所创黄芪桂枝五物汤温通阳气，调和营卫，以治疗营卫不和所致的麻木不仁。方中黄芪补在表之卫气，桂枝散风寒而温经通痹，两者合用固表而不留邪，祛邪而不伤正；白芍养血和营而通血痹，其与桂枝合用，调营卫而和表里；羌活善行上部，入太阳经，以祛风胜湿；葛根入阳明经，解肌升阳，为治疗项背拘急不适之要药，非重用不足以取捷效；当归与川芎、鸡血藤相配，以养血活血、通经活络；白术、茯苓、大枣、炙甘草相伍，以助黄芪健脾祛湿之功。

十四、腰椎骨质增生症案

案1 杨某，男，52岁。2017年10月25日初诊。

主诉：腰痛10个月余，加重伴右下肢麻木3天。

病史：患者腰痛10个月余，3天前劳动后疼痛加重，并伴右下肢麻木，经针灸、理疗效果欠佳。刻诊：腰痛伴右下肢麻木，小腿抽筋，面色潮红，心烦失眠，眩晕耳鸣，纳可，小便黄，大便黏滞不爽，日 1~2 次，脉沉弦，舌质黯红，有少许裂纹，苔薄黄腻花剥。DR 摄片示：腰椎生理曲度变直，L4~L5 椎体骨质增生，L3~L4、L4~L5 椎间隙变窄。西医诊断：腰椎骨质增生症。中医诊断：腰腿痛。证属肝肾阴虚，湿热瘀血互结。治宜补益肝肾，清热利湿，化瘀通络。予知柏地黄汤合独活寄生汤加减。

处方：盐知母 12g，盐黄柏 12g，熟地黄 15g，山萸肉 15g，山药 20g，牡丹皮 12g，薏苡仁 60g，泽泻 15g，独活 15g，桑寄生 30g，盐杜仲 15g，川芎 15g，当归 15g，白芍 25g，木瓜 15g，川牛膝 15g。每日 1 剂，水煎 400mL，分 2 次温服。

二诊：服上方 14 剂，腰痛好转，小腿抽筋消失，上方薏苡仁、白芍分别减至 30g、15g，继续服用。

三诊：服上方 20 剂，腰痛及右下肢麻木皆明显好转，效不更方，予原方再投。

四诊：服上方 7 剂，诸症悉除，继予六味地黄丸合壮骨健肾丸交替服用，以巩固疗效。

按：《素问·阴阳应象大论》曰："年四十而阴气自半也，起居衰矣。"患者年过半百，肝肾阴血亏虚，脉络失养，血行滞涩，瘀血阻络，"不通则痛"与"不荣则痛"相关，故见腰痛及下肢麻木。治当补益肝肾，清热利湿，化瘀通络，方中熟地黄与山萸肉相配，以滋肾阴、益精髓；山药伍茯苓，以健脾祛湿；泽泻利湿泻浊；牡丹皮与知母、黄柏合用，以清肾中伏火；大剂薏苡仁、白芍与木瓜相配，以渗湿健脾、舒筋和络，为治疗小腿抽筋之要药；茯苓、泽泻相伍，祛湿健脾，以杜绝湿邪之源；桑寄生、杜仲补肝肾，强腰脊；川牛膝活血化瘀，引血下行。本案遣方用药，治本与治标兼顾，温阳与滋阴并举，俾"阴得阳升而泉源不竭"，而收全功。

案 2 张某，女，63 岁。2018 年 11 月 5 日初诊。

主诉：腰痛伴左下肢疼痛麻木 1 个月余。

病史：1 个月前外出劳累后，腰痛伴左下肢疼痛麻木至小腿，活动受限，时轻时重，尤以劳累后疼痛麻木明显，适当活动或休息后减轻，小腿憋胀，心烦失眠，纳可，二便调，脉略弦，舌质黯红，苔薄白。DR 示：腰椎向右侧弯，L3~L4、L4~L5 骨质增生，伴椎间隙狭窄。西医诊断：腰椎骨质增生。中医诊断：骨痹。证属肝肾亏虚，瘀血阻络。治宜滋补肝肾，化瘀通络。方用《景岳全书》左归饮合独活寄生汤加减。

处方：熟地黄 15g，山药 20g，山萸肉 15g，枸杞子 15g，独活 15g，桑寄生 25g，鹿角霜 12g，盐杜仲 15g，川芎 15g，当归 15g，白芍 15g，川牛膝 20g，地龙 12g，党参 20g，炙甘草 12g。每日 1 剂，水煎 400mL，分 2 次温服。

二诊：服药 10 剂，下肢疼痛麻木好转，大便溏，日 2 次。上方减熟地黄，以炒白术 20g 易白术，加薏苡仁 30g，继续服用。

三诊：服药 21 剂，腰痛及左下肢疼痛麻木消失，1 个月后电话随访，未见不适。

按：患者年逾花甲，劳累后出现腰痛伴左下肢疼痛麻木，加之伴心烦失眠，脉略弦，舌质黯红，表明劳累只是外因，而肝肾亏虚，不能荣养筋脉为病机之关键，复因瘀血痹阻经络，不通则痛，发为本病。方中用《景岳全书》左归饮滋肾填精，补中有泻，寓泻于补，相辅相成，补大于泻，共奏滋补肝肾之效；其与鹿角霜、盐杜仲合用，以补肾壮骨，寓"阳中求阴"之意；独活寄生汤为治疗久痹而肝肾两虚之要方，方中独活与桑寄生、杜仲合用，以补益肝肾而强壮筋骨，且可祛风湿；川牛膝与当归、川芎、地龙相配，活血化瘀，以通利肢节筋脉；党参健脾益气，使气行则血行；白芍、炙甘草缓急止痛。本方总以标本兼顾，以补益肝肾治本为主、通络止痛为辅。

案 3　马某，男，57 岁。2018 年 12 月 13 日初诊。

主诉：腰痛伴双下肢麻木疼痛 1 年余。

病史：患者 1 年前室外劳作感寒，猝然腰痛及大腿后侧、小腿外侧至双足麻木胀痛，双侧腘窝拘急不适，每因受寒及行走而疼痛加重，畏寒，排尿无力，肢体倦怠，大便溏薄，日 2~3 次，脉略弦，舌体肥胖，舌质黯淡，苔薄白腻多津。DR 示：L1~L5 椎体骨质增生，L5~S1 椎间隙变窄。西医诊断：腰椎骨质增生。中医诊断：骨痹。证属肾阳亏虚，寒湿瘀血互结。治宜温肾壮骨，散寒祛湿，化瘀通络。予青蛾丸合独活寄生汤加减。

处方：补骨脂15g，独活15g，桑寄生25g，盐杜仲15g，制川乌12g（先煎），干姜12g，当归15g，白芍15g，川芎15g，川牛膝20g，蜈蚣2条，泽泻20g，木瓜30g，薏苡仁30g，炙甘草6g。每日1剂，水煎400mL，分2次温服。嘱其每天食胡桃肉40g。

二诊：服药7剂，腰腿痛好转，仍双侧腘窝拘急不适，大便溏，上方白芍增至25g，炙甘草增至12g，加炒白术20g，继续服用。

三诊：服药14剂，腰腿痛未作，双足麻木好转，双侧腘窝拘急不适消失，上方减川乌、干姜、白芍、蜈蚣，炙甘草减至3g，继服10剂，诸症悉除。

按：患者已年逾七八，即到了《黄帝内经》所谓"肝气衰，筋不能动"的年龄，而肾主骨，故肝肾不足，乃腰椎骨质增生的病理基础。隆冬之季，患者室外劳作，则感受风寒，痹阻气血，发为腰腿痛等症。畏寒，排尿无力，为肾阳亏虚之征，舌质黯淡，系久痛入络之象。其证属正虚邪实，治宜温补肾阳与祛风寒湿、化瘀通络兼顾。方中之青蛾丸为补肾强腰，用于治疗肾阳虚腰痛之妙方，其与独活寄生汤合用，则温肾阳、补肝肾、强筋骨之力倍增，用于下肢痹痛、麻木尤宜；独活辛苦微温，善治伏风，除久痹，且性善下行，以祛下焦与筋骨间的风寒湿邪；加入制川乌，取其长于温经止痛之效；当归、川芎、蜈蚣与川牛膝相配，以养血化瘀、通络止痛；泽泻、木瓜、薏苡仁，以健脾化湿、舒筋和络；白芍与炙甘草相合，柔肝缓急，以助舒筋。纵观全方，邪正兼顾，以温肾壮骨为主，散寒祛湿、化瘀通络为辅，扶正而不留邪，祛邪而不伤正。

案4 杨某，男，52岁。2017年10月25日初诊。

主诉：腰痛伴右下肢麻木疼痛3个月余，加重3天。

病史：患者腰痛伴右下肢麻木疼痛3个月来，经针灸、理疗治疗7天，效果欠佳。刻诊：腰部酸痛，右下肢麻木疼痛加重3天，时轻时重，劳累后痛甚，适当活动或休息后减轻，伴右足趾抽痛，心烦失眠，盗汗，咽干，便秘，3日1行，小便黄，脉沉弦细，舌质红略黯，苔薄白少。DR示：腰椎生理曲度变直，L3~L4、L4~L5椎体骨质增生，椎间隙变窄。西医诊断：腰椎骨质增生症。中医诊断：腰腿痛。证属肝肾阴虚，瘀血阻络。治宜补益肝肾，化瘀通络。予地萸强督笑痛方加减。

处方：菟丝子25g，桑寄生25，熟地黄15g，山萸肉15g，鹿角霜12g，独活15g，地龙12g，乌梢蛇12g，制马钱子0.8g，川木瓜30g，当归15g，川牛膝25g，白芍25g，炙甘草12g。每日1剂，水煎400mL，分2次温服。制马钱子研末冲服，连服7天后停用。

二诊：服上方7剂，腰痛及右下肢麻木疼痛皆好转，右足趾抽痛消失，上方减制马钱子，继续服用。

三诊：服上方14剂，腰痛及右下肢疼痛消失，便秘、麻木依然，上方加草决明25g，以油当归25g易当归。

四诊：服上方14剂，右下肢麻木消失，诸症悉除。

按：《景岳全书·腰痛》曰："腰痛之虚证十居八九，但察其既无表邪，又无湿热或以年衰，或以劳苦，或以酒色所伤，或七情忧郁所致者，则悉属真阴虚证也。"本例年逾半百，肝肾阴虚，无以滋养腰脊，"不荣则痛"，加之瘀血阻络，而"不通则痛"。治当补益肝肾，化瘀通络，予地萸强督笑痛方加减。本方系在强督笑痛方基础上加入熟地黄、山萸肉、桑寄生而成。熟地黄甘温质润，以补阴益精为主，山茱萸以敛为主，两药相配，一补一敛，强阴益精，大补元气；桑寄生味苦、甘，性平，归肝、肾经，既祛风除湿，又长于补肝肾、强筋骨；鹿角霜为血肉有情之品，其与菟丝子、木瓜合用，以加强补益肝肾之功；马钱子为通络止痛之要药，其与独活、地龙、乌梢蛇相配，通经活络、化瘀止痛之力倍增；当归与川牛膝相伍，养血活血，引药下行；大剂白芍、炙甘草同用，以缓急止痛。诸药合用，治本与治标兼顾，温阳与滋阴并用，俾"阳得阴助而生化无穷，阴得阳升而泉源不竭"，故获佳效。

十五、腰椎间盘突出症案

案1 程某，男，43岁。2017年12月4日初诊。

主诉：右腰臀部疼痛，牵及右下肢外侧疼痛、麻木10天。

病史：10天前因寒冷天气搬重物，遂致腰痛，继之右下肢外侧电击样疼痛、麻木，不能行走，翻身及咳嗽时疼痛明显，伴脘闷纳差，肢体倦怠，右小腿憋胀而沉重，脉弦，舌质黯淡，苔白厚腻。腰椎CT示：L4~L5、L5~S1椎间盘突出。西医诊断：腰椎间盘突出症。中医诊断：腰腿痛。证属肝肾亏虚，瘀血阻络，寒湿痹阻。治宜补益肝肾，活血通络，佐以散寒祛湿。予独活寄生汤合甘草干姜茯苓白术汤加减。

处方：独活20g，桑寄生25g，杜仲15g，细辛6g，党参25g，鸡血藤30g，川芎15g，川牛膝20g，地龙15g，当归15g，白芍20g，干姜15g，白术15g，茯苓25g，泽泻25g，炙甘草3g。日1剂，水煎400mL，分早2次温服。并嘱其卧床休息。

二诊：服药7剂，腰腿痛明显减轻，稍感腰部不适，守原方再投。

三诊：服药14剂，腰腿疼痛消失，已能下床活动，嘱其服壮腰健肾丸，以巩固疗效。

按：本案因寒冷天气搬重物，遂致腰腿痛，且脉弦，舌质黯淡，苔薄白腻，故证属肝肾亏虚，瘀血阻络，寒湿痹阻。诚如《素问·痹论》所云："痹在于骨则重，在于脉则不仁。"而腰为肾之府，膝为筋之府，肝肾不足，复感寒邪，更易致腰腿痛。其证属正虚邪实，治宜扶正与祛邪兼顾。方中重用独活，其善治伏风，除久痹，且性善下行，以祛筋骨间风寒湿邪；桑寄生、杜仲、川牛膝，补益肝肾而强壮筋骨，且桑寄生兼可祛风湿，川牛膝尚能活血以通利肢节筋脉；川牛膝与地龙、鸡血藤合用，以加强化瘀通络之效；当归、川芎、白芍，养血活血，寓"治风先治血，血行风自灭"之意；党参、茯苓、炙甘草，以健脾祛湿，且白芍与炙甘草相合，尚能柔肝缓急，以助舒筋；邪虽外受，但无表证，非外散可解，当温中胜湿，使寒湿之邪，温而化之。方中以干姜温中祛寒，茯苓淡渗利湿，二者配合。

一温一利，温以逐寒，利以渗湿，寒祛湿消，病本得除。佐以白术，健脾燥湿，俾脾气健运，则湿去而不得聚。本方以补益肝肾为主，兼能活血通络，散寒祛湿，扶正而不留邪，祛邪而不伤正。

案2 康某，女，42岁。2017年11月27日初诊。

主诉：双下肢麻木15天。

病史：患者15天前劳累后，左下肢麻木，认为系劳累所致，未予治疗。刻诊：双小腿憋胀，双下肢麻木，劳累和遇寒加重，纳可，二便调，小腹绵绵作痛，月经期3天，量少，色黯，脉沉弦，舌体略胖，舌质黯淡，苔白厚腻。MRI示：L2~L3、L3~L4、L4~L5、L5~S1椎间盘突出。西医诊断：腰椎间盘突出症。中医诊断：腰腿痛。证属肝肾两亏，湿瘀互结，脉络痹阻。治宜补益肝肾，化瘀祛湿，通络止痛。予独活寄生汤合当归芍药散加减。

处方：独活15g，桑寄生25g，当归15g，白芍15g，川芎15g，盐杜仲15g，细辛9g，川牛膝25g，党参25g，炒白术15g，茯苓25g，续断15g，地龙15g，泽泻30g，炙甘草12g。每日1剂，水煎400mL，分2次温服。

二诊：服上方7剂，双小腿憋胀及双下肢麻木好转，原方去细辛，泽泻减至25g，加鸡血藤30g，继续服用。

三诊：继服20剂，诸症消失。嘱其注意生活起居，避免腰部受凉和剧烈活动。

按：患者年逾六旬，双小腿憋胀，双下肢麻木，劳累和遇寒加重，舌质黯淡，苔白厚腻，显系肝肾两亏、湿瘀互结所致。"腰为肾之府"，肾虚则腰府失养，加之劳累复感寒邪，气血凝滞，痹阻脉络，不通则痛。故选用独活寄生汤加减，方中独活善治伏风，除久痹，且性善下行，以治疗下肢疼痛；桑寄生、杜仲、续断补益肝肾，强壮筋骨，且桑寄生兼可祛风湿；细辛辛温引药入肾经，散少阴经风寒，温通血脉而止痛，然该药辛温燥烈有小毒，应中病即止；党参、白术、茯苓健脾益气，扶正以祛邪；当归芍药散，养血调肝，健脾渗湿，肝脾两调，血水同治；二诊时加入鸡血藤，以补血通脉止痛。诸药相配，扶正祛邪，标本兼顾，使风寒湿除，肝肾得养，而沉疴得愈。

案3 康某，女，62岁。2017年11月27日初诊。

主诉：腰痛时轻时重半年余，伴左下肢麻木5天。

病史：半年前患腰痛，5天前劳累后伴左下肢麻木，在当地医院诊断为腰椎间盘突出症，服壮腰健肾丸和局部温敷后好转。刻诊：腰痛伴左下肢麻木，双小腿憋胀抽筋，畏寒肢冷，下肢尤甚，面色无华，疲乏无力，脉沉弦细，舌质黯淡，苔白腻。MRI 示：L2~L3、L3~L4、L4~L5、L5~S1 椎间盘突出。西医诊断：腰椎间盘突出症。中医诊断：腰腿痛。证属肾阳不足，寒凝血瘀。治宜温肾散寒，通脉强督。予强督笑痛方加减。

处方：人参9g，鹿茸3g，菟丝子20g，独活15g，地龙15g，乌梢蛇12g，制马钱子0.8g，川木瓜20g，当归15g，白芍25g，细辛9g，杜仲12g，炙甘草12g。每日1剂，水煎400mL，分2次温服。

二诊：服上方7剂，双小腿憋胀抽筋消失，仍畏寒肢冷，上方减细辛、制马钱子，加熟附片（先煎）15g，干姜12g，再投。

三诊：继服20剂，腰痛及左下肢麻木消失，诸症悉除。嘱其继服右归丸，以巩固疗效，并避免腰部受凉和剧烈活动。

按：脊椎之为病，首当责之于肾、督。督脉贯脊，属肾，总督一身之阳气，为"阳脉之海"。"腰为肾之府"，肾精不足，则腰府失养。该患者年高体弱，腰痛，畏寒肢冷，神疲乏力，显属肾阳不足，督脉失和所致，治宜温肾散寒、通脉强督为法。强督笑痛方为治疗肾阳不足、督脉失和之要方，方中人参与鹿茸相配大补气血、益精填髓；独活配当归长于养血除痹；当归与白芍合用养血柔筋，取"治风先治血，治血风自灭"之意；大剂白芍、炙甘草相配，以缓急止痛；地龙与乌梢蛇合用，祛风止痉、通络止痛之力益彰；川木瓜舒筋活络，祛湿滞，且性偏下走足膝，是治疗湿痹腿疼之要药；制马钱子善搜筋骨关节间风湿，通络止痛力强。诸药合用，标本兼顾，刚柔并济，"益肾"与"养血"并用，"补督"与"通督"合施，则阳复寒散，督脉强健。

十六、腰椎间盘膨出症案

张某，男，48 岁。2018 年 11 月 7 日初诊。

主诉：右下肢疼痛、麻木 6 日。

病史：6 日前在搬运物品时，突然右下肢疼痛、麻木，右小腿憋胀，卧床休息时疼痛、麻木可缓解，活动后加重，纳可，小便调，大便溏，日 2~3 次，脉略弦，舌质黯淡，苔薄白腻。腰椎 CT 示：L4~L，L5~S1 椎间盘膨出并条状钙化。西医诊断：腰椎间盘膨出症。中医诊断：腰腿痛。证属肝肾亏虚，寒湿阻络。治宜滋补肝肾，散寒祛湿，通络止痛。予方用独活寄生汤加减。

处方：独活 15g，桑寄生 25g，鹿角霜 12g，盐杜仲 15g，制川乌 12g（先煎），干姜 12g，党参 20g，木瓜 30g，薏苡仁 30g，地龙 15g，泽泻 25g，当归 15g，川芎 15g，川牛膝 15g，炙甘草 6g。每日 1 剂，水煎服 400mL，分 2 次温服。

二诊：服药 7 剂，右下肢疼痛、麻木好转，仍大便溏，日 2~3 次，遂加炒白术 20g，继续服用。服至 17 剂，右下肢疼痛、麻木皆消失，大便转常。

按：本病好发于肾气日衰之中老年，其疼痛、麻木虽猝然而作，而其成因则较久，多为肝肾亏虚，复因劳伤及风寒湿邪侵入所致。诚如《杂病源流犀烛》所说："腰痛，精气虚而邪客病也。……肾虚其本也，风寒湿热痰饮，气滞血瘀闪挫其标也。"说明肾虚系发病关键，寒湿痹阻常因肾虚而客，否则虽感外邪，亦不致猝然致痛。韦师治疗此证常以独活寄生汤为基础方，并根据具体兼夹而灵活加减。如本案患者年近半百，右下肢疼痛、麻木，经休息可缓，显属肝肾不足之象，故加鹿角霜、制川乌、干姜，温肾散寒以止痛；而舌质黯淡，苔薄白腻，为寒湿阻络之征，则加薏苡仁、泽泻、木瓜等，以利湿舒筋；当归、川芎、川牛膝与地龙合用，以养血活血、通络止痛。如此立法遣药，标本兼顾，次第井然，故获良效。

十七、血栓闭塞性脉管炎案

王某，女，31岁。2018年10月9日初诊。

主诉：手足不温3年，加重伴右足趾溃烂8个月余。

病史：患者素体瘦弱，畏寒，3年前受凉后手足不温，并略感麻木、疼痛，时作时止，因未在意而逐渐加重。8个月前右足蹞趾溃烂，经在某医院住院治疗，诊断为"血栓闭塞性脉管炎"，给予强的松、环磷酰胺等药物治疗，疼痛减轻，但疮面未愈合，此后右足蹞趾残端自行脱落愈合。刻诊：右足麻木疼痛，夜间痛甚，手足逆冷，右足肤色黯红，第二趾末端溃烂，骨质外露，有少量血性分泌物溢出，双足背、胫后动脉搏动消失，神疲乏力，眠差，二便调，舌质黯淡，苔薄白，脉沉细。彩超示：双下肢符合血栓闭塞性脉管炎改变。西医诊断：血栓闭塞性脉管炎三期一级。中医诊断：脱疽。证属血虚寒凝，血脉痹阻，瘀毒蕴结。治宜补气养血，温经散寒，佐以清热解毒。方选黄芪桂枝五物汤合阳和汤加减。

处方：黄芪30g，桂枝15g，白芍12g，川牛膝25g，熟地黄15g，鹿角胶12g，肉桂3g，当归15g，白芥子10g，麻黄6g，细辛6g，通草10g，紫花地丁25g，黄连12g，生甘草10g。每日1剂，水煎400mL，分2次温服。

二诊：服上方7剂，手足逆冷、右足黯红好转，右足第二趾创面肉芽鲜红，全身乏力，自汗，夜间仍感右足凉痛。上方黄芪增至60g，以托毒生肌、益气固表。

三诊：服上方14剂，手足转温，右足黯红消退，右足第二趾残端骨质脱落，创面肉芽鲜红，全身乏力、自汗等好转，行走如常。嘱患者长期用艾条雀啄灸阳池、足三里（双侧）20~30分钟，以皮肤潮红为度，以增强气血温养四末之力，而达防复发之目的。

按：患者素体瘦弱，气虚血亏，复感寒邪，凝滞血滞，则瘀阻脉络，诚如《素问·举痛论》所云："寒气入经而稽迟，泣而不行。"瘀久化热酿毒，热毒盛则肉腐筋烂，发为脱疽。《成方便读》曰："邪之所凑，其气必虚，故其所虚之处，即受邪之处。疡因于血分者，仍必从血而求之。"黄芪桂枝五物汤是治疗阴血阳气皆不足"血痹"的效方，阳和汤以温阳补血、散寒通滞为主，两方相合通补兼施。方中黄芪补气托毒，敛疮生肌；熟地黄、当归养血填精以扶正，其与血肉有情之鹿角胶合用，以增强补肾益精、温阳养血之功；麻黄与细辛相配，辛温散寒，宣通经络；白芍与桂枝相伍，调营卫而和表里；通草配川牛膝，以通经活血；肉桂伍干姜，以除积冷、通血脉；紫花地丁为治疗热毒疮痈之要药，其与黄连、生甘草合用，以清热解毒、凉血消肿。综观全方，补气血与温阳散寒并用，托毒与解毒兼施，温而不燥，补而不滞，方证相应，取效迅速。

妇儿科病案

一、闭经案

刘某，女，46 岁。2018 年 4 月 21 日初诊。

主诉：闭经半年余。

病史：14 岁月经初潮，月经先后不定期 1 年余，闭经半年余。平时经期 7 日，量或多或少，色黯，伴小腹胀时作，眠差，汗乍出乍止，二便调，脉沉缓，舌体肥胖，舌质黯淡，苔薄白。彩超示子宫内膜 0.5cm，子宫及附件未见明显异常。西医诊断：继发性闭经。中医诊断：闭经。证属脾肾阳虚，气滞血瘀。治宜温补脾肾，理气化瘀。予二仙汤合生化汤加减。

处方：仙茅 12g，淫羊藿 20g，巴戟天 15g，当归 15g，黄柏 6g，紫河车 5g（冲服），党参 20g，白术 15g，醋三棱 15g，炒桃仁 12g，红花 12g，川芎 15g，益母草 30g，炮姜 9g，炒酸枣仁 20g，远志 15g。每日 1 剂，水煎 400mL，分 2 次温服。

二诊：服药 14 剂，症情稳定，继续服用。

三诊：服药 21 剂，小腹不适，月经复至，经期 3 天，量少，色黯，有小血块，彩超示：子宫内膜 0.9cm，1 个月后电话随访，月经如期而至。

按：患者年近七七，天癸渐竭，冲任气血衰少，故月事当停。患者本属生理性闭经，然素体脾肾阳虚，兼气滞血瘀，正值生理转折期，易导致阴阳失调而变生诸般不适。予二仙汤为主治之，方中仙茅、淫羊藿温肾阳，调冲任；巴戟天温而不燥，以助"二仙"（即仙茅、淫羊藿）温补之力；紫河车性味甘温，为血肉有情之品，系温肾阳、益肾精之要药，治疗肾虚闭经功专力宏；当归养血柔肝而充血海，以助"二仙"调补冲任之功；黄柏既可益肾精，又可缓解仙茅、淫羊藿之辛温燥烈；党参与白术相伍，健脾益气，以助气血生化之源；加炒酸枣仁、远志，以养血安神；合生化汤，以养血活血、化瘀生新。全方寒热并用，温补肾阳而不助热，滋肾柔肝而不伤阳，配伍严谨，主次分明，故起沉疴。

二、停经案

徐某，女，31岁。2018年4月2日初诊。

主诉：停经4个月。

病史：患者近4个月月经未行，经用西药治疗乏效。其月经14岁初潮，经期及月经周期大致正常，唯月经量偏少。平素饮食不节，喜食肥甘，缺乏运动锻炼，形体肥胖。刻诊：小腹坠胀，腰酸，脘闷纳差，倦怠乏力，大便溏薄，带下清稀量多，脉沉缓，舌体胖，舌质黯淡，苔白厚腻。西医诊断：月经失调。中医诊断：停经。证属中气下陷，痰瘀互结胞宫。治宜补中益气，升阳举陷，燥湿化痰，化瘀通经。予补中益气汤合少腹逐瘀汤加减。

处方：黄芪25g，党参20g，白术15g，陈皮12g，升麻6g，柴胡12g，薏苡仁30g，肉桂1.5g，小茴香6g，醋延胡索15g，醋没药12g，当归20g，川芎15g，炮姜9g，淫羊藿20g，炙甘草3g。日1剂，水煎400mL，分2次温服。嘱其每日适量运动，减轻体重。

二诊：服上方7剂，小腹坠胀好转，带下减少，自觉心烦，口干，大便不爽，日1行。此乃中气渐复，用药偏于温燥，助热伤津之象，上方减肉桂、干姜，加赤芍12g，以油当归25g易当归，继续服用。

三诊：上方服至28剂，月经复至，量可，色黯有块，经期4天，小腹坠胀消失，腰膝酸软及倦怠乏力明显好转，纳可，二便调，带下转常。改用补中益气丸与七制香附丸，善后调理，随访半年月经正常。

按：患者平素饮食不节，渐致脾胃气虚，清阳下陷，聚湿生痰，加之缺乏运动，气血运行无力，以致痰瘀互结胞宫，发为停经之患。即《金匮要略·妇人杂病脉证并治》"妇人之病，因虚积冷结气，为诸经水断绝"之谓。治以补中益气、升阳举陷治其本，燥湿化痰、活血通经治其标。方中黄芪、党参与少量升麻、柴胡相配，补中益气，升阳举陷；伍当归、川芎、赤芍、醋延胡索、醋没药，以养血化瘀；陈皮理气和胃，使诸药补而不滞；小茴香、肉桂、炮姜，味辛而性温，理气活血，温通血脉。湿盛则阳微，故治疗停经痰湿瘀血互结证，只要患者无明显热象即可配伍温阳药以温通血脉。现代药理研究表明，淫羊藿等温肾阳药物具有提高雌激素水平作用，用以治疗阳虚停经，疗效可靠。诸药合用，使气行则血行湿除，气血活畅，自无停经之虞。

三、围绝经期综合征案

案1 高某，女，54岁。2018年10月3日初诊。

主诉：失眠、多汗半年余。

病史：患者于2年前断经，1年半前无明显诱因出现善急易怒，心烦，眠差难以入睡，汗午出午止，入夜尤甚，面部潮红潮热，纳可，小便调，大便干，2~3天1行，脉弦细，舌质淡红，苔薄白。西医诊断：围绝经期综合征。中医诊断：不寐。证属肾阴阳两虚，冲任不调。治宜调补肾阴肾阳，调理冲任。方用二仙汤加减。

处方：仙茅12g，淫羊藿20g，仙鹤草80g，黄柏9g，当归15g，山萸肉30g，炒枳壳12g，炒酸枣仁20g，牡蛎30g，石菖蒲15g，远志15g，火麻仁30g，炙甘草3g。每日1剂，水煎服400mL，分2次温服。

二诊：服药14剂，汗午出午止明显减少，失眠好转，面部潮红潮热消失，大便转常，上方减火麻仁，仙鹤草减至40g，山萸肉减至15g，继续服用。

三诊：守方继服21剂，已能安然睡眠，余无不适，1个月后电话随访，不寐未作。

按：患者年逾七七，天癸竭，任脉衰，此时肾中阴阳俱虚，冲任不调。治当调补肾阴肾阳，调理冲任。二仙汤具有温肾阳，益肾阴，泻相火，调理冲任，平衡阴阳之功；临床观察表明，仙茅、淫羊藿、仙鹤草与大剂山萸肉合用，治疗更年期综合征之多汗，疗效可靠；加入炒枳壳，理气和胃，以防大剂山萸肉腻滞脾胃；炒酸枣仁既能养血安神，又能敛汗，其与牡蛎、石菖蒲、远志相配，以加强敛汗安神之功。全方寒热并用，阴阳兼顾，温补肾阳而不燥烈，补益肾阴而不滋腻，配伍严谨，简而有要，共奏燮理阴阳、调理冲任之功，故获佳效。

案2 张某，女，54岁。2018年3月1日初诊。

主诉： 阵发性眩晕，失眠3年余，加重半个月。

病史： 患者自述51岁闭经3年后，入睡困难，容易醒，伴眩晕，面部潮热，汗乍出乍止。近半月来，眩晕，失眠加重，时有心悸，二目干涩，腰膝酸软，巅顶有紧束感，神情抑郁，情绪不稳定，纳可，二便调，脉弦细，舌质稍红，苔薄白。西医诊断：围绝经期综合征。中医诊断：绝经前后诸症。证属冲任亏虚，阴阳失和。治宜益肾柔肝，燮理阴阳，养心安神。予二仙汤合二至丸加减。

处方： 仙茅12g，淫羊藿20g，仙鹤草60g，当归15g，黄柏9g，菟丝子20g，女贞子30g，旱莲草25g，制何首乌15g，牡蛎30g，白芍15g，炒酸枣仁20g，茯神15g，山萸肉25g，炙甘草6g。日1剂，水煎400mL，分2次温服。

二诊： 服药7剂，眩晕，失眠好转，汗出减少，效不更方。

三诊： 再进14剂后，汗出消失，情绪不稳定时略感眩晕，失眠及巅顶紧束感明显改善。前方山萸肉减至15g，继续服用。

四诊： 服上方14剂，除略感二目干涩、腰酸外，余症悉除。继服金匮肾气丸，以巩固疗效。

按： 绝经前后肾气渐衰，冲任虚损，天癸将竭，阴阳失衡而出现诸症。本案冲任亏虚，肾阴阳失和，偏于肾阴虚，而肝阳偏亢，故治宜益肾柔肝，燮理阴阳，养心安神。方中二仙汤与菟丝子相配，以温肾阳、泻相火；二至丸合制何首乌、山萸肉、白芍、牡蛎，滋阴敛汗，平肝潜阳，其中大剂山萸肉、仙鹤草为敛汗之要药；当归与炒酸枣仁、茯神相伍，以养血安神。

全方立足于燮理肾之阴阳，调补冲任，温而不燥，滋而不腻，俾阴阳和，而诸症愈。

案3 屈某，女，52岁。2017年8月26日初诊。

主诉：阵发性汗出，面部潮红潮热1年余。

病史：自述1年前绝经后，不明原因突然全身汗出，时感面部烘热，心烦，失眠多梦，经服养血安神丸等药治疗乏效。刻诊：汗乍出乍止，面部潮红潮热，失眠多梦，眩晕耳鸣，两胁胀痛，心烦易怒，口干咽燥，大便溏薄，日1行，腰膝酸软，脉沉弦细，苔薄白微黄。西医诊断：围绝经期综合征。中医诊断：围绝经期综合征。证属肾之阴阳失衡，血虚肝郁，冲任不调。治当燮理肾阴肾阳，养血疏肝，调理冲任。予三仙汤合逍遥散加减。

处方：仙茅12g，淫羊藿20g，仙鹤草60g，当归15g，黄柏9g，山萸肉15g，牡蛎30g，石菖蒲15g，炒酸枣仁20g，香附12g，柴胡12g，白芍12g，白术15g，茯苓20g，大枣6枚，炙甘草3g。每日1剂，水煎400mL，分2次温服。

二诊：服上方25剂，腰膝酸软好转，汗出量和次数减少，为加强止汗，仙鹤草增至80g，继续服用。

三诊：服上方14剂，汗出烘热消失，诸症尽失，上方减黄柏、牡蛎，继续服10剂，以巩固疗效。随访半年，无复发。

按：患者年逾七七，天癸已竭，肾阴精不足，相火偏盛，冲任失调而绝经，烘热汗出，汗出过多，则伤气耗阴。阴阳互根，阴损及阳，阳气不足，卫表不固，营阴不守，动则汗出更甚。"血汗同源"，汗多血虚，则肝体弱而用强，以致肝气偏盛，故心烦失眠、烦躁不宁。肾阴阳俱不足，髓海空虚则脑转耳鸣。三仙汤为韦师之经验方，由二仙汤合仙鹤草组成，仙茅可补肾阳、温脾阳、强筋骨，具有改善性功能，提高机体免疫功能的作用；淫羊藿具有补肾壮阳、强筋健骨、抗疲劳作用，用量一般在60~120g，方可获收敛汗之效；山萸肉、生牡蛎益肾精，滋阴敛汗；当归、酸枣仁养心安神；逍遥散养血疏肝，调理冲任。全方调阴阳泻相火，益阴血柔肝体，亦"阴平阳秘，精神乃治"之理。

四、乳腺增生案

邢某，女，46岁。2017年5月19日初诊。

主诉：经前乳房胀痛3年余。

病史：患者3年来，每于月经前期乳房胀痛，经"乳癖消""桂枝茯苓丸"等药治疗无明显疗效。刻诊：经前期乳房胀痛，左侧乳房内下方胀痛明显，自行触摸左侧乳房内有多个散在的囊性肿物，推之可移，边界清楚，伴胀痛，按之痛甚，善急易怒，胸胁胀满，嗳气，食欲不振，眠差易醒，月经先期7日，经期3日，量少，色黯，脉弦细，舌体略胖，舌质黯淡，苔薄白腻。乳腺钼靶摄影示：双侧乳腺增生。西医诊断：乳腺增生。中医诊断：乳癖。证属肝脾失调，痰瘀互结。治宜疏肝健脾，化痰散结，通络止痛。予逍遥散合六君子汤加减。

处方：北柴胡12g，白芍15g，当归15g，党参20g，炒白术15g，茯苓25g，陈皮12g，清半夏12g，醋三棱15g，醋莪术15g，橘核15g，山慈菇15g，土贝母15g，牡蛎30g，海藻20g。每日1剂，水煎400mL，分2次温服。嘱其调畅情志，保持乐观情绪。

二诊：服药14剂，月经先期3日，量增多，色略黯，经期前乳房胀痛明显减轻，嗳气消失，饮食增加，上方三棱、醋莪术均减至12g。

三诊：服药20剂，乳房胀痛消失，乳腺钼靶摄影示：未见明显异常。继服乳癖消片，以巩固疗效。

按：乳腺增生常与患者肝郁气滞、冲任失调、痰瘀互结有关，以乳房大小不一的肿块疼痛，并与月经不调相关为主要表现，属于中医学"乳癖"之范畴。本例患者平素善急易怒，致肝失疏泄，血行不畅而为瘀；木郁乘土，脾失健运，水湿不化而为痰。痰瘀互结，壅阻乳络，则结聚成核，形成本病。有形之邪又阻碍气机，加重气滞，互为因果，而迁延难愈。故治疗思路强调疏肝健脾和化瘀祛痰，从而软坚散结，蠲除有形之邪，才能核消痛止。方中逍遥散疏肝健脾，调畅肝脾之气机；合用六君子汤，以加强健脾益气之效；醋三棱、醋莪术、橘核皆入肝经，加强化瘀止痛之力；山慈菇与土贝母、牡蛎、海藻相配，软坚散结之力功倍。全方肝脾同治，气血共调，化痰与软坚散结合施，终使乳癖获愈。

五、子宫内膜炎案

李某，女，48岁。2018年1月13日初诊。

主诉：带下量多，伴小腹胀1个月余。

病史：自述10年前放置宫内节育器，近年来带下逐渐增多，彩超示：子宫多发肌瘤，宫颈多发纳氏囊肿，诊为"子宫内膜炎"。取出节育器，并经抗生素及"妇科千金片"等药治疗，未获显效。刻诊：白带量多，色黄质黏，稍有腥味，外阴瘙痒，小腹胀，胃脘胀满不舒，嗳气纳差，倦怠乏力，腰酸，大便溏，日1~3次，脉沉缓，舌质淡，苔薄白腻微黄。西医诊断：子宫内膜炎。中医诊断：带下病。证属脾肾气虚，湿郁化热，带脉失约。治宜补益脾肾，清热利湿。予萆薢分清饮合参苓白术散加减。

处方：萆薢15g，益智仁15g，乌药9g，石菖蒲15g，党参20g，白术15g，茯苓25g，薏苡仁30g，陈皮12g，土茯苓30g，苦参15g，蛇床子12g，车前子（包）15g，醋香附12g，炙甘草3g。每日1剂，水煎400mL，分2次温服。

二诊：服上方10剂，带下量减少，气味异常消失，色黄但不甚黏稠，外阴瘙痒好转，继续服用。

三诊：服上方15剂，带下如常，外阴瘙痒消失，小腹胀，胃脘胀满悉除，倦怠乏力及腰酸好转。上方减土茯苓、苦参、蛇床子、车前子，加菟丝子25g，黄芪20g，党参加至25g，继续服10剂，以巩固疗效。随访半年，无复发。

按：带下病多责之于湿邪为患，诚如《傅青主女科》所言："带下俱是湿症。"本例之湿盛与脾肾气虚密切相关，脾虚不运，水湿内停，则流注于下，而冲任带脉系于肾，肾气虚气化失常，水湿下趋，冲任不固，带脉失约，皆可发为本病。白带量多，色黄质黏，有腥味，外阴瘙痒，皆为湿郁化热之征。治当标本兼顾，补益脾肾以治本，清热利湿以治标。方中萆薢与土茯苓合用，清化湿热，分清化浊，是治疗湿热带下之要药；石菖蒲芳香化浊，以加强祛湿止带之力；益智仁与乌药相配，以温肾祛寒，助膀胱气化；苦参、车前子与土茯苓、蛇床子相伍，清泻湿浊而止带下；参苓白术散以健脾益气为主，兼能淡渗利湿、理气化湿。诸药合用，扶正而不助邪，祛邪而不伤正，则共奏固护冲任、分清化浊止带之功。

五官科病案

一、鼻炎病案

案 1 林某，男，65 岁。2018 年 1 月 17 日初诊。

主诉：反复鼻塞，流清涕 4 年。

病史：患者素体虚弱，4 年来经常因感冒而鼻塞，流清涕如水，冬春季更易复发。刻诊：时至隆冬，遇冷则喷嚏频作，流清涕不止，自觉鼻痒，伴鼻塞、恶寒无汗，倦怠乏力，食欲欠佳，便溏时作，脉浮，舌质淡，苔薄白水滑。西医诊断：过敏性鼻炎。中医诊断：鼻渊。证属脾肺气虚，外寒内饮。治宜补益脾肺，解表散寒，温化痰饮。方选玉屏风散合小青龙汤加减。

处方：黄芪 25g，白术 15，防风 9g，桂枝 9g，白芍 12g，麻黄 9g，干姜 15g，细辛 6g，清半夏 12g，五味子 12g，苍耳子 15g，辛夷 12g（后下）。日 1 剂，水煎 400mL，分 2 次温服。

二诊：服药 7 剂，鼻涕明显减少，鼻塞消失，再服 7 剂而诸症悉除，嘱其服玉屏风散，以善其后。

按：本方以玉屏风散，益气固表，调和营卫。小青龙汤临床应用甚为广泛，对外寒内饮所致的鼻炎、咳嗽疗效确切，然由于本方辛散温燥之力较强，应视患者体质强弱酌定剂量。本案虽以外寒内饮证为主要表现，但其素体虚弱，经常因感冒而复发，故用小青龙汤外解风寒、内化水饮时，麻黄、桂枝、细辛用量皆较小，并与五味子、白芍配伍，以制约诸药辛散温燥太过之弊；干姜与半夏合用，以助温阳化饮之功；苍耳子、辛夷辛温升散，宣肺开窍。诸药合用，散中有收，开中有阖，标本兼顾，使风寒解，水饮去，宣降复，则诸症自平。

案2 张某，女，14岁。2017年12月5日初诊。

主诉：鼻塞流涕反复发作2年余，加重5天。

病史：平素易"感冒"，"感冒"即鼻塞流涕，时轻时重，反复发作。刻诊：5天前不慎感寒，鼻塞，流浊涕，咳嗽，吐少许白色黏痰，脉略滑，舌质淡，舌体略胖，苔薄白腻微黄。西医诊断：慢性鼻炎。中医诊断：鼻渊。证属肺脾气虚，痰郁化热。治宜补益脾肺，宣肺开窍，佐以清热化痰。予玉屏风散合苍耳子散、二陈汤加减。

处方：黄芪20g，白术12g，防风6g，炒耳子12g，辛夷9g（后下），清半夏12g，茯苓15g，陈皮12g，桔梗12g，金银花15g，石菖蒲15g，当归15g，川芎12g，炙甘草3g。每日1剂，水煎400mL，分2次温服。

二诊：服上方3剂后，鼻塞流浊涕减轻，继服5剂，诸症悉除。嘱其冲服玉屏风散半个月，以巩固疗效，随访半年无复发。

按：本例病程逾2年，既有脾肺气虚之体，又有痰郁化热之势，终成本虚标实之证。治当标本兼顾。方选玉屏风散重用黄芪，以健脾补肺，补中寓散；苍耳子散与石菖蒲相配，以疏散风邪、宣通鼻窍；二陈汤与金银花相伍，以清肺化痰、宣透上焦郁热；加入桔梗，以加强宣肺止咳之功；当归、川芎养血活血，其与苍耳子散合用，寓"治风先治血，血行风自灭"之意。

二、额窦炎案

刘某，男，48岁。2018年3月25日初诊。

主诉：头痛时轻时重3个月余。

病史：患者素体虚弱，3个月前感寒后头痛，每因受凉即头痛加重。刻诊：前额部疼痛，每天晨起后痛甚，至中午头痛如裂，午后逐渐缓解，眼眶压痛，伴鼻塞流黄涕，嗅觉减退，食欲不振，口干渴，渴欲饮水，小便不利，脉略滑，舌苔薄白微黄。头颅CT：额窦炎并积液。西医诊断：额窦炎。中医诊断：头痛。证属痰饮化热，气血郁滞。治宜温化痰饮，佐以清利头目。方用五苓散合芎芷石膏汤加减。

处方：白术20g，泽泻30g，茯苓30g，猪苓12g，桂枝9g，川芎15g，白芷12g，石膏25g，藁本12g，辛夷12g（后下），菊花12g，炙甘草3g。每日1剂，水煎400mL，分2次温服。

二诊：服上方5剂，头痛明显好转，遂减藁本，以防其辛燥助热伤阴。

三诊：继服上方7剂，头痛未作，鼻塞消失，嗅觉好转，继用五苓散加减，服药10剂，诸恙悉除。

按：患者口干渴，渴欲饮水，小便不利，乃由太阳表邪不解，膀胱气化不利，痰饮内盛，津液不得上承而发病。故用五苓散温阳化饮，助膀胱气化，方中白术、茯苓健脾化湿以治本；猪苓、泽泻利小便，导水下行以治标；桂枝温阳化气，并透邪达表。病程日久化热，壅滞气血，故用芎芷石膏汤清利头目，行气活血；其中石膏与菊花合用，以甘寒清热、疏风清热。诸药相伍，以温化痰饮为主，佐以清利头目、行气活血，而头痛自止。

三、慢性咽炎案

郭某，男，44岁。2017年5月15日初诊。

主诉：咽喉部异物感1年余，伴声音嘶哑1个月余。

病史：1年前患咽喉异物感，每因言语过多，忧思恼怒而复发，自购头孢类抗生素、"牛黄解毒片"等药治疗乏效。刻诊：咽喉不适如有物梗塞，用力咳吐不能缓解，欲饮，干咳，咳吐少许白黏痰，声音嘶哑，大便干，脉沉缓，舌质淡略黯，苔薄白腻。西医诊断：慢性咽炎。中医诊断：梅核气。证属肝郁脾虚，痰瘀互结。治宜疏肝健脾，理气化痰，祛瘀散结。予半夏厚朴汤合升降散加减。

处方：制水半夏12g，姜厚朴15g，生白术15g，茯苓25g，山慈菇15g，炒紫苏子15g，玄参12g，桔梗12g，僵蚕12g，蝉蜕9g，片姜黄12g，大黄9g，炙甘草3g。每日1剂，水煎400mL，分2次温服。嘱其节言少语。

二诊：服药7剂，咽喉梗塞感好转，声音嘶哑减半，仍咽干、大便干。

将大黄改为后下，生白术增至 20g，继续服用。

三诊：服上方 21 剂，诸症悉除。随访半年，无复发。

按：患者为职业教师，长期言多伤气，加之忧思恼怒，以致肝气郁结，木郁乘土。脾虚则运化失职，聚湿生痰，肝郁则血行不畅，日久而血瘀，终致痰瘀交结于咽喉，发为本病。治此，疏肝健脾当为其要，方中生白术健脾益气，下气宽中，生津润肠；厚朴与半夏、炒紫苏子、茯苓相配，燥湿健脾，理气化痰；山慈菇归肝、脾经，长于化痰散结；合用升降散，以升清降浊、活血化瘀；桔梗、玄参，为喉科专药，长于润燥利咽。全方既培土生金，又降气化痰、祛瘀利咽，标本兼治而收功。

四、口腔溃疡案

赵某，女，45 岁。2018 年 8 月 6 日初诊。

主诉：口腔溃疡反复发作 2 年余，加重 3 天。

病史：患者 2 年前出现口腔溃疡，疼痛，长期服用"牛黄清胃丸、维生素 C 片"等药，仍反复发作。刻诊：口腔及下唇内豆瓣样溃疡，略黯红，上覆黄膜，伴疼痛，纳差，倦怠乏力，小便调，大便干，3 日未行，月经后期，经期 4 天，量少，色黯，脉沉缓，舌质淡略黯，舌尖红，苔薄白腻微黄。西医诊断：口腔溃疡。中医诊断：口疮。证属脾胃气虚，浊毒瘀血互结。治宜健脾益气，升清降浊，活血化瘀。予甘草泻心汤合清胃散、升降散加减。

处方：炙甘草 12g，清半夏 12g，黄连 12g，党参 20g，升麻 15g，生地黄 15g，牡丹皮 12g，当归 15g，僵蚕 12g，姜黄 12g，蝉蜕 9g，大黄 9g，醋没药 15g。每日 1 剂，水煎 400mL，少量频服。嘱其禁食辛辣食物。

二诊：服药 7 剂后，口腔溃疡好转，上方黄连、升麻皆减至 9g，加白术 15g，继续服用。

三诊：服上方 14 剂，口腔溃疡消失，随访 3 个月无复发。

按：心开窍于舌，脾开窍于口，肾脉循喉咙连舌本，胃经循颊络齿龈，故本病病位在心脾胃肾，病性有虚实之分。本例虚实相夹，其舌质淡、脉沉缓、病程较长、纳差、倦怠乏力等脾胃气虚之象易被忽视，同时兼口腔溃疡黯红、舌尖红、苔薄白腻微黄等热象。若单投苦寒之剂，必寒中败胃，单投补剂又易助热，且收效较慢，故治宜标本兼顾，补泻合施。方中甘草泻心汤重用炙甘草、党参，以调中补虚，辛开苦降，寒热并用，相得益彰；黄连直泻胃府之火，大剂升麻清热解毒，升而能散，有"火郁发之"之意，用治口腔溃疡疗效显著，两者相配，则泻火而无凉遏之弊；胃为多气多血之腑，胃热则阴血易伤，故以生地黄、牡丹皮凉血滋阴；当归与醋没药相伍，养血活血，敛溃止痛；合用升降散，以升清降浊，宣郁散火，用治本病每收捷效。

皮肤科病案

一、荨麻疹案

案1 郑某，女，45岁。2018年4月11日初诊。

主诉："风疹团"瘙痒，反复发作4个月余。

病史：患者4个月前双上肢出现散在风疹团，瘙痒难忍，经中西药物多方治疗，仍反复发作。刻诊：风疹团蔓延全身，双上肢较密集，大小不一，小者如粟如豆，大者融合成片，色淡红，皮肤瘙痒，月经前或经期加重，月经期3~4天，量少，色黯有块，小腹胀痛，面黄体瘦，乏力，畏风自汗，平时易感冒，脉沉缓，舌质淡，苔薄白。西医诊断：荨麻疹。中医诊断：隐疹。证属脾肺气虚，营卫不和，冲任失调。治宜益气固表，养血祛风，调理冲任。予玉屏风散合四物消风饮加减。

处方：黄芪25g，白术15g，防风12g，荆芥12g，生地黄15g，当归15g，白芍12g，益母草30g，醋香附12g，徐长卿30g，蝉蜕9g，地肤子12g，炒乌梅15g，白鲜皮18g，炙甘草9g。日1剂，水煎400mL，分2次温服。嘱其忌辛辣、海鲜类和牛羊肉等发物。

二诊：服上方7剂，皮肤瘙痒无明显好转，予原方再投。

三诊：服上方14剂，皮疹已大部消退，皮肤瘙痒明显好转，显属风邪渐祛，转予益气养血为主，上方减防风、荆芥，继续服用。

四诊：服上方14剂，诸症悉除，月经正常。

按：《诸病源候论》云："风入腠理，与血气相搏，结聚起相连，成隐疹。"提示外感风邪为荨麻疹的主要病因。因风邪善行数变，其侵入肌肤，与气血相搏，壅滞肌肤而发病。本患者脾肺气虚，营血不足，冲任失调，复感风邪，故风疹团瘙痒在月经前或经期加重。风为阳邪易耗伤气血，以致燥由内生，肌肤失所养而致风团反复发作，迁延日久。因此其立法遣药，首当以玉屏风散为主，以益气固表，其次合用四物消风饮"治风"和"治血"并重，即所谓"治风先治血，血行风自灭"。本病慢性期"治风"当疏风、搜风并举，"治血"则活血、养血兼顾。在"治风"药中，徐长卿、地肤子、蝉蜕、白鲜皮长于祛风止痒，当予首选。乌梅、炙甘草酸甘化阴，与风药合用既可制约风药之辛燥，又有助于养血以治本。诸药合用，标本兼顾，和营血，调冲任，而瘙痒得止，月经复常。

案2 韩某，男，43岁。2017年4月21日初诊。

主诉：皮肤瘙痒伴风团6个月余，加重3天。

病史：半年前全身皮肤瘙痒，色鲜红，随即出现风团，时起时消，抓破后有少许渗出液，近3天痒甚，风团的大小和形态不一，融合成片，伴脘闷不适，纳差，倦怠乏力，大便溏而不爽，3天1次，脉略滑，舌质淡，苔薄白腻。西医诊断：荨麻疹。中医诊断：隐疹。证属脾虚湿盛，血虚风燥。治宜健脾祛湿，养血疏风。予平胃散合消风散加减。

处方：苍术15g，厚朴15g，陈皮15g，炒白术15g，当归15g，生地黄15g，荆芥12g，防风12g，蝉蜕9g，苦参15g，赤芍20g，徐长卿30g，地肤子12g，炙甘草3g。每日1剂，水煎400mL，分2次温服。嘱其忌食辛辣、海鲜。

二诊：服上方14剂，风团及瘙痒皆好转，效不更方，予原方再投。

三诊：继服上方至20剂，大便转畅，风团消失，瘙痒明显好转，继服7剂，诸症悉除。

按：风热之邪侵袭人体，内不得疏泄，外不得透达，郁于肌肤，浸淫于血脉，故见风团瘙痒，疹色鲜红。脾虚湿盛，故抓破后流液。治宜健脾祛湿，养血疏风。风团瘙痒自风而来，止痒必先疏风，故用荆芥、防风、蝉蜕之辛散透达，以疏风散邪，使风去则痒止；平胃散与炒白术合用，以燥湿健脾；然风热内郁，易耗伤阴血，故以当归、生地黄与赤芍相配，以养血活血，并寓"治风先治血，血行风自灭"之意；徐长卿与苦参、地肤子相伍，以祛风化湿，加强止痒之效。全方以养血祛风为主，祛邪之中，兼顾扶正，俾风邪得散，湿邪得清，血脉调和，则痒止疹消。

案 3 王某，男，40 岁。2018 年 10 月 15 日初诊。

主诉：皮肤风团伴瘙痒 4 个月余，加重 5 天。

病史：全身风团伴瘙痒，时起时消 4 个月余，经用甲氨蝶呤、扑尔敏等药治疗，仍时轻时重。刻诊：近 5 天来，皮肤瘙痒难忍，随即出现风团，色苍白，风团逐渐蔓延，融合成片，纳可，小便调，大便溏，日 1～2 次，脉略滑，舌体略胖，舌质淡略黯，苔薄白腻。西医诊断：荨麻疹。中医诊断：隐疹。证属：脾虚湿蕴，气血瘀滞。治宜健脾祛湿，活血化瘀。予平胃散合桃红四物汤加减。

处方：苍术 15g，厚朴 15g，陈皮 12g，炒白术 15g，土茯苓 40g，萆薢 15g，赤芍 30g，当归 15g，川芎 15g，桃仁 12g，红花 12g，徐长卿 30g，僵蚕 12g，地肤子 12g，炙甘草 3g。每日 1 剂，水煎 400mL，分 2 次温服。

二诊：服上方 20 剂，风团减少，瘙痒减轻，予原方再投。

三诊：服上方 15 剂，风团偶作，瘙痒好转，二便调。上方赤芍减至 15g，继续服用。

四诊：服上方 7 剂，风团及瘙痒悉除，随访 3 个月无复发。

按：风邪为荨麻疹的主要病因，因风邪善行数变，且为百病之长，易夹寒、热、湿等邪侵入肌肤，与气血相搏，壅滞肌肤而发病。诚如《诸病源候论》所云："风入腠理，与血气相搏，结聚起相连，成瘾疹。"治当"治风先治血，血行风自灭"，故"治风"与"治血"并重。慢性荨麻疹的"治风"，应该疏风与搜风并举，"治血"则凉血与养血并用。方中用平胃散与白术相配，以燥湿健脾，使脾胃气虚得复，而气血生化有源；桃红四物汤养血活血，使"血行风自灭"；加入土茯苓、萆薢，以祛湿化浊；徐长卿配地肤子、蛇床子，以祛风通络止痒。诸药合用，共达祛风除湿、养血活血、通络止痒之效。

案4 李某，女，58岁。2019年2月18日初诊。

主诉：右胁肋部皮肤潮红，水疱，灼热疼痛5日。

病史：患者1周前过度劳累后，自觉右胁肋部不适，渐感灼热疼痛，并呈逐渐加重趋势，皮损处出现黄豆大小的疱疹，在当地医院诊断为带状疱疹，经西药治疗（药物不详）乏效。刻诊：皮损处皮肤潮红，水疱疱壁光亮，灼热刺痛，伴口苦咽干，烦躁易怒，大便干结，2~5日一次，小便短黄，脉滑数，舌质黯红，舌苔黄厚腻。西医诊断：带状疱疹。中医诊断：缠腰火丹。证属肝胆湿热，血行不利。治宜清利肝胆湿热，养血活血。予龙胆泻肝汤加减。

处方：龙胆草15g，柴胡12g，黄芩12g，栀子9g，大黄9g，车前子15g（包煎），赤芍15g，牡丹皮12g，当归15g，醋延胡索20g，川楝子15g，白术15g，炙甘草6g。每日1剂，水煎400mL，分2次温服。

外治给予蕲冰散。蕲蛇30g，冰片3g，研细末，用麻油或菜油调为糊状，涂敷患处，1日3次。此为朱良春教授治疗带状疱疹经验方，具有清热解毒、祛风止痛之功。

二诊：如此内外兼治3周，患者皮损处皮肤淡红，疱疹已结痂，疼痛及口苦咽干皆好转，烦躁易怒消失，大便已畅。上方龙胆草减至12g，减栀子、大黄，继续服用。

三诊：口苦咽干消失，小便调，脉略滑，舌质黯略红，舌苔薄白腻微黄，皮肤灼热感消失，刺痛依然。此为肝胆湿热大减，证属浊毒瘀血互结。治宜健脾化湿，泻浊解毒，化瘀通络。予黄芪桂枝五物汤合平胃散、升降散加减。

处方：黄芪20g，桂枝15g，白芍25g，生姜3片，大枣，苍术15g，厚朴15g，陈皮12g，僵蚕12g，蝉蜕9g，姜黄12g，大黄6g，制没药15g，土茯苓35g，萆薢15g，炙甘草10g。每日1剂，水煎400mL，分2次温服。继续用蕲冰散涂敷患处。

四诊：如此内外兼治1个月余，除局部皮肤颜色略黯外，诸症悉除。

按：患者过度劳累之时，以致感受湿热毒邪，客于少阳、厥阴经络，熏灼肌肤，血行不畅而发病。治当以清利肝胆湿热，养血活血为法。方中龙胆草既能清利肝胆实火，又能清利肝经湿热，配黄芩、栀子以加强清利肝胆湿热之功；车前子渗湿泄热，导热下行；柴胡与白芍相配，以疏肝理气，引诸药归肝经；大黄通腑泄热，兼能化瘀；赤芍与牡丹皮、当归相伍，以养血活血；醋延胡索与川楝子相合，以化瘀止痛；白芍与炙甘草合用，以缓急止痛；白术健脾益气，以防诸寒凉药寒中败胃。诸药共达泻中有补，利中有滋，降中寓升，祛邪不伤正，泻火不伤胃之功。经治疗湿热毒邪得以外泄，疱疹消退，但余邪滞留经络，以致气虚血瘀、经络阻滞不通，而疼痛不止。故继以黄芪桂枝五物汤合平胃散、升降散加减，方中僵蚕味辛苦气薄，轻浮而升阳中之阳，故能胜风除湿、清热解郁；蝉蜕味咸且甘，为清虚之品，能祛风而胜湿、涤热而解毒；姜黄气味辛苦，以活血化瘀；大黄味苦，上下通行。如此配伍，既能升阳中之清阳，又能降阴中之浊阴，一升一降，内外通和，而疼痛自止。

案5　高某，女，36岁。2017年11月24日初诊。

主诉：皮肤瘙痒，风团反复发作2年，加重3周。

病史：2年前，患者在月经期淋雨后，其面部及上肢皮肤暴露部位即出现风团，自觉瘙痒，曾服用息斯敏等抗过敏药物治疗乏效。刻诊：颜面及身体暴露部位风团瘙痒，以早晨和夜晚为甚，心烦，眠差，倦怠乏力，平时月经量少，色黯有块，经期3天，经期瘙痒加重，少腹冷痛，腰膝酸软，脉沉缓，舌质淡，苔薄白。西医诊断：荨麻疹。中医诊断：隐疹。证属脾肾阳虚，外感风寒。治法宜温脾益肾，祛风散寒。予右归丸合黄芪桂枝五物汤加减。

处方：制附子15g（先煎），鹿角胶12g（烊化），熟地黄15g，山萸肉15g，枸杞子15g，菟丝子20g，当归15g，川芎15g，蛇床子12g，徐长卿30g，黄芪25g，桂枝15g，白芍15g，生姜5片，大枣6枚，炙甘草3g。每日1剂，水煎400mL，分2次温服。

二诊：服上方10剂，瘙痒明显好转，风团减少，效不更方，继投。

三诊：患者服药20剂后，倦怠乏力、少腹冷痛等均减轻，月经来潮风团无新出，瘙痒消失。

按：荨麻疹古称隐疹，如《诸病源候论》云："邪气客于皮肤，复逢风寒相折，则起风瘙瘾疹。"本例患者禀赋素弱，外感风寒，营卫失和而发病。治当温脾益肾，祛风散寒。方中以附子、肉桂、鹿角胶温补肾阳，填精补髓；熟地黄、枸杞子、山萸肉滋阴益肾，从阴中求阳而生化无穷；菟丝子与鹿角胶合用，以补养精血；黄芪甘温益气，补在表之卫气；桂枝与白芍相配，调和营卫而和表里；桂枝得黄芪益气而振奋卫阳；黄芪得桂枝，固表而不致留邪；徐长卿辛温，祛风止痛，为祛风止痛之良药。诸药合用，共奏温脾益肾、祛风散寒、调和营卫之功，而风团、瘙痒自除。

二、手足皲裂案

郝某，男，14岁。2019年1月12日初诊。

主诉：手足皲裂2年余。

病史：2年来手足皲裂，以手指腹、手掌面、足跟尤甚，至冬季加重。刻诊：双手指、双掌面、双足跟部皮肤干燥皲裂，脱屑，略感疼痛、瘙痒，面色少华，倦怠乏力，纳差，脉弱，舌质淡红，苔薄白。西医诊断：手足皲裂。中医诊断：鹅掌风。证属脾肺气虚，血虚风燥。治宜益气生血，养血润燥，祛风止痒。予《重订严氏济生方》当归饮子合玉屏风散加减。

处方：黄芪30g，白术12g，防风12g，当归12g，生地黄12g，熟地黄15g，白芍12g，川芎12g，蒸何首乌12g，白蒺藜15g，白鲜皮15g，蝉蜕6g，生甘草3g。每日1剂，水煎400mL，分2次温服。第3煎待温浸泡患处，日2次。

二诊：服上方14剂，手部皲裂明显好转，局部疼痛、瘙痒及脱屑消失。

三诊：继续服上方15剂，手足皲裂基本愈合，原方减生地黄、白蒺藜，继续服10剂，以巩固疗效。

按：本病由气血不足，化燥生风，不能荣养肌肤所致，诚如《外科正宗》所云："手足破裂，破裂者干枯之象，气血不能荣养故也。"故治以益气生血、养血润燥为主，佐以祛风止痒。方选玉屏风散重用黄芪，旨在益气生血，实卫固表；当归饮子方中之当归、川芎、白芍、生地黄、熟地黄，滋阴养血以治营血不足，同时取其"治风先治血，血行风自灭"之义；蒸何首乌滋补肝肾，益精血；防风、白蒺藜与白鲜皮、蝉蜕合用，以疏风止痒。现代药理研究证实，黄芪可提高机体细胞的免疫功能，防风、蝉蜕等祛风止痒之品，皆有抗过敏止痒作用。诸药合用，共奏益气养血润燥、祛风止痒之功。全方配伍严谨，益气固表而不留邪，疏散风邪而不伤正，有补有散，标本兼顾。

三、银屑病案

韩某，男，78岁。2018年10月15日初诊。

主诉：头部及四肢、腰腹部皮损3年余，加重1周。

病史：患者头部及四肢、腰腹部皮损，色暗红，上覆鳞屑，瘙痒，以头部、双手为甚，抓搔甚则流水，纳差，腹胀，大便日1次，脉略弦，舌质黯淡，苔白厚腻。西医诊断：银屑病。中医诊断：白疕。证属脾胃气虚，风伏脉络，湿毒瘀血互结。治宜健脾除湿，养血润燥，搜风止痒。予黄芪桂枝五物汤合平胃散、桃红四物汤加减。

处方：黄芪40g，桂枝15g，白芍15g，苍术15g，厚朴15g，陈皮15g，土茯苓50g，苦参15g，赤芍60g，当归15g，蛇蜕5g，蝉蜕10g，白鲜皮20g，地肤子12g，桃仁12g，红花12g。每日1剂，水煎400mL，分2次温服。

二诊：服上方14剂，皮疹瘙痒减轻，皮损减少，上方土茯苓减至40g，赤芍减至30g，再投。

三诊：服上方21剂，皮损及瘙痒明显好转，饮食好转，上方去白鲜皮，加防风12g，再投。

四诊：服上方21剂，皮损及瘙痒消失，上方再服10剂，以巩固疗效。

按：白疕病是脾胃气虚，营血亏损，生风化燥，肌肤失养所致。脾为后天之本，气血生化之源，脾胃气虚则气血生化乏源，血虚则易生内风，治当健脾除湿、养血润燥、祛风止痒。方中苍术与厚朴、陈皮相配，以燥湿健脾；黄芪桂枝五物益气固表，调和营卫；蛇蜕、蝉蜕与白鲜皮、地肤子相伍，以搜风止痒；桃红四物汤养血活血，其中大剂赤芍清热凉血、活血祛瘀，且能柔肝息风。诸药合用，守方守法，终获全功。

四、湿疹案

刘某，女，53岁。2018年12月4日初诊。

主诉：全身瘙痒1个月余，加重1周。

病史：患者1个月前无明确诱因，颈部出现红色粟粒样皮疹，伴瘙痒，在当地医院诊断为"湿疹"，给予外用药治疗后好转，但停药后皮疹再次出现。刻诊：周身散在红色粟粒样皮疹，头颈、躯干、四肢较多，瘙痒异常，口干，纳可，大便干，2~3日1行，脉略滑，舌体略胖，舌质淡，苔白厚腻。西医诊断：湿疹。中医诊断：湿疹。证属脾虚湿蕴，营卫不和。治宜健脾祛湿，调和营卫。予黄芪桂枝五物汤合平胃散、消风散加减。

处方：黄芪25g，桂枝15g，白芍15g，大枣6枚，炒苍术15g，厚朴15g，陈皮15g，茯苓25g，苦参15g，蝉蜕9g，防风12g，荆芥12g，当归15g，赤芍20g，地肤子12g，炙甘草6g。每日1剂，水煎服400mL，分2次温服。

二诊：服上药7剂，患者皮疹消退大半，仅见颈部及背部少量皮疹，伴瘙痒。大便正常。舌苔转为薄白腻。上方减苦参继续服用。

三诊：守方继服10剂，皮疹消失，瘙痒明显好转，上方减赤芍、荆芥，再服5剂，以巩固疗效。

按：本病症状虽在皮肤，而其根本则在脏腑气血失调，感受外邪，内不得疏泄，外不得透达，郁于肌肤腠理之间所致。《金匮要略》曾谓："寸口脉迟而缓，迟则为寒，缓则为虚；荣缓则为亡血，卫缓则为中风。邪气中经，则身痒而瘾疹。"本例患者以脾虚湿蕴，营卫不和，腠理不固为病机特点。方用黄芪桂枝五物汤既能益气固表，又能调和营卫；平胃散与茯苓相配，以祛在内之蕴结；当归、赤芍相伍，以通调血脉，使内外气血调和，并寓"治风先治血，血行风自灭"之意；止痒必先疏风，故以荆芥、防风、蝉蜕之辛散透达，疏风散邪，使风去则痒止；而再佐以苦参、苍术，以燥湿祛风止痒，故能取得较好疗效。

五、痤疮案

案1 巩某，女，22岁。2018年10月6日初诊。

主诉：面部及上胸背部痤疮2年余。

病史：痤疮以口周及鼻子周围较密集，上胸背部呈散在分布，小者如粟，大者如豆，色黯红，大者带脓点，每于月经来潮前及月经期加重，面部油垢，月经期2~3日，量少，色黯，有小血块，痛经，大便干，2日1行。脉略滑，舌质黯淡，边尖略红，苔白厚腻微黄。西医诊断：痤疮。中医诊断：痤疮；月经过少。证属肝郁化热，浊毒瘀血互结。治宜泻浊化瘀，疏肝清热。予萆薢分清饮合五草汤加减。

处方：萆薢15g，石菖蒲15g，土茯苓30g，苦参12g，茜草25g，白花蛇舌草25g，鱼腥草25g，益母草30g，车前草15g，醋三棱12g，牡丹皮12g，油当归25g，皂角刺15g，乌药3g。每日1剂，水煎400mL，分2次温服。

二诊：服药14剂，痤疮减少，脓点消失，大便转畅，效不更方，继续服用。

三诊：服上方21剂，痤疮消失，适值月经至第三天，月经量、颜色皆无异常。1个月后电话随访无复发。

按：痤疮好发于面部，偶有发于胸背者。盖头为诸阳之会，青年人气血充盛，头面部阳气一有郁遏，则易发为本病。本案病机以浊毒瘀血互结为主，兼有肝经郁热、冲任失调之象，故方中用萆薢、苦参、土茯苓、石菖蒲，以泻浊分清；五草汤为王琦教授经验方，有清热利湿、活血化瘀之功，而无寒中败胃之弊，其中茜草性寒入血分，凉血止血，且能化瘀；醋三棱与牡丹皮相配，以疏肝清热；大剂油当归长于润肠通便，其与三棱、益母草、茜草相伍，以活血化瘀；皂角刺与五草汤合用，消肿托毒，功专力宏；乌药温阳行气，使气行则湿行，且可防诸清热药寒中败胃之弊。本案立法遣药之要，重在泻浊化瘀，顿挫瘀毒互结之势而奏效。

案2 王某，男，18岁。2017年4月8日初诊。

主诉：颜面及胸背部痤疮2年余，加重2周。

病史：平素嗜食肥甘，2年前面部出现丘疹样结节，经治疗好转后即自行停药，以致反复难愈。刻诊：近2周因便秘而面部结节融合成斑块，触之有硬结和疼痛感，色黯红，胸背部有散在黯红色结节，小者如粟，大者如豆，面部油垢，纳可，腹胀，大便秘结，3~5天一行，脉沉缓无力，舌质黯淡，苔白厚腻。西医诊断：寻常痤疮。中医诊断：粉刺。证属脾虚湿盛，浊毒瘀血互结。治宜健脾燥湿，泻浊解毒，活血化瘀。予桂枝汤合平胃散、桃红四物汤加减。

处方：桂枝15g，白芍12g，黄芪25g，苍术15g，厚朴12g，生白术25g，土茯苓35g，萆薢15g，赤芍30g，桃仁12g，红花12g，油当归25g，川芎12g，炒莱菔子25g，炙甘草6g。每日1剂，水煎400mL，分2次温服。嘱其宜清淡饮食，避免辛辣油腻。

二诊：服上方5剂，面部痤疮无变化，大便转软，2日一行，上方减炒莱菔子，再投。

三诊：服上方25剂，面部及胸背部痤疮明显减少，无新出，大便转常。上方黄芪、白术、赤芍皆减至15g，以当归15g易油当归，继续服用。

四诊：服上方14剂，面部及胸背部痤疮全部消退，局部皮肤色黯红。

按：痤疮虽属小恙，然病因颇为复杂，湿热、痰湿、浊毒、瘀血等皆可为患。本案患者平素嗜食肥甘，腻滞脾胃，致水湿不化，日久则蕴结为浊毒，阻滞气血而发病。其证以标实为主，治当标本兼顾，重在治标。方中以桂枝汤调和营卫为基础，以平胃散加大剂土茯苓、萆薢燥湿运脾、泻浊解毒为主药，桃红四物汤与大剂赤芍合用，以活血化瘀。方中运用大剂赤芍，系借鉴汪承柏教授用大剂赤芍治疗高胆红素血症经验，将其治疗浊毒瘀血互结之痤疮，屡获良效。本例之便秘系脾胃气虚，大肠传导无力之象，故用大剂生白术、黄芪与油当归炒莱菔子相配，以益气润肠通便，俟大便转常则用量减半，而大便畅则浊毒自无蕴结之虞。如此补泻兼顾，气血并调，且坚持守方缓图，而诸症悉除。